U0295894

CEIBS | 中欧经管图书

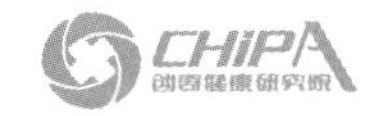

中国医健政策
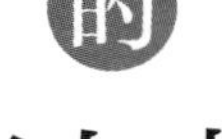

思考与探索

蔡江南

主 编

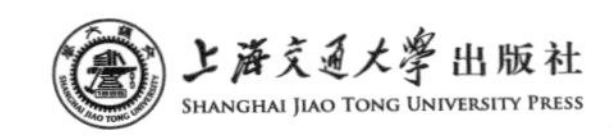

内容提要

本书对我国医疗健康领域内的一系列重要问题，从第一线工作的领导专家的角度进行了分析和分享，包括政府领导、医疗行业管理者、学术专家、医药器械企业管理者等各个相关方，内容涉及医疗服务、药品器械、医疗保险、医疗信息等细分领域。专家们从问题出发，结合实际工作的案例，从有关政策提出点评和建议，把政策和实践密切结合，有助于读者了解我国医疗健康行业最新的发展动态。

本书是“卫生政策上海圆桌会议”第二本演讲内容合集，包括了从2016—2020年4年间16次会议上77位专家的演讲内容。可供医疗行业从业人员参考。

图书在版编目(CIP)数据

中国医健政策的思考与探索/蔡江南主编. —上海：上海交通大学出版社，2022.8
ISBN 978-7-313-26993-5

Ⅰ.①中… Ⅱ.①蔡… Ⅲ.①医疗保健事业-方针政策-研究-中国 Ⅳ.①R199.2

中国版本图书馆CIP数据核字(2022)第117600号

中国医健政策的思考与探索
ZHONGGUO YIJIAN ZHENGCE DE SIKAO YU TANSUO

主　　编：蔡江南
出版发行：上海交通大学出版社　　地　　址：上海市番禺路951号
邮政编码：200030　　电　　话：021-64071208
印　　制：上海盛通时代印刷有限公司　　经　　销：全国新华书店
开　　本：710 mm×1000 mm　1/16　　印　　张：30.75
字　　数：486千字
版　　次：2022年8月第1版　　印　　次：2022年8月第1次印刷
书　　号：ISBN 978-7-313-26993-5
定　　价：128.00元

演讲者名单

学术智库

陈英耀	复旦大学公共卫生学院副院长、国家卫生健康委员会卫生技术评估重点实验室主任
陈冬梅	复旦大学经济学院风险管理与保险学系常务副系主任
蔡江南	原中欧国际工商学院卫生管理与政策中心主任、经济学兼职教授
李卫平	原国家卫生健康委员会医院管理研究所医院经济管理研究室主任
邵　蓉	中国药科大学社会与管理药学教授
高解春	复旦大学医院管理研究所所长
顾雪非	国家卫生健康委员会卫生发展研究中心副研究员、医疗保障研究室副主任
黄　煌	南京中医药大学国际经方学院院长、教授
张　静	上海中医药大学思想道德与法治教研室主任、教授、硕士生导师
董朝晖	原中国劳动和社会保障科学研究院医疗保险室副主任
胡善联	复旦大学公共卫生学院卫生经济学教授
俞　卫	原上海财经大学公共经济与管理学院教授
王宗凡	中国劳动和社会保障科学研究院医疗保障研究室主任、研究员

医疗机构

钱其军	上海细胞治疗研究院院长、上海细胞治疗工程技术研究中心主任
王　宇	复旦大学附属肿瘤医院医务部主任、头颈外科主任医师、副教授
应征先	原浙江东阳市人民医院院长、党委书记
段　涛	原上海第一妇婴保健院院长、教授
于振坤	原南京同仁医院院长
霍　勇	北京大学第一医院心脏中心主任、教授、39 互联网医院院长
陈金雄	原南京军区福州总医院信息化办公室主任
刘　华	上海中医药大学附属岳阳医院副院长
顾志君	中医主治医师、上海应象中医门诊部及学校中医师兼讲师
刘　东	北京安贞医院医生、北京鼎泰义合健康咨询有限公司创始人和董事长
罗俊卿	中医师、“独龙针”传人
宋冬雷	冬雷脑科医生集团(BDG)创始人、主任医师
崔　艳	原山东淄博莲池骨科医院院长、原湖南长沙长好医院院长

蔡德亨　君和堂中医馆著名中医
金荣华　原北京佑安医院院长
朱　兰　徐汇区斜土街道社区卫生服务中心家庭医生、全科主任医师
姜　玮　上海御康医疗发展股份有限公司总裁、联合创始人
胡　海　上海市同济大学附属东方医院胆石病专科主任、教授、博士生导师
夏志敏　丁香诊所医疗总监
陶敏芳　原上海交通大学医学院附属第六人民医院副院长
李正翔　天津医科大学总医院药剂科主任药师
徐卫国　上海交通大学医院战略管理研究所所长、原上海新华医院院长
于广军　上海交通大学医学院附属儿童医院院长
郑　杰　树兰医疗集团总裁、开放医疗与健康联盟(OMAHA)发起人

政府协会

严　樑　上海市浦东医疗器械贸易行业协会会长、上海市医疗器械行业协会副会长
赵　雷　上海市保险同业公会、上海市保险学会秘书长
郑理光　原深圳市罗湖区卫生健康局局长
龚　波　原上海市人力资源社会保障局医疗保险处副处长
张煊华　原福建省医保办药采处调研员
张怀琼　原上海市卫生健康委员会副主任、上海市中医药发展办公室主任
赵丹丹　上海市卫生健康委员会副主任
周海洋　中国医疗保险研究会副会长、原上海市人力资源社会保障局局长
邵宁军　原浙江省金华市社会保险事业管理局副局长
刘军帅　原青岛市社会保险研究会副会长
徐崇勇　上海市卫生健康委员会规划发展处处长
李　创　原深圳市卫生健康委员会医改办处长
杭文权　上海市闵行区卫生健康委员会主任
吴文辉　原上海市卫生健康委员会药政管理处处长
潘剑锋　WorkFace 创业者社群创始人
谢　桦　原上海市卫生健康委员会信息中心主任
苏妙玲　厦门市卫生健康委员会副主任

健康产业

武　宁　英普乐孚生物技术(上海)有限公司总经理
董雨星　中国人民健康保险公司健康管理部负责人

施敏盈　　中国人寿上海市分公司健康保险事业部副总经理
曹白燕　　健医科技创始人和 CEO
舒　畅　　原上海医药集团股份有限公司副总裁
陈文德　　原上海罗氏制药企业事务、市场准入和渠道管理副总裁
王　航　　好大夫在线创始人兼 CEO
吴政阳　　米喜智享健康创始人
朱　娴　　爱活力创始人兼执行董事
王　东　　原阿斯利康（无锡）贸易有限公司全国零售执行总监
李健华　　连锁邻家诊所创始人、美国佰健势医疗集团驻华总裁
万　江　　贝达药业股份有限公司董事、资深副总裁
唐智柳　　原中美上海施贵宝公司药物经济学研究负责人
邢　菲　　原云鹊·医疗科技（上海）有限公司创始人兼 CEO
高　磊　　原阿斯利康中国业务拓展副总监
秦　莹　　原至本医疗科技首席运营官
郑　毅　　原平安医保科技首席医疗官
潘　静　　葆桦医疗创始人、董事总经理，成都里奥诊所创始合伙人
薛　翀　　全诊通创始人
祝鹏程　　1 药网母公司 111 集团首席运营官
芮　伟　　天际健康医疗科技有限公司首席战略官
陈娅妮　　千麦医疗集团董事长兼 CEO
孙嘉明　　卫宁健康科技集团股份有限公司副总裁

目录

绪论

一、起源背景

从2012年9月开始的“卫生政策上海圆桌会议”，进入了第10个年头。每年春夏秋冬每个季度一次，除了在2020年新冠肺炎疫情期间推迟了一次，还有一次是纯线上会议的方式外，所有会议都按计划在上海陆家嘴进行。时光和岁月见证，在我国2009年开启的新一轮医改的背景下，我们10年来初心不变，希望通过医疗健康行业各个利益相关方的交流互动，对卫生政策提出评论和建议，帮助行业、卫生事业和健康产业良性发展，推动和助力医改，最后促进人民的健康生活，提高其健康水平。

我于2012年5月，全职回国工作，担任中欧国际工商学院卫生管理和政策中心主任。作为发起人，我策划组织了“卫生政策上海圆桌会议”。当时，还联合了上海其他6家机构的同行们，一起合作发起了这个论坛，包括上海市卫生发展研究中心、上海市医疗保险协会、上海交通大学、上海社会科学院、上海财经大学、复旦大学。

从2012年9月的第1期会议，到2019年12月的第30期会议，都在中欧陆家嘴金融研究院的别墅小楼里举行。随着圆桌会议的发展，大家都自然把它与上海陆家嘴这个地标联系在一起。2020年，我离开中欧国际工商学院，创立了上海创奇健康发展研究院，创奇随即成了这个论坛的主办方，论坛地点转移到了同样在陆家嘴的新华社中国金融信息中心，与原来中欧的地点只有一墙之隔。

对于论坛的内容传播和扩大影响，媒体发挥了重要作用。在论坛成长的不同时期，搜狐健康网和新浪健康网为论坛搭建了专门的网页，保留了历次论坛专家分享的内容。国家卫生主管部门的杂志《中国卫生》，从第1期会议开始，专门建立了“圆桌讨论”专栏，发表这个论坛的发言内容，持续进行了多年。还有很多媒体参与报道和转播会议内容。

二、本书概览

上海科技出版社在2017年出版了《寻路医改：中国卫生政策的创新与实践》一书，包含了2012—2016年这4年中16期圆桌会议的发言内容。本书《中国医健政策的思考与探索》，则包括了2016—2020年第二个4年中16期圆桌会议的发言内容。

本书包含了77位医疗健康行业专家的发言内容，其中来自学术和智库的专家学者13位，医疗机构的医生和管理者24位，政府部门和行业协会的专家17位，医疗健康领域内各类企业管理者和专家23位。由此可见，“卫生政策上海圆桌会议”充分反映了医疗健康行业各个利益相关方的观点和看法，“百花齐放，百家争鸣”，从不同视角对行业存在的问题进行分析并提出建议。

本书16章的内容大致可以分为三大类，对应于我们通常讲的“三医”，即医疗服务（10章）、医药（3章）、医疗保险（3章）。有一些内容跨越不同类别，例如第四章，内容与药品的支付问题有关，涉及药品和医疗保险两个类别。

（一）医疗服务

在医疗健康体系中，医疗服务作为一个与患者直接接触的环节，也是这个体系的终端，具有特别重要的作用。与医疗服务有关的10个章节，涉及许多细分领域，可以归纳为4个主题：第一个主题与医疗改革有关，包括公立医院的改革和多元化办医的问题；第二个主题是分级诊疗，涉及基层医疗和医生诊所的内容；第三个主题是公卫预防，包括健康管理和疫情防控；第四个主题是中医人才培养。

1. 医疗改革

长期以来，公立医疗是我国医疗服务的主要提供方，目前占医院服务市场份额的80%左右，因此公立医院改革是我国医改的核心环节，也是改革难度最大的环节。第三章“公立医院，如何改革”探讨了公立医院的改革难题，提供了2个公立医院法人治理制度改革比较成功的案例：一个是深圳罗湖通过区域医院的实质性集团化，在医院法人治理制度改革方面进行了突破；另一个是浙江东阳市人民医院，从1993年就开始了法人治理制度改革，是我国这方面改革的最早尝试。它们的改革实践和成功经验，为我国公立医院改革提供了试验田和样本，具有非常重要的启示，值得学习和借鉴。

医疗服务领域的改革，除了从公立医院正面突破外，还可以从多元化社会办医的侧面进行配合。第九章“医疗困境，如何突破”，探讨了社会办医对我国医疗服务长期积累的问题如何进行破局。这一章提供了3个民营医疗实践的案例，3个案例涉及的医疗服务，从高端专科技术到大众化外科手术，再到基层医疗服务，正好代表了医疗服务技术难度的3个层次。

第一个冬雷脑科医生集团的案例展示了公立三甲医院内著名神经外科医生走出体制，创办以高端医疗技术为特色的民营医疗机构。第二个是山东淄博莲池骨科医院的案例，医院以大众化的医疗技术为特色，在人本位医疗方面进行尝试，通过对手术、护理、康复等各个环节进行一体化系统管理，改善医疗服务质量和患者感受。第三个是连锁邻家诊所的创业案例，创业人立志在我国开创为患者提供简便的医疗服务就诊模式。三个案例反映的社会办医实践，都充满了重重困难和艰辛。

2. 分级诊疗

分级诊疗一直是我国医疗服务体系需要解决的重要问题，大型三级医院对患者的虹吸效应一直难以得到扭转和控制。第十一章“基层医疗，如何赋能”，探讨了如何壮大基层医疗的力量，从而把病人留在基层就医。这里提供了3个在促进基层医疗发展方面做得比较好的案例。深圳通过区域医疗集团将基层医疗与二三级医疗做了整合，有力地提升了基层医疗的实力和水平，促使病人愿意去基层医疗就医。上海市徐汇区斜土街道社区卫生中心通过发挥家庭医生的作用，全科医生与专科医生配合，吸引慢病患者和老年患者使用基层医疗。上海御康医疗是一家民营医疗综合体，从医疗资源缺乏的城乡接合部出发，与公立大医院错位竞争，提供患者需要的各种服务，通过10多年的发展，成为有30多家服务点的连锁集团。

从世界各国的医疗实践经验来看，医生诊所是基层医疗服务的重要组成部分，而医生诊所在我国数量和质量都非常不足。第十三章“诊所发展，春天来临”探讨了医生诊所在我国发展的现状和问题，提供了3个具体案例。

“丁香诊所”注重医生诊所的质量，提出了价值型诊所的概念，即医疗服务收费与医生劳动价值匹配，杜绝过度医疗和以药养医等损害患者利益的补偿方式。浙江的“全诊通”搭建了数字化诊所，通过数字化为医生诊所赋能，提高基层医疗服务的效率和质量。“1 药网”建立了互联网云诊所的模式，将患者线下就诊和线上服务结合起来，更有效地满足患者的需要。

3. 医疗技术

医疗技术进步推动着医疗水平的提高，可以缓解或治愈一些原来无法治疗的疾病，提高患者的健康水平和生活质量。第一章“医疗技术，如何发展”，从与魏则西事件相关的细胞免疫疗法出发，探讨了如何兼顾对新医疗技术的监管和发展问题。一方面需要保证患者的安全，防止新技术对患者的伤害；另一方面也需要促进技术发展，提高对患者疑难杂症的治疗水平。除了有关政府部门进行监管外，还可以发挥行业协会等社会力量，避免对新技术采取简单化的管理方式。

互联网技术与传统医疗结合带来了互联网医院的发展。第五章“网上医疗，如何发展”，探讨了互联网医疗在我国发展的模式和趋势，提供了 2 个互联网医疗的案例。“39 互联网医院”将一线城市三甲医院医生资源与边疆地区医疗机构对接，开发了一套规范化和标准化的医疗模式，有助于提高医疗资源短缺地区医生的诊疗水平。“好大夫在线”是我国互联网线上服务模式的先行者，从提供医患互动的平台开始，到聚焦精确分诊、远程医疗和慢病管理 3 个功能。

第十六章“数字技术，改变医疗”，继续探讨了数字化对医疗领域的影响和实践，也提供了 2 个案例。一个是厦门市通过建立卫生信息平台，推动分级诊疗的实践。从慢病管理入手，发挥家庭医生的作用，运用信息化工具，发挥基层医疗在慢病管理中的作用。另一个是上海儿童医院的互联网医院，在儿科领域发挥互联网医疗的优势，为更广大区域的患者带来方便。

4. 公卫预防

疾病治疗是医疗服务体系关注的重点，但是随着生活方式的快速改变和人口老龄化的加速，疾病预防和健康管理变得越来越重要。第七章“健康管理，如何落地”，对健康管理的具体实施提供了 3 个富有启发的案例。“鼎泰健康”推动医务社工这个职业在我国的落地，通过建立医务社工的培训和职业标准，让医务社工在健康管理中发挥重要的协调作用。“米喜智享”在健康管理的服务模式上进行了探索，采取综合诊疗服务机构加上分布式便捷服务网络，轻重模式结合，各自发挥自己的优势。“爱活力”运用健身运动手段促进企业职工的健康，通过工作间歇时间的健身活动、企业集体活动，以及通过线上线下结合的方式，对员工健康进行持续的管理。

2020 年暴发的震撼世界的新冠肺炎疫情，引起了大家对公共卫生和传染病防控的重视。第十五章“公卫防疫，如何改进”，从 3 个不同的领域探讨了各种力量在疫情防控中的作用。毫无疑问，大型公立医院在我国应对疫情的过程中发挥了主力军的作用，但是疫情对不同类型的医院，对医院内部不同类型的业务，带来了不同的影响。在后疫情时代，各种类型的医院和各种医院业务类型，如何进行相应的调整和变化，这是疫情带来的新挑战。作为第三方独立检验中心，“千麦医疗集团”在疫情中发挥了重要作用，弥补了医院检验科和基层医疗大规模检验能力的不足。作为一个公益社会组织，“WorkFace 创业者社群”在疫情中动员了大量志愿者的力量，见缝插针，发挥了不可忽视的作用。

5. 中医人才

作为我国传统医学的重要载体，中医在我国医疗服务体系中发挥着不可或缺的作用。第六章“中医人才，如何培养”，探讨了中医服务的核心资源中医生的培养方式。在《中华人民共和国中医药法》通过后，开放了中医师承教育成材的路径。中医培养有了院校教育和师承教育 2 个渠道，各有自己的长处和短处，取长补短、互相学习才是科学的态度。南京中医药大学的国际经方学院黄煌院长，建议通过大众化普及性的中医经方教育，为基层医生和广大老百姓普及中医药知识，有利于发挥中医药在提高老百姓健康水平上的作用。

（二）药品领域

在医疗健康体系中，药品扮演着非常重要的作用：一方面与下游医疗服务方密不可分，另一方面又受到上游支付方的很大影响。所以药品在这个体系中发挥着承上启下的作用。药品部分包括 3 个章节，涉及药品支付的问题，患者用药可及性的问题，以及合理用药的问题。

第四章“药品医保，如何对接”，探讨了药品如何可以得到医保及时、合适的支付，以便患者可以获得需要的药品。这一章提供了 2 个地方在药品支付领域的案例。第一个案例是上海的药品集中采购实践。上海从 2012 年开始，将原来由卫生部门负责的药品招标工作转交给医保部门。在2018年国家医保局成立前，上海从2014年开始进行了3批药品带量采购的尝试，取得了很好的效果，为后来全国推广带量采购积累了宝贵的经验，这也是上海成为全国药品带量采购负责机构的原因。第二个案例是福建省的药品阳光采购平台，福建的实践是在三明市改革经验基础上的扩展。与其他地方的做法不同，福建放弃了药品招标采购的做法，采取了阳光平台挂网采购的做法，特点是开放、阳光、动态。

第十章“病人用药，如何可及”，探讨了患者如何可以及时、可负担地获得所需药品，这里也提供了2个具体案例。第一个是贝达药业的国产创新药凯美纳的案例。这是治疗肺癌的药品，被誉为我国医药领域“两弹一星”的创新药，获得了国家药监局的快速通道审批上市。但是，在进入医保的环节上，凯美纳花了5年多的时间。在新的国家医保局成立前，药品医保目录的更新需要5年以上，对创新药品的可及性带来了很大障碍。第二个案例是跨国药企施贵宝的肿瘤药抗PD-1受体纳武利尤单抗，在2014年全球上市，花了3～4年的时间在中国上市。企业期待与医保合作，探索基于药品价值的创新支付方式。

第十四章“合理用药，如何实现”，探讨了合理用药的内涵、实现途径，特别是医院这个环节如何发挥监管的作用。这一章提供了2个医院合理用药的案例。第一个案例是上海市第六人民医院，提出了“安全、有效、经济、适当”的合理用药标准，使用“一点两效”作为手段，即处方点评、合理用药和依法执业。第二个案例是天津医科大学总医院，打造基于合理用药为核心的药学服务，药师从传统的药品供应保障角色，向药学技术服务角色转化。

（三）医疗保险

支付方始终是医疗健康行业发展的重要条件。随着社会医疗保险范围和水平的提升，以及国家医保局成立后对政府支付力量集中统一管理，支付方的影响越来越大。这部分有3个章节，包括了商业保险发展的问题，提升社会医保管理水平的问题，以及医疗技术创新的支付问题。

第二章“商业医保，如何壮大”，探讨了商业保险发展在我国存在的问题，除了保险行业的领导和保险研究学者的分享外，还有3位从事商业保险业务的专家分享了自己的看法，他们来自中国人民保险集团、中国人寿和聚焦商业保险平台业务的健医科技。

第八章“医保管理，如何升级”，探讨了如何改善社会医保管理水平的问题。2位国家层面和地方层面的政府医保管理专家分享了他们的看法。这一章还提供了2个地方的案例。第一个案例是浙江金华地区试行的“病组点数法”。在总额预算下，住院医疗服务按疾病诊断相关分组（DRG）付费，长期慢性病住院服务按床日付费，复杂住院病例通过特病单议按项目付费。第二个案例是青岛从2000年开始的社会医保的持续创新改革实践，这些改革涉及大病保险、罕见病保险、鼓励民营基层医疗发展、药品谈判、长期护理险和社保商保合作等。

第十二章“技术创新，谁来买单”，探讨了医疗技术创新的支付问题。2位专家学者分享了社会医保如何评价技术创新的原则，说明了基于价值支付的重要性。这一章提供了2个案例。第一个案例是上海东方医院胆囊手术创新，凭借技术和质量优势，吸引了大量病人，通过市场化的自费来解决支付问题。第二个案例是从事基因检测业务的“至本医疗”，通过与商业保险合作，为第二代基因测序技术提供支付解决方案。

三、致谢

在整理这本书稿的过程中，我又一次仔细阅读了所有的内容。尽管自己参加了全部会议，现场聆听了专家们的分享，但是今天读来，感觉所有内容仍然富有启发，仍然焕发着生命力，与当下中国医疗健康行业的实践和创新息息相关。对于希望了解我国医疗健康行业改革发展中的创新实践和政策探索的读者，这本书提供了丰富具体的案例，没有官话套话，真实反映了鲜活的实践经验，具有很大的参考学习价值。

“卫生政策上海圆桌会议”的成长发展，得到了医疗健康领域内各级政府部门、学术机构、医疗机构、医药企业、行业协会、社会组织、投资机构、媒体等的领导、专家、管理者的大力帮助和支持。在论坛近10年来的成长过程中，大约200位领导、专家做了发言分享。他们代表着我国医疗健康行业内非常专业、优秀和有影响力的一批人，为这个论坛的发展做出了重要贡献。

特别感谢作为这个论坛先后主办机构的中欧国际工商学院和上海创奇健康发展研究院。感谢我的同事薛梅，她参与了所有这些会议的组织和策划工作，付出了很多心血。感谢两位书稿整理者朱超和楼英婷，从会议速记材料和会议发言材料中，根据对内容的理解和把握，整理出了书稿。还要感谢许多参与这个会议台前幕后的工作人员。感谢中欧出版集团胡峙峰先生对本书编辑出版的贡献。在论坛的成长过程中，企业的支持功不可没，特别是飞利浦医疗、礼来制药、阿斯利康、拜耳医药的支持。最近5年来一直支持这个论坛的拜耳医药，特别是刘佳凯，对于这个论坛做出了重要贡献，在此一并致谢。

蔡江南

2022年6月8日

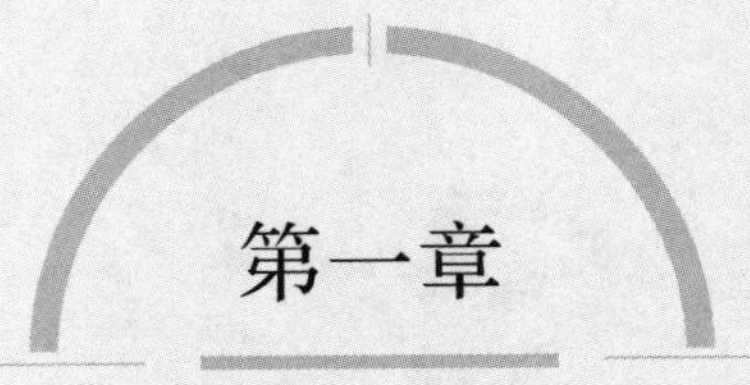

第一章

医疗技术，如何发展

本章内容摘选自 2016 年 9 月 3 日第 17 期圆桌会议

2016 年 4 月，围绕西安电子科技大学魏则西的去世，掀起了关于医疗技术临床应用的媒体风波，特别涉及细胞免疫技术的临床应用。大家比较一致的意见是，政府监管缺位是造成此类事件的最重要原因。2015 年国家卫计委发布了《关于取消第三类医疗技术临床应用准入审批有关工作的通知》(国卫发(2015)71 号)，文件取消了包括细胞免疫技术在内的第三类医疗技术进入临床应用时需要取得准入审批的原有规定。这里需要说明的是，卫计委仍然是医疗技术的监管方，而且首先明确限制了一些医疗技术不能进入临床应用。在非限制范围之外，第三类医疗技术在进入临床应用之前，还需要经过临床研究。细胞免疫技术目前只能进行临床研究，而不能进入临床应用。对于第三类医疗技术即使允许临床应用，医疗机构还需要取得临床应用能力的审核，基层医疗机构不得未经授权开展临床应用。

根据国际经验，其他国家通常是由食药监局负责医疗技术临床使用准入的审批，而我国是卫生部门负责审批，但是卫生部门又缺乏这方面监管的资源和能力。本章内容介绍了政府有关部门人员、医疗机构专家、学者以及企业代表等不同角度的看法，共同讨论了一系列有关医疗技术的问题：如何平衡保护病人的安全与促进新医疗技术发展的需要？如何加强和改善我国政府在医疗技术临床应用上的监管，避免类似魏则西事件的出现？(注：魏则西事件，是指 21 岁的西安电子科技大学计算机专业学生魏则西，因患上罕见的“滑膜肉瘤”症，四处求医不得，通过百度推广搜索到武警北京总队第二医院，其李姓主任推荐的所谓“生物免疫疗法”，是国外因“效率低下”而早就被淘汰的一种治疗手段，花费 20 余万元，浪费大量时间与金钱，最终魏则西于 2016 年 4 月 12 日去世的事件。)

细胞免疫技术应用中的问题和发展前景

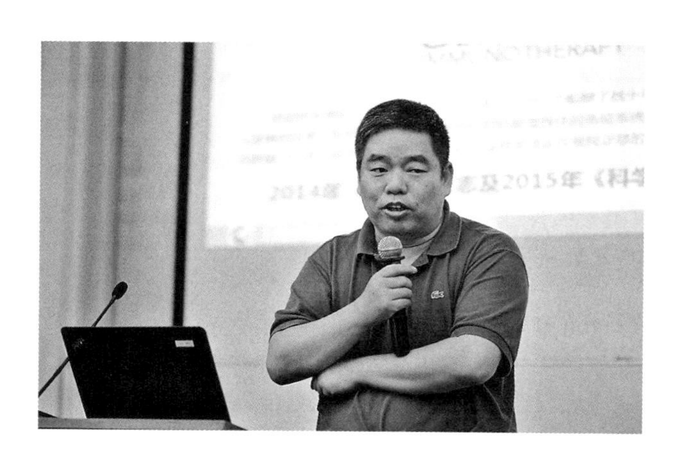

钱其军

上海细胞治疗研究院院长、上海细胞治疗工程技术研究中心主任

一、细胞免疫治疗的发展概况

肿瘤的治疗经过了很多阶段。第一个阶段，看到这个肿瘤在什么地方就把它切掉。但是肿瘤切掉之后，它很快就复发了。当时以为切得不干净，但切得干净也没有用，它也会复发。第二个阶段是放化疗，把长得快的细胞杀死。第三个阶段就是靶向治疗，我们要找到肿瘤为什么生长，如果能找到根本的原因，就能用靶向药来治疗。

但事实上肿瘤可能有几十万个突变，所以要找到它的根本原因也不太可能。即使你找到了，暂时使用靶向药治愈了，可能在9～15个月内肿瘤缩小了，但过了6～10个月可能又复发了。所以就会出现二类靶向药，如果再复发，就用三类靶向药，现在已经发展到四类靶向药。这样治下去，肿瘤可能会变成慢性病。我也讲过，这样可能会带来的是中国整个经济都被拖垮。

免疫肿瘤治疗的概念没有那么复杂，只要看到肿瘤和正常细胞有什么区别，通过这个区别来找到治疗方法，就有可能治愈肿瘤。很多人研究到肿瘤最早期的突变是什么，这个突变能不能够引起免疫反应。这种免疫细胞，特别是科学性的T细胞，如果在体内得到更好的扩张，就有可能治愈肿瘤。因此，2013年所有科学发展里面最大的突破就是肿瘤的免疫治疗。

国际上对免疫治疗也十分认可。美国临床肿瘤年会上，免疫治疗成为最大的亮点。欧洲癌症大会上，介绍免疫治疗将可能彻底改变癌症治疗。2016年美国临床肿瘤年会的主旋律也是免疫治疗与精准医疗。安德森（MD Anderson）肿瘤中心，是美国排名第一的肿瘤医疗中心，他们正在执行"登月计划（Moonshot Project）"。斯隆-凯特琳（Sloan-Kettering）纪念肿瘤中心，美国排名第二的肿瘤机构，它的最新治疗方案的核心就是免疫治疗及精准医疗。这些医学前沿机构都把免疫治疗作为非常重要的肿瘤治疗方向。

2015年1月底，美国总统奥巴马在2015年国情咨文演讲中，宣布了一个生命科学领域新项目——精准医学计划。2016年1月12日，美国国情咨文发起了一项寻找癌症治愈疗法的"登月计划"，宣布将举全国之力，将美国变为一个克服癌症的国家。实际上随着免疫治疗的临床数据和精准医疗临床数据的出现，整个肿瘤治疗已经发生了根本性的变化，不再像以前那样以放化疗为中心。美国癌症研究协会会长何塞·巴塞尔加（Jose Baselga）指出，靶向治疗与免疫治疗已经将癌症研究带到了一个历史转折点。

我们在100多年前就知道要提高自身免疫力，认为可能会使肿瘤少一点。以提高免疫力为核心的这种治疗方式，可能对一些癌症有一些帮助，它提高了患者的生活质量，可能会延长寿命，但也可能不会延长寿命，因为没有大量的数据证明这一点。这也可能导致了魏则西事件。再比如一个非常晚期的肿瘤病人，这个肿瘤病人用一个非特异性免疫来治疗，期望值非常高，他希望通过免疫治疗能够把肿瘤治愈。实际上对于一个肿瘤细胞非常多的病人，希望用非特异性免疫来把肿瘤治好，这个可能性几乎没有。

魏则西事件并不是说免疫治疗把这个病人治死了，因为他用免疫治疗后17个月才死亡，中间用过靶向药，也用过PD-1抗体。最后死亡应该说跟免疫治疗没有什么关系，但是它引起了公众反应。这个非特异性免疫进行的各种包装，和老百姓反感有很明确的关系，所以国家卫计委紧急叫停了免疫治疗。但由于免疫治疗的重要性，就留了一个口子，临床研究可以用。但什么叫临床研究上可以用，实际上没有明确规定。临床研究到谁那里备案呢？所有人都说我这个部门不管这件事，这就实际上叫停了所有的免疫治疗。

在国际上免疫治疗高速发展的时候，中国要完全停下来是不可能的。2010年之后，很多科学性的免疫治疗得到了发展，使我们看到特别是CAR-

T和TCR－T抗体的高速发展，使我们看到免疫治疗实实在在的效果。非常大的肿瘤经过免疫治疗会很快消退。我们本来以为这个治疗在中国有机会进行弯道超车，但是现在看来比较困难了。

免疫治疗有几个热点。第一个是以新抗原为中心的免疫治疗方法。这个方法每个病人不一样，通过基因检测找到他的新抗原，再找他特异性的T细胞来做治疗，这种治疗方法要形成产业化还是非常困难的。

第二个就是转基因技术，比如说CAR－T和TCR－T。病人在所有治疗都没有效果的时候，就会用CAR－T来做治疗。这种治疗现在的有效率为90%～94%，所以它的效果也是治疗癌症的希望。

淋巴瘤的治疗率在80%左右，但通过对很多实体瘤的研究，发现效果并不理想。主要原因有两个。第一个是在实体瘤里面，因为CAR－T需要硫蛋白，硫蛋白在正常细胞里面就有差别，很难有一个硫蛋白在实体瘤里面和正常细胞完全没有差别的。实体瘤的硫蛋白是千差万别的。第二个是实体瘤的环境非常恶劣，这个CAR－T到实体瘤里面去，即使进去了也不能大量扩张，也不能增值，在这个环境下可能很快就不行了。所以在实体瘤里面的疗效远远低于白血病，CAR－T可能最后只对白血病有效，对实体瘤不会有什么疗效。

现在CAR－T针对很多种肿瘤都在做，包括治疗艾滋病、自身免疫性疾病、排斥反应。我觉得像排斥反应和自身免疫性疾病方面，这个CAR－T技术可能有非常高速的发展。CAR－T技术公司的估值也比较高，CAR－T的价格可能在30万～50万美元，预计为45万美元。这个价格主要是跟骨髓移植相比较，骨髓移植大概在40万美元，它比骨髓移植效果更加好一些，所以可能会定在45万美元左右。这样的价格中国人很难用得起，我们如果按照这样的临床来做可能价格太贵了。

免疫治疗中第三个比较热门的是免疫检查点抗体。如果把T细胞比作一辆汽车，这辆汽车要发动，要踩油门，要松刹车。为什么要松刹车呢？因为我们发现踩刹车对T细胞起不了什么效果，如果把刹车松开，T细胞可能会产生更好的效果，所以松刹车这个领域，可能是现在免疫治疗非常重要的焦点。我们以前用免疫治疗时告诉病人，免疫治疗是非常慢的，要慢慢调理。因为非特异性免疫实际上很难达到肿瘤发展的速度那么快。但现在也有案例，很大的肿瘤在一两个月内就消退了。实际上我们很多学医的人应当明白，我们在做排斥反应的时候，肝脏排斥反应和肾排斥反应，通常1～2周的时间症状就可以消退。为什么不能把这么大肿瘤排斥掉呢？是因为肿瘤的局部免疫太差，很难有能力把这个去掉。只不过目前有能力把肿瘤的局部变成免疫力正常，这样就可能让很大的肿瘤在很短时间消退。

现在免疫抗体疗法对实体瘤的有效率是20%～30%。多种免疫力的抗体，比如增强免疫的OX2和OX40，可能会导致肿瘤消退，但是对于自身免疫力不强的病人，会导致自身免疫性疾病。例如有些病人会产生结石性肺炎，呼吸就会困难，有些病人差一点就死掉了。这种全身免疫力异常，大规模通过抗体的出现，可能会对疗效产生功能性的变化，同时带来的一些并发症、副作用是值得关注的。我们是否有办法解决这样的问题，这是值得思考的。

二、细胞免疫治疗法规如何发展

相关法规在中国应当怎么发展？我曾经到国家卫计委讨论过几次，目前可能要由药监局(CFDA)来管了。最近CFDA越来越想出台政策来做这件事。但是一个药的研发周期很长，从临床前到临床研究，需要很长的时间。中国典型的细胞治疗药物就是DC疫苗，这个DC疫苗已经做了10年了，上一次临床也没有启动。因此，我们整个中国的公司估计有可能都不太成功，而是跨国公司成功，最后跨国公司很贵的药卖到中国，中国病人是否用得起？因为药物研发周期太漫长了，而且疗效太慢，但整个细胞治疗发展又太快，所以这个是不是值得去做？这是第一点。

第二点，个体化。我们作为一个药物来研发的时候，这个药一旦生产出来，是给所有人都用，所以成本应该摊薄到所有人身上。你给1万人用，就摊薄到1万人身上。而细胞治疗是1个人用，它的成本就只算在1个人那里。所以整个CAR-T药以后要40多万美元，T细胞治疗至少要10万美元的时候，它才有可能实现。如果说我们作为药来做，我相信成本最后也要几十万元。这样的东西适用于市场吗？在商业化运作中是否可能出现？

上一次CFDA讨论的时候，一位专家提出来一个很大的问题：一个病人有疗效，在对另外一个病人用的时候，他们两个人是完全不一样的。包括有无艾滋病的传播，包括细胞之间存在的风险，我要进行清查，也就意味着要大幅度增加成本，这些确实给整个监管带来了很大的困难。还有一个就是因为活细胞，活细胞检查窗口非常窄，而检查时间、接纳时间长。但如果量少，安全性就有问题，如果检查程序很复杂，可能病人检查完了，这个细胞就死掉了，细胞死掉了就没有效果了。他要做的是活细胞，所以检查要做什么样的设计，这个确实存在很多困难。

三、不应混淆医疗技术与药物

还有一个刚才讲安全性和成本的比较。一旦药出问题可能是10万个人出问题，当然要考虑它的安全性。而细胞治疗是一对一，只是医疗技术。假如这个细胞有它的不同点，所以一对一安全性会差很多，因为一对一出问题就出一个人的问题，所以理论上来讲不需要做得像药那样安全。细胞治疗要做得跟药一样安全，我觉得我们中国公司做不了。虽然可能会想得非常理想化，但实际上最后没有一个人能达到这样的规范。所以我们在跟国家机构讨论时，也希望国家机构更多地思考怎样才能合情合理：中国人用得起，又为中国人带来疗效，又有一定的安全性保障。这就是需要大家平衡、思考的问题。

政府如何做好医疗技术临床应用的监管

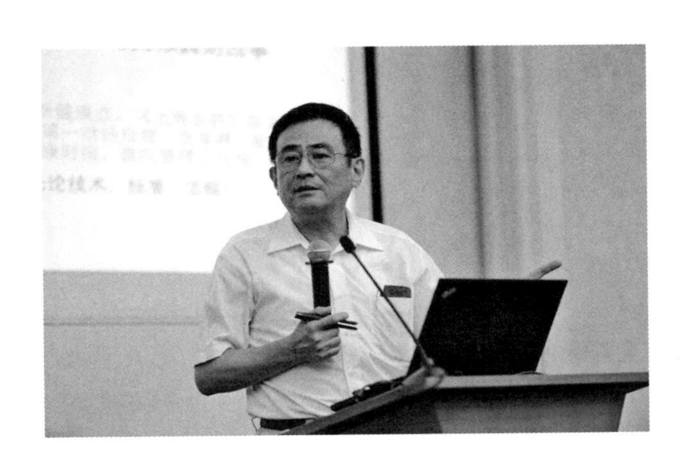

严樑
上海市浦东医疗器械贸易行业协会会长、上海市医疗器械行业协会副会长

魏则西这么大的事情，为什么药监局总是被责备？药监局经常被关注，在整个监管过程中，不管是公众议论，还是监管手段，都有非常大的挑战。如何保障病人的安全，以及如何促进新技术的发展，这都是任何药监局应该做的。政府是监管部门，对医院行政监管实际上就是要求一条：安全。但新技术发展和药监局监管一直是一个很大的矛盾，历史上也采用了种种措施，效果不一定好。所以药监局在促进技术发展时要保护科学力量，也要保护公众，它是一个两面的角色。

如何改善政府在医疗技术临床上的监管？这一轮的医疗技术一直走到现在，都是卫计委在管。目前的状态是一个不规范、还没有完善管理的体系。以人为本建立患者安全的绝对底线，怎么样的绝对？药监局的政治底线就是不能死人。企业上市前付了这么多钱，上市后临床也批了，结果死了一个人。药监局难是难在这，不是前面的审批。

一、医疗技术管理的问题

第一，临床技术的管理是分开的，食药监局管的是食品、药品、医疗器械、组织工程。人体内部反应找到药理机制的是药，除此以外全部在器械里面。但是现在临床技术一直是卫生部门管理，我们建议各种临床技术、治疗技术都由医院管理。

第二，现在非常强调医改以后有非公立医院和公立医院。公立医院的医生还是有组织性和约束性，今天叫下岗你就下岗。非公立医院的结构完全不一样，医生忙得不得了，自由执业。政府部门还有两个，卫生部门和药监部门，目前的结构就比较复杂。政府还是要站在老百姓这边，不是站在企业这边。我们要创新发展，但不能让人死。

这种结构下有几个要点。第一，治疗途径和治疗技术不同，但监管的性质相同，都是为了病人安全，服务对象是对人的安全。第二，两个法规、两套标准，分别协调，双重监管。公立、非公立两种医院管理制度上批准、监管、处罚各不相同。第三，患者伤害取决于直接提供医疗服务方。是医院，还是医生？医生经验的差异可能会带来治疗的差异。第四，FDA的经验是全世界的，没有100%的技术安全。政府审批都是在有限的时间、有限的人群、有限的样本，在没有现成经验下审批。但是这种情况下我们不批叫不作为。FDA没有100%的技术安全，对临床效果没有绝对标准，原则是风险和收益平衡。

市场经济中要强调医生的道德伦理，强调法治监管和法规处罚力度的严肃性。出事情了，医生从行政管理直到刑法处理。我们国家的法治没有走完，我们从计划经济体制过来，所以我们现在研究的问题是，一群企业、一群部门、一群医院、一群医生、一群患者、一群媒体的问题，我们要找出途径，如何去监管，所以没有想象中这么简单。

二、相关法治建设

第一，上市前要有大数据、大样本，可以设定一个大致的概率。但是实际上科学部门、技术部门跟我们有差别，往往技术部门是在后面阶段。我们要控制上市前的技术风险，到底有多少可靠性用在病人身上。所以技术规范、现场操作、准入程序、主体资质、服务程序、运行体系、责任主体，每一个事情都要做到可以追溯。

第二，因为技术没有完全100%的成熟，所以上市以后非常关键。企业必须自己跟踪，不是等国家报过来。例如有一个案件，企业要到最高法院去告国家药监局。企业说是药监局批准上市的，出了问题药监局应该负责。

药品或者技术的效果，不是立竿见影的，上市以后要跟踪。企业有企业的责任，我们给你二期临床、三期临床，你四、五期临床不能就不管了。同时，上市后要警戒和预警，加强信息化监管。

第三，上市前临床研究启动和进展信息公开。临床是全部公开的，比如FDA先选择一家企业释放，那么释放就得有披露。

还有医生职业行为考核，医生行为有这么高的风险，一定要把医生管理好。还有媒体、广告进入医药领域的限制，患者风险的赔偿机制，等等。这些制度就是要配套来形成，所以我跟大家说的主要就是FDA怎么去考虑问题。

圆桌对话

政府主体与社会主体都应发挥作用

问：关于新医疗技术的应用和规范，我个人觉得无非就是游戏规则。这个游戏规则的建立到底是从上而下，还是从下而上？

严樑：先下后上，有了标准这些东西，你才说得出一个道理。像强生、西门子，它们在全国质量管理上有大量的投入，强生有60多个法规人员。而我们现在国内的企业就是想今天投的钱，明天就收回来，这就是大家的投资预期。中国的生物医药整个工业要发展，首先要培养人员，我们的管理人员、审批人员都没有到位。全球最大的医药法规组织，在20世纪60年代时只能自己出钱建立，因为当时没人能够理解。所以中国是缺少管理人才，缺少管理前期的研发。

医疗技术管理的实践与思考

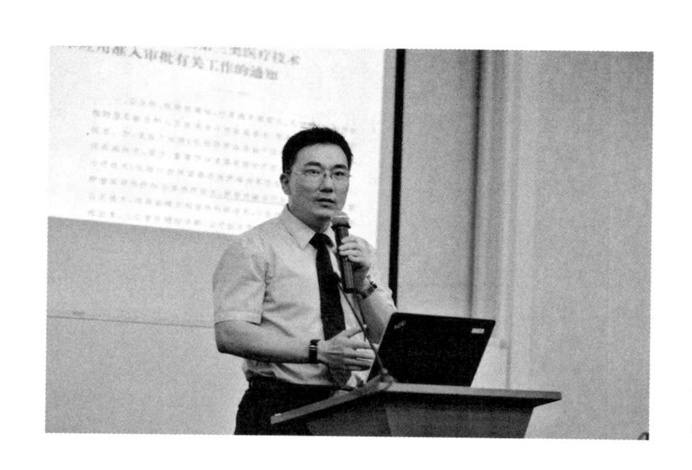

王宇

复旦大学附属肿瘤医院医务部主任、头颈外科主任医师、副教授

我从临床医生和一个基层医疗行政管理者的角度，来谈医疗技术管理方面的内容。

刚才说到肿瘤，就要提肿瘤的异质性。有人问我有这么多的医疗技术出现，为什么疗效这么不确切，为什么还要研究新的技术？简单来说，在不同人体中的肿瘤，一个人体不同部位的肿瘤，也存在很多生物性的异常，这是肿瘤的异质性。这个概念很古老，但是今天还是存在这个概念。虽然现在肿瘤技术不断出现，可能还有更大的突破，我依然会冷静地在那儿观望，了解它的动态，后期的数据定向。我们希望有后期的数据来支持它的有效性和安全性，不会因为单一的技术就有巨大的变革，会继续观察下去。肿瘤的技术发展必然是漫漫长路，因此会不断面临监管、创新的问题。

从目前来说，免疫治疗的确是缺乏足够的医学支持，FDA 也没有批准，这是国外的现状。我也关注政策法规，2009 年有很详细的二类、三类的技术规定，到 2015 年突然出现新的规定，本质上来说还是响应国家的号召，精简放权。从发布的内容来看，原来一些细节没有明确，但是有一些内容完全不一样。比如关于第三类限制的这一类，除此以外是放开的。接下来举个例子看监管中发现的问题。

从目前新的法规来说，国内主要包括限制性和非限制性两种情况。医疗新技术，基本上是参照限制性医疗技术的监管来进行的。非限制性就是有效，而且内容能够确保严肃性的技术。对于限制类，国家制定了一个限制类的目录，要求地方限制，上海也设置了这样的目录。它的原则就是安全性、有效性确定。但是难度高、技术高的技术，涉及人力资源稀缺的问题，要求在国家的基础上制定各个地区的目录。但是仔细看文件，所有的文件中对于流程没有任何规定，只是反复强调医疗机构要承担主体责任，强化主体责任意识。按照我的理解就是医院医生来负责，责任都在医院和医生这里。我们目前只能按照这样的流程来办，科室申报、医院审核、上海市医学会审核、上海市卫生监督所备案，最后完成。

新技术有两种定义：一个是国内或本市首次开展的技术，另一个是本医院首次开展的技术。如果是本市首次开展的，甚至国内首次开展，我们是参照临床研究项目进行临床试验进行申报，由医疗卫生机构自身审核立项。但国际首创的项目也是医院来承担审核项目，我觉得是有问题的。

我们医院如何进行审批呢？科室或者项目申请要通过医院伦理委员会的批准；之后，征求科主任的意见、医院的意见、委员会审核、院领导的意见。就我们医院来说，非限制的项目是每两年更新一次。关于新申报的技术，要求进行应用监管。对于存在医疗问题的情况，如果发现临床问题就进行听证会，对于违规的个人和科室进行相应的处罚。5 年内的新技术管理就是限制类的技术，5 年后纳入非限制类。

一、医疗技术监管的问题：专业性强，程序复杂

2015 年的简政放权是不是超前了？2015 年刚刚要求简政放权，2016 年魏则西事件就出现了，这也凸显了政策管理上的问题。上级进行监管其实存在很多问题。医疗是一个极度专业化的问题，我是医生，我的知识不可能包罗万象，我只知一二，了解些皮毛而已。即使像我这样的卫生从业者来说也不熟悉，我们上级监管部门能熟悉到什么程度呢？举个例子，我们医院要申请达芬奇机器人，按照国家规定有一个限制。上级主管部门给我们一个答复：这个是受限制技术，是人工智能。但什么是人工智能？这个达芬奇机器人不是自动运作的，它在我的操作下运作的，只是一个工具。如果这个也是人工智能，心电图机器也是人工智能，是不是也要禁掉？因此，监管者很

多时候不了解情况。

另外,审批程序十分复杂。我们往往交上去一个东西之后,什么时候能批下来并不知道,遥遥无期。也存在监管滞后的情况。魏则西事件之后,各个部门马上开会说明这个情况,要一刀切,把所有的都关掉,这就是滞后的问题。

二、委托专业协会监管,同时出台细则

怎么解决这个问题?我们需要的是细化、强化监管。有一个很好的建议,由卫生部门委托一个组织机构进行监管,技术审核机构来进行相关的临床技术审核。目前有很多行业协会都可以承担这个工作。业界对于临床技术还是相当关注的。有很多的行业部门,例如甲状腺或者头颈部的肿瘤有很多专业委员会。发现问题后,专业委员会及时进行内部探讨。是否也可以由国家监管部门委托这样的行业协会进行这方面技术的评估?这样的话也可以避免我刚才说的问题,即对于很多细节监管部门不了解。让了解的人来进行监控,这可能是比较好的。

最后,作为一个医院的监管方来说,目前我能做什么?我是一个政策的执行者,医生、医院这边承担不了监管的责任。没有国家政策细则的支撑,医院如何去监管?医生要开展临床试验研究的话,肯定要在国家的政策范围内,因此我们呼吁出台更多的细则、明确的流程。中国人的创造力是无穷的,可能在创新性方面有些地方欠缺点,但是临床医生对医疗技术的热情不亚于任何其他国家的医生。如何很好地发挥这个热情,保证病人的安全,提高医疗水平,更好地服务大众,是我们大家需要考虑的。

如何改善政府监管来促进我国医疗技术的创新和使用

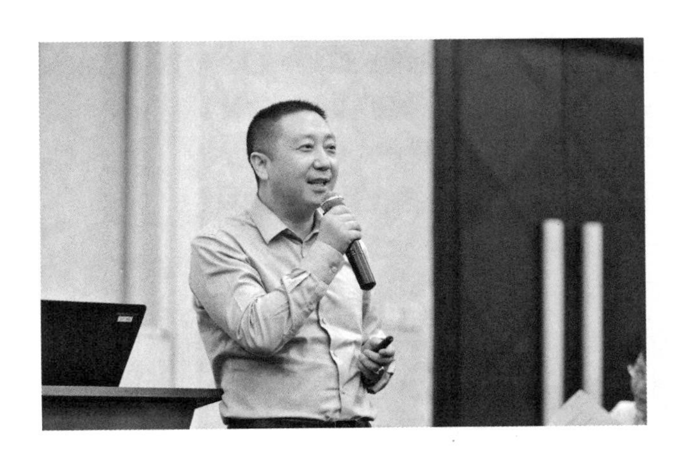

武宁
英普乐孚生物技术（上海）有限公司总经理

我的题目是“如何优化监管，促进医疗技术创新与应用”，分 4 个部分：规划（plan）、设计（design）、商业化（commercialization）、协会和区域（association and area）。

一、医疗技术监管规划与技术评估并行

我们如何对新技术进行有效监管？尤其是在一些新技术参差不齐的情况下。我也在医院工作过，我们每年都要求科主任至少报两个新技术，而且还要注明你是市内领先、国内领先。但现在出现的新技术，不但在国内没有，国际上也不多。如何对这些新技术提出监管方法？对新技术如何进行监管？

我国于 1984 年开始医药管理，但一直到 2009 年开始才实行《医疗技术临床应用管理办法》，所以比《药品管理法》晚了 25 年。之前对个别技术有管理，但是没有真正进行全方位的监管。医疗技术监管晚于其他监管的颁布时间。医疗技术监管中卫生技术的评估尤为重要，首先要对看不见的东西进行技术评估。卫生技术要对其安全性、有效性、经济性、适用性进行评估以后，作为医疗技术准入的依据。在执行过程中我们也看到了一些问题。

这个评估体系没有完整地建立起来，虽然有研究单位，但没有全国性的协调机构。而且评估完了以后，转化为卫生管理政策的条件也没有。

卫生评估的过程中有一点很重要，就是这个技术到底能不能用？很多情况不只是临床专家的决定，还要靠卫生经济学家来判断：有没有办法花更少的钱，做更多的事情。要进行卫生技术评估的时候，就要考虑安全性、有效性，也要考虑到市场的大小。

2004 年 12 月，中国对三甲医院进行了抽查。据此估算，全国在三甲医院开展细胞治疗的有将近 600 家。大量医院开展了细胞免疫治疗，但是一直没有进行评估。另外，还要有前瞻性的评估，我们现在很多的评估都是事后评估，例如魏则西事件发生以后，卫计委召集了一大批专家研究。我们能不能在之前进行评估，而不是事后一刀切，这个对国家有很大影响。

二、技术监管规则设计应参考国际经验

中国还是个发展中国家，我们应该吸收国际经验。我曾在英国留学，英国是如何做的？英国人体组织细胞研究和应用行为监管框架，提出要明确符合人权标准的法律原则，所以政府旗帜鲜明地提出，不允许私有商业的临床应用行为。同时要有清晰配套的法律制度。英国 2004 年颁布了《人体组织法》，这样就有法可依了。

之后，建立符合善治标准的公共治理机制。英国成立了一个人体组织管理局，这个局属于英国卫生部，由英国卫生部指定，大概有 42 名人员，对全英国的人体组织细胞进行管理，从采集，到临床应用，到运输。它确立了一个目标：建立一个让专业人士、患者、家庭乃至市民都有信心的监管制度。它有个理事会，理事会设 1 个理事长，12 名理事，其中 9 名理事是非医学专业人士，目的是能听到其他行业的声音。

除了这些机构以外，人体组织管理局建立了一个很好的许可制度。这个跟我们 2009 年的制度有相似的地方。能力审批完成以后，报批卫计委，卫生医疗机构拿着批准到工商局做增项。我问很多中国医院：为什么你们单位能开展细胞免疫治疗，别的单位不能？你们有没有相应的资质？大部分答案是“没有”。这就是一个很大的问题，就是监管缺陷。这同时造成了非常大的不稳定性。因为很多公司看不到这个不稳定性，认为是走在合法与非法之间，那么谁愿意来投资呢？

三、医疗技术监管应推进技术商业化

如果单纯说技术，而不考虑把技术进行商业化，这个技术是很难得到长期持续发展的。有了管理就不谈商业，这是非常不正常的现象。《共同纲领》和《中华人民共和国宪法》中，都明确要通过社会主义的工业化建设社会主义，其实这个工业化在医疗领域就是技术的临床应用化。如果我们研究出来却不能在临床上应用，研究的意义在哪儿？所以现在就把这种产业化作为科研单位的一个重要考核制度。在监管下的商业介入，非常有利于今后技术的发展。

产业化以后如何建立一套符合中国的标准？目前国际标准与中国标准相差还较大（见表1-1）。如果我们都是靶向治疗，我们是否付得起这样的费用？所以不但要做好监管，同时要考虑产业化。美国的卫生总体费用占国民收入的1/5，美国有接近20%的产业是医药卫生产业，而中国这一比重现在只有5%，所以还有很大的发展空间。

表1-1　国际标准与中国标准对比

	FACT-JACIE（国际细胞治疗协会标准）	自体免疫细胞治疗技术——第三类技术管理规范
适用范围	造血细胞移植及细胞治疗	T细胞及NK细胞
人员要求	对人员的知识领域有详细注明，对人员有完善的培训体系、合格认证、持续能力资格、继续教育的标准	对人员专业有相应基本要求、考核培训体系要求，无持续能力资格和继续教育要求
质量管理	对质量管理方案、供者和接受者合格条件判定、质量审计、工作汇报、批准、问题解决流程、记录、第三方服务、对工作人员的安全保护等有细致标准	有基本的要求，不细致，缺乏审计、工作汇报、批准流程、第三方服务、对工作人员安全保护的要求
流程及文档控制	• 对于细胞治疗的流程及涉及的各个环节之间的沟通和管理有明确标准 • 细致的追踪及追溯系统标准 • 严格的文档控制体系标准	过于笼统
标注及运输体系	• 完善的标注体系（例如标签内容）标准 • 运输的条件、追踪、追溯的严格要求	未定义

四、应按区域先行先试，发挥行业协会自律

2016年8月25日，《深圳经济特区医疗条例》通过了，这是全国第一部

关于医疗的地方性法规。里面非常明确地指出，对现行法律法规中不适合医疗卫生事业发展的部分进行变通、创新和完善。中国地大物博，地区差异很大，在制定监管文件的时候要考虑地区的不同，所以深圳市走在了前面。2014年，深圳市还与发改委一起创立了深圳市产业化项目。

行业协会具有非政府性、自治性和中介性。在国家法律法规不健全或者缺失的情况下，这种行业的自律能够为新技术和设备提供空间。我们公司已经承担了中国医药生物技术协会的《免疫细胞制剂制备质量管理自律规范》的起草工作，这个工作开始于魏则西事件之前3周。行业协会从行业发展考虑，要把技术门槛提高，不要鱼龙混杂，避免出现其他的问题。

最后，新时代的医疗技术监管，应该开展以技术评估为基础的规划，在管理设计方面参考国际经验，在执行过程中发挥行业协会自律作用，在部分地区先行先试，注重商业转化，促进我国医疗技术的创新和发展。

如何监督医疗技术的临床应用：国际经验

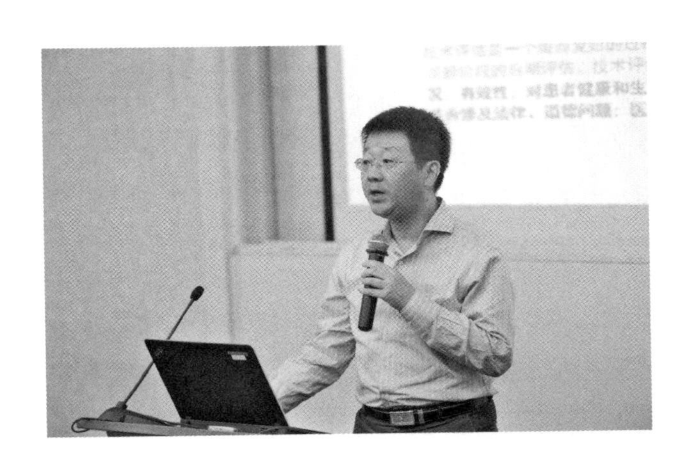

陈英耀
复旦大学公共卫生学院副院长、国家卫生健康委员会卫生技术评估重点实验室主任

今天我从技术评估和国际经验的角度对于我们国家对医疗技术的监管提出一些想法。

第一，在医疗技术管理方面，政府如何进行监管。世界各国大概分成几个不同的层次。一类是医疗器械的管理准入，保险的准入。另一类是主体准入，比如医疗机构的准入或者人员资质的准入。还有一些会包括受体准入，这些技术适合于哪些人，哪些人可以用这样的技术，它的适应证在哪儿。我个人认为技术评估目前的作用还是提供一个依据，未来更多的是变成决策的依据和程序。安全、有效、经济、社会影响，是技术评估的主要内容。

在技术评估中，技术是有成长周期的。在成长周期的初始阶段，可能从一个病例开始，我们可能做了一些研究，有了一些结果。一旦通过了审批，新药和技术可能在成千上万人身上使用，这个还是要继续评估。因为50例、100例得到的结果和1 000例、10 000例得到的结果可能是完全不同的。在不同的阶段也是不同的，在初期是要有效性、安全性，需要我们有新技术来应对。但是到了1 000例、10 000例时，更多的是关注社会影响、经济承受的问题。那个时候安全性、有效性的问题还同时存在，因此技术评估是与时俱进的。

一、美国医疗技术监管经验

首先看国家管理部门怎么管？另外，技术评估的技术是不是存在。从这两个角度来讲，美国食品药品监督管理局中覆盖的范围是很广的。技术评估在美国是什么样的情况？技术评估的起源在美国，美国卫生技术评估机构(HTA)本来是国会下面的组织机构，但是国会削减了HTA，所以美国没有一个完全化的机制，主要是公立资源来提供的，比如人类健康署、国防部等。

细胞免疫治疗或是其他医疗技术，整个生命周期的监管分为不同阶段(见图1-1)。在临床前期，临床申请中有一期、二期、三期的实验，然后进行上市。上市过程中有一个入市的监管，上市前主要是质量、安全和效力评价，但是进入保险目录的时候也有安全性、有效性、经济性、社会性的考量，这是整个的监管流程。

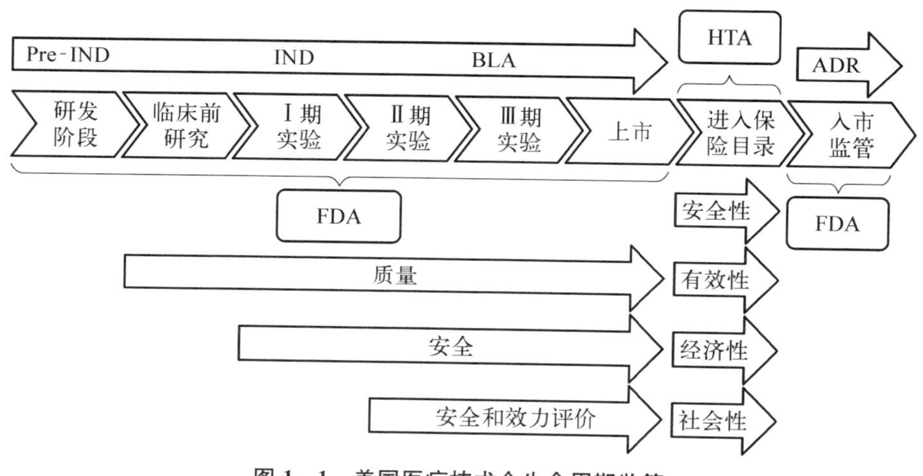

图1-1　美国医疗技术全生命周期监管

具体说一下HTA，美国法律明确禁止考虑技术的成本，不太用成本效果分析，而是用比较研究的分析。所以在政府公立部门中，有一些对HTA的要求，同时一些私立部门也可以开展。公立和私立到底有什么不同？私立部门做HTA，社会公信力如何保证？在美国，信息公开是最主要的特点，很多报告都可以在网站获得，这样对整个HTA报告的质量是很大的挑战。所以信息公开是最节省的方式，可以保证HTA相对比较公正客观。

二、英国医疗技术临床监管应用

英国的药物和保健品监管署(MHRA),相当于美国的 HTA,来对所有产品进行监管。另外一个监管机构是国家卫生和临床技术优化研究所(NICE),在英国,很多技术能不能进入市场是由 NICE 来进行评价的,经济学的证据是非常重要的一个参考。NICE 有一个专家评审的过程,会考虑到疾病的危害、病人的需求等因素,所以,在英国,NICE 是技术评估和技术管理结合在一起的。两个监管机构结合起来,也构成了全生命周期的监管(见图 1-2)。

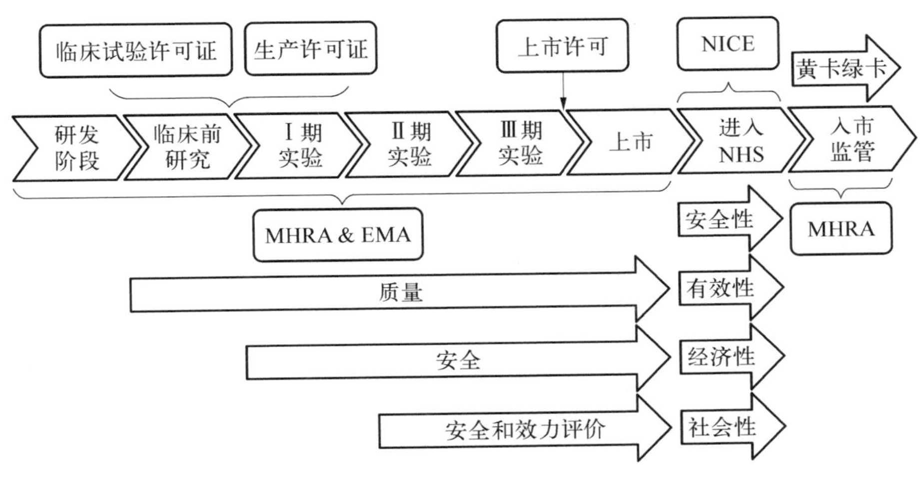

图 1-2　英国医疗技术全生命周期监管流程

NICE 最初是政府部门,现在是一个政府之外的独立机构,但主要的预算都来自政府。这有点像我们国家事业单位的性质,主要是拿政府的钱,但它是一个独立的机构。它的决议不代表国家政府的决议。英国有很多许可证的制度,这也是一个重要的特点。

再来看英国的 HTA、NICE 中有两种评估:多技术评估(MTA)和单一技术评估(STA)流程。单一技术评估是评估一个方面,多技术评估是全方位的。这个都是由药厂来提供的。单一技术评估流程要求技术生产企业或拥有者提供实证,比 MTA 流程能节约半年左右的时间。技术评估就是真正去做评估,有点像我们做的研究。也就是说去找新技术的安全性、有效性、经济性、社会性影响的部分或全部信息,整合在一起出一个技术评估报告。

该流程大致如下:技术评估中心主任接到卫计委委托的技术评估任务

时，会通知评估委员会，启动该项目评估和指南制定工作。之后评估委员会任命相关专家撰写报告，聘请全国卫生系统（NHS）管理者、医务人员和患者等利益相关方作为顾问和评论员，对报告进行讨论，最终确定评估实证的范围。评估委员会将聘任相关领域的专家组成独立的实证评估小组，对广泛渠道收集到的临床效果和成本效果数据进行综合性分析，并在此基础上撰写实证分析报告。评估委员会举行会议讨论该技术的实证分析报告，根据相关评估原则最终做出推荐并制定全国性指南文件。最终 NICE 把评估结果推荐意见划分为四类：推荐使用、有条件地推荐、仅限于研究，以及不推荐。若评估结果为不推荐，厂家可以申诉，所以厂家还有很多的权利，这就保证了公正、透明。

针对干细胞的治疗，英国成立了人体组织管理局（HTA）。HTA 和 MHRA 通过发证、制定标准、（联合）检查、咨询、协商或发布专门指令等方式，对人体组织研究和应用行为实施公共治理型监管。监管活动遵循减少行政负担原则，确保提供的建议和指导意见符合汉普顿实施审查的原则，即监管应当透明、负责、可解释、成比例，具有针对性和一致性，基于风险评估确定监督的重点，以便执行更好的监管，促进人体组织细胞的研究和应用。

根据《人体组织法》规定的 HTA 职权范围，在干细胞方面，HTA 负责收集和储存细胞，并获得捐赠者的同意，以及临床治疗中的（人体）组织和细胞的获得、处理、保存和应用；而 MHRA 负责细胞检验、加工和配送活动，以及从这些细胞和组织中获得的（医药）产品的质量和安全监管。对于可能属于 MHRA 和 HTA 重叠或交叉职权范围的事项，由 HTA 与 MHRA 相互讨论改善监管程序和提高监管效率的途径。

三、对中国的启示

广泛新技术，尤其是把药品、器械、产品和临床技术结合在一起，或者是边缘地带的技术，中国从英美可以学习到怎样的监管经验？

第一，政府主导，多方参与。我们要考虑政府在没有管好的情况下，是不是政府没有明晰各方的责任，各方是不是都应该承担一个相关的责任，来共同为我们营造更好的监管环境？这方面我也认为协会非常重要，但是中国的协会在治理过程当中力量还很薄弱。我们如何加强协会的作用？大家可能会讲到百度的问题，但是实际上民营组织在美国有它的作用。美国新闻媒体会对医院进行排名，这个排名不是政府定的，而是综合了专家委员会、社会组织、医院、病人等的意见，还是要政府主导，多方参与。

第二，建立制度，明确职责。在发展过程中，可能面临着法律的缺失。我们希望简政放权，技术分类管理要能够上升到法律层面。同时也要平衡好事前、事中、事后。过去我们事前监管的能力比较强，而事中、事后比较弱。就魏则西的案例来看，我们事前的监管如果放松了，这时候更容易出现监管真空。在今后5年或10年中，事前要弱化，事中、事后要不断地培育发展。有很多的情况是发生在落实的过程中，这实际上也是一个抓落实的问题。

第三，源头抓起，严格准入。这些批准准入的主体是不是都需要政府，是否可以让行业协会、社会组织、第三方认证都参与进来，包括技术准入、药品器械等？FDA的责任肯定世界各国都存在，但是在报销准入、社会准入等方面，我们如何营造一个共管的局面？

第四，坚持循证，重视评估。技术评估是不是要取代专家论证？我觉得技术评估应该跟专家论证结合在一起。在很多决策中专家意见是非常重要的，但是有时候专家意见是片面、局部的。到现在为止所有信息的整合，所有专家对这个技术评估的报告可以给予评价，这样也是对专家共识的一个很重要的补充。所以我建议并不是让技术评估替代专家，而是由技术评估和专家意见共同来做。渐进的改革可以发挥专业协会的作用，更好地为整个政府的决策服务，更好地为人民健康服务。

圆桌对话

政府主体与社会主体都应发挥作用

唐民皓：魏则西事件爆发出来后，社会对政府的批评很多。政府也有点无措，不知道该怎么办，所以政府要采取措施，包括发布规范性文件等。我们可以从更加宏观的角度来分析这个问题，从大的背景来分析这个事情。

第一，改革开放30多年，原来政府什么都想管、都要管。但在30年之后，尤其这几年自媒体发展之后，现在政府的压力太大了。政府就感觉到我要管那么多的事，实际上它没有那么大的能力管。我是学医的，我在20世纪

80 年代学医的时候就听到过“免疫”这两个字，但现在免疫的概念不一样了，我都看不懂。好多政府官员都不是学医的，我们讨论互联网的药品监管问题，不同人之间的理解还是差异非常大，不知道怎么走，这就是政府面临的困境。有句话说，一管就死，一放就乱，就是这个状态。

第二，到底谁来管？首先政府跑不掉，但要搞清楚卫计委和药监总局，将来谁是最适合管的部门。美国和欧洲都是 FDA。政府管药厂，但现在药厂自己不管。审批检测都是政府，出了突发事件政府进来查问题。企业就等着政府下结论，企业太轻松了。所以要把企业推到前面去，我们监管部门的想法就是要把企业和医院往前推。这方面的主体责任会突出，卫计委这次的决定不能说完全错，但是可能医院觉得接受不了，或者我们说还没有明确政府的责任，一下子就把这个责任给了医院，医院就感到压力非常大。

第三，第三方的问题。行业协会可以算第一方，也可以算第三方。第三方当中还有咨询公司、保险公司。政府、市场主体、评估公司应该都在法律架构、社会治理、规则形成和执行当中发挥作用。

面对这种新技术怎么做比较好？第一，要尽快明确主体，首先是政府主体，政府主体目前有点缺位。这个时期政府应该是往前走的状态，不能不作为。之后个人主体、医院、医师、公司等，要承担风险，要兜底。第二就是管控风险，确定哪些不能做的，比如最近发生的纯粹为了经济利益，或者忽悠老百姓的事件。第三，免责制度。只要主体尽到了它的职责，法律要给它免责。要不大家都不敢批，都推卸责任了。食药监总局不敢批药，就是这个状态。但是实际上不批也犯错，耽误了社会和老百姓也不行。所以要通过法律把这些规则、责任、程序、条款规定下来，这样的话可能有助于执行更好的医疗技术管理。

第二章

商业医保，如何壮大

本章内容摘选自 2016 年 12 月 3 日第 18 期圆桌会议

医疗健康行业近年来在我国进入了一个快速发展的阶段，随着人民收入水平的提高和老龄化程度的加快，人们对于医疗健康的需求日益增长。2009 年开始的新医改实现了社会基本医保的全民覆盖，但是当受保人遇到严重疾病时仍然面临着经济上的支付困难。商业医保的发展对于我国医疗健康产业的发展已经成为一个必不可少的促进力量。商业医保从 2010 年以来增长很快，年均高达 36%，到 2015 年年底规模达到 2 410 亿元。但是占全部保险收入的比重和医疗费用的比重，仍然远低于其他国家。而且重大疾病保险占了主导地位，报销型医疗保险的比重很低。同时，目前商业健康险的利润水平也很低。

2014 年，国务院发布了《关于加快发展商业健康保险的若干意见》。政府许多文件都鼓励商业健康险的发展。但是为什么商业健康险在我国的发展举步维艰？究竟是商业健康保险本身的原因，例如产品设计、市场营销方面的原因，还是我国医疗服务体系本身的问题？我们需要完成哪些改变才能有效促进商业健康保险发展壮大？本章内容编选自第 18 期卫生政策上海圆桌会议。会议邀请了政府、健康险公司、健康险平台公司和保险学者，从各个不同角度来探讨如何促进商业健康险在我国的发展壮大。

叫好不叫座的商业健康险背后的逻辑

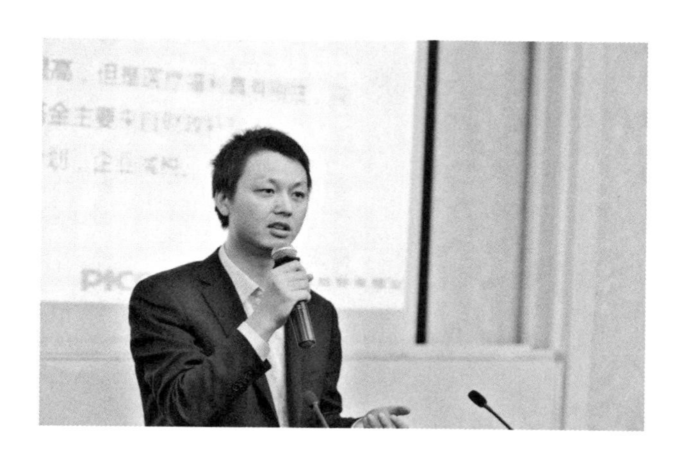

董雨星

中国人民健康保险公司健康管理部负责人

一、中国医疗保险的特点与问题

目前中国整个医疗体系的状态有以下几个特点：

第一，整体医疗费用高而且增长快，近20年年均增长率为18%左右，远高于同期GDP增速。同时，医疗费用并不会随着技术的发展而降低。

第二，60岁以上的老龄人口目前已经超过了15%，这就导致了巨大的医疗负担，老年人消耗了70%以上的医保基金。

第三，整个医保基金的压力很大。医保报销的比例必须上升，但财政预算是有限的。同时居民医保基金中，90%的来源都是财政补贴，现在每年财政补贴的金额都在5 000亿元至6 000亿元的水平。但政府还要面对经济下行的压力和减税的需求。

中国医疗险现在最大的问题在于老百姓自付的比例特别高，官方的数字是40%（见图2－1），但实际上我们的统计是50%。美国和德国自付的比例都是比较低的，只占15%和6%。这对我国的社会福利管理而言，是一个巨大的挑战。

目前整个医疗的产业圈，各方有各方的利益：医院需要有更多的病人，

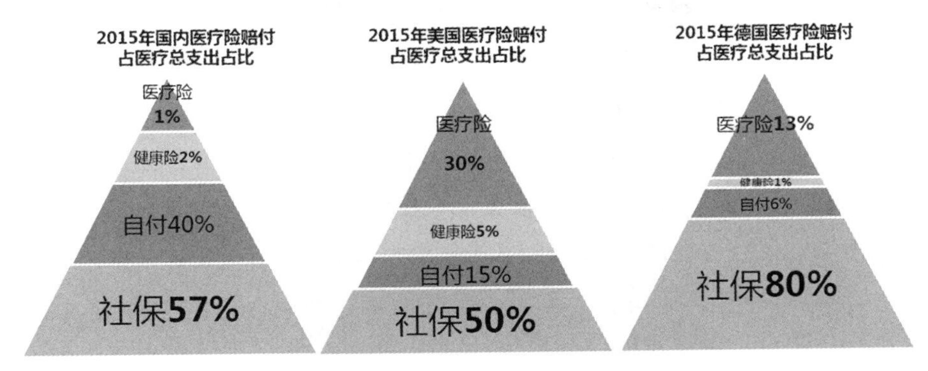

图 2－1　2015 年中、美、德三国医疗支出的构成比较

为医院创造更多的收入；医生希望学习应用好的技术和药品；病人希望少花钱，同时用新药、好药；政府部门想要少花钱多办事。每一块的逻辑都不一样，很难达到一个充分的协调。

二、商业医保体系促进新技术的使用

对于旧技术而言，我们假设病人每年花 1 000 元，病人可以活 10 年的话，一共就花 10 000 元。如果现在有一项新的技术，第一年我们可能要花 6 000 元，但是病人可以活 20 年，以后 20 年一共只要花 2 000 元，累计花 8 000 元。但政府肯定不会采纳新的技术，具体原因我后面会讲。

当然对于个人来说，是否选择新技术，就要取决于支付能力。如果单次支付价格涨到 10 万元的时候，对个人的选择就会有很大的影响。

对于保险公司而言，在做决策时，会和政府有些不一样。商业体系可能会鼓励新技术的使用，当然新技术要证明其价值。反过来看，为什么越来越多的新技术和新药品是在美国发明的？其实与美国发达的商业健康保险体系有很强的关联，商业医保可以鼓励新技术、新药品的使用。

从财务的角度来说，最大的影响在于中国政府的财政都是现收现付制，当年收付结算，不考虑未来的事。现在很多人说养老金有缺口，政府是不会理睬的。因为对政府来说，当年的收支完全没有问题。保险公司实行核算是权责发生制，为每一个参保人建立单独的风险准备金为未来赔付，这是一个巨大的差异。所以大家换一个角度看，政府做出的很多决策，大家觉得不合理，但从政府的角度看是合理的。

三、全民健康落地不易，缺乏商业医保的奖惩机制

2016 年 8 月，习近平总书记在全国卫生与健康大会上，提出了“没有全民健康，就没有全民小康”。从我们的角度理解，全民健康落地非常难。我们在这个领域做了 10 多年，目前中国医疗的情况是：医院和医生应该做健康干预和管理，但是医院和医生做这个事不挣钱。这是因为政府体系的支持和劳动的定价特别低，所以医院和医生都不愿意干。

卫生和计划生育委员会是公共卫生和健康管理的主管方，但它没有钱。最前端的受益方是社保部门，但它不付钱。同时目前这个体系还缺乏对于个体的奖惩制度。人是要对自己负责任的，如果因为自己的生活方式出问题，增加了各种健康风险，却没有受到体系内的任何惩罚，反而得到了更多的医疗资源，政府的钱全给他花了，这肯定要出问题。而在商业医保的体系，我们会给他加费。但是在强制的全民医保的体系里，这个激励机制是完全失效的。

四、医疗费用是否可以控制?

其实我们要回答一个问题，就是医疗费用我们真的可以控制吗？这是一个很有意思的问题。我们应该如何降低医疗费用？有很多解决方案：小病去医院，及早发现疾病，及早预防疾病，等等。有些措施可能有效，有些则未必。

同时预期寿命在延长，大家活得更久，有可能花的钱更多。对于老年人来说，医疗维护成本非常高昂。新农合实行以来取得了巨大的健康成就。我国的人均寿命从 1949 年前的 35 岁，增长到 2016 年公布的预期寿命 76.3 岁。但患病的发生率也会增高，年龄越大去医院的可能性更高。从医疗费用的角度，中国超过 60 岁的老人，平均每年医疗费用就超过了 6 000 元。大家可以想一想，我们现在有 2 亿多的老人，这些老人如果平均寿命增加 1 岁，对于政府来说，要增加的医疗支出是一个天文数字。

同时，进行管理的时候，会发现老年人的特点跟其他人群不太一样。他们的需求受惯性影响，很难改变；同时在各种方面需要方便，不愿意给子女添麻烦。在为老人提供各种各样的服务，做各种解决方案的时候，就要考虑到这些问题。我们中华民族有一个吃苦耐劳的传统，而民营私立的服务是提倡舒适享受的，老年人不一定能够接受。

五、商业医保的机遇

2013 年开始，对于健康产业的政策刺激非常多，这背后的逻辑是政府希望商业保险能够更快发展。其中很多政策都受益于我们中国人寿健康保险股份有限公司作为央企在背后积极推动。

可以看到整个商业医保行业的健康保险发展得非常快，最近几年都是 40%～50%的增速，今年已经到了 3 648 亿元的规模。

为什么政府要鼓励商业医保的发展？政府的供给跟商业医保的供给存在较大的差异。政府希望低水平、广覆盖，但不会保证最优质的服务。同时政府实行收付实现制，所以每年的政策都会调整。政府要根据财政承担的能力进行决策，以收定支。

而商业医保的供给跟政府的供给有非常大的区别，我们可以按需来定制，多层次进行供给。同时我们跟客户之间是契约式的关系，一旦签订，承诺就不能更改。其次，商业保险公司依靠强大的精算能力，可持续性很强，这点非常重要。

商业医疗保险公司和客户是平等的民事关系。而且去法院的时候，在现在的情况下，即使老百姓没有道理，也会判保险公司输。所以我们的合同设计就会非常小心。

六、市场机制实现各方利益最大化

对于个人来说，希望满足其医疗服务的需求，所以就希望产品要有可选择性，从而获得最佳医疗供给。社会保险就没有选择性，而商业医疗保险公司众多，每家又有不一样的产品，消费者可以充分选择他认为最合适的。对于医生来说，需要为病人提供最好的方案，同时医生也希望获得与其水平相匹配的酬劳。对于医院来说，要做医疗服务的管理，目标就是要把环境建设好，让病人愿意来医院就医，让医生愿意来医院行医。对于商业保险来说，我们要做一个医疗资源的整合，给客户一个一揽子解决方案，根据疗效来定价，未来我们在做精算定价的时候就可能会有优势，可以把产品价格定得比竞争对手低。如果按这条线往下走，各方的利益并不矛盾，但可能跟现有的体系产生差异。

七、健康保险的发展问题

虽然健康保险发展非常快，但还有很多问题。我们 3 000 多亿元的健康险当中一大半都是理财产品，保监会最反对。剩下一小半产品，其中60%左右都是定额报销的疾病保险。保险公司特别喜欢这一类产品，因为未来做理赔的时候，完全不需要约束于医疗行为，保险公司只需要看到诊断书就可以了，比较省事。另外40%是医疗险，当中占比最大的是2012年推进的大病保险，现在有几百亿元的规模。大病保险虽然委托保险公司经办，但是真正行业的政策还是牢牢掌握在国家手上，完全受国家医保政策影响。所以，虽然我们有3 000多亿元的健康险规模，但是由保险公司自主经营和风险管理的纯正医疗险占比极小。同时整个业务的赔付水平也比较高，因为整个信息不透明，对医院很难控制，健康险业务经营的成本也很高。

健康险的覆盖还有很多问题。2016年上半年，中国有接近40亿次的治疗服务，这当中97%是门诊，3%是住院。而商业医保能报哪一部分？答案是只有3%的住院。

中国人民保险集团的健康险，在2006—2011年，我们经营的短期健康险有100亿元，赔付率在94%，可以给公司提供6%的利润。但门诊率比整体医疗服务发生率要高，整个管理成本就会非常高，最后门诊险业务就很难挣钱(见表2-1)。客户进行门诊行为选择的时候，想去就去，谁也拦不住。住院就会好一点，保险公司和医院也有住院解决方案。

表2-1　2006—2011年PICC产品经营数据

类　别	短期健康险	门诊险
业务规模	100亿元	5亿元
赔付率	83.98%	104.53%
费用率	10.23%	11.79%
边际利润率	5.79%	-16.32%

我们商业健康险的供给还非常有限。现在进入了老龄社会，但超过60岁的老龄人口是不在我们承保范围内的。目前我们的产品定价到55～60岁就结束了。本身已经有病的患者，我们也不卖给他，因为卖了就亏了。刚才提到，门诊险我们也不卖。从医院来看，现在整个中国的医院大概有2.5万家，一半是公立医院，一半是民营医院，民营医院我们也不管。因此，消费者选择商业医保的时候，会受到很多限制。这反映了一个什么问题？我们整个产业圈大家缺乏信任，每个环节都不信任，这个时候商业医保很难再往下

推进。

八、移动医疗对于商业医保的影响

最近几年受政策影响，移动医疗非常火爆，很多企业做了很多颠覆性的事。我们日常生活中，也接触了众多移动健康机构。商业医保怎么看这个问题？做移动医疗是不是真的可以促进健康产业的发展，是不是可以增加医疗供给，刺激消费，得到一些商业价值？我们认为，这里面最大的问题，是目前中国缺乏对于整个知识付费的消费场景：也就是说我找个人跟我聊一两句话，就给他几百块钱，我很难接受；但是他如果给我两片药，我还是可以接受的。

另外一点是模式复制非常困难。我们想学习美国模式，但是模式复制又是比较难的。特朗普跟希拉里的三次电视辩论，医保问题也是最胶着的一个问题，说明美国老百姓其实也不满意。美国模式有一个特点，一个人只有一套体系，老人有老人的医保，穷人有穷人的体制，退伍军人有军人的一套，美国没有混合模式成功的经验。而我们中国要做混合保障，这个体系的差异非常大，因此模式复制很困难。

九、人保的做法

我们人保做了很多事，时间关系，不给大家做详细介绍。中国人民健康保险是第一家专业健康保险公司，目前也是中国资本最雄厚的保险公司，覆盖的用户接近 1.5 亿人。我们给自己定了一个使命，希望每个中国人健康更有保障，生活更加美好，生命更有尊严。

我们整个产品的供给体系分为三类：第一类是社保人群，给政府提供高效率的医保基金管理，包括基本医疗保险、大病保险、城镇医保的大额补充、工伤保险、民政救助等；第二类是商业保险，跟我们的同业差不多，主要是重大疾病等，包括一些我们跟医院做的支付；第三类是服务人群，也就是说，60 岁以上的老年人我们不卖保险，但可以卖服务。我们的体系是可以给所有人提供服务的。对比美国的商业保险公司，他们大概有 30%的收入和 30%的利润都是来自健康管理。

2014 年国务院发布《关于加快发展商业健康保险的若干意见》，鼓励商业保险机构积极开发与健康管理服务相关的健康保险的产品，加强健康风险的评估和干预，提供疾病预防、健康体检、健康咨询、健康维护、养生保健等服务，降低健康风险，减少疾病损失。其实这些都可以成为我们未来的一个指导。

举一个例子，图 2-2 是我们针对骨质疏松病人推出一个专业保险产品。首先骨质疏松在人群中非常高发，对于这种人群我们会在前期给他做膳食运动，进行营养指导，做健康维护。同时我们会和制药企业合作，他们有一些专门的预防性产品，预防性治疗会降低骨折的概率。但骨质疏松得骨折的概率还是非常高，我们给他提供骨折的配套保障，如果发生骨折了，会给他联系好专业的医院和医生，安排治疗。关于骨折的术后康复等一系列问题，我们又会跟康复中心合作。通过我们的产品，能够把医疗产业链做一个有效的整合，同时各方做一个利益共享。

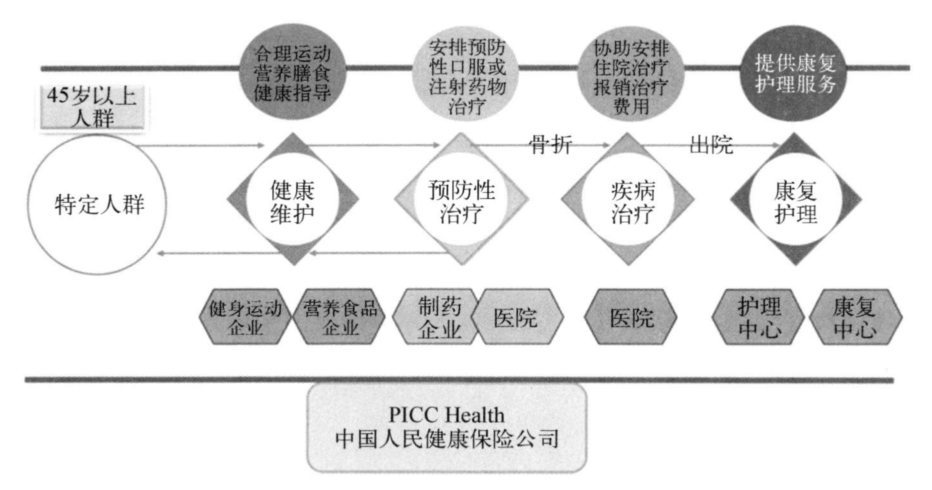

图 2-2　PICC Health 的创新健康险产品

商业保险是深化医改的重要支撑

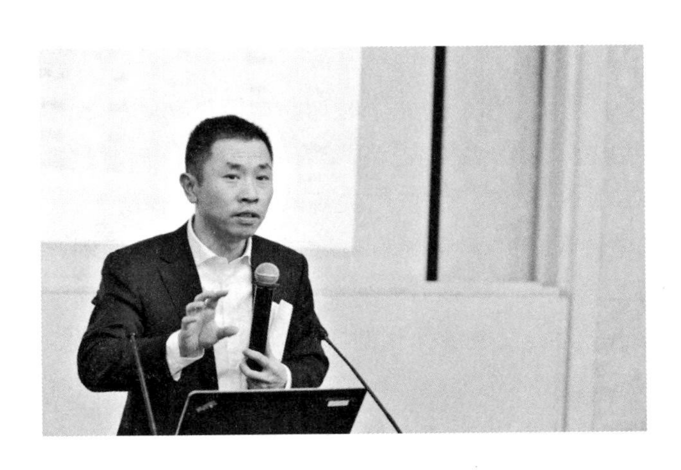

赵雷

上海市保险同业公会、上海市保险学会秘书长

一、中国近20年来的医改背景与成效

1998年之前，国家实行公费医疗和劳保医疗制度，但效果并不理想。在医疗资源有限、价格严格管制的计划经济时期，自1953年起逾40年时间，全国公费医疗支出增长100多倍，而国家财政收入仅增长不到30倍，表明单纯靠财政增长来负担医疗费增长是难以为继的。管理国家跟管理企业一样，钱不够就得改，其他一切可能都要服从经济上的需求。

1998～2008年是地方医改的阶段，基于"确立城镇基本医疗保险制度，强调走市场路线"的国家政策，整体比较稳定。但这个时期职工的工资上涨了10～20倍，医药费上涨了100～200倍，表明单纯的市场化道路也不行。

2009年，国务院发布了相关文件，要求"加快建立和完善以基本医疗保障为主体，其他多种形式医疗保险和商业健康保险为补充，覆盖城乡居民的多层次医疗保障体系"。目标是到2020年，人人享受基本医疗卫生服务。2009年以来，我国基本建立了较为完善的制度框架，同时也为公众带来了不少实实在在的"健康红利"。2016年城乡居民医保财政补助标准达到人均

420 元，城乡居民大病保险全面推开，保障水平大幅提升。

为什么要医改？《国务院关于深化医药卫生体制改革的意见》中背景部分内容很多。但是我觉得其中一句话最重要，就是“人民群众反映强烈”。不同的部门、利益方都会有推动一件事情的动机，但是为什么党和政府做这件事情，我觉得这句话其实很关键。如果人民群众反映并不强烈，我倒是觉得该文件有可能还会再晚一点，说明这个矛盾已经比较尖锐，影响到了国家的稳定发展。

2009 年以来的新医改，大致又可以分为 3 个时期。初期是 2009—2012 年，政府通过财政投入拉动医改，弱化市场化道路。3 年间，新增巨额财政投入 12 409 亿元，但效果并不理想，供需矛盾依然尖锐，医患矛盾有增无减。2013—2014 年是迷茫期，“坚持政府引导、市场驱动”被当作 3 个重要原则之一写进文件，政府同时鼓励社会办医，鼓励商业保险介入。其效果是，各方积极发展健康保险，丰富保险产品，发展多样化健康保险服务，“更市场化”之声频现。2015 年以来，新医改步入深水区。政府明确总基调：医疗服务体系改革公益化，由“医疗为中心”向“健康为中心”转变。

直到 2015 年，医改一路起起伏伏。一开始全部的医疗费用，财政全部保障。后面钱不够，就提出了市场主体参与。市场参与之后，民营医疗机构的问题又使得相应医改部门和政府部门承受了很多压力。2015 年，我们感觉到又有所回调，重提医疗服务的公益化。2016 年的中央全面深化改革领导小组会议、全国卫生与健康大会和习近平总书记的系列重要讲话也讲到了坚持公立医院公益性的基本定位。

二、商业保险积极参与医改进程

第一，监管层为商业保险介入投资医疗领域提供了一系列重要的政策激励（见表 2-2）。

表 2-2　2002—2015 年商业医疗保险的政策激励汇总

时　间	政府及监管机构	事　　件	意义或影响
2002 年	保监会	颁布《关于加快健康保险发展的指导意见》	鼓励保险公司推进健康保险专业化经营
2006 年	国务院	发布保险“国十条”	对政策性保险公司给予适当税收优惠

续 表

时 间	政府及监管机构	事 件	意义或影响
2009年	国务院	发布《关于深化医药卫生体制改革的意见》	首次提及"以政府购买医疗保障服务的方式,探索委托具有资质的商业保险机构经办各类医疗保障管理服务"
2009年	保监会	发布《关于保险业深入贯彻医改意见,积极参与多层次医疗保障体系建设的意见》	明确指出各大保险公司要大力发展基本医疗保障补充保险
2012年	发改委、保监会等部门	发布《关于开展城乡居民大病保险工作的指导意见》	确立城乡居民大病保险制度,支持商业保险机构承办大病保险,同时也明确了政府主导、专业运作、责任共担等基本原则
2013年	保监会	印发《保险公司城乡居民大病保险业务管理暂行办法》《大病保险统计制度(试行)》	规范商业公司承办大病保险的具体细节,明确大病保险工作的信息收集问题
2013年	国务院	发布保险"新国十条"	商业保险要逐步成为商业保障计划的主要承担者,明确要求完善健康保险有关税收政策
2014年	国务院	发布《关于加快发展商业健康保险的若干意见》	对个人购买商业健康保险给予税收优惠政策;到2020年,商业保险赔付支出占比显著提高
2015年	国务院	印发《关于全面实施城乡居民大病保险的意见》	鼓励商业保险机构参与大病保险服务;对承办大病保险的保费收入,免征营业税和保险业务监管费
2015年	保监会	印发《个人税收优惠型健康保险业务管理办法》	保险不得以被保险人既往病史而拒保或不续保;个人税收优惠,健康保险以万能险方式,包含医疗保险和个人账户累计两项责任;医疗保险简单赔付率不得低于80%

2002—2012年的文件与2012—2015年之间的数量和密度不一样。从中可以看出,政府在这个阶段对商业保险的关注,是明显增强的。2013年的"新国十条"、2014年的《关于加快发展商业健康保险的若干意见》中,也明确把保险由原来的辅助变成了支撑,提出了"支撑"这个概念,当然这个不仅仅指商业健康保险。

第二,商业健康险发展比较迅速,在医保体系中渗透度不断提高。这体现在 3 个方面：治疗量大幅增长，健康保险的服务领域不断拓宽，以及健康保险业务量持续增长。

首先，2008—2015 年的诊疗的人次大幅增长（见图 2-3），由 2008 年的 49.01 亿人次增长至 2015 年的 76.99 亿人次，为保险业的发展奠定了基础。

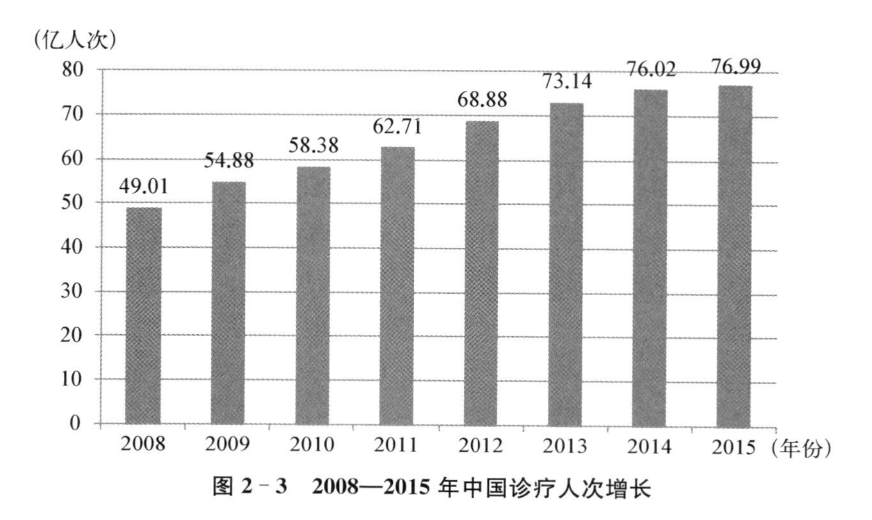

图 2-3　2008—2015 年中国诊疗人次增长

其次，健康保险的服务领域也在不断拓宽。根据 2015 年上海健康险分险种保费的情况（见表 2-4），健康险在目前上海的市场中还是一个小险种，确实不能够左右市场主体的变化。但对比 2014—2015 年的情况，虽然基数不大，但是大家可以看到增长非常快。2016 年的数字还没有出来，但预计会更快。不仅仅是健康险增长快，整个的寿险增长也非常快，全国的寿险有 50%的增长。

表 2-3　2014—2015 年上海健康险分险种保费分布

险种类型	2015 年			2014 年	
	保费收入(千元)	占比	同比	保费收入(千元)	占比
医疗保险	737 694	59%	23%	597 730	68%
其中：资金类业务(管理式医疗)	140 351	11%	-10%	156 603	18%
疾病保险	343 285	27%	25%	273 667	31%
护理保险	170 147	14%	4 372%	3 805	0.4%
失能收入损失保险	4 888	0.4%	0%	4 864	1%
其他	3 718	0.3%	48%	2 504	0.3%
合　计	1 259 733	100%	43%	882 570	100%

最后，健康保险业务持续增长。2015 年健康险保费收入已经达到 2009 年的 3 倍，预计到 2020 年，健康险保费有望达到 7 000 亿至 10 000 亿元，成为与寿险、产险并列的三大业务板块之一。

可以做一个小结，虽然从我们这个行业来看，从社会需求来看，商业保险对医保体系确实影响还是比较小，但它的参与度比较高，渗透度逐渐增加，例如大病保险的出现。以上海为例，全国的大病保险的模式叫作费用报销制，就是达到了一个值之后就开始报销；上海从设计之初就是以病种开始切入、城乡统筹的大病保险制度。要确实是大病才能够享受到这个保险，但上海目前覆盖面也不宽，只包括糖尿病、尿毒症等 4 种疾病。它的覆盖人群主要是城居保和新农合，这个人群在 340 万人左右，实施的时间不长。截至 2015 年年末累计在 9 942 万元。截止到今年的数据，报销达到了 3.34 万件，报销金额为 5 477.86 万元。全市参保群众保障水平提高了 14%，平均结案周期 2.85 天。

三、商业保险如何成为深化医改中的重要支撑

社会保险中的基本医保与商业保险的功能和定位有待明确。基本医保要解决的是公平和基本保障的问题，其本质是政府、社会和个人三方合理分摊费用，“公平享有”。任何公民，无论年龄、性别、职业、地域、支付能力等，都享有同等权利。商业保险要解决的是大病和提升体系效率，这就要做到以下三点：

第一，为民众提供各种补充性健康保险以及参与公立医疗保险基金的第三方管理。

第二，降低公共医疗保障体系的筹资压力，增进个人（患者）的选择权，改善医疗保险对参保人的服务，约束医疗机构的诊疗和用药行为，提高医疗体系的整体效率等。

第三，改善公共医疗机构的绩效、效率的问题。一方面要使之成为公共医疗保障体系的重要支撑，另一方面以促进竞争的方式鼓励公共医疗保障机构改善绩效。

我们做医改是想让更多的人免费看病、免费多去医院吗？并不是这样。与之类似，大家对保险目前也有一个误区。保险行业最核心的竞争力，和其他金融业最大的区别，就是风险管理的能力。实际上商业保险机构有一个

很大的职能是可以帮助客户做风险管理，让人少生病，通过费率的差异定价，使得人少生病。这个问题我认为医保是解决不了的，社保是解决不了的，它没有一个差异化的定价能力。

四、上海平安养老承办大病保险项目示例

政府社保、卫生机构系统其实是能够将大病保险交给商业机构来做的。为什么？很简单，便宜、好用。因为商业保险机构，第一有动力，第二想挣钱。在这个过程中，一是对保险企业的品牌有好处，二是可以对潜在消费者的情况做一些了解，拿一些数据。所以在这个过程中，商业保险机构主要以投入为主。如果是政府部门来办，又要设很多机构，又要雇很多人。这些成本最终都是由社会来承担的。但是现在用这个机制，稍微改动一下，把这些交给保险机构，就可以直接服务消费者。

上海平安养老承办大病医保。新农合和居保大病合并后，参保人群扩大，月度赔付人数、赔付案件数、赔付金额持续增加。截至 2016 年 10 月 31 日，居保大病保险累计赔付 2 722.19 万元。通过对居保大病严格审核及复核，对于不属于大病保险责任范围内的费用予以拒付。截至 2016 年 10 月末，居保大病案件已审核扣除不合理费用 462.55 万元。整体平均赔付耗时 54.54 小时。2016 年已回访案件 1 394 件，2016 年回访率 11.4%，客户满意度 100%。

客户满意度 100%，这个还是能说明问题的。大家突然发现，保险公司之前的口碑很一般，现在却变得这么好。作为一个商业机构，如何提升服务品质，赢得口碑？我们认为应该加强创新，设计优化新的流程，这样消费者不用来回跑了。同时增加大病理赔的便捷性和理赔透明度，理赔申请材料前端预审，可实时查询理赔进度及既往赔付情况，在审核过程中及时补充缺失材料。这些都是借助商业机构才能够实现的。

五、江泰保险经纪“医安保”计划案例

“医安保”计划全称为“上海地区综合医疗风险安心保障计划”。江泰保险的案例就是要解决医责险的问题，以“医患纠纷化解”为切入点，以“医院安全、医生安心、患者安康”为目标，创新医疗风险社会管理机制。江泰利用保险平台，通过医疗机构、医务人员、患者、供应商等全产业链的风险管控分

散医疗风险。同时与卫生系统进行合作，主要对困扰医院的一些问题，比如说责任、医闹的问题，进行提前介入、风险转移，做到“事前预防、事中响应、事后补偿”，强调风险早期筛查及纠纷及时介入。

这里的问题是，医院管纠纷的应该是医务处，但是在采购保险产品时，医务处没有决定权。我们不能把商业健康险当成一个简单的赔付产品，因为它包含了风险管理，其价格一定是高的。采购时有一个完整的医院采购招标服务，原来的那种流程，完全以价格来筛选，这个保险产品就采购不了。如果只算赔付，成本是非常低的，但是没有考虑大量人力、人工的消耗。因此，很多业务部门喜欢的东西，在医院内部的审核过程中就被排除掉了。

六、商业保险产品、服务供给为何不能满足需求？

第一，因为我们缺乏医疗共享体系。一是社保部门和医院对医疗数据的封闭式管理，使得商业保险公司缺乏足够的数据支持。二是保险公司与医疗机构合作不畅，大部分机构都不愿意开放各自的系统。三是由于信息不对称，保险逆选择现象时有发生。四是部分医疗机构单纯追求低保费，忽视保险的风险转移作用。

第二，跟健康理念相融合的产品、服务发展还不够。险种设计不够全面、合理是目前商业健康险的硬伤。这是我们保险机构本身产品设计过程中的一些问题，我觉得在互联网的环境下这个问题可以解决。

七、未来新趋势

我最后总结一下。第一，社保是一个基本需求的公益化。第二，个性化需求就应该是市场化，市场化就应该交给市场化的机构来做。第三，保险需要与医疗产业联动，保险行业不能只坐在房间里，请精算师自己设计产品，而不考虑医疗产业体系。第四，共同向健康产业布局。中央现在讲，医院主要还是公益性。我认为真正要解决医改、医保、全民健康的问题，一定还是需要市场机制的补充。就像哈耶克所说：一个市场的秩序，不在于让其他的各个要素能够各就各位，而是能够在这个秩序下生长出别的秩序中、别的市场中生产不了的结果，这就是市场的秩序。

商业健康险的现状及展望

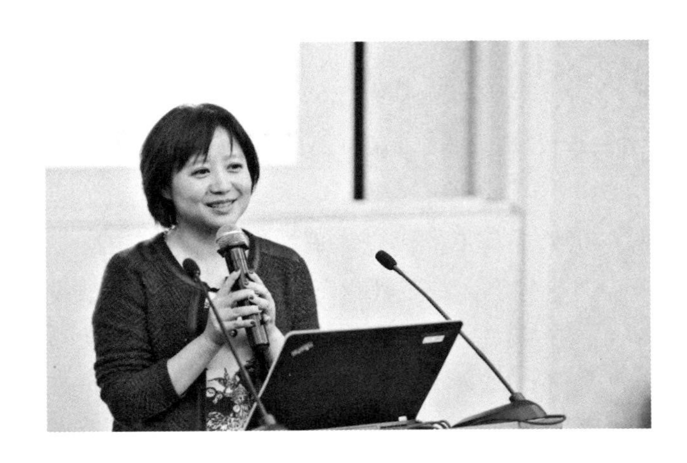

施敏盈
中国人寿上海市分公司健康保险事业部副总经理

一、健康险看似火热，实则影响不足

虽然现在国家的政策包括市场都非常火热，但是从我们健康险从业者实际感受来看，并非如此。目前我们的数据也是呈百分之几十或者百分之百以上的增长，但是从客户的感受来讲，保险的医药费替代率还是比较低。另外一点，客户买了保险后发现，在实际服务当中也存在着一些遗憾，或是有一些服务不是太理想。

从整个上海商业健康险的保费来看，59%是医疗保险类。保险行业主要的销售渠道，一个是个人业务，一个是团体业务。从个人业务来看，保费排名前十的业务主要是一些长期类的、疾病类的保险。在上海，让我很诧异的是，2015 年排名第一是长期护理险，第二是重疾。团体业务中，医疗费这种理赔报销类的占的权重会比较大。但是也有一个问题，就是团体购买的这些医疗保障类保险，保障额度是偏低的。一般来说，一年给到每个客户的，也就一两万元保额。如果患有一些稍微重一点的疾病，可能要购买中端或者高端的医疗险，但是这个保费又比较高。在中高端医疗险中，个人能够买到的相对来说非常少。而且公司在经营上的赔付风险又比较高，所以中高端医疗险主要的销售群体还是团体客户。因此，虽然健康险发展那么快，但是对个人的影响还是比较小，我们从保费的架构、结构也可以看出来。

二、健康险经营压力大

对于保险机构而言，健康险的经营压力非常大。健康险公司前几年都是负盈利的状态。我们分公司分析了健康险盈利比较差的原因。第一，在团体市场上，可能做人力资源的会知道，今年是每人 500 元的保费，明年就变成 550 元，保费逐年递增是肯定的。

个人业务的重疾类险可能前几年还不错，这几年发生了比较显著的变化。这与我们医学的发展，包括人群对于健康的重视有关。举一个例子：甲状腺癌的发生率近几年飞速增长，但还不至于排在第一位。而在保险业，在我们公司，重疾险里面甲状腺癌和乳腺癌占到恶性肿瘤险的 40%。这在我们长期险产品定价时是没有考虑到的。

第三，税优保险叫好不叫座。当税优推出以前，相信各家公司对税优也寄予了厚望，认为会有一个爆发式的增长。但是没想到，实际推出以后，相对整个业务量的增长，与我们的预期差别非常大。

第四，大病保险商业公司管理的优势发挥尚不充分。在上海的大病保险，我们目前的作业形式，可能还是与政府政策有关，是传统的理赔报销方式，还没有充分运用信息化管控，也没有能够发挥精算、服务的优势。

第五，从终端客户来讲，市场还是需要培育。现在很多客户买保险，还是关注保费是不是可以退，还是关注受益情况，并不是一个真正的保险保证。这导致很多包括健康险的产品，本质还是理财类的产品。当然也会有一些客户会抱怨，保险行业在整个社会上有时候声誉不是太好。大家可能会认为交钱容易，拿钱困难。这可能也是保险业务发展困难的原因。

三、为什么健康险难以发展？

第一，是盈利能力不足。这体现为两个方面的问题：医疗费用管控方式单一，以及医学发展和医疗行为对健康产品设计的挑战。

目前我们医疗费用防控的手段还比较单一。保险公司仍是被动防控，没有采取主动的防控方式。医疗险理赔多为事后审核，保险公司尚未成为医疗费用的直接支付方，仍然扮演着费用报销的角色。仅能对欺诈（冒名顶替、伪造发票等）等进行防控。很多预防因素，包括医院的用药合理性，是不是违规用药、超量用药等，保险公司是没办法掌控的，所以防控的手段相对来说比较单一。

保险公司不是不想做主动防控，而是从条件上来讲还不是太成熟，没有特别好的一个契机。各家公司都在做预防，减少发生率，但这些还是刚刚起步。

从事中来说，我们最想做的一块，就是希望能够与医疗机构，或者是医保机构，有一些数据对接。如果在诊治过程中，能够对医疗机构进行一些提示和控制的话，一方面客户、病人能够减少发病率，另一方面保险公司也能够减少医疗费赔付。其实在其他省市，因为保险公司介入了基本医疗的管理，逐步已经有所契合。但是在上海，可能医保方面相对来说比较强势，我们目前还没有一个非常好的时机，能够切入整个医疗管控当中。

但是很可喜的是，在大病医保实际审核过程中，确实发现了一些医院的问题，包括不合理用药、系统收费错误等，比如应该是医保负担，但设成医保不负担。这样的话，客户自己多付费也不知道，医院开出来的发票就是这样的。这时保险公司就发挥了作用。所以这块其实我们非常急迫地想做，但外部条件还没有成熟。

医学发展及医疗行为对健康险产品设计而言，是技术层面的挑战。医学的发展，对于重疾的定义有巨大影响。大家知道医学发展是非常快的，以往的这些重疾，特别是限于医疗方式的重疾，目前已经发生了变化。最常见的就是冠状动脉搭桥，原来是重大疾病，现在已经很少有人使用，转而选择做支架等。产品跟医学的发展是不匹配的。另外就是预防性的体检，发现率的增高导致了赔付的增高，还有医疗费用的上涨。这就要求我们长期定价模式要有新发展。

最近我们参加了一些长期护理险研讨的工作。保险公司不是不想参加长护险，但是我们也挺困惑的。因为我们也知道，客户需要的不是钱，而是服务。在市场上真正的护理险为什么卖不好？第一，产品定价没有很好的解决方案。因为给钱没有用，这个时候客户最需要的是能够提供服务。现在护理床位一床难求，这个时候如果保险公司能够给到客户服务，那是最好的。作为保险公司来讲，如果这个长期险规定提供了 2 个小时的服务，但到了 10 年以后，可能这个价格就不是当时定义的价格了。对于保险公司而言，他知道客户需要什么，但是在定价的时候，还没有一个好的解决方法。

第二，客户体验不够好。现在有些保险产品碎片化严重，对于后续理赔会有一个非常大的负面影响。例如，某保险公司在20世纪90年代推出了一个产品，客户误以为200多种疾病，一旦发生都可以赔。但真正到了理赔的时候，比如胆囊的定义不同，就会影响赔付。如果把产品过度碎片化，就会影响客户最终的体验。所以，我们不希望产品走向过度的碎片化，要更加通俗化，便于客户理解。

从后续服务来讲，目前商业保险的运作跟基本医疗保障是密不可分的。其实一张发票，有时候要拿到救助，又要报销，整个流程走下来要2个月。这就会造成服务体验比较差，后续服务需要跨部门合作。

第三，税优险种叫好不叫座。从我们接触市场的角度，来阐述一下个人的观点：一个就是销售渠道，税优的主渠道都是团险渠道。产品是团险销售渠道，但卖的是个人业务。因此在实际操作中，就会发生一系列操作上的问题，包括保费怎么交等。如果是个人买，我们没有主动宣传，客户知晓率低。也有些客户想买，但是最后没有买，因为觉得麻烦。为什么呢？因为有些证明材料是要单位人力资源（HR）提供的。另外，个人凭借这个税优识别码自己是不能抵税的。你要通过HR每个月去抵税，但一般的员工不愿意打扰HR。而且抵扣额度比较小，每个月才200元的税前抵扣，实际可能也就抵扣20元，吸引力就比较小。

四、发展展望

在政策环境上，保险公司有3点希望。第一，信息共享。保险公司作为医疗保障体系中的重要支柱，参与政府构建医疗信息共享体系建设。这样既便捷医疗费用支付、客户健康管理，又有利于保险公司及医保风险控制。第二，税优保险。希望进一步加大优惠额度，鼓励个人购买产品。多部门配套简化抵税流程，实现个人抵税。第三，交流平台。希望可以搭建医疗、保险等研讨互动平台，加强跨行业合作力度。

在保险行业内部，我们自身还是有一些防控手段亟待拓宽完善，包括加强与医保、医疗机构的沟通合作，实现医疗信息共享，参与医疗费用直付，通过信息化防范欺诈和不合规、不合理的医疗费用。当然从产品端来讲，我们希望以客户需求为核心，践行保险产品的供给侧改革。可以创新产品（预防、管理、服务—健康服务闭环)，避免责任碎片化。另外从理赔来讲，要打造一站式的理赔服务。

另外，产品重疾类定义晚于医学发展，这是不可避免的。但我们在理赔时，对于责任的解读要从行业内部进一步推进。保监局前年已经成立了一个理赔难的工作小组，就是各家主要公司参与成立的。

商业健康险的产品发展趋势

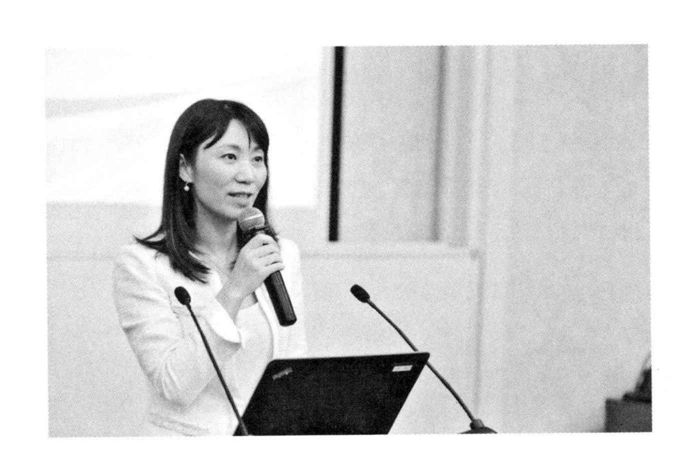

曹白燕

健医科技创始人和 CEO

一、商业健康险市场的现状

宏观来看，健康险增长率太快了（见图 2－4），2013 年 30%，2014 年 40%，2015 年 50%，到了 2016 年不是 60%，很可能要翻倍了，将近 5 000 亿

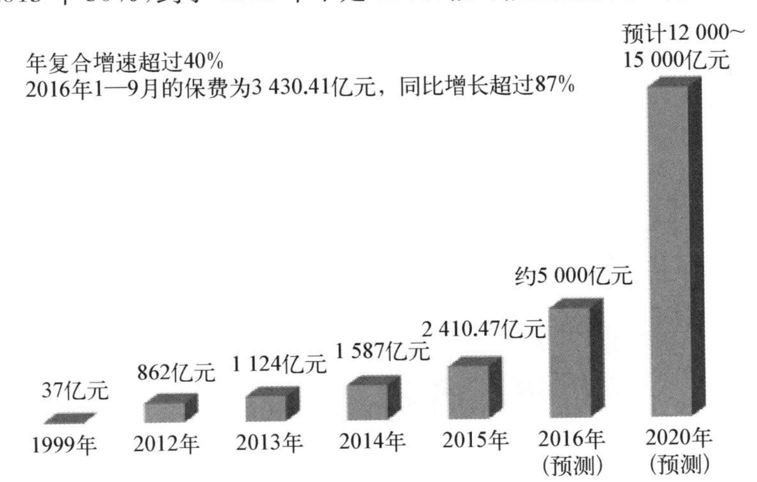

图 2－4　中国商业健康险市场规模

数据来源：中国保监会。

元左右。如果以此作为基数，我们想明年如果增长 50%～60%，总额是 7 500 亿至 8 000 亿元，所以 2020 年的 1.2 万至 1.5 万亿元是完全可期待的一个数字。

并不是只有健康险的公司可以做健康险，148 家保险公司全都可以做这个保险。寿险公司、健康险公司、互联网保险公司、财产险公司，都可以做健康险，只不过会有一些限制而已。其实寿险公司是最大的竞争主体，主要以寿险附加方式销售健康险产品，触及低、中、高各个层面的客户。中国健康险公司的数量非常少，只有 6 家（见表 2－4）。第一个就是人保健康，从 2005 年成立到现在，差不多有 10 年的时间。所以很多人困惑，中国的商业健康险为什么在整个医疗支出里面只占 2%，美国却占 20%～30%。这是不全面的，从发展速度来看，已经非常快了。

表 2－4　中国 6 家健康险公司概述　　单位：亿元

健康险公司	2015 年保费收入	2015 年利润	2015 年亏损额	备　注
人保健康	187.19		1.35	我国第一家专业健康险保险公司
平安健康	5.23		1.16	
昆仑健康	1.33	1.52		依靠 2015 年的投资收益才扭亏为盈，其余年份均为亏损，亏损最多时达 2.8 亿元
和谐健康	308	7.72		以万能险业务为主
太保安联健康	1.49		0.7	
复星联合健康保险股份有限公司	—	—	—	2016 年 7 月批复筹备，国内第六家专业的健康保险公司

二、健康险产品

现在官方定义的健康险产品就是四种：疾病保险、医疗保险、护理保险、失能保险。

所谓疾病保险就是大病保险，是一次给付型保险。如果生病了，只要有诊断报告，保险公司就赔付消费者一笔钱，消费者怎么用保险公司无所谓。

而医疗保险是报销型保险。对于客户实际发生的支出，如果在保险公司的承保范围之内，其中的一些支出，保险公司可以报销。这与大病保险完全不同：第一个大病保险是客户可以拿了这笔钱不去看病，第二个医疗保险是客户必须进入医疗体系，保险公司才报销。失能和护理现在还是非常少。

中国健康险市场近5年持续高速增长，重大疾病保险占据市场主导地位。根据普华永道的数据分析，一次给付型的重疾险占七成市场份额（见图2－5）。保险公司比较愿意做，因为后续比较省事。目前重疾险一般是作为寿险的附加险形式销售。医疗险就是所谓的一些团体保险的形式，一些福利比较好的企业在买。除了社保外，企业会给员工买额外的保险。

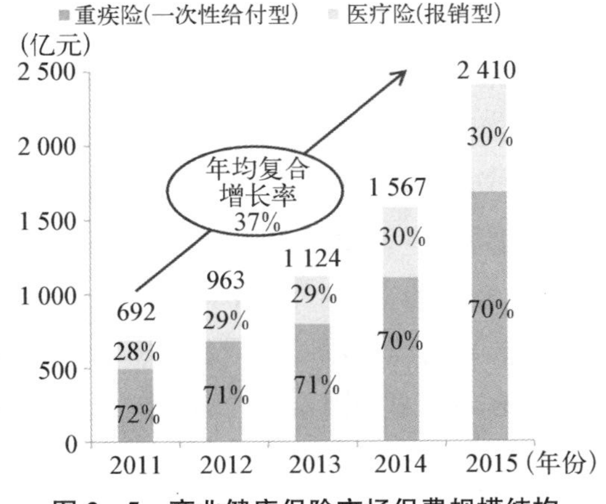

图2－5　商业健康保险市场保费规模结构

我们预计，整个市场到2020年左右，会由这种七三开向六四开过渡，会有一部分的市场份额变成医疗险。会逐渐有更多的针对个人端销售的医疗型保险，一般是针对中端或者中端以上的人群进行销售。其驱动因素在于：人口老龄化加重了基本医疗的压力，商业医保补充势在必行；后续政府政策有望利好，如税优健康险；企业对人才的竞争，驱动团体健康险的需求；财富水平的提升，推动了报销型医疗险和高端医疗服务需求。

现在大多数的保险产品大致有4个性质：中等保额高保费，核保复杂，理赔烦琐，服务较少。虽然不能一言以蔽之，但是大多数是这样的。保费比较高的，因为有大量渠道费用、运营费用等费用，但是保额其实并没有那么高，常见的是重疾就是10～20万元。市场上超过50万元的健康险是不多的，而且超过50万元的核保比较复杂。所谓核保就是保险公司审核之后才能投保。核保要体检，我看到有180天甚至更长的等待期，同时理赔比较烦琐，大多保险产品是一个纯金融的产品，含有的服务不多。

三、传统的产品开发思路，渠道主导，各方博弈

现在市场上90%以上的产品都是根据传统思路开发的。保险公司决定开发什么样的保险产品，这是由销售渠道提出来的。销售渠道在保险公司有很多是个险代理人，也有银行、电销、网销等渠道。

渠道考虑什么？第一，渠道考虑我明年业务能不能达标。第二，考虑能拿到多少钱，费用够不够高。核心就考虑这两点，绝对不会考虑第三点。

如果你做一个非常便宜的产品，同样一个产品，可能要卖10单才能达到和高价产品同样的收入，同时这个费用要给到足够高。在同时满足这两个条件的情况下，保险公司的精算才能考虑产品价值率的达标。在这个过程中还不止如此，保险公司作为一个整体，不是产品部就能定。精算只不过是做开发、市场定价，最终还要看IT系统能不能排得过来，客户运营跟不跟得上，还有非常多的因素要考虑。假如今年有了新的监管要求，很多产品就要改造，新产品就得往后推。

从内部来说这是一个博弈的过程，更何况加上外部因素。如果现在有一个非常好的想法，保险公司要马上据此开发出一个产品，这是不太现实的。

四、以客户需求主导的新思路，实现客户价值

更代表未来或能给保险行业带来更多契机的思路，一定是以客户需求为出发点，以客户需求为导向来确定产品形态。在互联网时代下，我们会看到高性价比的产品，而且透明度还是蛮高的，然后再看它是否符合我们的产品价值率，以及这样的产品用什么样的方法销售。

在传统思路下，渠道是开始；而在新的思路下，渠道应该是最终端，而不是由渠道来决定产品开发成什么样。我相信绝大多数保险公司的同行其实都能够认同：开发产品要以客户为本。现在市场上有一些新的互联网保险公司，或是一些保险公司的某些产品线，已经开始以这种思路导向开发产品，但是总体所占份额还比较低。

以客户价值为本，到底对保险公司会有什么样的影响？已经有相当一部分保险公司的高管开始关注以客户为本的意义是什么。以平安和腾讯为例（见图2-6）。在2012年，平安和腾讯的市值是一样的，但是平安的利润几乎是腾讯的2倍。2012年腾讯的市值就不断上涨，2016年差不多是1.8万亿元，平安的市值还是6 000多亿元。也就是在2012年之后，腾讯涨出了2个平安的市值。但平安2016年的利润变成了600多亿元，腾讯的利润是300多亿元。

从精算的角度，这两个区别到底是什么？我原来是做估值的，保险公司估值的传统算法就是价值折现，再加上一个新单价值的百分比。平安的倍

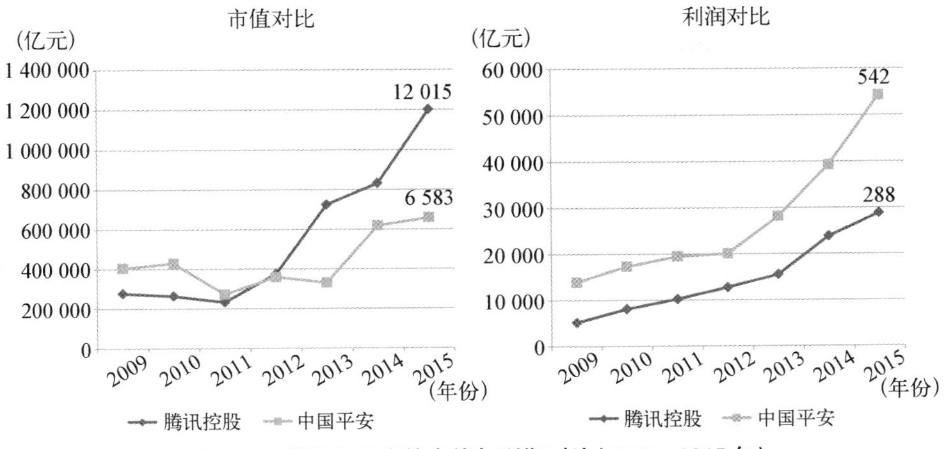

图 2-6　腾讯和平安的市值与利润对比(2009—2015 年)

数已经非常高了。然后我们就研究出来一个道理,就是这里面差的是客户价值。因为保险公司在接触客户时,这个客户不是死了就是伤了,要么就是病了。理财性的产品,其实前 3 年的现金价值如果收回的话,基本上低于投进去的价格。所以前 3 年的保险公司、理财公司是亏损的,因为短期亏损,但长期赚钱,因此要通过与客户接触增加客户价值。客户价值的基础体现在对你的信任上。因为客户对你有了接触,对你有了信任,然后你对客户有了影响力,才可能产生客户价值,接下来卖什么都行。

平安贡献了那么多的利润,是腾讯的 2 倍,但是腾讯现在的估值是平安的 2 倍。核心就是平安没有像腾讯一样,非常高频度地接触这种客户价值。而这个客户价值在健康险里面,可以比其他保险更快速实现,或者通过其他手段开始逐步实现。健康险实现客户价值,可能比较好地体现在客户发生理赔之前,生病或者住院之前,或者重大疾病之前。那时我们跟客户有一定的接触,能够有更多的关爱。发生理赔之后,我们也能够有更多的关爱。

五、发展趋势:1+3

这是我们健医的一家之言,未来的趋势叫 1+3。这个 1 是一个次标准体人群,就是保险公司原来都是承保健康人群,承保不健康人群的话,我们会赔钱,所以不承保。但是我觉得未来的趋势是,保险公司也应该更多地承保一些非标准健康的人群。3 是数字化理赔、健康化管理和移动化销售。

为什么要承保次标准体人群?根据卫计委的数据(见图 2-7),可以看到完全符合卫计委标准的健康人群已经不足3%。如果要做标准人群，97%的市场就丢掉了。其中，癌症患者体量是非常大的，2015年新发癌症病例约为430万例。中国还有约2亿的心血管疾病患者，还有4 000万的冠心病患者。而保险公司无法错失97%的市场，这就对保险公司的健康管理提出了巨大的挑战。原来很简单，保险公司把钱赔出去就可以。而现在，我要对这些人群首先进行识别，然后考虑怎么定价。包括数据的问题，以及后续怎么来管理这个人群，使这部分人群更健康。后面我也可以为这批人提供健康服务，赚取利润。

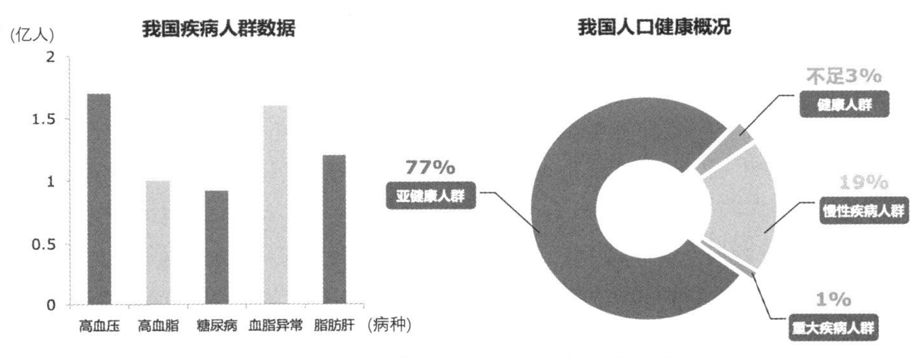

图2-7　2015年我国疾病人群和人口健康状况

根据需求比较，我们分了三类潜在目标人群：一个是糖尿病患者，一个是高血压的患者，一个是癌症的生存者。现在对这三类人的保险产品供给是远远小于需求的，而且保险公司做这类产品的人非常少，我觉得这是一个契机。

选择一个比较敏感的群体来看，癌症生存患者。我涉足医疗健康领域之后，会听到一些声音，尤其是高端医院，说我们有高端的药或者技术，但是太贵了，能不能借助你们保险来做这个事？这样客户就可以少付钱。大家那个时候脑子里想，谁都知道羊毛要出在猪身上，但是没有人考虑过保险这只猪怎么想，我为什么要赔这个钱？所以做保险的人听到这种话会有排斥感。但是听得多了以后就会发现，市场有非常大的需求，而且这部分需求在一定的程度上是有可能被解决和满足的。

癌症生存者得了某一种癌症，但是不代表他会得其他癌症。他的需求就是有死亡保障，以及有二次癌症的保障。现在也有很多在保公司在看一些这样的保障，我们也问了一些医疗界比较权威的人士。他们的答案是，如果一个人患了癌症，做了手术后生存了5年以上，基本上可以像正常人一样生活了。但这个市场的产品太稀缺。

这个就是+1。对于这种次标准人群，我们在进行产品设计时的考量有四点：不同于健康人的发生率基础，投保时已罹患病症的严重程度，要严密监控实际经验数据和预期数据的差距，以及通过健康促进来进行良好控制。

未来有三大发展趋势。

一是数字化理赔。如果去医院看了病，现在很多情况下，是拿一个纸质的单据，然后填理赔申请书进行报销。保险公司这边还要做核收、扫描等一系列的流程，还要核保。所以很多人说保险公司骗人。为什么骗人？买保险的时候很简单，理赔的时候很痛苦。因此我们需要一个数字化的系统。但这个过程当中，一个很大的困难是我们前面几位嘉宾提到的信息化对接。如果医疗机构能够和保险公司进行对接的话，至少能解决三个问题：第一个问题是真实性，由医院直接传过来的数据很难作假；第二个就是保险公司摆脱了这种纸张的拖累；第三个就是解决了一些更及时数据和更详尽数据的获取，这对保险公司后面做产品是非常有用的。整合起来，会使我们保险客户的体验大幅提升。

二是健康管理。作为健康保险来说，要把健康预防提到完整的端对端服务。在健医我们相信，健康险的使命其实是使人更健康。因为健康险是最有动力做这件事情的人，因为你健康了，赔钱少了，保险公司就赚得多了。

具体体现在两个方面。第一个方面可以用金融杠杆来做，奖励那些健康行为习惯好的，惩罚那些不好的。就像车险一样，我给你涨价或者降价。但更多通过行为来进行管理，而不是通过结果来管理。健康险公司自己要有一套奖惩机制，使得大家都相信，只要是他承保管理的人群，行为习惯会越来越好。第二个方面是不要让保险成为一个金融工具。比如在重疾之前，我们可以提供很多的服务，可以为客户产生价值。在事中，生病的时候还可以给病人钱，帮他解决就医的难题，包括康复的用药，等等，变成一个完整的解决方案。健康保险不只是金融，而是一个综合的健康解决方案。

三是移动化销售。现在用手机的人越来越多，大家习惯在手机上买很多东西，保险销售也是一样的，移动销售未来会成为一个趋势。当然当我们说移动销售的时候，不只是说这个销售渠道，而是说移动化销售所带来的理念变化。

商业医保：现状与前景

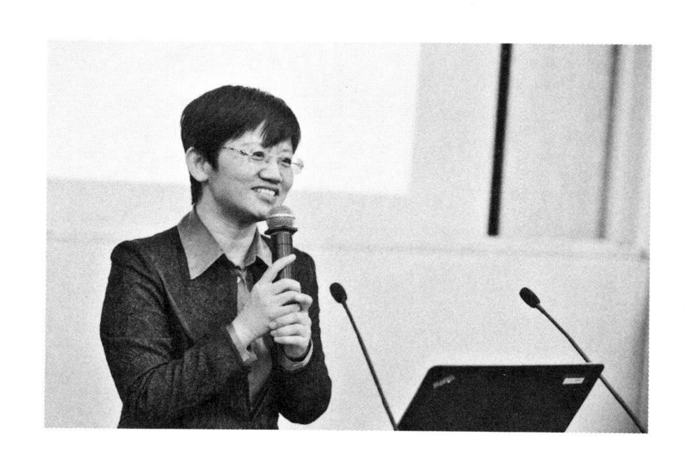

陈冬梅

复旦大学经济学院风险管理与保险学系常务副系主任

一、中国商业保险的供给侧：大而不强

2013—2016年中国在保费收入上已经超越了法国、德国、英国，2016年内还能够超越日本。我们其实马上就将成为世界上第二大的保险市场，仅次于美国，跟我国GDP相匹配了。我们是一个保险的大国，但是不是一个保险的强国？这去看一些其他的指标根据OECD公布的2014年数据，我国保险的密度、人均的保费还较低(见图2-8)。我们用美元计价只有人均235美元，而全球平均水平是662美元，我们不到全球的一半。还有一个保险深度的指标，保险收入占GDP的比重，全世界的平均水平是6%，我们是3%，执牛耳的是中国台湾地区，它能够占到19%。

一些经验指标指出，人均GDP达到5 000～10 000美元之后，人均保费会进入一个加速上升的阶段。2015年，中国的人均GDP已经超过了8 000美元，我们现在这个市场爆发的话，也符合这样的一个经验规律(见图2-9)。可以看到寿险规模，包括了健康险和人身意外险的规模，增长非常快，远远高于GDP增速。

目前保费的增长，其实主要是受到了高性价比产品的驱动。但是增长

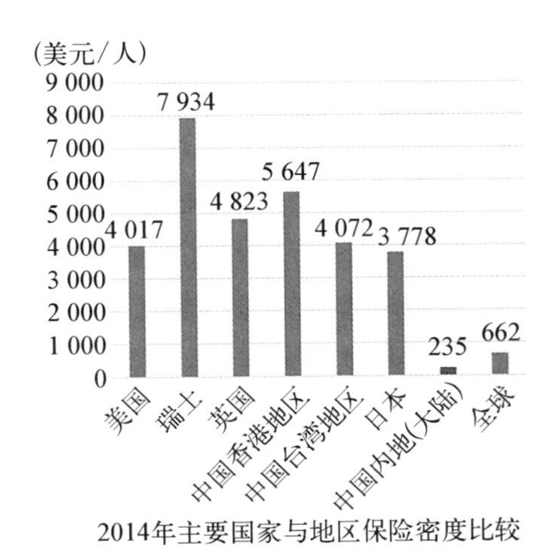

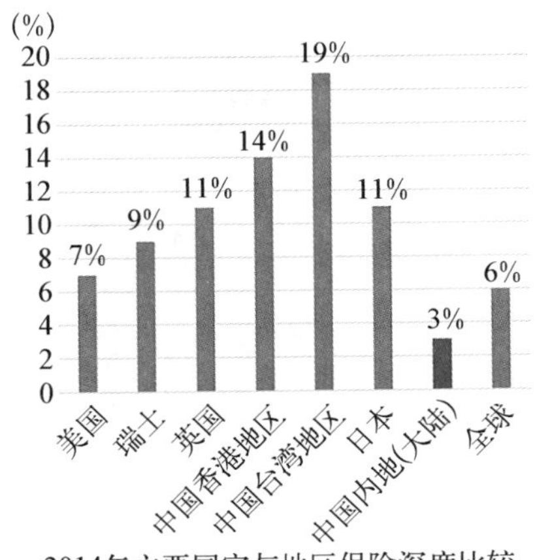

图 2-8　2014 年主要国家与地区保险密度与深度比较

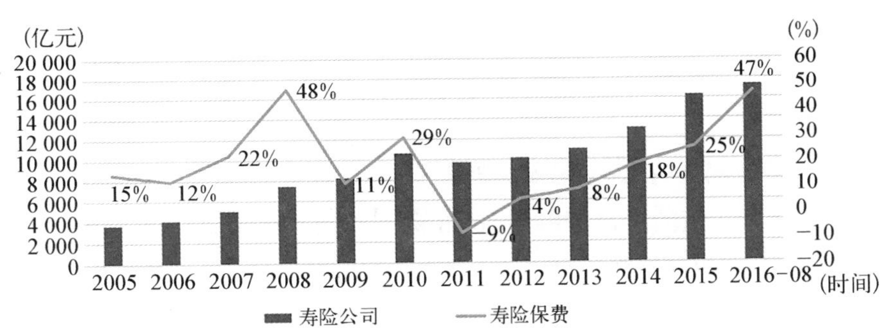

图 2-9　中国寿险(含健康险、人身意外险)规模及增速

可不可持续,里面有没有风险,未来会怎么样,这些是要打问号的。所以保监会也推出了一些监管政策,就是要对这样一些高性价比产品进行遏制,这必将对保险市场有一些影响。

目前还有一种情况,健康险的增速远远高于其他险种的增速。从实际数字来看,健康险的赔款和增速,在行业里面都属于最高的情况。虽然增速喜人,但是其实商业健康险的支出,在整个卫生费用里面仍占比很低(见图 2-10)。而在发达国家,商业健康险占卫生费用支出的比例大概是 10%。美国的情况就更特殊,这个值更高一些,达到 37%。中国健康险的保费收入,占我们整个 2015 年保费收入的 10%左右。美国 2015 年的商业健康险保费收入是 7 790 亿美元,占保费收入的 40%左右。

所以在产品上还是很不一样的。有的医院院长说,我们的产品设计不

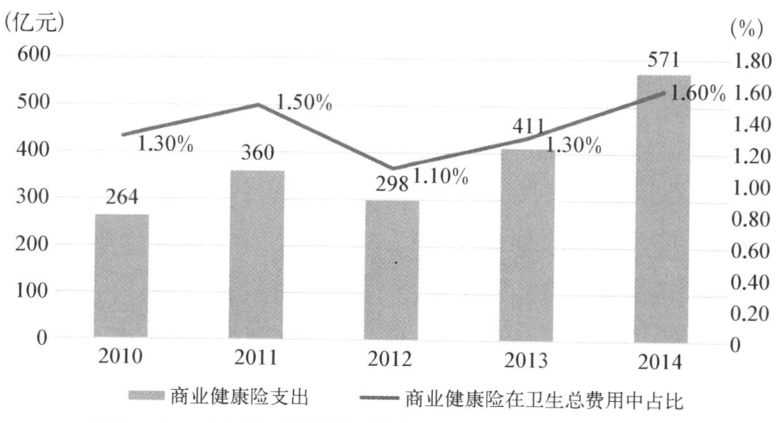

图 2-10　中国健康险的规模增长及占卫生总费用的比例

行，主要都是一些短期的产品。我想这也跟我们目前的发展阶段相关，就是大家比较喜欢这样的产品。因为对保险公司来讲，要开发有健康管理的、有风险潜质的保险产品，目前还是有难度的。

二、需求侧仍有大量需求未满足

目前医疗保健的支出持续增长，社保不能满足需求。有很多方面社保都需要补充，例如自付部分、低于起付线的部分等，这些也是商业保险可以满足的部分（见图 2-11）。我们现在有一个很庞大的中产阶层，有 46%的高储蓄率，其中就包含了教育、消费和医疗养老等预防性需求。而这些需求目前并没有得到相应商业保险的满足。

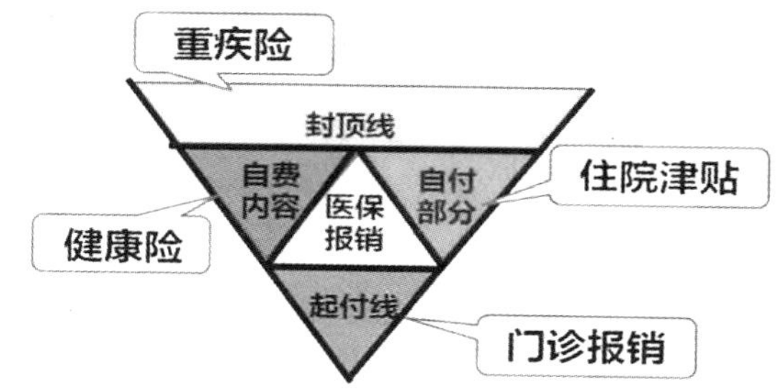

图 2-11　社保需要补充的部分分析

虽然存在重大需求，但是健康险的业务其实不太乐观。目前的产品趋于简单，很重要的原因是我们的保险公司对医院缺乏议价和监控能力，很多事情就做不了。在风险的评估方面、定价方面，保险公司有自己的难处，不是不想做，而是受制于各种各样的条件做不了。

三、健康险发展的利好因素

一个是政策方面的利好。政府要引导大家不要把保险仅仅当成一个理财工具，还是要回归保障。另外现在出台了很多关于健康中国、大数据、"互联网＋"等主题的利好政策，包括《"健康中国2030"规划纲要》，提出了推动"互联网＋健康医疗"服务，人人都有电子档案，医疗健康大数据开放共享，等等，都是很好的政策。

在上海，大家重点都放在这个税优上面，但真正好的政策是医保账户未来可以买商业保险。就是个人账户上还有多钱，可以去买商业医保的话，这是一个非常大的市场。上海也不是第一家，应该在其他很多地方都允许个人账户的钱去买商业医保。

健康险对于互联网＋而言，是一个非常好的机会窗口，也就是说你会看到它其实是可以有机会把这些医院、药企和互联网组成很好的闭环（见图2－12），但是现在还没有走通。

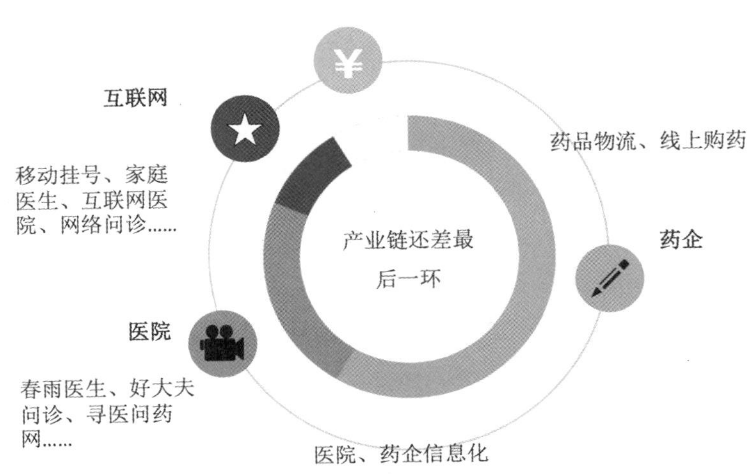

图2－12　健康险助力"互联网＋"完成闭环

如果谁能够把这个做起来，我想可能是科技的企业，也可能是保险公司。这些跟医疗保险的思路是完全契合的，也就是把医疗、医院、保险公司、病患，有机地整合在一起。不仅仅是一个医疗的单纯服务，也不单纯是一个保险服务，应该整合到一起，这是未来的一个发展方向。我觉得目前是一个很好的时间窗口。如果保险公司能抓到机会，那么未来一定能够走得更远。

我简单总结一下。其实商业健康险不是一个独立的存在，而是为了补充社会医保。例如大病医保，其实这些应该是由商业健康险来管的，并不是社会医保越高越好，在效率方面一定是商业保险更有优势。

另外就是商业医疗保险走事后赔付，在长远来看是没有出路的。保险公司还是要做服务，从控费的角度做健康管理，这才是真正做健康保险，而不只是做一个医疗费用保险，这个还是有很大差异的。

数字化时代、互联网时代提供了一个很好的机会，就是医疗、保险、病患包括药企，可以有合作和共赢的机会。保险公司可以购买医院的股权，或者直接建医院，这些其实都是不错的路径。用资本的纽带把医疗和保险捆绑到一起，这也是一个重要方向。比较快地做好，马上上市，这可能是另一个路径。

第三章

公立医院，如何改革

本章内容摘选自2017年3月4日第19期圆桌会议

2009年开始的新一轮医改，在扩大医保覆盖面上取得了重要成果。在医疗、医药和医保这“三医”的领域，医疗服务领域内存在的一些重要问题，还没有取得根本性的改变，这特别表现在公立医院改革上。尽管从2016年起，民营医院的数量超过了公立医院，但是公立医院仍然占据医疗服务市场80%以上的份额，该状况至今变化不大。

国务院2016年12月27日发布了《“十三五”深化医药卫生体制改革规划》，对于建立科学有效的现代医院管理制度提出了一系列任务。法人治理机制改革是公立医院管理体制改革的重要内容，这方面的改革至今还没有迈出实质性的步伐。公立医院改革的滞后已经给医疗健康行业的发展带来了一系列的不利影响。

本次圆桌会议通过2位政府卫生政策专家、3位公立和民营医院负责人的主题发言，探讨了他们对于这一话题的一些探索和想法。本章希望可以从不同的视角来分享和探讨公立医院改革的话题，引起读者的思考，并对推动我国公立医院改革起到一些作用。

公立医院改革方案及背景梳理

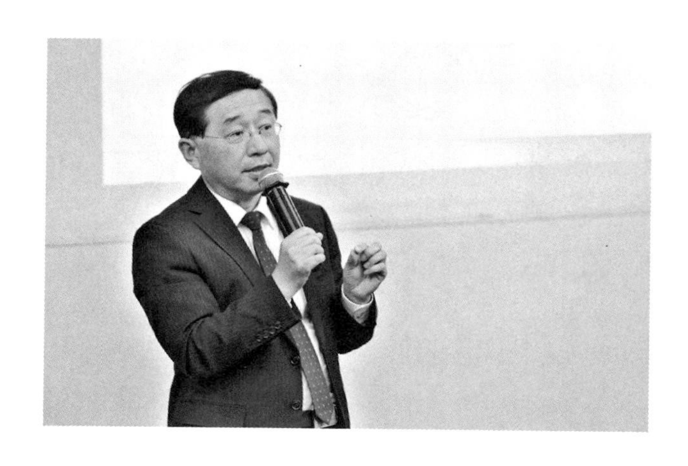

蔡江南

原中欧国际工商学院卫生管理与政策中心主任、经济学兼职教授

2009 年我们国家新医改方案中，有几点与公立医院体制改革有关。

第一，管办分离，探索法人治理结构的改革。方案中提出："积极探索政事分开、管办分开的多种实现形式；明确所有者和管理者的责权，建立和完善医院法人治理结构，落实公立医院独立法人地位。"

第二，所有制的改制，实际上是讲稳步推进公立医院改制的试点。方案的表述是："稳步推进公立医院改制的试点，积极引导社会资金以多种方式参与部分公立医院改制重组。"

第三，多元化办医，是讲了所有制结构的多元化。方案中提到："鼓励社会资金依法兴办非营利性医疗机构。积极促进非公医疗卫生机构发展，从而适度降低公立医疗机构比重，形成投资主体多元化、投资方式多样化的办医体制。"目前实际上改制的步子是非常小的，这两年开始在大型国企的职工医院改制政策上有所放开。法人治理结构是公立医院改革的核心，但是这 7 年新医改当中在法人治理结构上迈的步子非常小。

根据 2016 年年初卫计委的数据(见图 3－1)，我们国家现有 28 072 家医院，从医院的数目上来看，公立医院第一次开始总数低于民营医院，占全部医院的 46%。但是千万不要被这个数据所蒙蔽，我们可以看到医院床位数的结构中，公立医院占了 83%；门诊的结构中，公立医院占了 87%；住院的结构中，公立医院占了 85%。就是说尽管民营医院的数量持续增长，甚至超过了公立医院，但是公立医院占了医疗服务市场 85%左右的份额，这一情况并没有发生明显的变化。新医改的方案提出多元化办医，但是多元化办医的路子是非常艰难的。

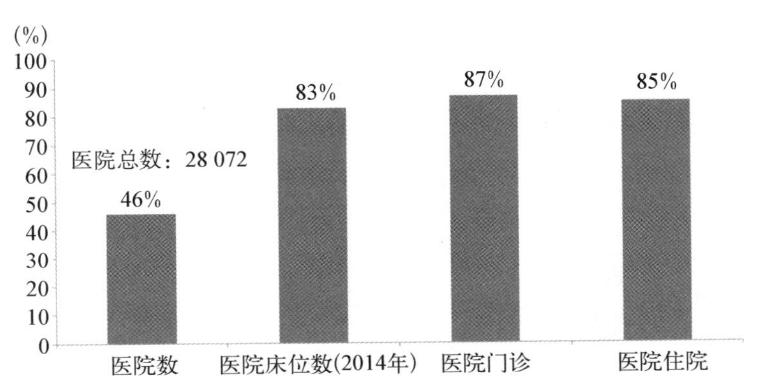

图 3－1　中国公立医院各要素占医院总数量的比重

数据来源：国家卫生和计划生育委员会。

我们再看一下中国医院规模增长的结构(见表 3－1)，我们看到 2009 年新医改以来，800 张床以上大型医院的增长速度是最快的，高于 500～799 张床的中型医院，远远高于小于 500 张床的医院。这些大医院往往都是公立医院，是医疗服务金字塔塔尖的三级医院。再看医疗市场份额(见图 3－2)，2015 年三级医院的门诊量占 48%，住院量占 43%，但是三级医院的数量在 28 000 家医院中只占 7%～8%。而从 2009 年以来增长的速度对比来看，三级医院增长的速度都是最快，超过二级和一级。此外，还要注意到我们国家还有 40%的医院是没有评级的。可以看到公立和民营的结构是一个问题，同时医院中大型医院的增长速度过快，也看出提了好多年的分级诊疗效果一般。因此，公立医院改革面临着种种问题。

表 3－1　中国大中型医院增长情况(2009—2015 年)

年　份	不同床位规模医院数			合　计
	<500 张	500～799 张	≥800 张	
2009	18 695	1 008	588	20 291
2010	19 104	1 069	718	20 918

续 表

年 份	不同床位规模医院数			合 计
	<500 张	500～799 张	≥800 张	
2011	19 964	1 158	857	21 979
2012	20 810	1 301	1 059	23 170
2013	22 492	1 428	1 212	24 709
2014	22 987	1 504	1 369	25 860
2015	24 527	1 568	1 492	27 587
增幅	31%	56%	154%	36%

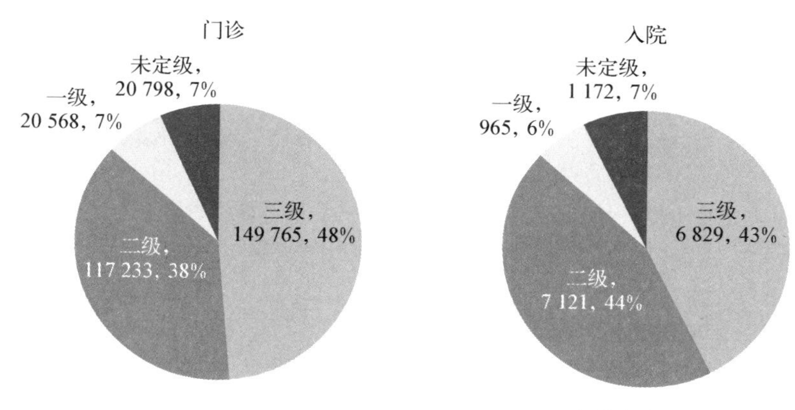

门诊人次（万次）

年份	三级医院	二级医院	一级医院	未定级医院
2009	68 939	88 840	14 995	19 419
2015	149 765	117 233	20 568	20 798
增幅	117%	32%	37%	7%

入院人次（万次）

年份	三级医院	二级医院	一级医院	未定级医院
2009	2 668	4 636	432	751
2015	6 829	7 121	965	1 172
增幅	156%	54%	123%	56%

图 3－2　三级医院的市场份额及医院数量

数据来源：国家卫生和计划生育委员会，《2016 中国卫生和计划生育统计年鉴》。

深圳罗湖区公立医院法人治理改革探索

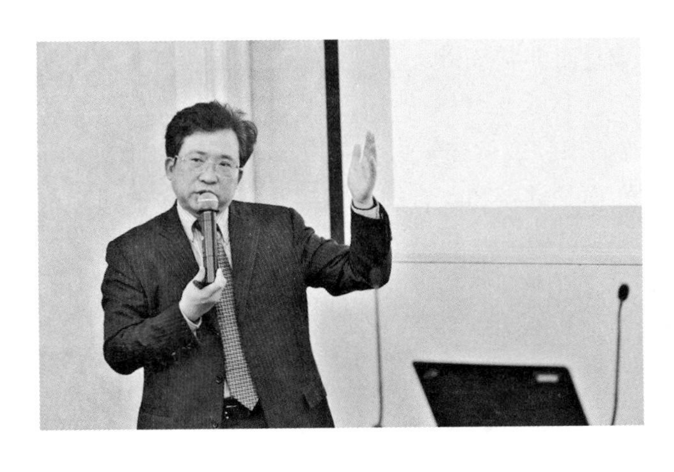

郑理光
原深圳市罗湖区卫生健康局局长

我的发言没有太多理论的东西，主要是汇报一下我们改革的一些做法，分享一些思考。

一、公立医院改革的背景及问题

公立医院改革了这么多年，为什么老百姓还是不满意？为什么改了以后大医院的门诊量越来越多，而基层医院的门诊量越来越少？我感觉医改的方向和路径是有问题的，重点还是法人治理结构问题。

首先，目前医院还是管办不分，从而导致了医院缺乏自主经营权。当过院长的人都知道，目前公立医院最大的问题是医院的运营效率非常低，主要原因在于政府对医院的管办没有分离：首先，卫生局局长都是总院长，医院的院长对医院的经营没有更大的权力，做好做坏一个样。其次，人事管理僵化。受困于落后的治理结构，人事管理积极性难以调动。最后，医院目前重治疗轻预防，趋利性明显，这和医保的导向有直接关系。以深圳为例，医保给医院支付的费用是按照一年的住院病人总数和医院的级别等划拨。医院院长关注的是如果有更多的人住院，医保划拨的钱就更多。这样一来，就会与病人的利益相违背。

总结一下，公立医院改革的问题或背景，在于管办不分导致医院缺乏自主经营权、人事管理僵化，以及重治疗轻预防的趋利性。

二、罗湖医改：资源下沉到社康中心，以居民健康为最终目标

2015年，深圳罗湖区委区政府推出医改，这是我们的五大重点改革之一。实际上医改并不是医疗卫生系统自己的事，应该是党委、政府的事情。政府的保障和主导在顶层设计时非常关键。所以罗湖医改近两年实践中非常重要的经验是，由区委书记、区长担任医改小组的组长，区长是医院集团的理事长，所以对整个医改的推动力度非常大。现在医改不是卫计委领导的事情，也不是医院的事情，而是党委和政府的事情。罗湖区的医改目标很明确：居民少生病，少住院，少负担。但是这个目标引起了不同地方专家的讨论。比如如果居民少生病、少住院，医院收入用什么来支撑？这就牵涉到医改的制度怎么改革的问题。

罗湖区的医改是把医疗资源下沉到社区健康服务中心，把病人留在社区，把居民的健康管好，把预防保健做好，把慢病管理好，真正实现让老百姓少生病、少住院的目标。通过这两年的努力，我们取得了一定成效。罗湖区2016年社区中心的门诊量增加了30%，区医院的门诊量则是下降的趋势。

（一）医改的三大组成部分：医院集团化改革，医保“总额管理”支持，政府保障

罗湖区的医改有三大组成部分（见图3－3）。第一，引入现代医院管理制度，建立罗湖医院集团。我们把区域5家医院和35家区域医疗中心组成罗湖医院集团。这是一个责任共同体，由集团进行资源统一调配，有利于效率的提高。罗湖医改以集团化改革构建整合型医疗卫生服务体系，构建责任共同体，从而做到去行政化，真正实现理事会领导下的集团院长负责制。

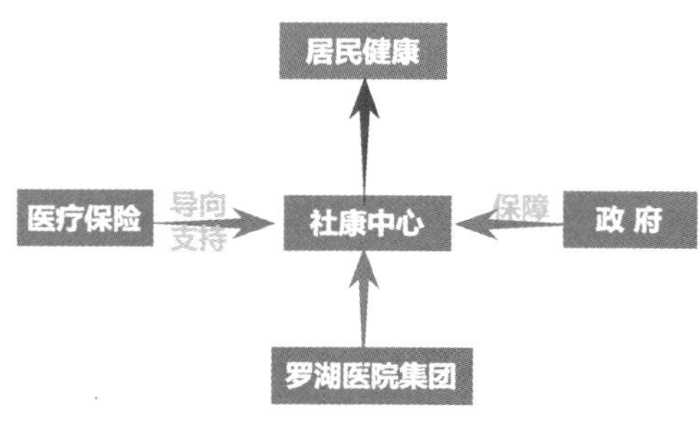

图3－3　罗湖区医改的组成部分及目标

第二，最重要、最有突破性的改革是医疗保险支付制度的改革，即“总额管理，节余奖励”。之前医保给医院支付的医疗保险费用是按照人头数计算，在年底进行总数支付。改革后，我们目前是按照罗湖区全年人口的总数，全

年所有住院发生的医保费用，加上2016年全市GDP增长的幅度，综合考虑后给医院集团进行总额支付。这样节余就奖励给医院集团，医院集团也有动力做预防保健：把群众健康管好，让老百姓少生病、少住院；把糖尿病、高血压等慢病管好，让老百姓不要得大病，不用到大医院住院。

预防的节约费用效果很明显。举例来说，少一个高血压病人能节约20万元。我们现在给罗湖区所有老人的家里免费装扶手，防止摔倒，因为换骨头要10万元。冬天给老人免费打流感疫苗，这就使得本区域老人的肺炎发病率大幅度下降。免费打疫苗的成本只有几千元，但可能一个老人得肺病就要花费几万元。我们还做肿瘤早期筛查，发现早期病人，进行早期治疗，从而控制费用。要把预防保健、健康管理放在最重要的位置。

我们将所有集团的医生下沉到基层，建立了1 000多张家庭病床，病人不再需要到医院住院，社区中心的医生到家里提供服务。假如没有这1 000多张家庭病床，这些老人必须要到医院去，这是一个三甲医院的床位量。我个人反对公立医院拼命扩展床位。深圳市2 000多万人口，目前3万多个床位，但按照国家卫计委的要求实际上是要10万个床位。政府要投入多大的资源，需要多少人力，才能把10万个床位建立起来。

罗湖区经过医疗支付保险改革后，医院就可以把预防保健、健康管理放在最核心的地位。以前医院是被动做预防，现在是主动去做预防。预防保健慢慢管好了，社保病人少了，医院的收入也没有下降，因为医院的动力跟病人的利益在这一刻联系在了一起，这是我们最核心的医改内容。但是我们为了这项改革谈判了一年，医保是否同意将最后节余的钱给医院十分关键。如果不给，医院就没有动力做这件事情。谈判的结果是好的，2016年医保给医院集团的奖励是1 600万元。

同时，要把居民健康管理好，必须把社区健康中心做强做实，这是医改最核心的一环。整个罗湖区有150万人口，共有48个社康中心。我们建立了200个家庭医生服务团队，2016年共签订了家庭服务的病人45万人，为其提供家庭医生的服务。医改后的一两年来，我们没有大力扩张床位，也没有更多引进大的设备，而是把我们的医疗资源下沉到社区，把社区的病人管好。

第三，政府也是医改中不可缺少的一环。除了政府推动医改以外，政府的补偿保障也十分重要。社康中心每诊断一个病人，政府就会给医院集团

37元。而在医院看一个门诊，政府给医院30元，这样医院集团就有动力把病人留在社康中心。对于病人而言，在社康中心看病也有很多优惠。比如病人需要住院，社康中心会帮助联系；需要专科会诊的病人，社康中心会联系到医院，转诊病人到专科医院。而家庭医疗服务由家庭医生来解决。

2016年11月14日，国家卫计委副主任、原北京医院院长曾益新院士把罗湖区的医改向总理做了汇报。总理在会上点赞了罗湖区的医改，认为罗湖提出的紧密型医联体模式很有研究价值。在2017年1月13日的全国医改培训班会上，国家卫计委的王贺胜副主任也提到，要在城市主要推广紧密型的医联体。深圳罗湖区将区属5家公立医院和35家社康中心整合成罗湖医院集团，以建立医保费用"总额管理、节余奖励"的机制为核心，以做实做优家庭医生签约服务为抓手，努力构建紧密型的医联体，起到了比较好的效果，可以在全市推广罗湖的做法。

（二）法人治理结构改革：罗湖医院集团

罗湖区有5家医院和35家社康中心，我们把所有医院的一些中心和职能部门整合在一起（见图3-4）。例如财务，取消所有医院的财务科，成立集团的财务管理中心。此外还成立了医学检验、放射影像等6个资源中心。每家医院只保留门诊、急诊。这样的整合提升了医院的运营效率，降低了运营成本。另外还有一个最大的特点，罗湖医院集团是唯一的法人，取消了下面所有医院的法人代表。我看到各地很多医院集团还是保留法人代表，这样集团的资源配置很难调动。所以我们在最早设置的时候就取消了所有医院的法人代表，只设置一个集团法人，保留下属医院的管理权和独立核算。这样一来，集中整个集团的资源，高效率运营。所有医院的物流采购、设备采

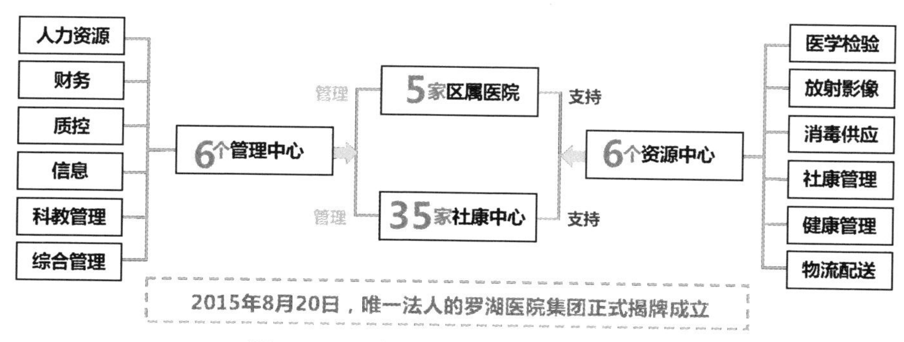

图3-4　罗湖医院集团的管理运营结构

购院长们都不用管，由集团统一管，院长只需要管服务、设备等。

罗湖医院集团的法人治理结构如图3-5所示，有以下特点。第一，我们所有医院已经去行政化，没有行政级别，院长也没有行政级别。第二，卫计局仅仅是行业管理，卫计局和医院已经不是上下级关系。医院所有重大的设备投入、购置、人才引进等不用报卫计局，直接向理事会负责。第三，理事会由区政府委派任命组成，理事长是区政府的区长，第一副理事长是我们分管卫生的副区长。我作为卫计局局长，唯一的角色是在理事会里面当个常务副理事长。

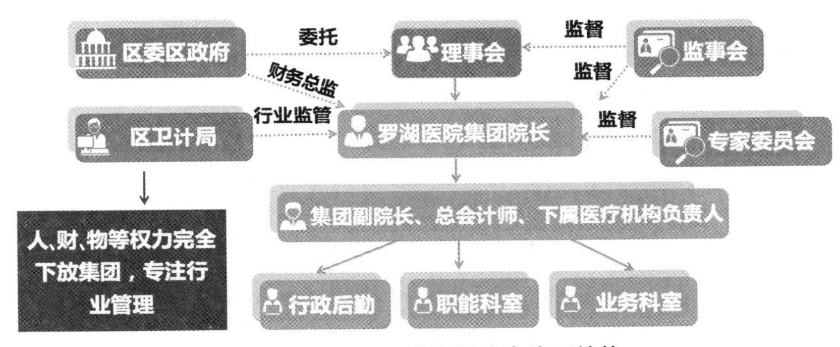

图3-5 罗湖医院集团法人治理结构

在最早设计的时候，我跟书记讲，我干脆不进理事会了，让卫计局真正从医院脱离出来，做行业管理。最后书记讲刚开始区长对卫生不熟，还是要在理事会里面帮助区长对整个集团进行管理。理事会共有13位理事，最早的方案是让财政局、发展局等所有的局长当理事。但区委书记说这样要变成政府常务会了，一定要去政府化。所以仅仅保留了以我为代表的卫计局在理事会。13位理事中有6位理事是体制外的，包括上海科学院的赵国屏院士、香港中文大学深圳副校长罗智泉教授等。他们作为理事，不拿任何工资，义务帮助罗湖医院集团。

医院实行理事会领导下的院长负责制。罗湖医院集团的院长由理事长提名，理事会表决之后确认。集团副院长和下属所有医院的院长、中心主任，由集团院长提名，理事会表决通过。这里面没有政府的参与，所有的权力交给医院集团。当然这里也有对院长的权力监督，院长提名之前会有专家委员会表决和党政联席会议，这两个会议通过之后才提名。另外，集团里面所有医院的财务科都没有了，集团成立财务管理中心，设有总会计师。政府还委派一个财务总监，监管医院集团所有的财务运营，但是不参与具体的业务。此外还有监事会，监事会会长是人大的副主任，监事会成员有政协委员、人大代表。这样，监事会、理事会对整个集团的监督非常到位。

规章制度上，医院集团有理事会章程、集团章程等。我们明确规定什么样的事情一定要报理事会，多大的投资要报理事会，等等。理事会一般一年开一次，其余时间使用电子邮件交换意见开会。我们一年通过电子邮件召开的会议有 20 多次，需要报理事会表决的资料，我们都会发电子邮件给理事，理事看了以后签字表决。目前因为我们所有的理事都非常高风亮节，没有拿一分钱，我们也在探讨下一步怎么能激励理事的积极性，能不能给他们一些实际的待遇。

三、院长的权力监督机制

集团和下属医院院长的权力很大，怎么制衡他，怎么约束他？我们有民主评议制度（见图 3－6）和集团考核，监督约束院长的权力。例如院长提名的副院长，理事会可以罢免。工作不理想的院长有多种退出机制，例如理事长可以直接罢免集团院长或由 1/3 以上的理事提出罢免集团院长，1/2 以上的专家委员会成员，或 1/3 的职代会代表，或 1/2 以上罗湖医院集团党政联席会成员可提出干部罢免建议，还有引咎辞职机制。理事会对医院集团管理层进行年度综合目标考核，决定医院集团管理层薪酬、相关待遇及考核奖励办法，确保院长的权力责任到位。

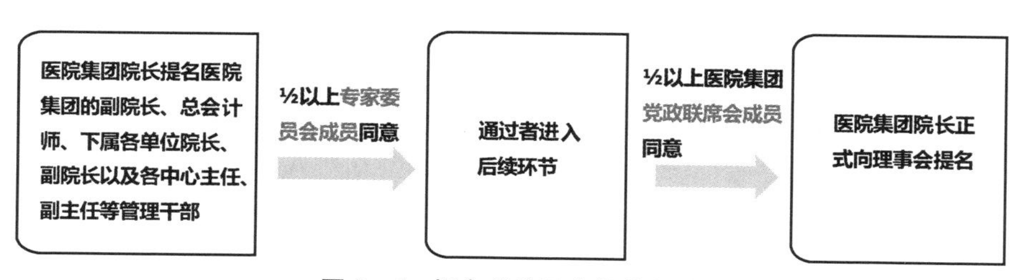

图 3－6　提名前的民主评议制度

四、人事管理效率提升

成立医院集团之后，区委组织部积极改革，主动放权，把副院长的提名权下放给院长，把决定权下放给理事会，人事任命效率大幅提升。人员自主招聘后，引进人才的周期大幅缩短。2015 年，集团聘任了一个最年轻的集团副院长，28 岁的吴松博士，他毕业于中山大学，从事医疗外科肿瘤研究。当时他还没毕业，准备毕业的时候，我就聘任他当副院长。通过这两年的实践，他给我们整个集团在科研教学方面带来的贡献非常大。在原来的人事架构下，我们不可能把这位 28 岁的人才聘任为副院长。改革后，集团还和深圳大学医学院联合成立了硕士研究生学院，目标是招聘一带一路沿线国家的博士，由政府和深圳大学医学院出资，通过教学带动我们整个集团教学的发展。

五、法人治理结构改革的问题与思考

刚才讲的是整个集团法人治理结构的一个探索，这里面也碰到了很多问题。第一，卫计局与集团的关系还未完全理顺。权力下放之后，当时有很多议论，说卫计局没有权力，怎么管好医院，院长不听你们的怎么办？我觉得这个没有问题，最不习惯的反而是医院，原来很多事情都要审批，现在不习惯，还是说要报卫计局批。经过一年我们慢慢捋顺，现在医院所有的事情都按照现有的制度运行，不用所有的事情都报卫计局，通过理事会以后再报政府相关部门。

第二，配合法人治理结构最难的就是医院内部的人事制度和薪酬制度，法人制度改革之后怎么制定更好的薪酬制度来匹配，这个我觉得是医改最难的，是罗湖 2017 年重点要做的事情。深圳市所有的医院已经取消编制了。但是原来的编制怎么办，现有招聘的人怎么办，这是我们下一步要重点突破的。

第三，院长的职业化发展问题。大家可能更加关注专家，而我觉得优秀的院长是最缺乏的。一个好的院长我认为很重要，他对于一个医院文化的培植、传承，对医院的发展而言太重要了。大家经常讲专家，却没有多少人关注院长的价值。目前深圳市院长的待遇跟工作的责任是不匹配的，我觉得院长们能够拿到 300 万元、500 万元，甚至 1 000 万元都是可以的。院长职业化的发展应该引起大家的重视。很多人以前想当院长，找关系，托人情，因为觉得当院长有福利，但是没有想到责任。我认为哪一天要你当院长，你不敢去，那个时候就差不多了。不是谁都可以当院长的，也不是专家就能当院长，我觉得院长的培养和培训应该纳入我们整个医改，是重要的环节。我们现在亟须好的院长，好的专家可以招，但是好的院长很难培养。

公立医院法人治理结构改革的实践

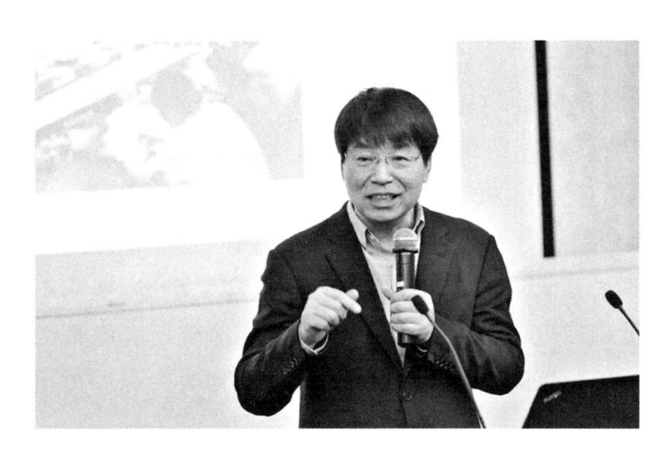

应征先
原浙江东阳市人民医院院长、党委书记

一、东阳市人民医院的基本情况

东阳是一个中等的县级市，距离义乌市中心 16 千米。83 万人口，外来常住人口大概 30 万人。东阳市人民医院创建于 1939 年，1999 年成为三级乙等综合性医院，现在有 3 个院区，分别是本部、巍山、义乌。2008 年医院成为温州医科大学非直管附属医院。东阳人民医院是董事会领导的，但不是股份制医院。医院性质是全民所有制事业单位，医院资产 100%归属国家。

医院本部有 1 600 张床位，可以开放至 1 850 张，现在还有 250 张床位闲置。2016 年职工总人数有 2 560 人，正式职工 2 020 人，高级职称 326 人。2016 年门急诊量 165 万人次，本部 7.05 万出院人次，业务收入 10.45 亿元。

二、董事会领导下的院长负责制

我们法人治理结构的基本形式叫作董事会领导下的院长负责制，理事会是被 2009 年国务院的医改方案叫出来的。以前学者和卫计委的领导来我们这里调研，都不认可我们的董事会，但我们自己一直坚持。1993 年起就是董事会，董事会有经营功能，理事会可能经营功能比较少一点。医院作为一个大的经济体，有50亿到60亿元的营业额，我们主张还是叫董事会比较合适。

为什么要搞这个制度的改革呢？1990年我们得到中国台湾《联合报》创始人、东阳籍王惜吾先生1 000万美元的捐赠。增资人进入我们医院以后，没有其他任何要求，只要求改变管理，实行董事会体制下的院长负责制，要把美国的模式引入医院。当时的浙江省委为了统战的需要满足了这个要求，并不是为了医改。所以1993年9月份东阳市委市政府下发了一个文件同意这么做。改革的核心是“实行政事分开，所有权与经营权分离，建立非营利性董事会，落实经营自主权，实行董事会领导下的院长负责制”。东阳市人民医院的法人治理结构图如图3－7所示。具体来说，由政府领导董事会，卫计局的局长是董事会11名董事中的1名，不是副董事长，更不是董事长(见表3－2)。董事会掌握大方向，制定基本管理制度，批准审议院长的工作报告。对医院的岗位设置、人员设置，董事会要进行把关；对董事长提名的院长人选，董事会要进行审批。副院长由院长提名，董事会审批，这个人事安排是核心工作。董事会对于院长助理、主办会计有直接的任命权。

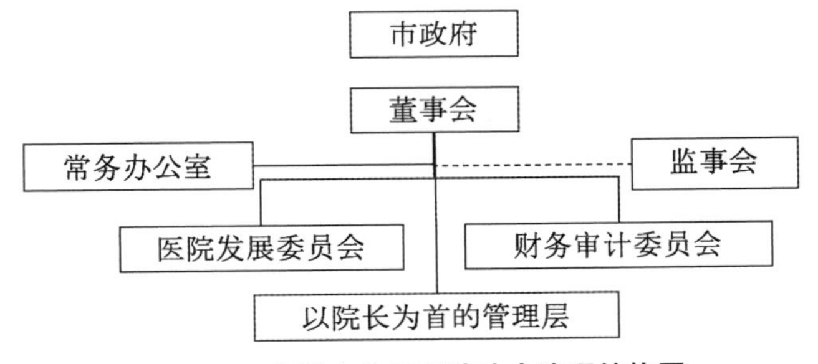

图3－7　东阳市人民医院法人治理结构图

表3－2　董事会成员构成及激励因素

成员	激励因素
董事长	(1) 捐资人的代表，把医院运营好，符合捐资目标 (2) 成功人士为家乡做些事情 (3) 实现个人社会价值
卫计局局长 国资局局长	履行政府的管理职能
2位职工代表	代表职工参与医院管理
3名外聘专家	(1) 承担管理咨询任务 (2) 社会地位的表现 (3) 通过参与管理，了解医院行业现状 (4) 增加在实践中检验理论的机会 (5) 体现个人的社会价值

1. 选拔任命权划分

董事长的职责是什么？第一，掌握大方向；第二，最核心的是提名院长。董事长对于医院的重大事情有审批权，对医院的工作有监督权。首届董事由政府和出资人协商，第二届起由前届董事会推荐，市政府批准公布。董事任期一届四年。院长由董事长提名，董事会通过，报市委市政府批准。这是真的提名，不是领导定下来后打电话给董事长下届给谁做院长。我们的董事长会事先跟市委书记沟通一下，下一届我觉得什么人做院长比较合理。董事长会告诉院长要培养出3～4个院长的接班人，这是院长的任务。说是董事长提名，其实还是我们内部的培养机制，内部形成一套培养院长的机制。副院长由院长提名，也是真提名。我提名时没有任何领导给我打招呼，因为打招呼没有用。当然我提名的时候会和常务副董事长和董事长达成共识，然后向卫生局局长报告一下，下届的班子怎么组成。向卫生局局长报告只是礼节，并不是说局长说这个人不行，你就得改变。我们医院的选拔任命权如表3－3所示。

表3－3 东阳市人民医院选拔任命权划分

	人选	确定方式	政府权力	任期
董事会	董事（含董事长）	首届：由市委、市政府与赠资方协商提出，第二届起由前届董事会推荐，市政府公布	协商确定	任期4年，可连任
	名誉董事长及顾问	董事长拥有提名权，由董事会聘任	协商确定	任期4年，可连任
执行层	院长	董事长提名，董事会审议通过，报市委、市府批准，董事会聘任；董事会决议解聘	审批	任期4年，一般不超过2届
	副院长	院长提名，董事会审议通过，报市委、市府批准，董事会聘任	审批	每届4年，任期不受限
	院长助理、主办会计	院长提名，董事会审批通过，董事会聘任	不参与	每届4年，任期不受限
其他人员	职能科室正副主任	董事会审议批准，院长解聘或聘任	不参与	
	科主任、护士长	院长有聘任、解聘的权力	不参与	

院长助理是由院长提名，董事会通过批准。在我们医院，优秀的主任做院长助理，院长助理过了2年肯定会提拔成副院长，优秀的副院长提拔成院

长。院长的任期一届是4年,一般不超过2届。我已经当了第三届,我的接班人已经培养好了。院长做完后,可以做常务副董事长,常务副董事长管着3家医院的3个院长,文化还是能够比较好地传承。

2. 经济分配管理权划分

在这样的体制下,日常运行费用全部由领导班子管。分管采购的院长一年四五亿元的采购权都是他的,责任也是他的,作为院长我就不签。后面审计跟着监管就可以了。资产投资方面,作为院长我的权力可以决策10万元以下的投资,行政班子有10万到50万元的权利,经由行政班子集体讨论,报常务副董事长审批。50万元以上要报批董事会,一年开2次会,4月和9月份各1次,共2次董事大会。经营分配管理权划分如表3-4所示。

表3-4 经营分配管理权划分

财务支出类别	数　额	批准权
日常运行费用	全部	院长
资产投资	<10万元	院长
	10万~50万元	常务副董事长
	>50万元	董事会会议
非经常性开支	<5 000元	院长
	5 000~50 000元	行政班子
	>50 000元	董事会日常会议
院长个人公务费用	全部	常务副董事长
常务副董事长公务费用	全部	董事长

另外,作为院长,我个人的公务费用自己不能签,要常务副董事长给我签,常务副董事长的公务费用是董事长签。而董事长不花医院的钱,不拿一分钱,是一个公益的行为。这就是我们法人治理结构的制度。

三、东阳医改的本质:建立以医疗增加值为核心的经济运行模式

医院的运营,政府不给钱,只有一年的人头经费50万元。造房子不给钱,买设备不给钱,培养人不给钱,这些都不给钱。我们的法人治理结构改革,不是为了法人治理结构的名头,而是要通过法人治理结构的权力分配和管理架构的建设,达到高效的管理效果。高效的管理效果是要通过医院内

部的运行体制来改变医院的。所以院长拿到权力后是要干活的，干哪些活？最重要的是推动医院的经济管理模式改变，我们叫作以“医疗增加值”为核心的经济管理模式。什么叫医疗增加值？这个名字是我杜撰的，概念是医院的业务收入减医院同期的变动成本后的剩余，相当于企业的总边际利润。医疗增加值，也等于人员经费支出、固定资产折旧和业务收入节余的总和。

现在中国的医改，是医疗增加值的改革。现在浙江的医疗增加值在35%左右。中国大陆为20%～40%。20%意味着什么？100元里面，只有20元可以给医院用。有五六十亿元收入的医院要亏损多少亿，在中国这样的案例不止一两个。而台湾地区现在可以大于60%，意味着其医院一亿元可以拿出6 000万元来发展医院和支付工资。目前东阳市人民医院是百分之四十几。通过对医疗增加值进行管理，就算政府不给钱，医院也能够自主运行。

东阳市的法人治理结构改革，符合国家医改“腾空间、调结构”的医改方向，同时也改革构建了医疗质量精细化管理模式。浙江卫计委给我们一个任务，一年办两期精细化管理培训班。我们的质量管理指标被浙江省的指评办公室公开亮出来，形成了这样一些评价体系和管理体系。我们2016年开始专门建立了一套服务品质的管理体系，通过服务品质的管理，找到我们的缺陷，找到改进的着力点。这个会评价到每一个人，专门有一套方法。

1. 人才培养与激励：“五位一体”规培体系

我们构建了“五位一体”住院医师规培体系，包括：培训内容、培训方法、培训目标、考核跟进、方案实施5项。这是国家卫计委的科教司专门评定的、我们医院从台湾地区引进的体系。台湾地区的经验在我们这里消化以后建立一套模式。2016年职业医师考试，我院65个医生全部通过，500分以上的有八九个人，这是该体系的效果。

在人才激励方面，我们构建了与医疗专业技术人才市场化相匹配的分配体系。2002年开始，我院就与国家规定的工资体系分离，员工只要在这里上班，就和人事局规定的工资毫无关系。规定的工资只是退休的时候用，女职工休产假的时候用。这个体系有工资总额，但总额不受人事局的控制，我们觉得自己能够把员工安排到什么程度，政府就支持。具体来说，体系内包含岗位绩效工资制、个人绩效积分分配、质量相关效益工资、首席医生津贴、高级管理人员年薪制等。

2. 法人治理结构改革的体会与适用性

董事会领导下的院长负责制为东阳人民医院的健康发展发挥了关键性作用。实现董事会领导下的院长负责制必须要有一个开放的市委市政府，因为这项制度的核心是政府愿意放权。实行董事会领导下的院长负责制必须要有一个开放的卫生行政主管部门。制度和人结合才能发挥作用。给院长充足的监管下的权力，他的管理才能得以发挥，这家医院就能够发展得比较好，才能将管理体制的优势转化为运行机制的优势，才能对医院的运行结果产生作用，不能为了管理体制改革而改革。

我们的制度是不是适应其他医院？第一，公立医院的所有制度都是一样的。第二，董事人员的来源都是一样的，我们能聘到的专家大家都可以聘到。董事会没有特定的候选人，我们有特定候选人是因为有捐资人的代表。我反对官员参与作为董事长，或者官员退下来参与其中。因为他们的做事方式和理念和医院院长的做事方式和理念有很大的不同。所以我认为，运行机制的改革大家都可以来做。

公立医院改革猜想

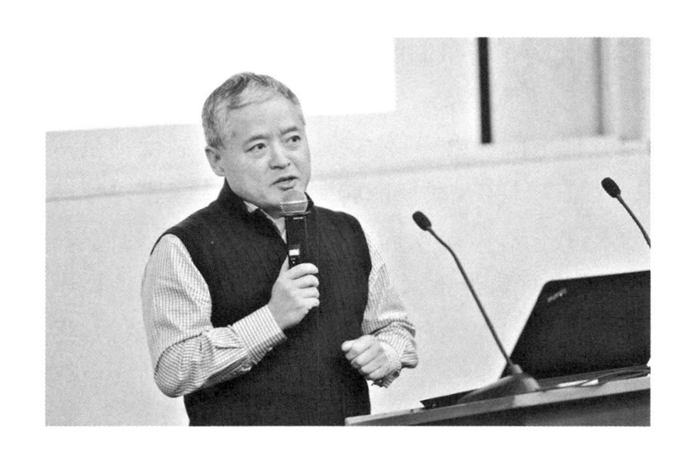

段涛
原上海第一妇婴保健院院长、教授

医改后面怎么做，我们要看看医改的利益相关方有哪几个。第一个是政府，第二个是公立医院，第三个是患者。现在让政府出更多钱是不可能的，所以在增量不大的前提之下，不可能出现皆大欢喜，要么一个人欢喜，或者两个人欢喜，第三个人不可能欢喜。

一、公立医院改革的前提：少花钱，多办事，人民满意

政府的目标是少花钱多办事，并让老百姓满意。现实是想少花钱多办事或者是不花钱多办事的医改是很难实现的。政府第一想少花钱多办事。第二想让老百姓满意，想让老百姓有获得感，但这会让公立医院的院长满意吗？政府会对公立医院满意吗？医改讲了这么多年，但是到了公立医院永远推不动。蔡江南教授提到，医改到现在，政府想做的事情公立医院全部是反着来的，让公立医院门诊量少一点，现实是门诊量却越来越多，这种情况怎么办？

二、医改的困境：医疗质量、价格和等待时间，三者不可兼得

政府提的医改口号是什么？医改的宏伟目标是又好又快又便宜，但这

恐怕很难实现。蔡江南教授提出的“搅局式创新”就是向病人提供便宜和简便的产品服务，他认为便宜的医疗并不代表好的医疗。其实说得比较客气，我认为便宜的医疗肯定不是好的医疗。私立医疗又好又快，它肯定不便宜。又好又便宜的公立医院快不快？肯定不快，要排队，要等很久。又快又便宜的医疗好不好？怎么可能会好呢？

上海市第一妇婴保健医院是800张床的医院，我们一年的分娩量2015年是33 900，也可能是全球分娩量最大的医院。我是院长的时候经常强调“价廉物美”。我们平均的出院费用是全上海三甲医院里面最低的，一个顺产的费用有时候不到3 000元。我们这个费用比东北的医院还要便宜。我说越便宜越好，越便宜病人越多。但是我们在做用户体验的时候，花了很多工夫。这样做病人会越来越多。所以在我们医院分娩的病人中外国人、富裕人群也非常多，我们就根本不担心到最后公立医院价格做到白菜价格还不赚钱。所以又快又便宜基本上等于不好，但是通过吸引高端病人，上海一妇婴做到了质量好。

三、前提与困境下的未来医改猜想

1. 药改先行

政府想不花钱还想多办事，还想又快又好又便宜。那怎么办？讲了这么多年医改，讲了很多，但是到最后医改推不动。那怎么办？先推药改！药改相对简单，比如药品零加成说这么做就能这么做，上海现在所有的医院要变零加成。实行两票制，要死一大批的中间商，而且现在已经开始做了。耗材也要挤水分，上海目前耗材加价的顺价只能在进价的基础上加5%，如果加价5%后总的价格超过200元，只能是封顶200元。这件事情会让上海第六人民医院最头痛，因为上海第六人民医院骨科就诊量非常大。骨科所有的东西，钉子等都需要进口，这样价格受影响非常大。从药品和耗材，基本上就没有退路了。再加上各种媒体曝光，大家都觉得要想靠药、耗材赚钱，基本上不可能。

CFDA加快审批，有可能吗？特朗普做了美国总统之后，他曾经骂过美国FDA药的审批太贵。但其实看特朗普做的很多事情，首先约谈药企的大佬，说你们药太贵，要降价。药企大佬投诉说FDA审批太慢，审批一个新药10年，投资几十亿美元。所以特朗普又发话了，FDA审批太慢，必须加快审批。这个事情会不会影响到CFDA,我不知道。

药改是一箭三雕的事。如果再这么任由药发展下去,整个医生的队伍就会烂掉。公立医院医药分离以后,腐败的空间要小很多。药价下降,中间环节都减少了,老百姓的满意度会提升。所以不做药改就奇怪了,因为医改这么难,药改这么简单,而且顺应民意。除了药企不开心,大家都开心,那为什么不做呢?先做药改,当然先要曝光医药领域中出现的乱七八糟的事情,所以会有很多让老百姓震惊的新闻。

2. 分级诊疗

首先,虽然分级诊疗有难度,但是必须做,是势在必行的。有人讲我们看美国和英国做分级诊疗效果挺好的,但是大家不要忘记,在欧美国家,社区医生和三甲医院的医生水平差不多,非常均质化。中国的医疗机构水平的等级基本上代表了医疗水平的定级,三级医院一定比二级医院好,二级医院肯定比社区卫生中心好。

上海前些年做分级诊疗改革的时候,市领导到社区做访谈,向社区的老人介绍说社区健康中心多好,就在家门口,看病不用排队也不用挤,开药也方便,大家都应该在社区卫生中心看病。有个老太太说了一句话:什么时候市领导的干部保健也放在家门口的社区卫生中心,我们也就去了。

现在慢慢好了,上海的分级诊疗已经看出好的苗头来了。前两天我跟儿科医院的院长聊天,他就说按道理讲,儿科应该是非常热门的,门诊量增加会非常多。但2016年整个上海三甲医院的平均业务增长量大概为10%,不超过10%。这说明很多的社区基层医疗工作做得比较好,特别是儿科,所以老百姓就不去三甲医院了。但是分级诊疗有很长的路要走,因为在社区卫生中心,基层医生的水平很难在他的岗位和工作年限内得到非常大的提高。在这种情况下,让大家都去相信基层医疗,我也觉得很难。

分级诊疗的另一个要点,是抓两头促中间。抓大城市,是因为像上海这样的大城市做了试点以后,近两年的效果有明显的改善。通过数字看,社区医院病人的增加水平有明显的好转,更多的人开始在社区看病了。还有在边远的城市,也应该并适合推行分级诊疗。因为在这些地区不分级诊疗不行,很多边远地区的病人难以到大三甲来看病,在交通、渠道等很多方面都存在障碍。近年来的互联网分级诊疗有可能是一个很好的方式,而且这在之前是难以想象的。

另外还有一个反对意见，有些人，特别是领导一讲到分级诊疗就会讲初诊在社区。我专门写过一篇文章《分级诊疗慎谈初诊在社区》。为什么呢？比如病人一开始头痛，但头痛的鉴别诊断有几十种，你怎么知道他是感冒还是肿瘤呢？所以初诊不应该在社区，应该在三甲医院。因为那里能给出明确的诊断，告诉病人病因是什么，接下来再制定一个明确的随访和治疗方案。这时候可以去社区，所以应该慎谈初级诊疗在社区。

分级诊疗里面，很多东西可以落地在社区，比如糖尿病、高血压或者其他慢病的后续治疗。首先由三甲医院的专科医生做好初诊和评估，制定好明确的诊疗方案之后，再在社区随诊。但是千万不要在社区医生还没有搞清楚的时候就开始治疗，然后病人的病情恶化，身体一塌糊涂再去三甲。因为有时候社区医院根本不是对症下药，所以慎谈初诊在社区。分级诊疗是可以做的，也是应该做的，但是要掌握好步骤和分寸。

3．单病种收费

我原来写过一篇文章讲单病种收费，很多人批评我太理想主义，在中国很难。但我觉得真的可以做到。这要分步实施。以前单病种收费是很难，现在依靠专家和大数据基本上就可以做到。上海申康所属的三甲医院已经拿出几十种单病种，比如说阑尾炎、乳腺癌、全子宫切除、顺产、剖宫产等，对每家医院单病种的平均费用、平均住院天数、诊疗量等指标进行比较。通过比较就可以形成三点关键的驱动因素。第一，incentive，也就是激励，哪家医院做得好、做得便宜、做得多，申康就给予激励。第二，benchmarking，就是对所有三甲医院的单病人数进行比较，可以设立一个标准，院长看了很有压力。第三，peer pressure，同行压力。所有的数据摆在面前，所有的院长要想办法去改进：为什么你做得比我多，为什么你做得比我便宜？这样医院会主动做工作，降低单病种的收费。可以简单想一下，大多数的单病种其实没有复杂并发症的情况，所以基本上用药都差不多，手术也是差不多的，成本和费用不应该有太大的差异。一开始申康做比较分析的时候，医院跟医院之间单病种的差异非常大，现在差异越来越小。因为如果发现单病种费用很高，院长就会问科室主任怎么回事，怎么比别人高那么多，主任就会有动力改善，这样不同医院之间的单病种收费会越来越趋同。

4．开放民营医疗机构

蔡江南教授讲过，民营医疗机构数量已经占全国医疗机构的50%以上，但是真正好的还是少。我作为前任公立医院院长和一个专家，我希望看到医生驱动的民营医疗机构，而不是资本驱动的民营医疗机构。必须要医生们出来办医院，才靠谱，才不会乱来。我们真心期望看到民营医疗机构开放的第二个春天，而且这个春天不是资本驱动的，应该是“智本”来驱动，靠知识、医生来驱动。

但是医生驱动有一个大问题。以医生集团举例，很多人在投医生集团，我对两个投资的朋友讲，如果要投资医生集团，越是大规模，越是名医集中的医生集团越不要投。为什么？我自己是中华围产分会的名誉主任委员，也是之前的主任委员。我太了解这些知识分子了，这些大医生之间很难合作。投资人一开始还不相信，有人投了，结果发现医生集团里面吵架吵得一塌糊涂。但是如果大医生分开，大带小这种模式，这倒可以。

未来的民营医疗机构肯定要开放。因为三甲公立医院是政府的，但是不听话，怎么说就是不改。公立医院之间还是相互攀比，郑大一附院大家的争议再多，结果还是越做越大。而在公立医院相互攀比的同时，民营机构在相互竞争。如果开放民营医疗机构，政府的直接财政投入就少了，政府的直接医疗保险支出也少了。另外，开放以后，老百姓会觉得政府开明，支持民营医疗机构的发展。就算做得不好，大家也不会骂政府，只会骂资本方心黑，政府多开明让你们开私立医院，你们却没有办好。有这么多好处，为什么不支持开放呢？然而，办过私立医疗机构的人都知道，现在牌照有多难申请。

四、公立医院的解构与重构：四大驱动因素

公立医院要面临解构与重构，其中有几个驱动因素。

第一，医生的自由执业。医生多点执业是伪命题，解决不了问题。什么时候医生能够真正成为自由职业者，这时候才可能推动整个公立医院的解构和重构。我没有说公立医院垮掉，而是说公立医院要解构，而且必须再重构。

第二，互联网。大家可以看到现在互联网已经把很多公立医院的医生引到外面来了，而且他们已经尝到了甜头。这种互联网带来的互联和效率已经在改变公立医院现在的生态了。

第三，商业医疗保险。目前商业医疗保险在中国的医保市场占的比例

非常小，但是商业保险接下来会逐渐占有非常大的市场，它会导致公立医院的解构与重构。

第四，人工智能技术。现在大家都知道公立医院最缺的是病理科医生和影像科医生。但是再过三五年这些医生一点也不缺，所有的病理分析都可以交给人工智能来做。目前人工智能的技术已经可以对病理的切片进行细胞筛查，把 70%～80%正常的标本过滤掉，只剩下 20%～30%有问题的才让病理科医生进行诊断。最近有一家人工智能公司针对人工智能判断肺部结节做了一点研究工作。他们把全中国最好的几个肺部读片专家的结果作为精标准，用不到 200 个病人的案例对人工智能进行读片训练，最终结果是这个人工智能系统可以达到 95%～98%的专家水平。这是一个什么水平？普通二级医院只能达到 60%，三级医院也不到 80%，而该人工智能可以达到 95%以上。最近美国的科技杂志连续发文章，说人工智能的医生，接连打败放射科、影像科、皮肤科医生。这两天几乎是每隔一个月就有一个科室被人工智能打败。所以人工智能是导致公立医院解构和重构的非常重要的驱动因素。

公立医院已经到了不得不改的时候，为什么？医生渴望自由执业，院长管不了。互联网已经把人才吸引住了，虽然还在公立医院上班，但人未走心已远。而且商业保险和人工智能都会在未来几年有快速的发展，所以这 4 点我个人认为会是真正导致我们公立医院解构和重构的因素，是让公立医院不得不改的因素。

公立医院与民营医院如何分工合作

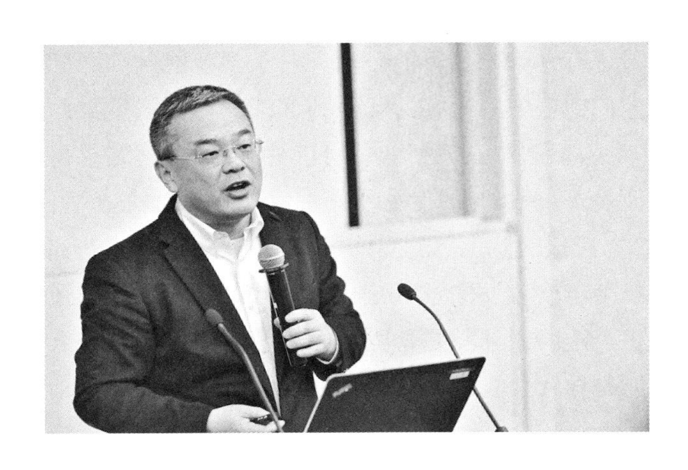

于振坤
原南京同仁医院院长

公立医院和民营医院如何分工合作？没法分工。打个比喻，公立医院吃面包的时候掉点渣，民营医院吃这些渣就完了。民营医院跟公立医院真的不太一样。民营医院应该怎么做？我认为：第一，租房子别做；第二，营利性的别做；第三，不能资本说了算，而要医生说了算。做到这 3 点，民营医院就能做好。但现在实际上民营医院有很大的问题，把 5 元钱的东西卖成 50 元，再加一个价卖到 500 元，但还是可以卖出去，因为很多医疗服务没得买。资本方的目标就是要冲市值，然后再上市，抢占资本市场。所以这种经营方式让民营医院的发展更加困难。民营医院有没有机会做好？我不知道，但是真的能做好的医院，确实没有几家。

一、医疗的本质

医疗的本质，就是治病救人。医院只是治病救人的场所。医疗本身是技术、服务和环境的结合。大家都认为民营医院的环境好，而新建的公立医院绝对比民营医院更好。南京同仁医院的眼科、耳鼻工作室是重点特色科室，一个耳鼻喉科 48 张床住了 69 个病人，一床难求，科室的三四级手术占了 87%。我们的董事长来医院看到了这样的景象，问：像这样的情况怎么不做点广告呢？如果不对症，病人想看妇产科，做眼科广告也没用，所以广告这块真的很难。但其实不做广告也是广告，因为病人和其他人都知道你该做广告，但你没做。有三年时间，另外一位院长做了很多广告，但是没有效果，而且病人的数量减少了。民营医院不做广告还好，一做广告更糟糕。只要做广告的，全是民营医院，成了民营医院的特色。

医疗模式上，大家一谈服务就说微笑服务，但绝不是这么简单。服务一定是标准流程、模式，要考虑患者的感受。绝对不是微笑，微笑管什么用？它是流程的再造，它是模式口碑的宣传，是美誉度而不是广告。同行认可了，一定是因为技术好。老百姓的认可，可能是偏服务，但是更重要的是“踏实”两个字，来这看病病人觉得没有被蒙骗，这是非常重要的。

二、公立医院和民营医院的对比

公立医院和民营医院的差别，我觉得只是出资方不同：一个是政府，一个是公司（个人）。投资人觉得我投了这么多钱，他会脾气很大，他会想要营利。实际上公立医院也营利。现在民营医院的投资人，大多数的底线是能营利。所以民营医院不做非营利，因为要给投资人回报。这点没错，但是医院能这么快挣钱吗？

对于人才而言，主要是稳定的问题，公立和民营，一个是事业单位，一个是企业单位。就患者来说，有普通患者和高端患者的区分，民营医院定位的都是高端患者。在南京同仁医院开业期间，2008 年有 700 人的门诊量。正好有一个朋友从美国回来，他说：给你个建议，为什么要看 700 个人？看 70 个人，把挂号费提到 10 倍不行吗？我说真不行，这里面有住院医生培训的问题。只有自己会没有用，底下的人如果不会，这样是留不住病人的。医疗就是这样的一个体系，需要普通患者也需要高端患者。

三、民营医院的做法及定位

民营医院应该怎么做，模式很重要。我在北京同仁医院的时候，在咽喉头颈领域我的排名非常靠前。但是从公立医院离开，来到民营医院之后，我的光环就慢慢消失了。消失了之后怎么办？今天大家都在谈院长职业化的问题，比如上海一妇婴的段院长，当了 8 年副院长，当了 8 年院长。现在正当年的时候，院长不当了。他如果是专职院长，离职以后门诊也出不了。因为你一出门诊，业内说这个哥们20年没干了，出什么门诊？科主任都不一定想要你。怎么解决这样的问题？

关于民营医院的定位问题，大家都在谈专科还是综合。但是从投资人的角度来看，所有民营医院的特点是必须连锁，还要上市，这是他们的目标。所以我认为现在做的这些模式都是商业模式，真不是专科医院的专业模式。专科医院的模式应该是其他医院解决不了的问题能够在这个医院得到解决，这才叫专科医院。我们的专科医院上面写着专科，但这是为了做连锁，吸引病人，为了做广告的，这不是商业模式吗？有的医院做眼科，光做TC、配眼镜，眼肿瘤不做。他们只做挣钱快的项目，慢的不做，这是商业模式。

专业模式要有专业模式的效率，譬如说要做一个专科——耳鼻喉科，做耳鼻喉科医院。那影像方面应该是专业的耳鼻喉科影像，病理是耳鼻喉科专业的病理，麻醉是特别专业的麻醉科医生才好。即使有呼吸科也应该跟耳鼻喉科相关，是这样一套模式。

所以民营医院应该怎么做？啥都能做，关键是出于什么动机。民营医院要做综合医院比较困难，但在县级区域或者县级市以下的区域性医疗，我觉得综合医院更有效。从风险的角度看，很多人都选择做低风险的专科：牙科、眼科、皮肤科等。但这些领域已经有了太多人。而且皮肤科再过两三年不需要了，人工智能化的应用，在皮肤科最容易，最简单。高风险的专科，民营医院可以做成吗？能，亚心做得就挺好，三博脑科医院做得也很好，而且做完之后还不容易被复制。难的并不一定不能做，但是关键的问题是投资人投资的目的和专注点，这是医院发展的关键。

我经常这样讲：什么叫高端，什么叫高？高是形容词，应该叫higher，现在只是说高叫high，那不行，高是相比较而存在的。如果把一个医院分解成技术、服务、环境3个要素，满分为100分的话，设为$X+Y+Z=100$，这是三元一次方程，无解，变量太多了。但是有人有解，怎么有解呢？北京儿童医院和北京新世纪儿童医院就变成了有解，为什么呢？因为X是一样的，什么一样？是技术，技术一样之后，环境和服务就变成了有解，这个时候就变得容易了。天坛医院和三博脑科也是类似的例子。核心技术、核心专家定位以后，环境、服务才有高的问题，单纯说什么是高很难。

1. 民营医院：资本和医疗的联姻产物

资本和医疗的联姻到底是什么样子？资本和医疗本身有矛盾，资本就是逐利的，医疗只要嫁给了资本，就只能逐利，而且你如果不这样做就麻烦了。所以快资本和慢医疗的联姻苦涩，是两个低估和两个高估的问题：低估了医疗风险和医疗经营难度，高估了医疗投资的容易度和医疗利润水平。前一段时间很火的“魏则西事件”可以用四个字来说明：国进民退。我 10 年前在民营医院招医生，公立医院的医生还来几个，现在基本没有了。民营医院说是高薪吧，但医生没有产出不可能白给，资本方的钱也是割肉，一样差不多。所以这个问题就来了，医疗主导还是资本主导，具体说是医生主导还是资本方主导的问题。

所以医院的特殊性就在于，它是资本和医疗的联姻产物。民营医院现在是政府需求，李克强总理鼓励大家做民营医院。民营医院也是可能的社会需求，我们希望它能够成为市场需求。但是市场已经拼杀得非常紧张，而且医疗市场最大的庄家是政府，所以要好好研究政策。

国际投资人角色，我觉得两个模式做得很好。第一个是邵逸夫医院，它的技术投入是非常大的，经常有中美的合作班。它的培训设施，像解剖室做得非常大，非常标准。第二个是我国台湾地区医院模式，强调改变流程模式，改变服务模式。我们有个对标的民营医院，南京同仁医院一个季度对比一次。

2. 医疗核心中的核心：人才

医疗要素中，核心的核心是人才，担心的是人才不稳定。所以如果有人哪天想投资医院的话，应该重点考虑人的因素。如果医生哪天想跳出来的话，重要的不是资本，是投资者这个人。不要追资本，有钱人有的是，但是人和人不一样。梅奥诊所有一句非常有名的话：I am a better doctor HERE (than there)。如果建立一个好的平台，医生就能发挥更大的作用。

我在南京同仁医院的耳鼻喉科做了一个操作的标准。我们把医生前 10 位的操作变成了集程序化、精细化操作、过程质控为一体的操作模式的建设。这个模式也在江苏省获得了双创人才和双创团队的领军地位，有 400 万元人才经费的支持。我们可以把医生的操作完完全全变成一个程序，有 8 类手术已经做完了，4 500 台手术没有一个有并发症，更没有纠纷。这样的操作实际上也有利于小医生跟你学习。我们的人才养成阶梯由 4 个部分组成。第一，临床操作培训，强调操作的标准。第二，临床理念培养，强调怎么看病，临床的逻辑与推理，实际上看病病因的推断就是逻辑和推理。第三，科研思路培育，做医生不管在公立医院还是私立医院都需要写文章，都需要拿课题，千万不要觉得光开刀就行，光开刀是走不下去的。我们民营医院做的事情是临床科研和临床课题。第四，学术地位的培植，在同行里面要有影响力。我现在在南京同仁医院，但上海一年要来 20 次左右，不仅中欧的活动，各大医院办学习班我都出席，要有新的东西展示出来，临床科研也是非常重要的。所以我们把人才培养这样的理念做成了 4 个等级，不光是薪水留人。耳鼻喉科建院 10 年一共走过 2 个人：一个跟先生去哈佛读书，另一个为了分房要假离婚。其他人都不愿意走，因为在这能学到东西。

3. 民营医院的未来发展模式

民营医院搞连锁的时候，集团化的发展模式非常重要。A 集团的医疗发展模式是这样的，A + B + C + 到 100 家医院。实际上应该是 A1 + A2 + A3，最后变成 N 个 A 的模式。所以在同仁医院培育新医院的时候，应该打上同仁医院的烙印。民营医院的出路在于没有编制的限制，把薪资拉上来就可以招到优秀的人才。像高速公路一样，民营医院可以多设出口，通往不同的终点，农贸市场和迪士尼乐园都可以有。这样一来，高速公路上跑的车就会变多，对于某些项目，也就可以做高端收费了。

民营医院的发展应该找准定位，这样才可能有合作。什么叫合作，它做这个，我做那个，方向不一样就叫合作。所以民营医院的推动非常重要的一点就是综合医院。南京同仁是一个综合医院，但是有专病中心的扩展，有很重要的重点学科的推进。我们建院 10 年来有 1 个国家临床重点专科，有 1 个江苏省临床重点专科，7 个南京市重点专科。这样的重点专科必须要做，只有这样才可能有立足之地。

公立医院治理的国际经验借鉴

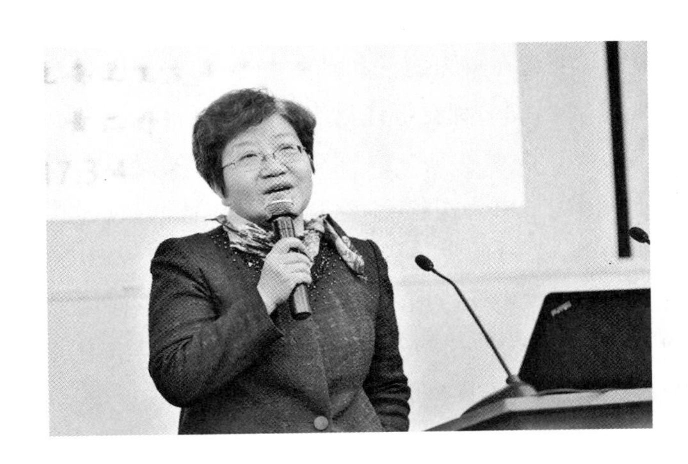

李卫平
原国家卫生健康委员会医院管理研究所医院经济管理研究室主任

我从 1997 年开始做这方面的研究，当时从医院产权制度改革这个角度开始，因为那时候有些医院在搞股份制，但是做下来觉得公立医院的问题不是产权问题，是一个治理问题。所以从 1997 年到现在 20 年了，越研究我越觉得公立医院治理特别难，想推动这个改革特别难。2008 年开始，国家深化医药卫生体制改革领导小组办公室资助我们做公立医院治理改革研究，当时领导找我的时候也是说研究医院产权制度，但我告诉他不是产权制度问题，而是治理问题。要分析公立医院法人地位怎么落实，怎么赋予权利才能让公立医院发展。公立医院不是都要全面改制，公立医院在任何国家都占有很大的部分，世界上任何一个国家都不可能把公立医院大规模改制。公立医院的治理就是讲权力架构怎么安排，怎么形成一种合理的激励机制，是关于政府、公立医院、公立医院管理者的职责、权利和义务的制度化安排。

一、公立医院治理机制

公立医院的治理机制，从国际的经验看其核心就是权责对等。这里面责权的界限特别清晰，东阳人民医院我去了四五次，2015 年世界银行的三方五部门对中国医改进行研究，委托我承担公立医院法人治理研究，我就写了东阳的案例和上海镇江医院集团的案例。在全国培训班上和有些省里的讲座，我都讲东阳是做得最好的法人治理改革。东阳好在哪？它的权力架构、权责分配很清晰，而且那两张人事权利和财务权利分配的表很重要。

世界各国医院的治理结构都差不多，都有一个董事会和院长班子，有专家委员会，到底区别在哪里？其实就在权力配置和界定，东阳的好处就是界定特别清晰。董事会在国际上都由相关利益群体代表组成，进行协商决策。这不是股份公司的股权决策，股权决策就是一股一票。公共治理借鉴了公司治理的管理结构，但是公共治理是由要实现不同利益的群体代表组成的，是一人一票，是一种利益的协商，在一个公共平台上的博弈利益。另外，治理工具特别重要，公司是通过股票价格在股市上的反映来体现绩效，而医院不是这样。目前医院在开发公立医院治理的各种评估工具，像申康做了这么多年，有一套自己的做法，所以治理工具特别重要。

二、国际经验借鉴

20 世纪六七十年代“新公共管理改革”兴起，国际上是一个分权化的改革背景。80 年代以来，随着医疗费用的高速增长和财政压力的不断增加，部分发达国家和发展中国家都相继进行了公立医院的组织变革，以增强公立医院的自主管理能力，控制成本，提高运行效率，从而缓解政府的财政压力。这些国家都是英联邦国家，因为英国原来一直是公立医院主导的国家卫生服务体系，在这个时候它面临问题要进行改革。20 世纪 70—80 年代，英国对医院进行了几次分权化和属地化管理的改革；20 世纪 90 年代，政府才决定采用市场化组织变革模式对医院进行改革。但这并不是有些人理解的市场化就是完全由市场来做，医疗服务市场是一个特殊市场，跟其他市场不一样，所以既不可能完全由市场规律主导，也不可能完全由政府的行政规律控制，必须遵守卫生经济学的特殊规律。

1. 澳大利亚公立医院治理模式

澳大利亚维多利亚州的公立医院治理有 4 个主体，就是州长、医院理事会、州卫生处和医院院长（见图 3－8）。州长通过政治和技术 2 个层面对公立医院负总责，理事会是治理结构的核心。从卫生署来说它是一个技术官僚部门，它收集了很多医院运营的数据来对医院院长进行监管，同时医院理事会也对医院的院长问责。这个理事会是怎么形成的？实际上由州卫生署列出进入理事会的条件，比如要求有合法收入，有合法工作的人。那么可能是律师、职业管理者、会计师，也可能是社会的公益人士等。由州卫生署把这些经济社会条件还有品德之类的条件，通过媒体发布出去向社会招聘。每个人可以来报名，报名以后他们面试，面试以后形成理事会，由州长任命理事会和理事长。这是一个圆桌会议的形式，理事长是召集人。

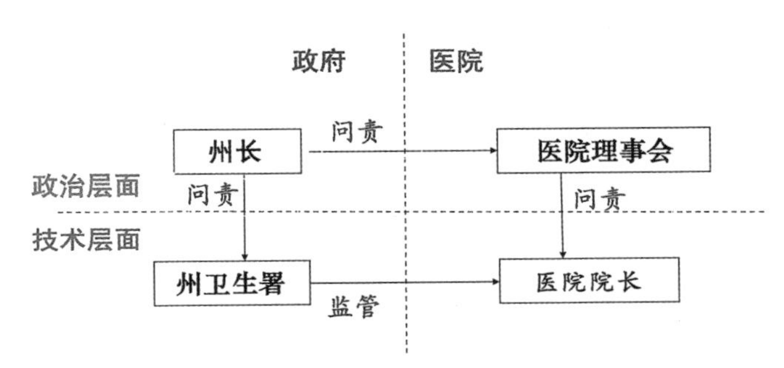

图 3－8　澳大利亚维多利亚州的公立医院治理框架

他们的公立医院是集团的形式，也就是说有四五个医院是一个理事会。如果理事会运营不好怎么办？他们目前为止还没有出现这个情况，如果出现，州长会解散理事会，并对理事会有政治上的问责。州卫生署也会不断把医院的财务统计信息提供给理事会，通过合作方便理事会运营管理。

澳大利亚的模式还有一个特点，它们把文化、舆论这些方面也归于公立医院治理的工具。他们通过媒体宣传医学不是万能的，告诉公众不是靠医院、医生就能把病治好，健康属于个人的责任。这也是公立医院治理的特色，形成这样一种文化、舆论导向。其他方面还有立法、经济等，支付方式就是国家的医疗保险和预算管理。还有监管方面的准入、质量评价、成本分析、绩效检测等。

理事会的职能、角色和构成比较明确。在它的理事会里面有各方面的代表，有一个特点是比较讲究女权，要求性别平衡，至少 40%的成员为女性。同时，在城市和农村都有不同的理事会，都遵循 1988 年的《卫生服务法案》。城市的公共卫生服务，理事会有 6～9 名理事，理事会主席由州长指定，主席是带薪的。而农村的公立医院，有 6～12 名理事，主席由理事会选举产生。理事会主席和其他成员都是非受薪的志愿者，一般都有自己的职业。

2. 法国的公立医院治理模式

法国的公立医院原来也有理事会，是医院的所有者。2014 年改革后叫监事会，从理事会到监事会，体现出所有者权力在弱化。监事会代表医院的所有者，有权提名院长，审核并决策医院的重大事项。国家卫生部对监事会提名的候选人进行任免和考核，要求该候选人必须具备医院管理学院学历，并通过全国淘汰制考试。监事会由地方政府代表、患者代表和资深人士组成（见图 3－9）。弱化以后，院长的权力变大了。公立医院的院长由国家卫生部来任命，法国有一个院长学院，所有的院长都是从院长学院里面培训出来的，通过考试后才能当院长。刚开始可能在规模小的医院做院长，每一届院长都会有评估考核，然后再到一个稍微大一点的医院做院长。不再做院长的时候可能 50 多岁，之后就可能出来做医院管理的咨询专家，所以是职业化的路径，并不会在院长的位置上做到退休。

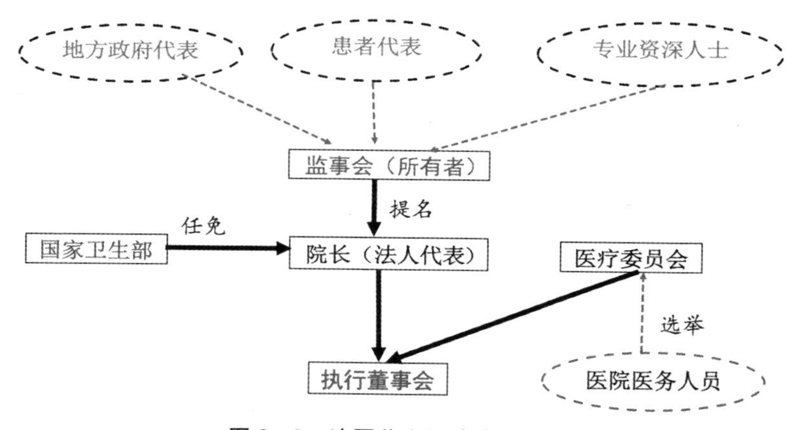

图 3－9　法国公立医院治理框架

2016 年，因为院长的权力太大，法国修订了《公立医院法案》，开始加强医疗委员会的权力。医疗委员会由医院的医务人员选举产生，成员可能是科主任、资深的专家等，负责决定医院的发展方向，比如医院的学科发展、医院投资、引进项目和技术等。院长和医疗委员会的博弈平台就是执行董事会，来平衡 2014 年法案中院长过大的权力。执行董事会是医院的日常决策机构，一般由 9～15 人组成。医院医务人员组成的各类医疗委员会在执行董事会中具有重要影响力。执行董事会成为实际管理中的博弈平台，由院长代表地方政府和中央政府与医院内部医务人员进行谈判和决策。所以法国的特点就是公立医院属于公法人，所有者是医院的监事会。但作为法人代表的院长由中央层面国家卫生部统一培训、选拔和任命，院长作为公务员代表政府对医院进行管理。

绩效管理合同、项目发展规划以及内部管理规范是法国公立医院治理的重要组成部分。2016年的改革要求医院和大区卫生局签署一份医院长期运行目标和实现方法的绩效合同，以此作为对院长的一种考核依据。并且2016年年底之前，这些绩效都需要公示出来，包括内部管理的科研创新、教学职工的继续教育等，以便对绩效进行监管。

不同层级医院的功能定位不同，但上述类似的治理结构能适应其功能定位的特点。大学附属医院、中心医院、地方医院和乡镇医院，这样3个层级的医院功能定位差异较大：大学附属医院主要做医教研的前沿领域，中心医院更多的是一种具有相当水平的区域医疗中心，地方医院和乡镇医院主要提供基本卫生服务。所以虽然治理结构类似，但执行董事会的人数不一样，大学附属医院的执行董事会要15人，要求必须包含教学主管和科研人员，再往下面的层级就是9人、7人的执行董事会，这跟医院的规模也有关系。

法国公立医院内部结构和人事制度有利于这种治理结构的实施。医院内部实施大科制管理构架，大科主任是终身雇佣合同，与国家公务员相当。大科主任、资深教授医生可以离职，医院不能解雇大科主任和资深教授医生。他们收入高而且稳定，但是少数。其他医务人员具有自由流动的权利。医院全日制岗位由国家定，但是科室主任的权限很大，有权雇佣普通医务人员。普通医务人员一般是短期合同，多点执业，具有很大的自主性。

法国公立医院的外部治理环境和中国类似，所以有很强的借鉴意义。因为法国是一个非联邦制国家，其卫生治理体系也是高度中央集权，同时人口也有一定规模。法国的门诊服务由自由执业的家庭医生提供。住院服务分别由公立医院、民营非营利性医院与营利性医院提供，床位占比约为60%，15%，25%，和中国的医改方向相似。它的支付体系是混合型医疗保障。基础医疗保险对正规就业人员强制缴费，对无业或低收入人群则在税收支持下免费纳入，基础医疗保险负担75%左右的医疗费用。鼓励居民通过集体或商业补充医疗保险。从多个方面来看，法国的经验可供中国参考。

三、中国法人治理改革的现状

中国医改从1997年到现在20年了，我感觉公立医院治理的改革特别难。因为在中国的传统文化里面，缺乏现代治理的文化。北京有的医院实施了法人治理结构，但院长又去当理事长。有些人亲口跟我说，实际上法人治理改革以后，院长的权力更大了，他既是理事长又是党委书记。当了这么多年理事长，所有他说出来的话在理事会上没有被反对过，社区来参加理事会的人也从来没有提出过任何不同意见，这就是现在中国的公立医院法人治理改革试点的现状。

从1949年到现在，我们这套自上而下的体制非常强大，惯性也很强。这轮改革还是在收权，不管是医疗卫生还是其他领域都在收权，所以它不是一种公民参与。法人治理改革要求扁平化，比我们传统的自上而下的垂直体系相对要扁平。那么就要让别人说话，就像罗湖区的郑理光局长，他自己就说公立医院法人治理改革是政府的职能转型，这个一点没错。虽然在深圳能这样做，在其他地方我也听到了许多声音，还是挺难的，情况不乐观。

目前中国的医务人员还是不能独立执业。医生离开公立大医院对执业生涯影响很大，实际上没有选择，他们对公立医院依附性很强。当然最近有点好消息，就是国家医政医管局出台了一些政策，在解放、培养医生。但是这点究竟能往前走多远，其实我觉得更多地取决于人事部门。我国有一个中央机构编制委员会办公室（简称中央编办），他们设计制定事业单位的人事政策。我曾经参与过事业单位章程的讨论修改。当时我和中国政法大学、北京大学的法学专家以及清华大学的非营利组织专家一起逐条修改这些章程。但是我们知道这种东西出台非常难，而且这个文件出来了以后，从编办系统一直发到基层也很难。到现在我们的大学、医院在这种治理上的改革进展也并不顺利。中央编办真的会往外放人事权？政府有那么大决心吗？我当时就跟他们的领导说，如果这个改革实现了，你们这个机构就不需要存在了。刚才提到的三博脑科医院，那3个专家我都跟他们交流过，他们谈了好多他们刚出来的感受，经过多少年的努力，等等。所以不是所有的医学专家都可以做成这样的。

从公立医院来说，中国缺乏专业主义。医生没有职业工会作为利益相关方进行谈判，没有真正的医生行业组织，行政力量的管控更强。我国的这些医师会、医学会、医院协会，现在想往那方面改，但是很难。学会、协会该有的维护行业的责任做不了，行政化的色彩又很重，这就是我们现在的问题。

另外，我们也没有治理工具，管理的基础不足。我2003年在北大中国经济研究中心做了一个课题，在邵逸夫医院和首医医院做调研。我想找数据比较，但很难找到数据。拿出来的数据口径又没有办法统一。想深挖做研究，但是我们现在分析口径、统计口径、数据进来的口径不一致，很难做分析。这就看出很多的管理基础都非常不足，这就是我们的现状。

四、中国法人治理可能做的改革

在现在这个情况下，能做点什么事？我自己觉得做不了太多，但是还是应该前行，得往前走。具体来说，第一点，要借鉴东阳人民医院的经验，就是要清晰地赋权。现在有些县都在成立公立医院管理委员会，但是政府的成分更重，政府的官员都在里面，成了一个变相的卫生局，而且比原来的卫生局更强大，综合了其他政府部门，来对公立医院问责。其实在这里应该给公立医院赋权，人事权、财务权这种要清晰赋权，实实在在放权，法人治理结构改革还是可以做的。

第二点要借鉴澳大利亚的医院理事会，使社区民意得到表达。不能像北京的医院理事长说的，请来了居委会的代表，而他们从来没有提出过不同意见。社区意见表达，不一定请居委会的人，因为他们还在体制内。要采取新的途径把社区里愿意参与这个事情的人请到理事会里来。

第三，要借鉴法国医院专业委员会，增加医护专业人员的话语权。其实我们现在很多医院也都有专业委员会，但是并没有起到作用。我们现在就靠政府盯着院长，但政府是万能的吗？都能盯到吗？其实在医院里的专家更了解医院，所以要增加他们在专业委员会的权力和话语权，来平衡院长的权力。

第四，要推进人事制度改革，淡化身份差别，实行岗位管理。刚才我讲的编办的情况，如果政府不淡化身份的差别，不实行岗位管理，医生不能流动起来，很多其他事情都没有办法谈。因为只有医疗专业人员流动起来，不依附于公立医院，他们的话语权才能够强大起来，真的敢于为医疗专业服务，敢从专业的角度说话。否则他们在理事会里是不太敢说话的，因为上面有院长管着他们，谁敢反对自己的顶头上司呢？

第五，要开发治理工具，加强数字化管理。我现在的团队在做这个工作，就是医院的规范化成本核算。因为从经济管理的角度，这些工作都是在加强医院的数字化管理，加强管理基础。我从新医改一开始就一直在讲，在部里面的座谈会也讲，和部里面的官员也讲，我在文章里也写，公立医院改革一定要立法。要清楚地赋予每一方法律地位，大家就遵照这个来行事，这样才明白我该做什么。而不是靠文件，今天说应该这样，明天说应该那样。其实最值得公立医院院长借鉴的，就是国有企业改革。《公司法》出台以后，企业知道了自己是什么法人，有什么法人地位，按什么法人行事，所以才推动了国有企业改革。当然它还在完善，而且《公司法》出来后也在不断修订。在医改这块，我听到的声音老是说时机还不成熟。新医改到现在，从酝酿到实行已经差不多10年了，应该说可以要出台医疗机构法和公立医院法或者公立医院的条例。这样能知道各类医院，比如私立医院要依照什么法律，私立的营利性和非营利性医院是什么法律地位。那么公立医院是一个什么样的法律地位就清楚了，它是一个特殊法人，就按照特殊法人对待它，而不是把它当成行政的附属物。所以立法特别重要。只有这样才能不靠行政，我们现在医改靠行政手段推动的色彩太重了。

要解放医生，真正让医生自由执业，才能实现公立医院法人治理的条件。从1997年我们开始做研究，到各个地方调研，特别是从东阳的实践过程当中，认同特别强的一点是法人治理是公立医院和民众长期的学习过程，是一个不断自我教育的过程。我和东阳的老医务人员和新医务人员都聊过，他们都在讲，开始他们不知道什么叫法人治理，就知道有人给他们医院捐了钱，然后他们医院跟人家不一样，可以自己医院说了算。但是在做的过程中他们才开始慢慢体会、学习，而且参与到治理中。他们医院的员工可以给医院提建议，医院也会奖励提建议的员工。他们董事会里的医生代表说过去自己不知道科室问题，后来在开董事会之前他会到科室里面征求大家的意见，然后代表大家去开董事会。所以20年来员工在慢慢成长。法人治理是一个政府治理的问题，政府的公共事务治理问题不像家庭联产承包责任制度，这个没有那么简单。这是一个长期学习提升的过程。但是真的能做好了，中国老百姓参与公共事务治理的能力和水平都会大大提高。

圆桌对话

政府进入理事会，是否还是管办分离？

胡善联：我始终认为法人治理结构中政府的责任应该非常明确，管办还要分离，所以我同意一些观点表示，罗湖地区政府在集团医院理事会扮演很重要的角色，我觉得目前政府的责任可能太过了一点。我想听听他们几位在自己参与的医院改革过程当中，就自己的切身体会来讲讲我们还存在哪些问题。

郑理光：这个问题其实很难用一两句话讲清楚，法人治理结构不管怎么说还是向前迈了一步。但政府应该扮演怎样的角色这个问题，我觉得目前既然是公立医院，改革后的理事长和法人治理结构，还是不能脱离政府的领导。在东阳，理事长是一个社会人员，这里政府的管理职能怎么体现出来？院长权力应该受哪些东西约束，是不是还受政府的约束呢？还是仅仅只是理事会管到底，政府一点都不管呢？

第一，我认为既然目前公立医院的财产是政府的，是公益性的机构，政府的地位还是不能弱化的。随着社会的发展，等到法人治理结构非常完善了，公民的整体素质很高了，民主决策的形式很好了，那时候政府慢慢弱化是可以的。目前我觉得医院还是政府的，医院所有的投资都是政府的，所以政府的领导权力不能弱化。我们罗湖区在设计改革的时候，把所有的其他政府部门都排除在外，组织部、财政局、发改委的局长都不能进理事会，仅仅保留了卫计局的领导，而且其他的理事都是体制外的，我认为我们已经迈出了一步。从国际经验看，澳大利亚和法国也没有弱化政府，政府对理事会还是要问责的。

第二，观念的转变。作为行政部门，卫计局能不能放权，能不能只从事行业管理，能不能真正放权到医院，这些都涉及卫计局领导、医院院长和科主任的观念转变。还有政府部门，我们运行法人治理两年了，医院集团改革之后，所有的东西报给发改委，发改委一看你卫计局没有审批，又推给了卫计局。所以政府的其他部门，对这种法人治理还是旧的思维观念，没有转变过来。

第三，人事管理。尽管是理事长提名院长，院长提名下面所有的副院长，但是这个流程怎么做才能既有效率又有约束和监督？还有医院内部的薪酬制度，薪酬制度不改，下面的层级不改，仅仅改了院长的权力还是不行。下面所有的主任、教授的薪酬制度还没有改，就改院长这个角色，我觉得还不完善。医生能否自由执业也很关键。

应征先：我的体会是，董事会法人治理结构是一个制度安排，所以这个制度要不断完善，而且在制度的执行过程中所有人都得认真去执行制度。

政府法人治理结构的核心是政府党委部门，这是政府的党委，而不是医院的党委。法人治理的目的就是由政府制定一个规则制度，让医院自己去治理，自己去独立成长。2016 年 12 月份我去了加拿大伦敦市的维多利亚医院。他们也管了一个大区域，其制度和我们的非常相似。加拿大没有民营的诊所，也没有民营的医院，全都是公立的。维多利亚医院是一个医疗集团，有一个董事会，15 名董事由伦敦市的七人委员会选出。之后由这 15 名董事来聘请 CEO，由 CEO 聘请管理团队和医师团队，和我们医院现在在做的比较像。所以我们去加拿大考察后，对我们自己蛮有信心。

但是我们现在政府各个地方没有一个未来的推力，我非常赞同李卫平教授说的要出台公立医院法。这个法律规定公立医院要自己独立治理，要建立一个独立治理的机构，那么下面的层层官员就没有办法阻挡这个事情。现在问题就是当地的政府怕医院独立治理，会觉得这是我的医院，怎么不是我任命呢？这个观念接受不了。1993 年东阳第一届董事会，院长、副院长都不用政府批准。1997 年换届时，院长要批准，2001 年第三届的时候，副院长开始也要批准。2005 年换届的时候，政府又想把院长助理拿过来。我们说院长助理不能交给政府批准，因为我们由优秀的主任做院长助理，院长助理必然会升为副院长。

我们的人才不像上海这样丰富，副院长培养起来，有时候会和院长唱反调。虽然副院长是我提名的，但我说的话，他不一定得听。大事决策还是要发挥大家的意见，要讲道理，院长要自己对决策负责。我不能闹僵，因为我不敢把他辞退，否则没有几个人好用的。我今天辞掉一个，明天辞掉一个，还有几个人做事？院长有权也很难用，非常难用，这是一个学问，一个技巧，甚至是一门艺术，怎么把这个班子捏在一起是一门艺术。虽然是这样一个法人治理结构改革，我们医院所有的项目和采购要遵守政府规定的规章，明明知道政府的规定有时候不怎么符合实际，执行效果不一定好，但过程还是必须要这样走。

最后要让老百姓认可。老百姓都说东阳的事情如果都像人民医院这样做的话,东阳会做得更好。老百姓已经形成了这样的观念,所以这个制度就不会倒退,我们的自主权也可能会更大一点。

单病种收费的未来前景,公立 VS 民营

段涛:单病种收费是控制医疗费用上涨非常有效的一种手段。全世界都知道按服务项目收费是走不通的,如果按服务收费大家会做更多的服务,收更多的费,政府承担不了。控费的话就要通过单病种收费来解决这个问题。

单病种收费能够解决的不单单是控制费用,而且还能解决政府在定价方面存在的不足。现在很多人觉得政府是万能政府,什么东西都定价。但是在医院收费体系里面的定价往往定不准。其实解决办法很简单,政府不要对每一个步骤定价,只要定一个病种的诊断治疗全部结束,应该收多少钱就可以了。很多细节不要定价,因为医院自己会算账。一个全子宫的收费比方讲 8 000 元,那其他的细节院长一定会自己考虑,因为在保障患者安全和医疗质量的前提之下,费用越低医院赚得越多。比如用哪个抗生素,能够既保障抗生素的有效性、安全性,又保证费用不能太高。政府把总价定好之后,对于所有的定价定不准的环节,第一,没有必要再去定价了;第二,你定了价也没有用,医院里面会主动通过这种方法控制的。

于振坤:民营医院和公立医院没有什么区别,但是现在我们同仁医院也跟公立医院一样了。因为从民营医院的角度来讲可以自主定价,通过物价局备案的方式来解决。但是我自己觉得从民营医院现在的弱势情况来看,只能费用下降,不可能上升。比如我做一个喉癌手术,上海 5 万元,我在北京同仁医院是一样的费用。到民营医院以后,如果我提高了价格,病人的感受是不一样的。而且民营医院可能会比公立医院有更强的竞争力,处理起来更方便、快捷、容易一点。

我们都说政府定价无能,其实谁去定价都无能。为什么呢?因为医疗领域里面,这样难以定价的事情太多了。让我来定耳鼻喉科的手术,我恐怕也会挨骂。定得高,政府不愿意,定得低,其他医生不愿意。实际上政府组织的定价也是专家定的,不是发改委定,仍然是机制上的问题。怎么认证单病种付费的付费体系,我觉得应该有一点地区差异。比如上海和北京,比如说四川或者西南地区，有一个浮动率的单病种收费的方式，可能对向全国推进比较好。

再住院率是否应该纳入医疗管理指标?

问：我们知道有一些病种可能在平均住院日期间没有完全康复就出院了，所以会导致有一些重复住院的现象发生。还有一些重复住院，是存在质量方面的问题，或者安全方面的问题，或者是为了应对医保规定而产生的"当天出院当天住院"的问题。美国把再住院率作为一个很重要的医疗质量管理指标，如果超过这个限度的话，罚款力度还是蛮大的，美国很多医院对此非常关注。我们是否也应该关注再住院率呢?

段涛：关于再住院率的事情，在美国有一个假设，非计划外的再次入院，都是因为前面医疗质量不好造成的。美国现在大型医院只剩下两种：一种叫 Surgery；一种叫 Outpatient，就是内科病基本上不住院，做手术才住院，住院之后的话很快就出去，时间非常短，甚至是日间手术。内科病基本上放在社区，控制不好就到 Outpatient 去看，处理好再回去，整个管理机制和中国不一样。我们的住院天数缩短跟美国的说法完全不一样的，因为我们的机制是不一样的。所以很难拿同样的数据来比较。

国外反映再住院率是为了保障医疗质量。因为国外现在越来越多的医院是按照单病种收费，病人住院天数越长越不合算。医院为了利润，就会把还没有痊愈的病人送出去，在家里出了事情然后再次住院。为了让这种不良的后果不要再次发生，才进行了再住院率考核。而中国再次入院的考核是医院从骗医保规定考虑，让病人上午出院，下午入院，内科出院，外科再入院。我们的再住院率跟美国完全是两回事，是不可比的。而且即使是同样的意外入院对比，即使不是骗保也没有可比性。因为我们住院便宜，一天 36 元，医院的空调、热水 24 小时供应，住院费一天 36 元，病人当然不愿意走了。

应争先：再住院率的问题，美国是防止医院偷工减料。而中国有两种情况。第一，应付医保。内科出院，外科入院，或者医保说你一周以后入院才算一次，那么你先出院，一周以后等着，或者自费一周然后再入院。第二，可能是也和医疗教育相关。比如一个心衰的病人，在医院心衰纠正好了，病人出院了，如果健康教育没有做好，吃药没有遵循医嘱，他过 3 天又心衰了，就回来了。这个数字不是说不重要，当然重要，但这个数字在中国的医疗质量评价里面当前不太受重视。

第四章

药品医保，如何对接

本章内容摘选自 2017 年 7 月 1 日第 20 期圆桌会议

2015 年，国家 7 个部委联合发文推进药品价格改革。2016 年国家发改委基本取消了药品最高限价后，我国药品价格管理开始由“最高零售限价”向“医保支付标准”模式转变，医保在药品定价上的作用正在增大。2016 年，国家人力资源社会保障部、国家卫计委联合下发了《关于基本医疗保险药品支付标准制定规则的指导意见(征求意见稿)》。2017 年，新一版的药品医保报销目录公布，同时一些地方进行了医保药品支付标准的制度研究，并且公布了其地方做法。

医保药品支付标准与药品价格之间究竟是什么关系？医保、药企、医疗服务方、病人等利益相关方在新的药品定价制度中各自发挥了什么作用？如何通过医保参与药品定价来推动新的药品定价制度的形成？医保参与药品定价如何协调促进药品行业的健康发展、医疗经费的合理使用、病人利益的保护等多重目标的实现？本章内容通过展示政策制定者、学者和中外药企的行业专家的多角度观点，推动读者对这个领域的思考和认识。

浅谈上海医保管理下的药品集中采购工作

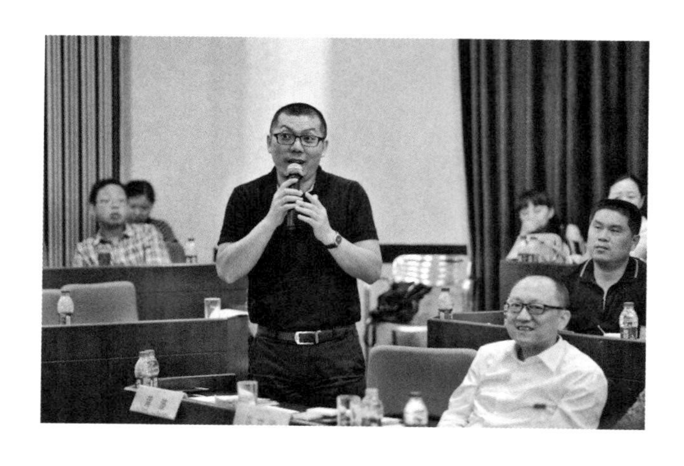

龚波
原上海市人力资源社会保障局医疗保险处副处长

上海医保部门牵头做药品招标，到2017年正好是5年，今天我做一个阶段性的小结。今天我以医保处处长的身份来讲，大家肯定更关心医保部门在接手药品招标的时候，我们期待药品集中招标给医保带来哪些东西？

首先，大部分人一开始认为医保招标肯定就是要降价，当初我们也是这样以为的。但实际接手以后，发现碰到的不只是降价的问题，还有公益性的问题要关注，后来又要保证老百姓配到的药管用，所以还要关心药品质量和疗效问题。其实这些都不是医保部门应该关心的，但是做了药品招标以后，这些问题回避不了，对医保部门、卫生部门、食药监部门都一样。为此，我们必须了解药品的真实价格情况，但是原来的信息系统采集不到真实的药品价格情况，所以后来上海建立了阳光平台。综合上面这些问题来看，我们应该用性价比比较高的药，而不一定要求价格最便宜。

图4-1展示了从2012年起的上海医保药品招标采购变革。大家应该注意到2012年以后，我们最先做的是满足基层用药需求，但是之前的医药政策过于严苛，出现了药品的供应问题。为了让一些好的药能够回归到社区，我们后来开始做带量采购和阳光平台，现在逐渐涉及一些耗材、饮片，以及采用第三方评价去引导医院用性价比高的药。

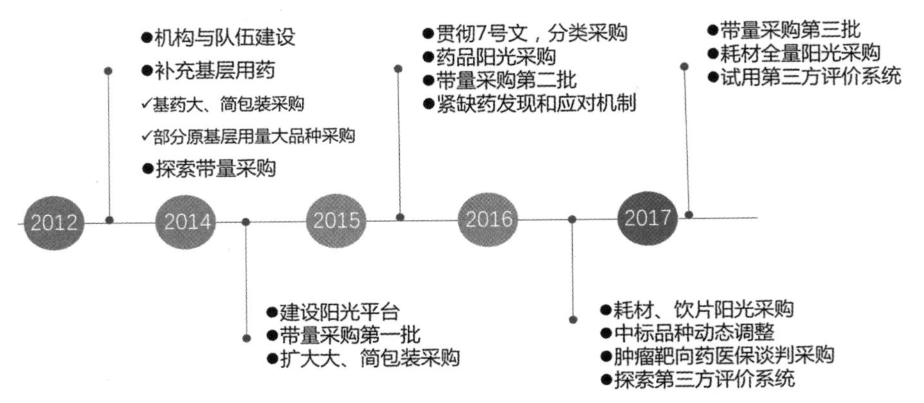

图 4-1　上海市医保药品招标采购的变革：2012—2017 年

一、带量采购：认清价格和质量的关系

我举 4 个上海市药品招标采购的例子来说明我们的一些想法或者认识转变的过程。第一个例子是带量采购，简单来说就是我们平时讲的团购概念。我们在网站上面买电影票，团购的价格是四五十元，临时去买可能八九十元。带量采购问题提出来很早，为什么很多地方都做不到，或者备受大家质疑呢？我们觉得表面上招标采购只是限价而不带量，但是我们觉得核心的问题还是要解决药品的质量跟价格之间的关系。一分价钱一分货，这个问题我们经常不由自主地回避它。认识清楚这个问题以后，就能对原先各方的质疑有个清醒的认识。招标采购越招越贵，但这是相对的。我举个例子，一个原研药刚刚进入国内的时候定价 100 元。经过几轮的降价、各种形式的集中招标采购以后，100 元的药变成 60～70 元。但我们自己的仿制药，因为厮杀得太激烈变成了 6～7 元，这个价差反而越来越大，给人家的感觉是越招越贵。但是，如果只用最便宜的药就会出现劣币驱逐良币的现象。

上海的带量采购一定要突破的关键点就是质量跟价格之间的关系。怎么样评判质量？有没有现成的标准？我们自建了一套标准，从内部的检验、环保等方面做了一套标准，在当前中国的国情下，如果 85 分的药把 95 分的 PK 掉，我们也能接受这个结果。在质量相近的同一平台上，我们要求最低价中标，这也是参考了国际通行的做法。我们也问过相关的官员，器械指标有两票制，药品招标为什么没有两票制？因为药品都是通过生物实验的，能够保证工艺，所以我只要用最便宜的就可以了，不必用两票制。这实际上很简单，在质量相对一致的情况下，我们肯定用最便宜的药。另外，我们在细节方面做了一些处理，原来药品有各种各样的规格，现在都进行了规格统一。试验的结果是药品价格降幅超过了 60%，而且质量方面由药监系统进行建模把控。

但是推进也有难点。遴选力度太大，PK 以后只剩下一家企业，选品种比较难。上海要求这么低的价格，北京也要求采购全国最低价，这样的话可能会遇到的一个问题就是工艺短缺，因为把人家团购价格用到零售上不是很讲道理。另外，医院里面的用药、医生的促销、药品的回扣这些问题还会影响到中标结果的执行，上海近一两年应该说医院里面控制是很严格的。

对比一下我国香港和台湾地区。香港医保基本上是以公立医疗机构为主，实行的就是带量采购，标准是 100 万港元以上。台湾实际上大部分的费用是用在私立医疗这个行业，而且鼓励医院合理低价，并用点数法摊薄，不用担心追求这个价格空间多用药。

二、阳光平台：多方信息整合，接受阳光监督

第二个例子，上海阳光平台。刚才讲到，设立阳光平台就是为了掌握真实的药价，为了让所有医疗机构的采购行为更加规范，在阳光下运行。目前来说这个平台运行了两年多，这里主要介绍两点。第一，就是通过医保专线，医疗机构可以直接在系统上面采购，系统通过医保专线自动连接到阳光平台，跟供货企业直连，买卖双方都在各自系统上操作，相关的机构在这个平台上起到一些监管的作用。第二，我们也跟相关的一些系统，比如国家的一些国管平台、医保结算系统和药监系统形成关联作用。

图 4－2 展示了招、采、配、用 4 个环节，我们通过这个方式跟医保结算信息关联起来。今年，我们将 2016 年医院医用耗材上线采购的情况跟医保结算的数据进行了比较，马上就发现了一些问题，比如器械采购了 100 万元，但是跟医保结算了 200 万元；或者在阳光平台上采购了 100 个品种的耗材，但跟医保结算的是 200 个。这样一对比，就发现有很多的品种还是线下采购的，我们根据这个数据要求医院马上跟上，如果下次比对再出现问题可能就要进行相关处理了。

当初阳光平台建设的时候，一开始我们以为这个价格是给监管部门看的，或者是医院互相之间看的。后来更进了一步，我们把医院所有的采购价

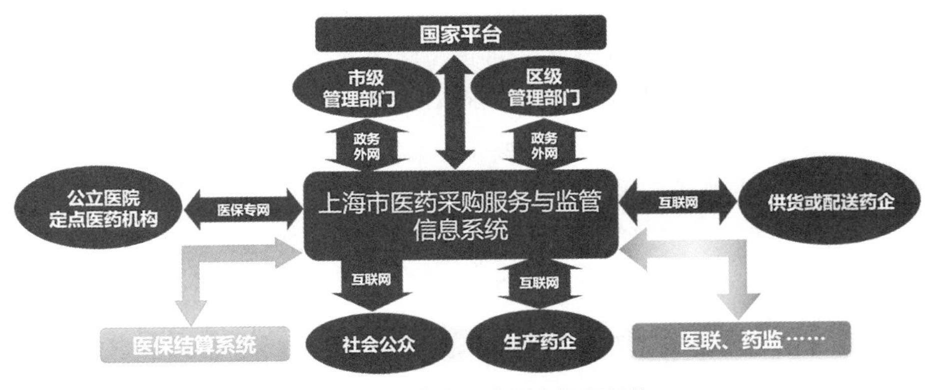

图 4－2　上海市阳光平台框架架构

晒给老百姓看。这个举动刚开始受过质疑，但医院的采购价跟卖给老百姓的价是直接挂钩的，所以老百姓有权利知道。我们认为有必要接受社会的监督。

在阳光采购方面我们主要思考的问题，一方面是阳光采购要零差率，另一方面是要发挥医保制度的经济杠杆作用，鼓励医院发现真实的价格。目前有一些法律法规上的模糊地带，所以在操作方面一定要界定清楚，要合法合规。

三、谈判采购：解决病人费用

第三个例子是谈判采购，这是我们医保部门牵头招标以后，真正开始把招标为我所用的体现。因为前面两个都是贯彻国家相关的规定，但是通过集中招标采购可以把一些高价药纳入医保支付，把两件事情真正地有机结合起来。这个不是我们首创的，卫生部门、社保部门都有相关的法律规定。各个地方省份也都有一些探索，通过直接进入和谈判进入的形式都有。2016 年上海单独考虑肿瘤靶向药，因为这部分药比较贵，患者负担较重。是不是进入医保，这部分考虑都是有争议的。

我们的措施也很简单，和企业谈判，你的药价得降，我才能报销。但是降多少医保部门不强制，因为创新药一味强调降价是不合理的。我们给企业三个类别，降 10%、20%或者 30%以上，降价后医保支付的比例分别是 40%、50%、60%。这样的话形成一个双倍的效率，不单单是降价，同时提高医保支付比例。最后大部分品种降幅在 30%左右，医保支付比例在 60%左右。老百姓原来要付30万元的药，最后10万元就能买得起。当然还有连带的一些兜底条款，比如给企业承诺价格不高于全国已经谈判或者报销省市的最低价，药价降幅必须基于上海目前市场供应价基础。

这里面我们也有一些保障措施，不能一味地跟企业提条件，要有保障措施。比如区别普通药品采购，协议的价格不主动公开。老百姓使用协议的药品，我们要有“三定管理”：定医院、定医生、定指征。还有就是个人定额自负费用，现在不同的年龄段支付比例是不一样的，但是在24个协议药品上面老百姓付的水平是一样的，不区分医保种类。因为用到这些高价肿瘤靶向药的话，基本都是属于比较严重的程度，不应该再去根据品种来分，这样也能抵偿我们一开始跟企业溢出的采购价。老百姓只要知道自己要负担3 000元，还是4 000元，至于医保是多少钱采购进来的，你不用特别关心。同时我们在药占比、总控、均次费用上面都是另算的，这也是这次这些品种在短短一两个月之内，在所有上海医疗机构可以全面铺开的重要原因。原先医疗机构都担心这个药品进来以后会影响医保总额度和药占比，都不愿意进，让老百姓到药房去买。这3个因素解决了以后，医院能实实在在地用起来这些药，而且这3个指标都是经过申康、卫生、医保3个部门领导同时出来说明表态的，因此医疗机构在这方面绝对放心。

四、药品采购第三方评价系统：药品耗材的“大众点评”

最后一个例子，今年要做的事情是通过阳光平台的采购数据，结合第三方的权威数据对医疗机构的采购行为进行分析并晒出来，让医疗机构看清楚其他机构在采购什么药品，你在采购什么药品，你的采购行为跟人家有什么不一样。讲得简单一点，吃饭用大众点评，订酒店用携程，上面会有各个指标，按照环境、价位进行分类排序。我们这个系统有点类似，你可以根据价位来排，也可以根据技术含量，或者企业规模、市场占有率排序，我把这些做一个平均的权重分配，这样让医疗机构看清楚哪些药品性价比是最高的。

还有一点就是医院里面同一个品种的药，你用的药和别人用的有什么不一样。通过第三方评价系统，对现有的数据进行真正的挖掘，让医疗机构能够在海量的数据中知道哪些是高性价比的药品、市场接受度高的药品。这是我们现在医保部门牵头推进的，但是推进的速度受外面的环境影响，我们提倡用性价比高的药，并希望通过市场的力量慢慢柔性地实现。

这个就是刚才讲的，从一开始牵头招标是被动接受、遵照执行，到现在为我所用，采用了多种措施，比如高价药的准入、第三方的评价、推动耗材的阳光采购等。通过5年时间，我们真正把药品招标采购和医保管理有机地结合起来了。打个比方，医保部门管招标采购有点像平时家里面请钟点工，你原先考虑的是要不要请，花多少钱请？但实际上发现请的时候还要考虑很多东西：这个保姆有没有健康卡？人品好不好？服务怎么样？用的清洁剂是不是环保？等等。这些在各司其职的情况下，你都不用自己去关心，但是在目前的情况下可能什么都要管，都要操心，这就是招标采购部门面临的现状。

医保部门在使用招标的过程中到底是用报销范围和支付标准撬动医保相关的问题，还是什么东西都要管起来，没有一个绝对的好与坏。大部分医改碰到的问题都不容易自己解决，但是有决断总比没有决断好，在困难当中自己做了决定才能走出来，这是我们医保部门的态度。

阳光采购下的药品医保支付政策

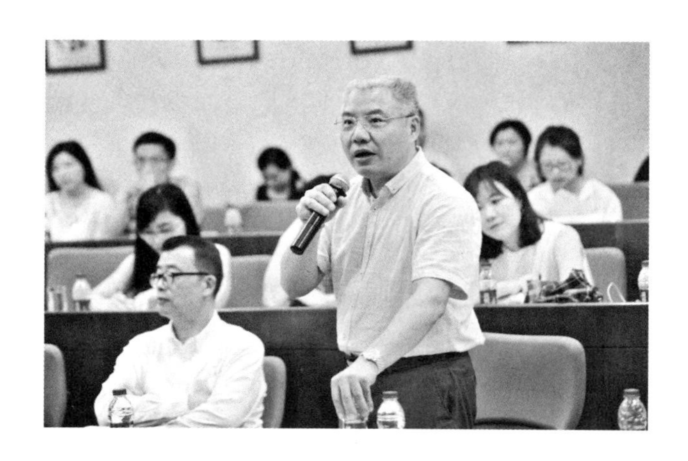

张煊华
原福建省医保办药采处调研员

现在医改强调三医联动，而且得到了大家的一致认可。但实际情况是三医联动“联不上，动不起来”的问题非常突出，问题在哪里？就在于管理职能是分散的，系统是不通的，所以福建省针对这个问题的解决办法就是成立医保办，也就是我现在待的这个单位。我们是基于这个考虑：如果管理体制不科学、不合理，运行机制就不顺畅，所以福建省把分散的医保职能从各部门集合起来，包括人社部门、卫生部门、商务部门、财政部门的职能全部归拢，整合在一起成立医保办。它充当了我们三医联动的抓手，能够实现药价三要素的整合。只有成立了这个医保办，才能够开展以医保支付专家为基础的药品阳光采购工作。

福建省的阳光采购，可以从以下 5 个方面进行介绍。

一、阳光采购的性质

首先讲一下阳光采购的性质。现在全国各地都还在执行招标采购，大多是以省一级来开展的招标采购。有 2 个问题：第一，招标采购事先就要把招标的条件讲清楚，这样就会导致有人串标；第二，招标一旦形成了以后，双方签订了协议，之后没有办法进行更改，即使药再贵也要发到网上公示。所以我们就进行了修改，现在不再进行招标采购，而是阳光采购。它有个鲜明的特点，就是采购的过程是开放和公开的，在这个开放的系统中，药品不管是在采购过程中，还是采购结束后，都可以进行增补。特别是对于新的药品增补更容易一些，当然增补要遵守一定的程序。此外，它是动态的，报网的价格和医保支付的结算价都可以进行微调。

我们希望通过开放、动态的采购方式能够促进药品价格回归理性。并不是药品采购就要最低价格，如果都要求最低药价，药品质量谁来保证？在原材料价格不断提高和人工成本不断提高的情况下，药品价格一直在降，怎么能够保证药品质量？药品价格应该回归合理的价格，但并不是追求最低价。

二、药品采购目录的制定

一个阳光、开放、动态的平台，当然也涉及药品目录确定的问题。临床需要的药品都要发到采购网上进行采购，为此首先要有一个基础蓝本。我们采用了当时执行的福建省第 9 版目录，还有一个就是 2017 年版的国家医保目录。以这 2 个目录为基础蓝本，把这个基础蓝本发到其他公立医院，它们都非常支持。省公立医院按照专业分工，由内科、外科等不同科室组成多个专业委员会，它们拿回去评选，讨论本专业要什么药品，进行汇报汇总。所有报上来的药品都进入采购平台采购。汇总起来的药品一共有 1 904 个，报完的条目有 16 693 个，最后进行了微调。目前来看，药品的品种、规格、条目、生产厂家都比原来好得多。

现在有一些杂音，认为福建省进行阳光采购以后没有药了。大家想一下，怎么可能会没有药？这个目录是根据医院医生说要买什么而定的。为什么最后说没有药呢？有两个原因。第一，就是新旧更替的时候普遍存在一些暂时性的药品缺失。第二，我们所采购的药品可能是医生习惯开的药没有了，他想拿回扣的药没有了。还有一点，药品的目录都要通过药事委员会，委员会看了一下没有自己喜欢的，所以有些药也没有进到医院的药品目录里面去。但医生就会对病人讲，你这个病如果用了什么药是非常好的，现在改革改没有了。所以我们天天被人家骂，没有药就骂我们。但是怎么可能会没有药呢？如果某个药确实很好，处方一开到外面买就好。但现在问题是回扣从院内走到院外去了，这个问题我们也清楚，以后会加强信息化系统建设和监管。

当然也要注意，药品目录挂到网上去也要形成一个竞争的局面。所以我们会遴选哪一些进，哪一些不进。福建省的采购目录里面有 1 904 个品种，与国家 2 530 个品种的目录对比，有 1 470 个重合。不加入医保目录里的药，有很大一部分是根据专业委员会的意见，在福建省是不需要的。而且现在是开放、动态的系统，医院需要哪个药，随时可以增加。

三、药品挂网价格的形成

我接下来连续讲 3 个价格。第一个价格是挂网价格，即药品生产企业能够多少钱卖给我们。我们在网上有个报价机制，理论上你要卖 100 元，我们会逼你只卖 20 元。但是无论 100 元还是 20 元，都可以挂，这个就是挂网价格。从这个角度来看，挂网价格调整的是药品供应商与医疗机构之间的关系，特别是随着医保支付方式向按病种收费进行改变，这个就可以调整医疗机构跟供应商之间的利益关系。

目前我们国家的药品在质量上确实还有 2 个层次的差别，有些仿制药与进口原研药品没有进行过一致性评价，临床上也反映出来它们的药效是有差别的。因此，我们在报网价的时候就按照“四通用”原则（通用名称、通用剂型、通用规格、通用包装），同时兼顾我国药品一致性评价严重滞后的现实，将药品分为竞争性品种和非竞争性品种。第一类也叫非竞争组药品，只有 4 种，包含原研药品、通过 FDA 认证且在欧美有销售的仿制药、通过一致性评价的仿制药和独家生产的药品。除此之外全部列到竞争性品种里面去。

从操作层面来看，我们承认药品在药效上是有差别的。我们也希望通过两个分组，来促进国内一些仿制药厂加快开展一致性评价。现在国家也有文件了，要求大家开展一致性评价，但生产企业没有太大的积极性，第一是投入比较大，第二是投进去以后看不到前景。如果在福建省抓紧开展一致性评价，药企就可以直接进入非竞争组。

对于竞争组的品种，我们按“四通用”的原则提高它的竞争性，就是通用名称、规格、剂型和包装，我们通过四通用的分类分组提高药品的竞价程度和竞争程度。特别是要打击那些变形的包装和规格，比如把白色变成黄色，圆的变成三角形的。换了包装，药品价格就从 1 元、3 元涨上去，这跟中秋月饼有什么差别？你花那么多的心血去研究包装，为什么不去研究药品的质量？当然对于一些特殊品种，我们专门设立了一个竞价，比如对于儿童用药就专门设立一个竞价。一味按四通用的做法就是形而上学，就是教条。而四通用原则定价的目的就是主要打击奇形怪状，不要换一个包装就不认识了。

对于挂网价格，我们当然也要求不管你是竞争组，还是非竞争组，都要按全国最低供应价来申报。这与目前药品供应市场有关。目前的全国总代理制度，就把整个国家的药品市场人为分割出来。包括这一次在阳光采购过程中，我们也要求把我们福建省的价格降下来，药企说降下来是可以的，但是挂网价格不能动，它要维持全国的挂网价格水平。

这边又讲到一个问题，我们还是要鼓励医疗机构去谈判低价，其实是完全有余地的。有2个理由。第一，这边所形成的挂网价格是市场被分割以后形成的挂网价格，这些药品供应商为了维持全国价格，挂网价格远远高于实际供应价格。这一点通过某一个省挂网采购是降不下来的。如果要降下来，需要其他省市联动加入，这个时候话语权在我们这边。这些药品供应商可以把价格降下来，但是通过这一个采购平台降不下来，所以医疗机构还有谈判的空间。第二，报给我们的价格是福建省整个区域里面的价格，这个价格里面包含配送费用，所以医疗机构有谈判溢价的空间，这个是挂网价格。

第二个价格是最高销售限价，约束的是医疗机构里卖的药品的价格。比如说阿莫西林，不管医疗机构多少钱买来，医保和药企谈一个最高价格10元，那么10元就是药企在所有医疗机构的最高销售限价。我们医保有三个作用，其中一个作用是作为购买者去购买医疗服务和药品。既然是购买行为，你就有一个谈判的空间，就有一个双方平等协商的价格，最高销售限价就是双方平等协商的结果。最高销售限价是为了协调双方的利益关系，调整医保基金（购买方）和医疗机构（供应方）买卖双方的利益关系。如果当医保改变付费方式，比如说按病种付费普遍执行的情况下，这个医保销售限价基本上就可以撤掉了，因为这个价格包含在按病种付费的机制里面。目前中国的按病种付费还没有普遍推广，所以最高销售限价还比较有用。

我们要通过这个最高销售限价达到几个目的。第一，要遏制药价虚高的问题。有的药品价格卖到100元，以前卖100元的中标，卖10元的标没有人买，现在大家都会买10元的。第二，还要防止药品高进低落的问题。原来药品价高的进来，低的就被淘汰了，所以廉价药越来越少，就在于我们原来的价格机制不合理。

我们通过最高销售限价，保护那些诚实守信的经营企业。为什么这么说呢？比如同一个药有2个生产企业，一个生产企业乱报价，从10元变成了100元。现在全国各地招标看价格可以降多少，它降10元，价格90元，还是有钱赚的。如果是诚实守信的企业，10元就是10元。随着原料和人工成本的提高，10元卖不动了，卖12元行不行？我们说行，你只要按照最高销售限价就行。这个最高销售限价还可以鼓励只买对的不买贵的，对于医院本身的整体利益是显而易见的，院长也是很乐意的。

作为医生怎么办？上面讲到把这个药品价格降下来以后，你要落地到医生这支笔上面。只有医生从中得到好处了，才会用对的药，不用贵的。我们最高销售限价里面就体现了这个内容，因为我们把这块让利赚出来的竞销差价还给医疗机构。而且我们政策明确规定，绝大部分用于医院的奖金。这时候院长更好当了，当你开药事委员会会议的时候，有些主任医师提出我一定要有这个药品，没有这个我不会看病。院长就可以说，你要这个药品，价差你出。院长有时候是奈何不了这些大牌医生的，我们通过这个机制给院长争论的理由，让医生不用这么贵的药。

当出现最高销售限价以后，也有人批驳我们福建省的做法。有些人说我在三明的时候是带头取消药品加成的，现在却通过最高销售限价，又让医院从药品里面得到收入，到底要不要加成？我们说最高销售限价的收入差跟药品加成是两个概念。第一，药品加成来自政策，最高销售限价来自采购的机制。第二，药品加成的收入是固定的，而我们这个是动态的。第三，得到的结果是截然相反的。在药品加成政策里面，药品的价格会越卖越高，而在我们这个政策里面，药品价格是回归理性。第四，药品加成政策里面，没有很多类药品供你选择，我们这个采购机制提供了多类药品供你选择。如果医疗机构愿意买贵的，我们也不反对，这个是最高销售限价的制定问题。

当然，最高销售限价的制定，要摸清楚价格是非常难的。我们也调查全国的药价，包括香港地区。第一，最高销售限价不指向任何具体企业和具体产品。第二，对于竞争组的药品，我们按算术平均计算价格，但这是非常不合理的。比如2个厂家一个报10元，一个报100元，算术平均55元。如果把55元作为最高销售限价，全国人民都要笑掉大牙。所以我们就要摸索全国的价格，比较分析搜集到的价格信息来确定最高销售限价，这里面就有人为定价的因素。非竞争组药品按其现行供应价格与挂网价两者的孰低原则确定，我们还和支付水平结合起来。

四、医保支付结算价的核定

医保支付结算价，就是在已经有最高销售限价的情况下，医保支付范围的价格应该是多少呢？它调整了医保基金与参保人之间的利益关系，就是参保人缴费水平高了，医保支付结算价就高一点，报销比例就可以更高。我们要通过医保支付结算价，起到引导药品的合理采购和合理使用的三方面作用。

第一，改变以往不分价格高低按统一比例报销、导致"劫贫济富"的做法，维护医保的公平性。比如 2 个病人都是高血压，你家里有钱就吃 100 元的药，我家里没有钱只能吃 10 元的药，反正不管多少钱都报销 80%，这个就是劫贫济富。

第二，促进民营医疗机构的健康发展，遏制其以药养医。当福建省公布了阳光采购政策后，福州市的四五十家小药店和医疗机构就联合来找我们，说它们收入的 95%要靠药品。我就觉得奇怪了，民营机构还要靠药品去赚钱、生存？这条路肯定走不通，这是挂着诊所的名，行卖药之实，并没有健康发展。

第三，打击万能神药，引导患者合理用药，提高基金使用效益。我们把药品区分为治疗性用药、辅助性用药、营养性用药等，区别制定医保支付结算价。治疗性用药可以 100%纳入支付范围，其他就要商量。我们就是要通过医保报销的比例告诉老百姓哪一些是属于合理用药，哪一些是属于乱用药，不然现在老百姓一点用药的知识都没有。所以我们用医保报销比例作为导向。这个辅助性和营养性用药不是非常绝对的，有些辅助性、营养性的药品在某些病症上属于治疗性药品，这个时候怎么办？这个时候就会 100%纳入医保报销范围。属于治疗性药品的时候，我们同等对待。

医保支付结算价的内容就不讲了，主要是 5 个原则：坚持治疗优先原则，遵循国家医保目录原则，鼓励使用国产药品原则，落实医保公平原则，关照特殊群体原则。

五、药品配送和医保结算的创新

药品配送简单讲一下，我们的做法基本没有改变，还是跟国家卫计委的做法一模一样，无非有几点差别。第一，我们要求生产企业和配送企业实行责任连带制，就是生产企业要在开票时写明配送企业，配送企业也要在开票时写明生产企业。第二，严格“两票制”，鼓励“一票制”。药品生产企业向流通配送企业开具的发票为第一票，流通配送企业开具给医疗机构的用于验收入库的发票为第二票。另外，我们实行“见二验一”原则，所有公立医疗机构在验收药品时，必须取得第二票和第一票复印件。

福建省还有个创新的做法，医疗机构采购药品的货款全部由医保经办部门代为结算，目的就是为了解决长期存在的三角债问题。我们也和上海一样，通过代为结算货款收集这些药品信息，为我们精准管理药品提供数据支撑。

仿制药医保支付标准之思考

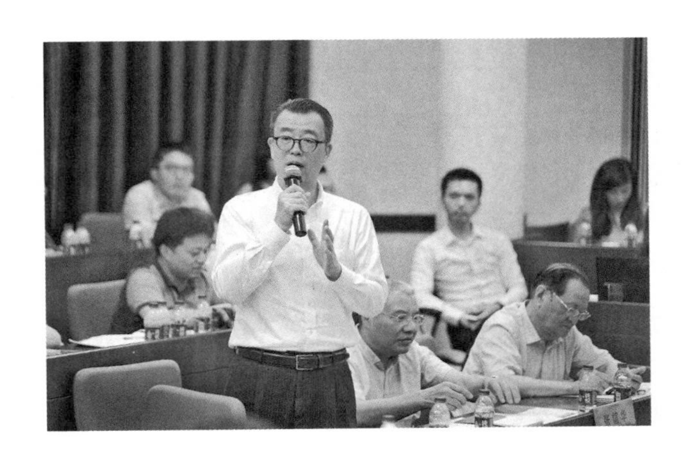

舒畅
原上海医药集团股份有限公司副总裁

三医联动跟生产企业有很大的关系，不论是药品进医院，还是药品定价，都有很大的关系。但事实上三医联动最重要的角色还是医保。所以我今天要谈的是制造企业怎么看医保。

记得4年前我还在汽车行业，国资委把我调到医院集团。来了以后我就有体会，我们讲市场经济，大家觉得医改也是往市场经济走。实际上我觉得从某个方面来讲，医改的发展，在中国的土壤里头不可能充分市场化，就跟房地产一样。有人说中国房地产是充分市场化的。我说你错了，中国的房地产首先地就不是你的，所以不可能充分市场化。我们国家的医疗改革也是这样，不可能要求国家一夜之间充分市场化。全世界的医药改革都不太成功，特别在医保这方面。我觉得福建省的医改尝试，在中国当今医药改革和三医联动改革当中的确是排头兵和旗帜。改革总是要付出代价的，福建第一个敢于提出来，敢于去做，就是一个非常重要的实践。尽管很多方面还需要完善，但敢于迈出这一步，就是把冰打破了，这个作用非常大。

一、医保和医药工业发展息息相关

反过头来讲医药的改革，我们的工业企业就是个被动者。4年前我刚来这个位置的时候，要经常与价格司打交道。那个时候我们讲发改委价格司是我们价格主要的决定者，而现在大家讲的三医联动，医保起着非常重要的作用。过去医保躲在后面，现在我们讲三医联动是医保、医疗、医药，把医保放在前面了，为什么呢？从图 4－3 就能够看出来：2003～2011 年，在中国医保发展最迅速的情况下，中国医药产业的发展平均增长速度是 30%。之后国家的医保增幅减缓，整个工业企业的发展速度也趋于平稳。不管是谁在定价，医保在医药工业企业的发展中起着非常重要的作用。

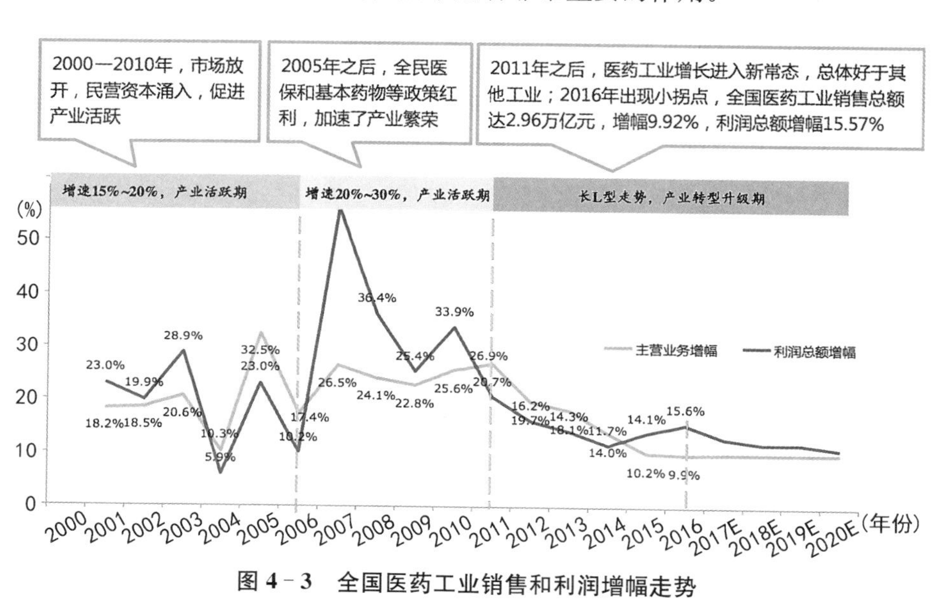

图 4－3　全国医药工业销售和利润增幅走势

公立医院医药市场的增长与医保基金的支出密切相关（见图 4－4）。2009～2013 年，医保基金都保持了 20%以上的增速，这几年开始趋于平稳，但永远是医保的支出增幅大于公立医院医药市场的费用增幅。医改以后，医保基金支出的增幅逐渐降低，原来最高是 35%，现在是约 12%。目前医保的总额支付控费的模式、药占比指标、药品加成指标、省级招标、二次议价等，所有的措施都是往下控制医保支出的，导致整个中国医药工业生产企业的增幅减缓。

二、医保定价与政策应该加入企业和市场的考量

从医保来说，我觉得国家提出来的方向，包括临床安全有效、价格合理等，非常正确。我们国家提出来的基本要求就是保基本，现在国家做这些事

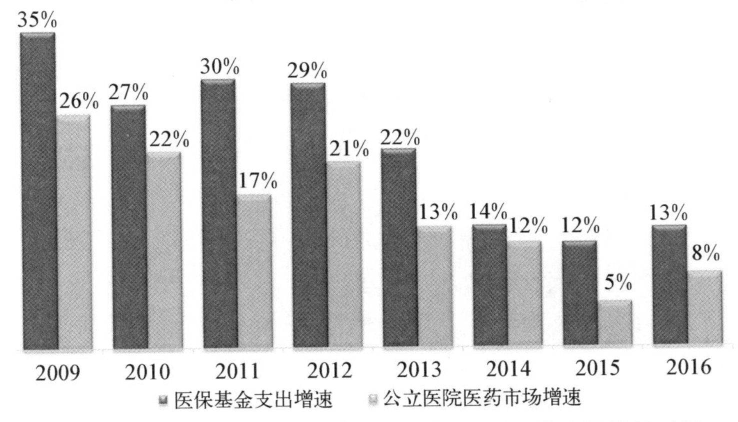

图 4－4　历年医保基金支出和我国公立医院医药市场增长对照

情也都是往这个方向走。我为什么说工业企业是被动的呢？实际上对我们来说，国家政策非常好。上药集团有 3 000 多个批文、1 000 多个品种在市场上流通。上药集团最大的特点是基药，国家基药目录中共有 533 个品种，我们占了 333 个。这次提出来的国家一致性评价，289 个品种中我们上药集团占了 100 个。现在说的评估价格大概 1 000 万元一个，所以我们最少要拿出来 10 亿元来做这个事情，国家提出的要求我们尽量满足。我们爷爷一辈的人都在吃这些药，父母一辈人还在吃，我们也在吃，下一辈还在吃这些药，这些基药太便宜了，一年可能一个品规的药物就三四千万元。但突然要做一致性评价可能成本就算不出来了。像这种实实在在的小药，一定要求我们按照其他品种那样做一致性评价的话，这个成本非常高，而且也耽误事情，有可能会出现短缺药。这对我们企业的影响是非常大的。

而企业的苦衷是什么呢？各地虽然制定了顶层设计，但各个省的医保都有调整，政策还不太一样，我作为分管这块工作的人，各个省的政策要了解得特别清楚。我要知道至少 30 个省的政策，而一个省里，地市还有不一样的政策。作为企业来讲，在价格制定上我们要遵循各个地方的政策。

同时我就在想，我们去看病的话，实际上保险公司跟厂家的关系非常密切，我们建议国家将来在制定医保药物的价格时，不但要考虑临床医生，厂家也是非常重要的一方。现在原料药涨价非常厉害，我们上药集团过去也做原料药。现在提倡环保，有的地方别人能做就让别人做，我们自己不做，省得搬迁，处处让人追着打。如果上游的药品不控制，很有可能下游出来的产品价格就控制不了。国家要求我们招标，要求降价，我们就降，不能降的话我们就说不做了。可是不做了以后问题就来了，这是其中的一个原因，就是医保制定价格的时候没有工业企业参与。所以，除了政策因素以外，我觉得市场化的因素应该加进去，这样价格制定可能会更加完善。

一个国家的政策调整应该制度化。现在国家是动态调整，但我们希望这种动态调整可以和药审的评审有效衔接。动态调整不能每年都要动，而且没有固定的体制机制上的措施。如果政策不明确，我们工业企业就没有应对的机会。另外，各省级的目录调整。现在国家允许调整 15%，各地实际上不一样，我们希望各地调整的幅度再大一些。另外一个更重要的是，对于低价药，建议能够提高基本药物的报销比例。这样哪怕是原料药涨价了，但企业的覆盖面广了，我们企业在保证不亏损的情况下进行生产，就能解决低价药继续供给的问题。

医保对临床也有很大的影响。这次国家的医保目录谈了 200 多个新的中药，但中药有些特殊性，比如对活血化瘀药有一些限制。原来这些活血化瘀药是无限制的，结果现在限制为手术后可以用。原来很多医生用于脑部疾病，限制后不能用了。医保的价格浮动对企业的盈利影响是非常大的，但作为企业不能只考虑盈利的问题，还要考虑临床。国家医保讲的临床需求是对的，我们也完全支持。

中国的医药改革和医保不可能让所有人都满意，如果相关方能够实现共赢，我们推进的速度就会加快。作为企业，我们应该顺应医保进行思考和应对。第一，要系统考虑价格策略。第二，要加快仿制药一致性评价工作，率先成为首批与原研药同支付品种。第三，应该加快重大品种临床路径、诊疗指南入选工作，提高品种临床治疗地位。第四，要介入药物经济学循证研究，多维度提高支付标准。第五，企业应该收购、引入临床价值高的品种，成为企业新盈利来源。

以病患为中心，努力改善药品支付性和可及性

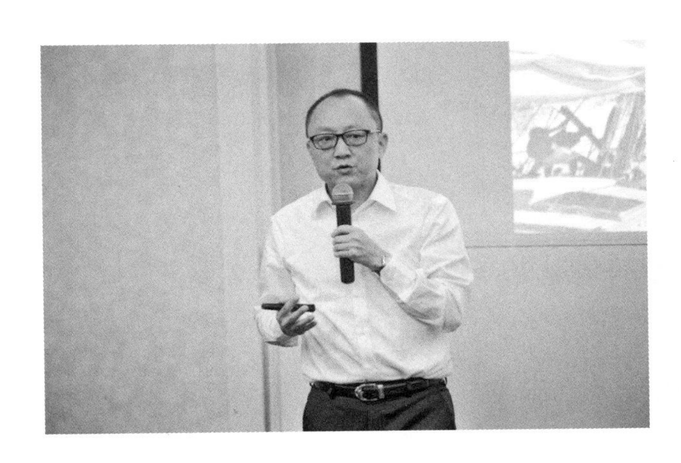

陈文德

原上海罗氏制药企业事务、市场准入和渠道管理副总裁

大家知道罗氏主要以做高值药品为主，主要领域是肿瘤领域。对于改善支付性和可及性，总体来说我们有个很深的感受：跟欧美市场相比，通过4次国家基本药物目录的调整，包括各地大病医保的政策，解决了所有高值药品的用药。包括这次由人社部做的第一次大规模的国家谈判，我们都看到了在支付性上确实有了非常大的改观，老百姓可以真正受益，但高值药品的可及性与高价值创新药可及性相比仍有相当大的差距。现在看到的可及性仍有问题，虽然有医保，但是病人不一定能用到药。

一、处方前：药品要有可知晓性和可获得性

我们从3个阶段去看药物，即处方前、处方中和处方后（见图4－5）。另外，一个药物对于一个病人而言有5个英文单词的特质，都是A打头，所以叫5A。一个药物能够被合理地使用，首先病人要有一定的知识，当他出现一定的症状时能够认知，然后到医院去进行初步的诊断。在中国有一个很大的问题是病人发现肿瘤通常都到了晚期，从而丧失了治疗的最佳时间窗口，后期治疗疗效也不好。所以病人的知识或者药物的可知晓性很重要，比如

早期的乳腺癌病人，她们可能并不知道早期乳腺癌是有药物可以治愈的，我们看到很多这种情况觉得蛮可惜的。

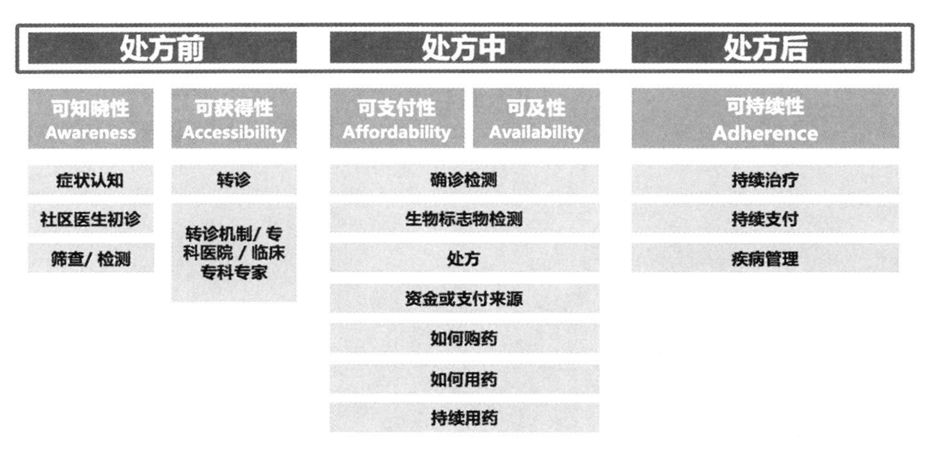

图 4-5　以病患为中心，从处方角度看患者如何获得药品(5A)

第一，药品的可知晓性与药品政策有很大的关系。中国的药品不许做广告，保健品倒是可以。现在很多中国的老百姓，特别是退休的老人们，他们花了很多钱买了没有用的保健品，实际上是知识不对称造成的。这需要国家花一些力气对全民进行疾病教育以及合理用药的教育，而且目前中国具备这个基础。我们可以在法规上做一些改进，这是全民健康最基本知识的改善。比如现在上海、北京的高中毕业生，80%以上都可以上大学，他们不缺乏学习的能力，而怎么让他们获得这些知识，我们认为非常重要。

第二，药品的可获得性很重要。我们的病人，特别是边远地区的病人，当他有病的时候如何到正规的医院和医生进行就诊，这个非常重要。我们过去的重点是常见病，现在随着医保的覆盖和医疗的改变，我们传统推崇的医联体模式并不能解决所有问题。中国的转诊医生之间是没有交接的，有着大量的重复和浪费，比如重复就诊、重复检测等。对老百姓而言也很不方便，到处都要排队，这是浪费的问题。这个跟整个医疗的基础建设有很大的关系，比如肿瘤，中国的肿瘤治疗覆盖区域到了地区级，现在有300多家医疗机构。但在肿瘤高发阶段的测量，还需要关注预防治疗。否则该得到治疗的病人可能会遇到很多不便，最终丧失了很多好的治疗窗口和机会。

二、处方中：药品的可支付性与可及性存在诸多问题

在处方中主要有两点需要考虑：一个是可及性，一个是病人的可支付性。其中涉及肿瘤的一些高端影像的对比确诊和靶向治疗的生物检测（比如细胞检测和免疫检测）。可能未来20～30年，有很多我们看到的常见疾病都会有个性化的治疗，因为没有一个病人的疾病是一样的，没有一个治疗是一样的。现在我们发现了很多新的肿瘤病人，过去发现不了是因为没有这个检测技术，而且发现得越早，如果有相应的药物疗效会越好。生物检测方面，现在很多大分子药物都是跟靶向有关系的，跟欧美相比，中国在检测的网络建立方面还有问题。我们的医院往往是自己建自己的，并不分享。这又造成浪费和封闭，不能让更多的病人受益，这是比较严重的问题。

处方在中国是个很重要的因素。这个处方如果去兑现，那么谁来支付，从什么地方拿到药，拿到药以后怎么用好药，其实都是问题。而且中国的处方影响因素太大了，有时候超过了一个企业所能看到的因素。在支付上面涉及谁来付，来源是怎样的，谁来决定付这个钱。支付者在医药市场中，因为角色原因，他在价格上和决定企业的配套上应该有越来越大的权重做决定，可以要求供需双方直接见面。刚才提到病人怎么拿到药物，拿到药物后能不能用好药物，能不能持续用到药物。比如大分子药物需要冷链，但现在中国的冷链是没有标准的，这有非常大的安全性问题。

我给大家举个例子，很多企业都做慈善捐赠，捐赠的药物往往需要委托NGO找到药房去分发。但很多病人拿到药物去医院的时候没有办法注射，医院往往有约束条件，比如外来的药是否质量合格？这样病人很痛苦，因为没有人帮他解决。这些案例我们确确实实看到过。

另外，药物持续的可及性仍有问题，很多疾病无法做到持续的药物治疗。糖尿病还好一点，因为药物不打就要命了。但凡不要命的疾病，中国的病人和医生在观念上就比较差。肿瘤也是一样，现在肿瘤的治疗药物是标准治疗，一年就完成了。如果对这个病人有效的话，就可能终身治愈，至少能大幅度改善。但有的病人治疗到一半就因为各种原因放弃了。费用上而言，未必能造成医疗费用下降，因为后面治疗都是乱的，没有持续治疗的效果，我们看到后觉得非常可惜。

三、处方后:可持续的疗程治疗和疾病管理很关键

处方后意味着病人怎么获得持续的治疗,比如医生护理跟进,支付是怎么持续的,怎么帮助病人完成整个治疗而不是一个阶段的治疗,等等。这样才能达到事半功倍的效果。另外一点就是疾病管理,目前肿瘤的疾病管理在中国是非常严重的问题,病人的管理不仅仅是治疗的不完整,也带来了病人的心理负担和生活上的问题。是否能达到5A的治疗在中国是个严重的问题。这个我也问过欧美的同行,比如在西班牙各个地区的病人得到正常治疗的比例为85%左右,中国在50%~60%。这些差距是各种因素造成的,但中国有一点比较好,国家层面一重视就做得比较好。

四、中国的医保支付未能较好地覆盖肿瘤等大病

过去10年里,中国支付的改善是非常明显的,基本医疗保障越来越好,但肿瘤和免疫性疾病的保障现在存在一定的问题。第一,中国医疗费用占GDP的百分比大概是5.7%~6%,但是国际标准建议是不能低于6.5%。另外,报销甲类的药物都是100%报销,乙类的药物是50%~80%。欧美的研究发现,保险支付低于70%是不能帮助病人改善支付的。我们对70%看得比较重,在这条线之上病人才能得到比较好的支付改善。

第二,国家的目录调整,包括在前四五年时间里面,各省很多重大疾病报销办法出台,对于保障这类病人发挥了非常大的作用。最近国家第一次大规模做国家药品谈判,我们深入参与其中,感到这次谈判组织非常严密,跟企业之间沟通得非常好,而且非常专业。很多厂家最后都谈成功了,当然也有很多没有成功,总体来说这次谈判奠定了非常好的基础。以前4年、7年调整一次目录。今后科技日新月异,这样的调整时间太长,我们应该有常态机制,目前的做法为常态机制奠定了非常好的基础。从各地省医保来看,大家都觉得国家谈判做得非常好,减轻了各地的负担。

第三,还有商保的问题。中国有个很大的问题,国家规定健康商保减免税,规定商业医疗保险80%必须运用到病人赔付上。但中国整个商业保险流通的成本超过20%,保险公司不愿意做,这个问题需要解决。政策是好的,但是没有操作落地。

第四,医保支付方面也存在问题。现在医疗保险的支付占到约60%,自费支付的比例占到约40%,还不能真正帮助病人减轻负担(见图4-6)。随

着国家谈判完成以后，这个应该得到大幅度改善。另外，这也和当地的支付限额等有关系，还有医保目录、基金比例的问题。

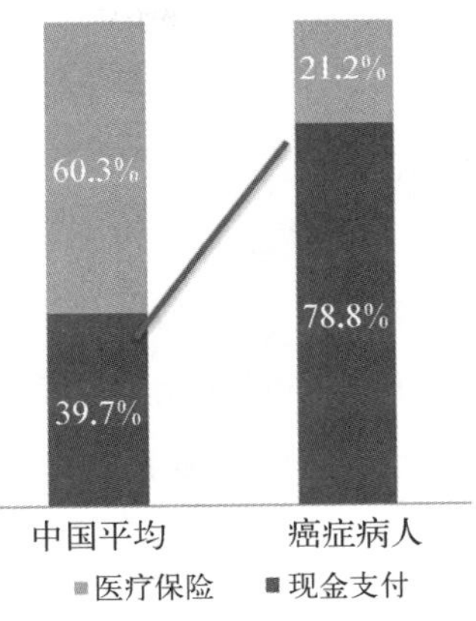

图 4-6 病人医疗费用的支付构成(2014 年)

五、企业渴望稳定而持续的政策

对于招投标而言，我们结合日本和中国台湾的经验来看，认为要形成一个机制，让药厂能够判断市场上药品的合理价格。现在没有什么规则，随时会变化，企业都不知道如何经营，这是很大的问题。特别是大企业，在中国的员工可能有 5 000～10 000 人，也要考虑自己生存和发展的问题。政策不断变化，这是我们感觉比较头疼的地方。全国医保每年有两三百次调整，会给企业带来大量的运营成本，这些都有可能通过药价反映出来，这也是个问题。

对于医院和药房而言，我们认为医院的定位应该在服务和质量上。药品不仅仅是利益的分割问题，医院在提供药师服务上也不专业。和国外相比，从用药的合理选择，到后面的咨询管理是完整的一套体系。社会是有分工的，将来中国医药分家势在必行。药店会越来越专业，药物的供应体系上面会做系统性的保障，而不是单纯地把药卖出去。

六、中国还需持续提高药物可及性

目前我们国家的情况是，病人生病了就会看病，他应该知道到哪家医院找医生看病，看完就得到处方，到下一个地方得到治疗就好了。这是最好的模式，病人不会感到不方便。如果病人什么都要自己去办，缺乏全科医生的指导，有很多东西会非常不方便。

对于企业而言就是要完善整个分销的网络。完善的定义是什么？在中国边远地区能够拿到药，能够用得起。另外就是直销药房(DTP)，大家知道在中国生物药的用药只有约 5%，在美国已经占到 30%以上，而且大部分是大分子，所以冷链管理在未来的体系里面非常重要。我们希望国家能确定药品管理的一套规范，保障病人的用药安全。

对医院准入我们也有点看法。有些地方搞医保了，选择医学专家、临床专家来组成医院药事会，企业要一年一次等着。国外确定医疗保险以后病人买的是“服务 + 药品 + 治疗”一体的，但在中国是脱离的。所以这里是不是应该统一？

另外，还存在没有人给病人用药的问题。中国有很多公司做了很好的日间输注中心，但缺乏医保的保障。如果这里也能用医保，病人到这些中心输注就可以了，病人也会很开心。肿瘤将来也是常态化发展，需要不断地治疗。随着基层越来越强，日间输注中心落地应该越来越多。这不是特别难的事，只要体系建立起来，跟医生配套，效果和大医院一样。这样又省钱，又方便。

政府、医疗机构、药厂、商业公司和非政府组织（NGO）扮演着不一样的角色，但我们做好工作一个很重要的地方是把病人放在中心。这个不是口号，而是为了把本职工作做好。药厂就是把研发做好，保证药品的质量，供应市场。医疗机构也是这样，最终要看临床效果，同时也要考虑一定的成本因素。商业公司要在流通配套上把服务做得更好，政府在大的政策上进行配套，在战略高度上进行格局的安排。

我国医保政策若干问题的思考

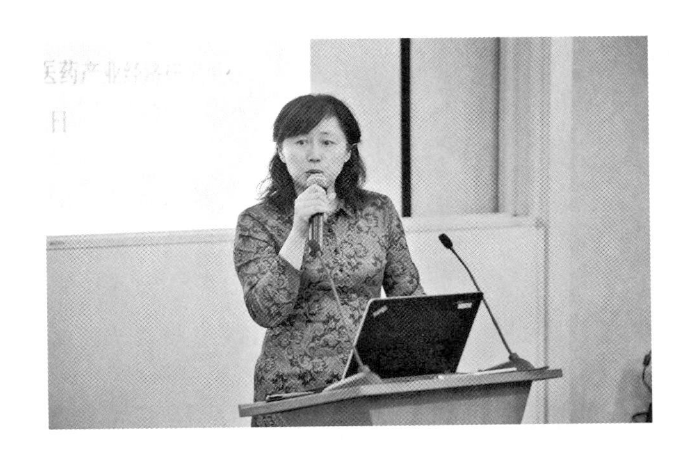

邵蓉

中国药科大学社会与管理药学教授

一、要建立公众健康利益和产业利益之间的权衡观

刚才各位从政策决定者、推行者和企业的角度来讲，我是从第三方的角度，研究者的角度来考虑。我没有直接的利益关系，除非作为未来的患者有利益。刚才2位老总讲到医药产业是受政策性影响很大的产业，政策环境如果不稳定，企业行为和患者的权益保障都不在可预期范围的话，毫无疑问产业发展一定不是大家所期望的那样。

做了30多年的研究，我体会到切忌站在某一个局部或角度去谈某一点，不管哪个族群、视角、层次都是如此。因为它并不是非此即彼的关系，不是说利益完全不可以最大化的，我们要追求共赢的关系。比如从药品监管的角度，一定是公众健康利益和产业利益之间的关联。如果我们一味地强调公众健康利益，以最低的价格采购、供应，最好是创新专利不要钱更好。这样忽视或者没有建立权衡观，企业和产业的利益会怎么样？企业和产业的利益如果得不到保障，最后反过来会实质性地影响公众的健康利益。我们要能够兼顾产业的发展和利益，这样才能使政策行为有科学性和合理性，而不仅仅是合法性。

在政策的制定中，我经历了太多的部门。我们的研究涉及卫计委、药监、发改委、医保、工信部产业发展促进中心、科技部等。正因为综合性项目确定以后，有时候基于一个特别好的动机推行了目的很好的政策，但是出台的效果并不是大家所期望的，就是因为一个系统权衡观没有建立。这是我的第一个感受。

二、确定合理预期，不给医保额外负担

对于新的制度和措施，我们要有合理的预期。大家都知道日常生活中，预期过高一定会失望。合理的预期，一个是我们政策制定者的预期，一个是行业工作者对它的预期。我曾经讲过，国家基本药物制度是保基本的。但是有一段时间被一些人赋予了根本无法承受的功能，试图通过基药制度的推行撬动中国的医改，这怎么可能？基层的零差率是在基本药物制度中推行的。这有可能引发我们医疗机构决策者、医院院长思考，医院药学部门的分留问题，而不是靠原来行政的力量去推动。

药学部门是个肥缺，为医院创造了相当比例的收入，一定要医药分离很难。不过当药学部门成为负担部门、成本部门的时候，医院院长可能会考虑这个部门何去何从。其实会发展到这一步，是由于市场的力量，这是经济环境下运行主体的追求，而不是政府单方面的推动。在目前的状态下，更多的院领导是关注动态，而不会轻易去分开，药房分出去容易，收回来难，一旦决策错了，怎么办？新一轮托管在尝试，难以持续就是因为在整个决策中没有考虑到各方利益的共赢，如果受托方长期不能盈利，毫无疑问这个制度不能成立，所以一定要共赢。

如果我们赋予了政策或者制度不应当有的功能，这时决策者就会觉得舍我其谁，把市场力量变成政府用行政手段来推，一定会有问题。所谓的两票制是一个非常理想的市场流通与资源整合的蓝图，更理想的是一票制。这是资源高度配置以后，让人极其向往的蓝图，如果用行政力量强推实现，一定会有问题，一定会影响可及性。

什么时候市场具备了这个前提呢？左边的药厂 A 可能有几千家，右面的终端 C 可能有 10 万个主体，包括零售药店和企业。中间的环节 B 是两票制经营公司。想想看，中国幅员辽阔，B 要担负全国 A 到 C 之间所有的联络关系，做得到吗？如果做不到一定会产生 2 个结果。第一个结果是整个流通

会粗糙低下，虽然不触犯国家的红线，但信息流可以高度配置，一些环节不开票，通过各种形式的方式来达到原来担负的功能。羊毛出在羊身上，最后可及性会受到影响。第二个结果是基层的触角伸不到，配置上有问题，可及性受到影响，基层者的利益还是受影响。理想的蓝图是把 B 平台化，只做第三方配送，就是像我们的邮政、顺丰，而且 B 平台一定是全国性的、高度整合的、完整的、真实的信息系统。这个信息平台整合了需方和供方的所有信息，需方和供方在这个平台上及时配对，这个就是一票制。可是我们国家的信息平台建了吗？短时间会有吗？在这种情况下，不能仅从动机和患者利益出发，也不能硬要用行政手段来推行，不然一定会上有政策、下有对策。

三、牢记医保初心，保障人民健康

医保到底怎么样？从功能定位上看，医保承担着保障人民健康权益的基本社会功能，化解费用的负担，缓解了社会矛盾。因病致贫的人多了，社会的矛盾必定会增加。医保也是基本卫生制度的筹资支柱，相当多医疗机构的主要资金都来自医保基金支持。同时，第三方支付是外部的制约和激励机制。最近的医保目录重新修订，尤其是业界压力很大。那么多年目录都没有修订，相当多的创新药没有医保支付，所以市场利润无法实现。总的来看，医保的压力太大，大家对医保期望的功能太多，比如支持产业发展、支持创新、支持健康维护、健康体检等。这是把关注点前置了，我原来做零售药店制度，觉得与其让老百姓用医保个人账户购买非药品，不如换成商业保险，然后去健身。

梳理完了以后，医保最大的问题是怎么支持创新？怎么把国内几十个一类新药纳入医保支付？这个动机是好的，那么医保能够担负起鼓励创新，能够作为直接的支付吗？前两天开了药学发展大会，直接在互动过程中就讲建立什么制度，创新药物出来以后直接进入医保，我就问医保基金哪里来？医保的承受能力在哪里？医保的所有官员都希望立马进入，但是蛋糕只有这么大，怎么支付？

我发出质疑以后，有专家回答说其实不是直接进入基本医疗的保险，要有多种层次的，包括商业保险等。但是我们现在更多人希望直接进医保目录，直接就由医保买单，这是不对的。我们医保本身不忘初心的是保证参保人的健康，实际上是起到支付作用。支付的时候我可能考虑到创新成果，而不是简单的创新。医保的初心是什么呢？是参保者权益，还是可及性的问题，也是可支付性的问题。创新和产业发展恰巧是间接可能达到的目标，医保不是直接追求或鼓励创新。但是如果医保目录合理了，一定程度上保障公众的权益以后，可能会间接地鼓励创新发展。但医保政策不是为了创新制定的，这就是我们的初心。实现初心基本目标的时候，间接地通过科学性的政策实现产业积极效果。我们的政策不是固定的，医保只谈医保，招采只谈招采。原来各部委各自为政，放在一起政策总是不那么协调，现在有类似于国家药物政策的高度整合，确定了 5 个目标：可及性（包括可获得、可支付、长期可及）、质量、安全、合理用药、合理发展产业。

以收定支，医保基金就这么大，想做所有的事情不现实。所以有多大的能力办多大的事，医保就这么多的基金，保障的范围根据承受能力调整可上可下。我们讲药品不是支付价格，而是支付标准，和价格、价值有关联性，不是像发改委定价考虑到成本效益。如果今年的支付能力强就高保障，明年的支付能力弱就低保障，这实际上是行不通的。尤其在我们国家，老百姓只能接受更好，保障的范围更大。这是行为经济学的一个理论，一个人对既得利益的关注大于他从外部得到新的利益。“我失去的一美元所造成的遗憾，将由我重新得到两美元才能弥补”，这就是现状。我们制定政策的时候很难达到理想化状态。毫无疑问一定会考虑到社会的稳定性，政治也必须考虑到社会的稳定，要用最少的钱办最好的事情。

圆桌对话

药师应该在医保体系中体现怎样的作用？

邵蓉：假设中国的药学部门脱离了医院，成为社会网点的一部分，医院里的药师一定是围绕临床需求设立的，就是卫计委讲的临床药师。临床药师在履行职责的时候，引导合理用药和医保是有关联的。在医保控费的前提下，医疗机构的质量有什么变化？就和招标采购一样，结果注重价格，而质量被淡化了。

我们做过调查访谈：5 个城市，每个城市 4～5 家医院，107 个人，其中包括医师、药师。做了调查以后发现各个医院大同小异，在不同的地区，或者同一个地区不同的医院，控费措施响应度是不一样的。有的地方医保控费措施，是纯粹用上个月调配的销量排名，只要到前三，或者前几名马上停药。这是简单粗暴、不负责任的行为。

我们看到这个一定会解读背后的故事，是厂家对医生配方比的影响起到了至关重要的作用，还是恰巧患者临床需要造成的用药量排名在前呢？我们本来需要这个药物，停掉后患者权益就会受到根本性的影响。药师其实是可以结合临床去分析背后的原因是什么，或者说哪个原因占的权重更大，有针对性地做一些措施的调整。药师可以发挥很大的作用。养一批临床药师队伍，虽然实际不产生直接效果，但可以产生间接效果，院长必须要有这个远见。

福建医改中医务人员的薪酬水平如何设计？

张煊华：医务人员是我们医改的参与者，也是主力军，如果医务人员的利益没有照顾好，或者没有考虑到，医改是没有办法往前推进的。三明原来是22家公立医院，医务人员工资总额从改革前的3亿多元到2016年的9.6亿元，人均收入在改革前是3.8万元，2016年是9.2万元，他们的收入成倍增长。从医保办这边我们也积极地提高医务人员的收入，让医院的年薪制能够落实到位。最高销售限价就是想通过这个渠道增加医院的收入，现在医院里面的竞销差价归医院了，医院就可以发奖金了。

我们这么做的一个目的，是因为现在提高医疗服务价格有一定的政策难度。不是我们不想提高，我们提高医疗服务价格超过10%，就要举行价格听证会，你要提供现实的成本是多少。问题是医院里面现在的成本就是按现在的工薪水平算出来的，这个成本水平是偏低的。当药品价格逐步回归理性以后，药品的进销价会逐步缩小。医保节省的药品费用可以直接拿去调整医疗服务价格。

医务人员的收入水平到底应该是多少？美国都是社会平均工资的3～5倍，三明刚出台的文件也是3～5倍。刚好我有个同学从美国回来，他也是学医的，我问他在美国收入水平是多少？他说是平均工资的3～5倍，我问了其他一些因素后，发现我们不能3～5倍，只能2～3倍。美国医生刚毕业时收入没有那么高，过了一段时间有能力开诊所的时候才能够拿到3～5倍的水平。他们拿到这个收入水平，第一，继续教育的经费他全部自己出了；第二，社会保险的经费全部要自己出；第三，要交10%～15%的职业风险基金，这三块差不多要占到收入的20%多。我们国家不一样，这三块都是医院出的，继续教育是医院出的，社会养老保险是单位出的，还有一个职业风险是医院交掉的。如果我们也提3～5倍的话就是全世界最高水平了，所以2～3倍比较合理。

怎么认识医改中公立医院的主体地位？

问：提高医院的收入来提高医务人员的收入，为什么不能财政来分担？我们的国企都是这么改革的，也是人社部门管的。国家的医疗主体还是公立医院，医务人员要多少钱可以拿到桌面上来说，为什么要曲折地提高医务人员收入？

张煊华：如果全部由政府承担，我们国家实际上也实践过。改革开放之前医院都是国家包起来的，但积极性会受影响，这种机制不会活。我们维护公益性的同时，还要考虑怎么调动积极性，这两个是一定要权衡的。习近平总书记对公立医院的定位非常好，在我们2009年3月17日发的意见里面，讲要发挥公立医院的“主导地位”。而习近平总书记讲要发挥公立医院的“主体地位”，就一字之差。我们说什么叫主导？什么叫主体？主导地位只要有简单的督促就行了。如果是主体地位，应该是要绝对的督促。民营医疗机构要不要更大发展？我说要，但是要坚持公立医院的主体地位，中央到地方的文件里面都是要留20%的空间给社会发展，不能全都政府自己来。如果全部自己养起来，积极性是调动不了的。2017年4月28日我去香港看了一下，那里的医疗资源使用效率是非常低下的，他们排队就要排6个月，这不符合我们内地的情况。

蔡江南：我们国家的医疗服务市场中，公立医院占了80%～85%的份额。但我们现在所谓的公立医院不是名副其实的公立医院，真正的公立医院应该政府支持占很大比重。这么大的市场份额，政府有没有可能名副其实地用财政把它做成真正的公立医院？全世界很少有国家能够做到，特别是近14亿人口的国家。反过来我们有没有必要把这么大的市场都让公立医院用政府财政的方法做？从世界范围看没有必要。只是我们已经形成了概念，觉得只有公立医院才能够公益性。实际上这个前提是不存在的，我们现在公立医院不可能做到公益性，反而是非营利社会化的医院有可能做得很好。

可以看到全世界很多地方是非营利的医院而不是公立医院可以把社会

服务得很好。我们国家这么大的市场，85%的份额都要做成名副其实的公立医院，政府有这个能力吗？即使有能力，将来做到以后公立医院的效率并不见得能满足老百姓的需要。传统的思维觉得应该靠政府财政把公立医院做好，但这做不到。这种情况下，对医疗服务按照市场价格定价，医院完全可以自我生存，可以赚钱，也可以盈利，不是说非得靠政府养起来。

药品在降价的同时，怎么衡量本身的商品属性？

张煊华：对药品价格，我从来没有要求药品价格一定要降到最低。包括我刚才讲的，你的药品10元卖不动了，涨到12～13元还是行的。像黄连素的价格在提高，这是很正常的。我认为国内的药厂要赚点钱，不能靠进口药和仿制药。我们希望多增加我们的研发能力。现在出厂价就那么一点点，到了医院里面翻了10～20倍，中间的环节把钱浪费掉了。药厂可以直接出厂价10元，卖给医院12～13元。现在是全国有总代，然后层层包销，然后回购促销，最后腐蚀了我们的医生，造成医生让老百姓多吃药，危害我们整个民族的身体素质，长远来看是民族生存的问题。如果药厂只是出厂价格贵一点，我们不会太在意，问题是不要全国总代，这是最本质的问题。为什么一直说采取这种、那种采购方式？实际上就是和中间的全国总代去斗争。

借鉴美国市场，探究药品的价格形成

胡善联：第一，药品的价格是怎么形成的？这是个关键的问题，明白了才能考虑哪些是虚高的。美国特朗普总统上任以后，对美国的高价药非常强硬。所以舆论上的观点是，现在的药企价格不是由市场的公共需求形成的，主要还是药企以垄断的姿态来形成的价格。为什么要利用政府的一些政策来调控呢？我想就是这个原因，因为单纯靠市场供需的关系来平衡价格，实际上做不到。这是我基本的看法。其实药企的定价取决于医院的支付意愿，可以做一些患者调查，比如这个新药你愿意付多少钱。还有一个是总体社会愿意支付所形成的，就是我们的医保，这是第一个问题。

第二，到底什么样的药费增长是比较正常的？我以前的研究发现我们国家都是药费的增长低于医疗费用的增长。最近美国医改总结了很多经验，美国的药费占整个医疗费用的13%左右，远远低于中国的38%。而他们每年基本上是4%的药价增长，我们是12%。

第三，药价是怎么构成的？最近美国学者都在研究，他们有3个方向，假如从消费者的角度来看，你出100元药费，58%是给药企的，接下来大概

42%不到一点是在流动环节，消费者支付 100 元就是按 58∶42 来分配。从药企角度来讲怎么分配呢？美国的创新药很多，17%用在生产成本上，还有41%是药企拿的毛利，它用于研发，或者是市场营销。接下来是企业利润，这个占 14%，还有 14%是到流通环节里面去。

第四，美国的药企纯利润率至少是 23%～25%。这个是怎么分配的？13%左右企业拿回去。剩下的 10%，大概 3%给药店，3%给 GPO，还有 4%给患者。实际上这个情况下，我们大部分药品价格在招标采购和阳光采购谈判以后可以降低 15%～20%。不是说每一次都可以，这个是大家印象中的数字。这个药价下来的话，流通环节中间节省很多。

第五，我觉得现在福建省的经验，一方面要把疗效不确定的辅助药或营养性药的费用节省下来，让真正疗效好的创新药加快速度进入医保，用好我们有限的医保基金。在这个基础上，将来特别建议的是在 44 类药品谈判的过程中，虽然药价已经压得很低了，还应该有一个总额预算。如果超过总额控制，应该由药厂付款，或者要进一步降价。总之，一方面要把新进来的创新药做好，总额预算的控制也要做好。

第六，我觉得应该有一些新的概念。一方面，我们非常强调患者优先，什么意思呢？药品不仅要考虑它的价格，还要考虑它的疗效。另一方面比较重要的，很多地方包括现在的医改都强调以价值为基础，好的药我们应该给它好的价格，国产一类的新药也要给好的价格。从长远观点来看，药价就像医改的支付方式一样，我们可以考虑按病种付费。今后假如说总体是综合改革，这个情况下药价是包含在所有费用当中的。所有的医生、医院都会控制药品的费用，最后取得一个好的疗效。今后常态化的价格会朝这个方向进一步发展，更要理性地制定价格。

DRG 付费制度会不会影响大病的临床治疗？

问：假设未来 DRG 付费制度在我们国家普及之后，在肿瘤、自身免疫病这样一些大病、重病领域的靶向和单抗体类的高价值药物，它们的临床应用会不会受 DRG 付费压低的影响？

颜清辉：国务院 2017 年 6 月发了一个医保支付方式改革的指导意见，这个指导意见的核心是要多元化付费方式。我们也说没有一种付费方式可以包打天下，多元化的付费方式，适合的才是最好的。对于各种医疗服务行为，门诊有门诊适合的付费方式，住院有住院适合的付费方式，癌症治疗有癌症治疗适合的付费方式，精神病有精神病适合的付费方式，各种各样的付费方式都有。这里面有一条主导的意见是在住院这块要按病种付费，也提出来今年要开展DRG试点付费。

不管用什么付费方式，它的核心思想都是打包付费。既然是打包付费，肯定跟按项目付费有所区别。如果是打包付费，很多过去的收益就变成了成本，医院需要进行成本控制，有益于规范医疗服务行为。我们进行付费的改革，标准是大家协商确定的，不是哪一家自己定的，标准的科学合理非常重要。这些大病有很多价格特别高的治疗手段，这种治疗手段是不是要放在医保目录里面，是不是基本医保可以支付？基本医保支付范围是一个限制，但并不代表不可以用。医疗保障体系的建设，除了基本保障以外，还有补充性、商业性的保险。尽管现在发展得确实不好，但在我们的设计中间对于一些高价值的医疗服务，是要通过商业医疗保险来解决它的负担问题。

第五章

网上医疗，如何发展

本章内容摘选自 2017 年 9 月 2 日第 21 期圆桌会议

2017 年 5 月，原国家卫生和计划生育委员会(简称国家卫计委)印发《互联网诊疗管理办法(试行)(征求意见稿)》和《国家卫生计生委关于推进互联网医疗服务发展的意见(征求意见稿)》，并在网上广泛流传。其中个别条款，如互联网诊疗活动仅限于远程医疗服务和慢性病签约服务，开展互联网诊疗的医疗机构应取得《医疗机构执业许可证》，不得擅自设置审批虚拟医疗机构，不得对首诊患者进行互联网诊疗，医务人员开展互联网诊疗应取得相应执业资质并经其执业注册的医疗机构同意，此前设置审批的互联网医院、云医院、网络医院等应在办法发布后 15 日内予以撤销等，引发了较大的关注和争议。

目前，国家卫生健康委员会(简称国家卫健委)和国家中医药管理局已在 2018 年 7 月正式颁布了《互联网诊疗管理办法(试行)》《互联网医院管理办法(试行)》《远程医疗服务管理规范(试行)》。但在原国家卫计委根据互联网医疗快速发展的新形势制定相应政策和管理办法的过程中，各方针对互联网医疗现在和今后如何发展、能够解决哪些医疗服务中存在的问题、如何促进我国医疗服务模式的转变、如何在为互联网医疗和医疗改革今后发展预留一些发展空间的讨论，在政策制定时都是需要思考和研究的问题。在今天回顾这些政策发展过程，对于读者了解和思考政策的形成也具有一定的价值。本章介绍了政策制定者、学者和中外药企的行业专家站在 2017 年的时点，对互联网医疗领域的思考和认识。

互联网与人工智慧医疗的概念与展望

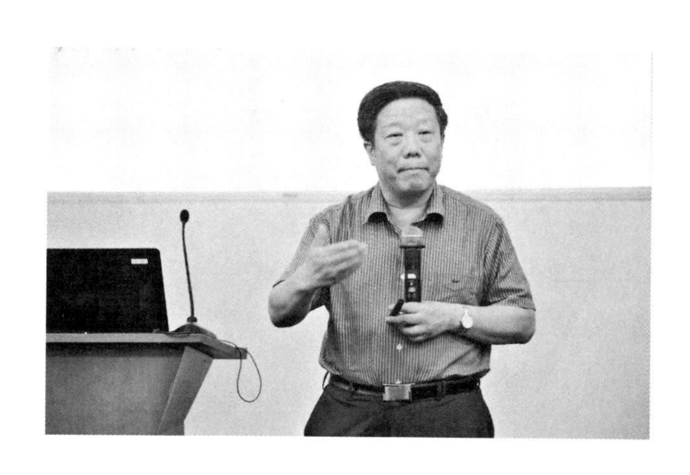

高解春
复旦大学医院管理研究所所长

对于互联网和人工智能医疗理念与发展趋势这一话题，作为学者，首先要搞清楚概念，之后横看世界、纵看历史，找到目前中国存在的问题和最好的解决办法。

对这个领域我有一定的发言权，国家卫计委曾委托我们复旦医院管理研究所做了"互联网医疗治疗管理理念"的方案，不过后续出台的相关文件与我们的原始方案有出入。除了复旦管理研究所之外，我最早操刀完成了上海医联工程，是中国最早的医疗信息共享的实践者之一。医联工程对上海600家医院进行信息联网，被世界卫生组织（WHO）称为世界上最大的医疗信息网，做成很不容易。

曾有一位互联网产业大佬讲：再过30年，只要互联网医疗发展得好，中国医生将要找不到工作。但我的观点是：30年后医生退休了还是医生，但互联网从业者不一定是现在这个位置了。因此，互联网医疗会改变我们的业态，但在互联网医疗时代医生不可能消失。

一、核心：医疗服务模式的改变

我很赞成互联网医疗，医疗模式从今天的面对面模式，变成了可以通过健康云对病人进行服务的新模式。原先,病人跑到医院以医院为中心,未来可以通过协同网络服务。之前,病人是在医院里面等待看病;未来病人在汽车上、火车上、卫生间里都可以得到医疗服务,是以病人为中心主动服务。我认为这种新模式是真实可行的,而当这一切可行时,大家想想我们需要什么样的新政策,我们需要什么样的新服务。

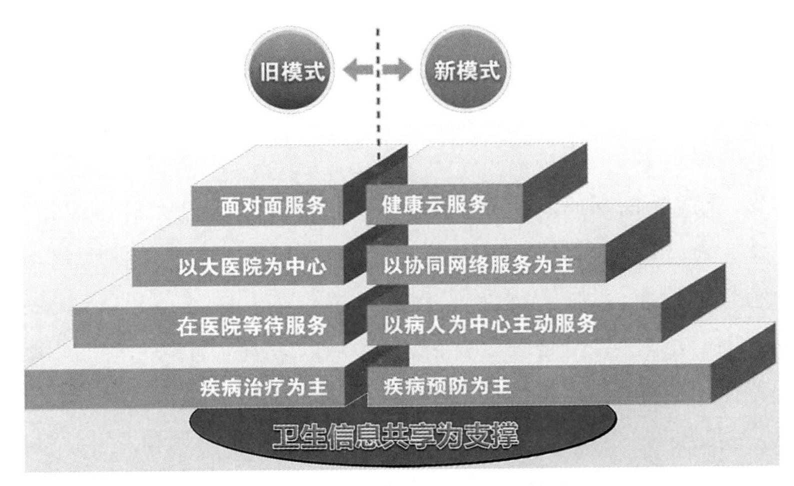

图 5-1　互联网医疗的模式转变

二、互联网医疗的定义、形式和应用——以电子处方和数据互通为例

这里给出一个简单的互联网医疗的定义,即包括以互联网为载体和技术手段的健康教育、医疗信息查询、电子健康档案、疾病风险评估、在线疾病咨询、电子处方、远程会诊、远程医疗和康复等多种形式的健康医疗服务。

所以互联网医疗不用讲得太复杂,核心定义就是一句话:载体改变了——本来是人对人治疗,未来一切医疗活动还是原先的医疗活动,但是载体是互联网。互联网这一载体带来了许多便利,时间上弹性更大,任何时间都可以进行,空间上缩短距离,任何地方都可以进行。当然也会有一些限制,比如原来面对面交流的一些特性,在互联网上会受到限制。

关于互联网医疗,我们今天先思考一个问题:多少事情是不需要面对面就能完成的?很多人对这个问题想不明白,总是强调医疗的特殊性。在互联网普及前,人们敢想象可以在网络上购买所有的东西吗?但是今天的确都可以了。我主张全球化概念、通俗化概念。医疗领域当然有一定的特殊性，但其他领域走过的路没有理由不适用于互联网。

互联网医疗有许多形式，我介绍 2 个互联网医疗的关键点。

第一，电子处方是否可能？医生在互联网上给大家开一个处方，这个处方能否用，有没有法律效果？此前远程会诊可以进行，是要求互联网的两端有 2 个医生，出了问题由远程提供服务的医院和医生负责。但我讲的是远程医疗，即一端是医生，另一端是病人。那么这个远程医疗关系能否进行，是电子处方的一个关键点。广州二院开了一个先例，通过广州互联网医院证明电子处方是可行的，而且已经运行。虽然电子处方不断被喊停，但只是因为目前的政策问题。

第二，完成数据互通。我在上海做了一个健康网，最大的作用是在上海完成了这一点：病人一刷卡，医生就知道你在什么医院看过什么病，开过什么药。医生做检查，系统会提醒医生这个病人昨天做过检查，确定还做吗？临床权利仍旧给医生，但是医生有很大压力，因为后面有双无形的眼睛 24 小时都看着你。比如配药，系统会告诉医生，昨天这个病人开药了，而且药没有吃完，还要开吗？因此，医生要记住所有的一切都在掌控之中，都在监管之中，这也是互联网医疗在未来会给我们带来的便利。

当这些关键点都可能了，其他问题就解决了，比如网络上预约、网络上挂号、流程服务数字化等，互联网将会起到很大的作用。

有一个与互联网医疗相类似的概念——移动医疗。如果说传统互联网医疗指用 PC 端，移动医疗只是把 PC 端变成了移动端，用智能手机就可以实现。通过移动通信技术来提供医疗信息和医疗服务，能有效改善医护流程和质量。

这种载体的改变，会使医生和病人之间的关系有很大变化。举个例子，医生给他的病人做了一个检查，不管医生走到什么地方，检查报告一出来手机就提示检查结果。医生在手机上就可以做医嘱，告诉护士给这个病人拿什么药。如果这个医生半小时没有反应，上级医生可以手机唤醒。再比如医生给肾脏病病人开药，如果开药不符合规定，系统就会通过移动端自助提醒。

医院的互联网化，可以减少病人不必要的门诊和线下行为，优化有限资源的共享。现在患者必须到医院里来，如果有一天医生主动告诉病人不要来医院，线上沟通信息就可以了，大家想想明天的医疗会怎样？

关于这方面我问了很多院长相关问题，探讨有多少患者是必须到医院来的？比如现在有多少病人是慢性病病人？他们每个月去医院就是为了开药，挤占了医院和医生的资源。我自己是慢性病病人，但我已经几年不去医院拿药了，希望这一切未来可以在网络上进行。如果患者的病情没有变化，医生可以在网络上开药，快递到患者家中，作为患者我愿意付快递费。如果这个方式可行，医院门诊病人将少多少？一些院长的回复是30%。

还有一种病人，医生今天检查，3天以后病人拿检查报告过来开药，要来2次。如果3天前把所有注意事项讲完，检查报告网络上可以看到，医生看了这个报告就可以开药，病人就可以不到医院里来。这一批病人又有多少？很多院长说，如果排除拿报告和拿药的患者，目前医院门诊1/2的病人都不需要到医院来。而且所有医疗流程都没有改变，医院该收的钱照收。但是当病人少走这一次，对他来说意味着什么？对这个社会来说意味着什么？交通问题、劳碌问题，尤其是老年人看病家里还要有人请假陪着去医院等问题，都能解决，这换来的经济利益和社会利益将会是很大的。

当这一切变得这么简便，总有一天没有互联网医院的医院，患者将不能接受。我主张有中山医院就要有中山互联网医院，有华山医院就要有华山互联网医院，每一家医院都有一个互联网医院，互联网医院的法律关系没有变。但当所有都没有变的时候，又出现了新问题——互联网医疗需要更大程度的共享。中山医院和华山医院怎么达到共享？这就需要淘宝之类的第三方平台，在上面不受某一个具体医院的限制，比如所有精神科可以在一个平台上，病人可以在更大的平台上找到合适的医疗服务。

医院端通过互联网也可以有更好的资源共享。云南有问题，向上海的王医生请教，就可以帮助他解决。只要家里有电脑就可以进行这样的服务，当然钱还是要付。这样一来，有限的医疗资源将会发挥更大的作用。

三、家庭健康医疗监测——互联网与物联网结合，支持家庭健康管理

当互联网与物联网结合，我们将互联网和医疗监测设备结合，就能实现更好的家庭健康医疗监测。病人在家里，通过手上戴智能可穿戴设备，以及其他医疗监测设备，心电图、身高，血压、血糖、胎心监测等传统在医院做的监测，就都可以在家里做。比如胎心监测，孕妇可以每天3次自行监测，未来家庭监测的好处是这个记录会自动发送到医生端。当发现胎儿心动低于90，或高于160，系统就会自动提示，之后医生可以打电话给病人要求再做一

次监测，医生给你诊断。

总结一下，通过家庭健康医疗检测，医生可以便捷地观察病人的生理状况，及时了解病情以及用药疗效，对病人的健康状况进行评估，对治疗效果进行评价，使医生与病人间实现实时互动。病人自身或家属可以通过该系统，知道如何更好地管理自己的健康，更多地参与治疗方案，真正实现疾病自我管理和家庭健康管理。

这种情况下强调的是家庭健康管理模式，是以家庭为核心，以专业化服务为依靠，以社区为依托。家庭健康管理要求远方必须有医生，不过成本并不高，提供家庭健康管理的医生只要经过主治医生以上的培训，基本上能够进行管理。但是对千万个家庭说来，这是很大的帮助。这种管理不要放在三甲医院，我一直主张放在社区医疗机构，以社区为服务的中枢。

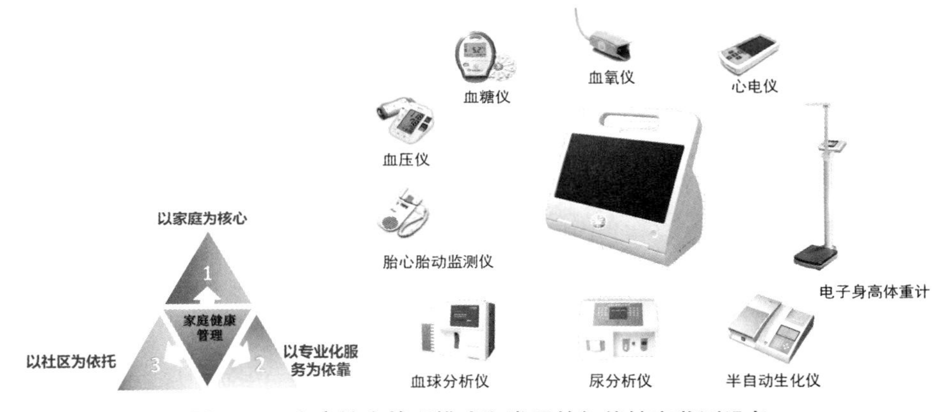

图 5-2　家庭健康管理模式和常用的智能健康监测设备

当前的医疗，一端是医生，另一端是病人，而未来可能一端是计算机，另一端是病人，这就成了人工智能医疗。人工智能医疗，是用计算机模仿医生的思维过程和智能行为。与计算机不同，医生会犯错，受情感约束。而计算机是集千万医生的智能为软件，以大数据为智能基础，比人类医生理性，不会有情绪激动，不会有思维局限。不过虽然计算机很理性，但也会有毛病。如果各个方向都想不通就反复计算，最后死机。

对于人类而言，将来不是要被替代，而是任务更重。当每一个新的疾病发生的时候，我们就要创造新的软件，来让这个计算机更好地为病人服务。所以大家要想明白，不要感觉计算机跟我们抢饭碗，我们享受的是计算机带来的便利。人工智能是工具，我们把难的事情、枯燥的事情、反复的事情让计算机做。人工智能医疗的行为主体已经不是医生，而是计算机。就像家里的保姆，大多数家务由她解决，搞不清楚的事情由女主人来做，医生未来就是女主人这个角色。

四、互联网医疗的中国模式与关键要素展望

人工智能和互联网医疗的未来，目前最大的瓶颈就是互联网模式的主体和法律风险承担。其中有两个关键点。第一，任何载体和方法的改变，不应改变法律关系。这里面有一个法律主体的概念，比如线下的情况下法律主体是医院和医生。以互联网为载体后，不改变法律关系，还应是医院和医生作为法律主体，谁开医嘱谁负责，病人只负责提供准确信息。有质疑的声音说：不见面怎么能准确？我反过来问：见面就准确了吗？有多少病例见面了仍然是误诊？病人只要如实讲述自己的情况，医生就可以判断，有问题是我的责任，如果没有讲出来是你的问题，法律关系就是这样。

第三，隐私保护不应该与信息共享有矛盾。比如住院病史放在医院，归谁所有？根据国际借鉴和历史惯例，应该归病人所有，而不是默认归医院所有。医生有权利知道病人的所有病史，但是没有权利说出去，说出去造成后果需要负法律责任，明天的互联网医疗也是这样。还有人说，网络上病史不准确，但我告诉你们，手写病史最不可靠。网上你只要做过记录，一辈子抹不去，网上病史比纸张更可靠。

因此，上述这些都不应该成为阻碍，阻碍来自卫计委管理，政府主导的公共信息开放和专业机构缺乏已成为瓶颈。按理来说病人有问题找医生，在网络上找医生，你既然相信这个医生，你们两个就沟通。但中国不是这样，中国是病人在网络上找医生，出了问题找政府。这与网上舆情和法律监管有很大的相关性。

从互联网医疗的政策角度，我认为电子处方、网络医院需要扶持和探索。网上医药的趋势不可阻挡，监管难度也不容忽视。同时，医保支付、健康管理、物联开发都需要市场和政府联手。因此，真正重要的是达成共识和行动，这比口号和融资更重要。

互联网医疗在分级诊疗中的规范和标准化实践

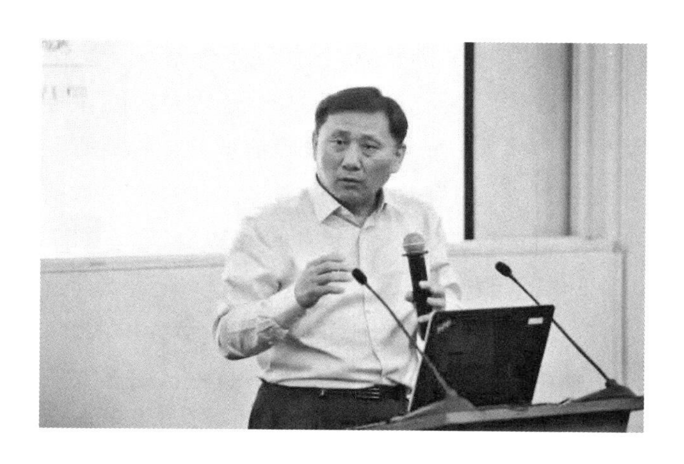

霍勇

北京大学第一医院心脏中心主任、教授、39互联网医院院长

互联网医疗在实践当中到底能做到什么程度？我做了35年医生，互联网医疗也想了几年，真正有实践是我担任39互联网院长这一年多，在此也作为一个案例来分享。

一、互联网医疗的核心在医疗，医疗的核心在质量

互联网医疗的核心一定是医疗，问题是今天怎么理解医疗问题。医疗的核心在于质量，而非数量。如果没有质量的医疗，做得再多，也是做坏事。胡乱诊断100个病人，不如精心诊断10个病人。一年做1万个手术如果是乱做，还不如踏踏实实做100个手术。我们目前的医疗体系忽略了内涵，注重数量，门诊量多少，病房量多少，这是我们关注的。医院的院长全都关注这个，因为没有这个体量就没有钱。所以大家关注的是“经济”，而不是医疗的内涵。今天的互联网医疗如果想要在这方面有所突破，尤其是分级诊疗方面，那么互联网医疗一定要回归医疗的本质。如果互联网能在其中发挥一些作用，至少医疗质量能够得到一定程度的保证。如果想要做好并且效果优于目前医院层面的诊疗，就需要考虑到如何应用互联网医疗，同时还需

要思考如何实现诊疗效果。

根据国外学者的研究①，评估医疗质量的框架有三个要素（见图5－3）。一是基本结构，它的组成是什么，即医疗服务的特点和投入，如基础设施/设备/人力等。二是实施过程，怎么实施医疗过程，即医疗服务是否恰当，比如是否遵从临床指南建议制定正确的诊疗计划。三是医疗结果，即是否改善或者恶化，有些指标可以衡量，如院感发生率、心梗一年生存率等。我国医疗质量管理相关研究中也有类似的提法，如基础质量、环节质量和终末质量②。但需要注意，结果不是唯一的。我个人认为医疗质量评估一定不能单看结果，要把结构和过程统一起来看，质量本身是三位一体的，不能只看某一个方面。

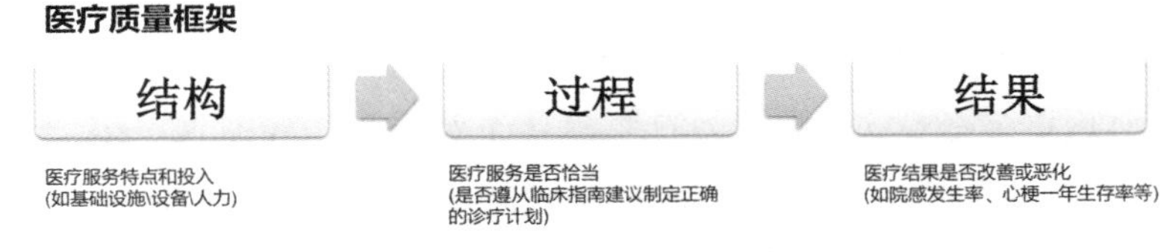

图5－3　评估医疗质量的框架

二、理性认识当前互联网医疗的阶段，以及医疗属性的限制

当前国家卫计委的互联网管理规定，我认为提出了互联网医疗需要考虑的两个部分：一部分是核心内容，另一部分是非核心内容。核心内容是根据传统医疗过程，通过互联网医疗能够实现。当然，目前实现内容方面，成熟的应用并不太多。在传统医疗的基础上，通过互联网医疗，能够加速过程或者使医疗过程变得更加有效，这是互联网医疗的一部分功能。长期管理等目前仍有一些条件达不到。

我个人做过几个研究，比较传统模式和互联网模式到底哪个效果好。但更重要的是如何从互联网医疗发展的不同阶段扬长避短，认识到什么地方可以先做，以及利用互联网能做哪些工作，要把相关的工作规范和标准做好。这样的话，我们才能真正了解互联网医疗该限制什么，不该限制什么。比如不能笼统地限制医院对医院、病人对病人等互联网两端的用户类型。

① DONABEDIAN A. Evaluating the quality of medical care[J]. Milbank Q, 2005, 83(4): 691－697.

② 陈敏，曾宇平，王春容. 基于医疗信息技术的医疗质量管理研究[J]. 中国医院管理，2011，31(2)：52－54.

现在很多人都以为互联网医疗中，只要两端是医生对医生、医院对医院就都是对的，但真实情况并不是这样。在常规医疗过程中，如果医院的医生一个上午的看诊量超过100个病人，这样多少是有问题的。医生本身不应该看这么多病人，假设每个病人看10分钟，100个病人就是16个小时多。医生并不是神，不可能在这种工作强度下还能保证看诊质量。但目前的问题是，没有人在医院提这个标准，反而对互联网医疗提出这种不合理的要求或期望，这是不合适的。

三、以39互联网医院为例，以数据展示远程会诊的优势与问题

所以我想和大家分享我们实践中的一些工作，尤其是对一些县医院分级诊疗的作用，以及医疗质量的数据。

过去一年中我们做了37个疾病领域7 000多例病人的远程视频会诊，目标是实现更多疑难病的诊疗。这是由各个医疗机构的需求产生的。心内科比例最高，是12%左右。我们通过互联网能够实现会诊的沟通流畅率几乎是100%。

我们和北大医院对会诊医生做了调查，结果显示，会诊医生的资质和按时完成率优于实地院内会诊。北大医院2015年的真实会诊中，不到1/3形成高级会诊，而39互联网医院可以达到100%。两方的按时会诊率差不多，互联网医院也不比我们普通线下会诊快。互联网医院不完全是为了解决紧急的诊疗，更重要的是就诊的前期时间准备。这个前期的准备工作，某种程度上说应该比医院做得更细，通过互联网远程会诊要有详细结果告诉病人。另外副高以上职称的会诊完成率，39互联网医院明显高于北大医院的会诊（见表5－1）。

表5－1　2015年北大医院与39互联网医院会诊指标对比

	北大医院	39互联网医院
高级职称会诊率	30.88%	100%
会诊按时完成率	94.6%	96.5%*
副高以上职称会诊按时完成率	75.11%	96.5%*

* 基层医生或患者要求的会诊时间。

这7 000多例通过互联网预约会诊的病人，我们都对其进行会诊后24

小时回访，接受24小时回访的满意率达到98.79%。这样的结果，主要是因为短期内我们的会诊方案做到了所有病例中1/4有明确诊断，2/3有优化治疗方案，还有少部分病人转诊。只有大约1%的少数病例需要补充资料。在互联网医疗实施中的标准，和医生在医院里面看病对于病人的信息需求一样很高。医生诊断医疗过程，和法官判案一模一样，只有证据越充分，诊断才能越精确。如果互联网医疗可以很好地发挥这部分作用，会很有特色。

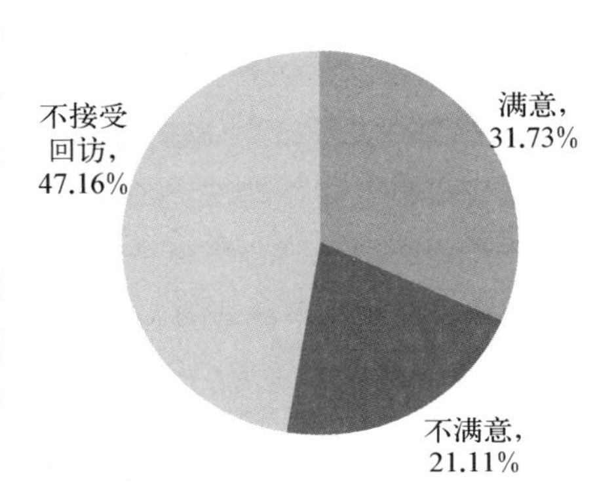

图5－4　2016年8月至2017年7月39互联网医院会诊后第二次电话回访满意度调查

互联网会诊也存在问题，因为大部分看不见真人，我们1～2周后再去随访这些患者，有近一半人不愿意接受回访，另外一半患者虽然愿意接受回访，但不满意率比原来高了，全部病人中大约有21%对会诊不满意(见图5－4)。

我们抽取2017年6月的部分二次回访不满意患者情况，分析不满意的原因，主要有以下几点：① 不具备医疗条件，病人想转病房不能转走，占比13.6%；② 病情好转后再次恶化，占比13.75%；③ 治疗无明显好转，占比45.45%；④ 未遵医嘱，病人自己没有控制好等，占比27.20%。

但从诊疗内容的实际上看，我们一半时间是做疑难病多，无论是心内科、感染还是肿瘤、神经科等，都是疑难杂症比较多，大部分这类病人到大医院也是如此，医疗效果并不好。由于互联网医院接到疑难病多，所以一段时间后随访率满意度出现了降低。

回到心内科，最起码心内科病人比较多，比较有代表性。我们抽取某月100例心内科的会诊病人来分析(见图5－5)，可以看到，大部分都是疑难杂症。其中50%患者合并3种及以上的严重疾病，48.5%患者有急性冠脉综合征、重度心衰、严重心律失常、严重瓣膜病、合并脑卒中的一种严重情况等。

据此可以总结，我们接到会诊需求的，是大部分基层医院的疑难杂症，而且可以进一步看出5类疑难杂症患者的画像：① 查不出，由于检查手段不足无法确诊；② 治不了，查出来确诊了，但治疗能力有限，治不好；③ 不好

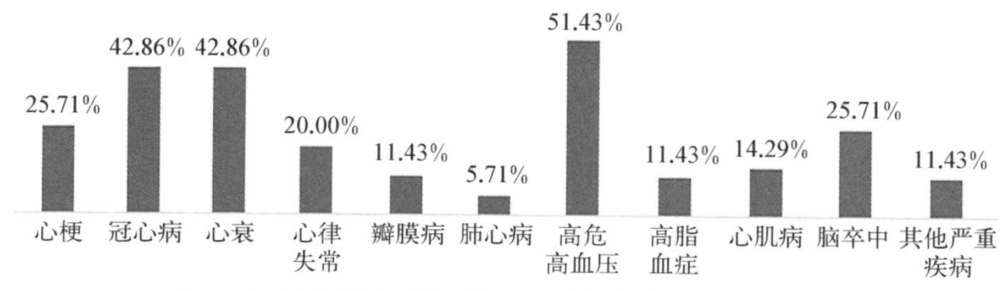

图 5-5　39 互联网医院某月 100 例心内科会诊的分布情况

治，也有一小部分病人是特别疑难，合并了多种疾病、严重疾病或疾病终末期等，确实目前谁都治不好；④ 不规范，因为一些常见病诊疗不规范、药物不规范造成的情况；⑤ 不认识，对于基层而言，有许多罕见病病例没见过。这里面有一些病例，就需要通过互联网医疗用好专家资源，在提高效率和降低成本的同时，能够解决问题。

四、建立线上线下结合的立体化远程医疗模式

我们要建立合理的互联网医疗模式，其中就包括线下参与。为什么一定要线下，为什么强调线下？如果仅靠互联网医疗，那肯定不行。39 互联网医院建立了线上线下结合的立体化远程诊疗模式，包括评估、疑难重症会诊、临床查房教学 3 个部分(见图 5-6)，每一块都需要线上和线下的结合。

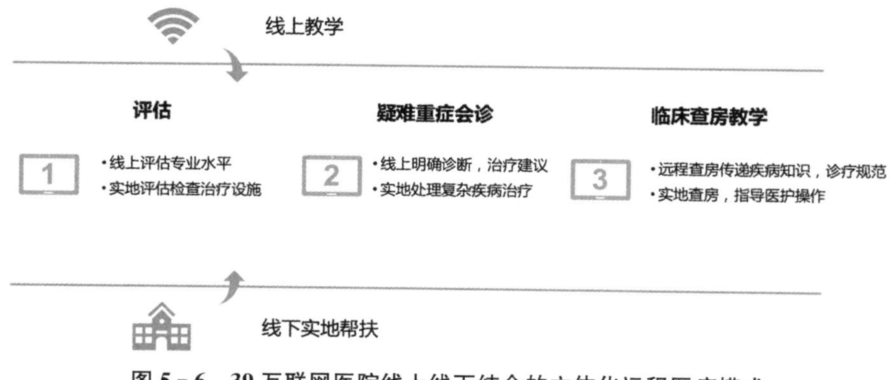

图 5-6　39 互联网医院线上线下结合的立体化远程医疗模式

利用这个模式，很好地解决了我们临床的问题，起了很大的作用。第一是评估，这是一个非常重要的工作，这里面牵涉如何进行评估，哪些患者线下能解决，哪些病人要线上线下结合。第二是疑难复杂病例的会诊，要求事

先有重点地准备好多学科会诊的情况，对于病人也要有重点地区分，不能所有病人都一样。比如虽然心内科的会诊需求很多，找我的也很多，但我作为心内科会诊医生只能看一部分，很复杂的我就看不了，需要多专业配合。因此，要对复杂病例进行细化，这个是有针对性的。第三是通过线上的远程查房教学，可以传递和纠正很多知识和规范内容，而且通过这些疑难复杂病例会诊，要实现查房、教学相结合。这 3 个部分是推动目前医疗体系改革利用互联网整合的一种形式，与前面提到的医疗质量框架结合，可以进一步提高医疗质量，我认为大有可为（见图 5－7）。

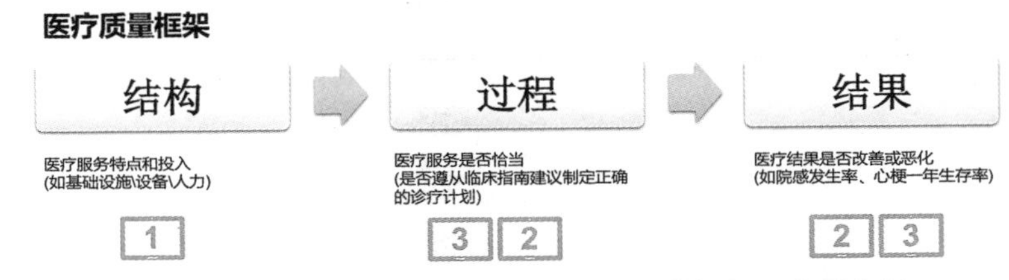

图 5－7　立体化远程医疗模式在医疗质量框架下发挥作用

五、互联网医疗多模式助力医共体建设

国务院于 2017 年发布了《国务院办公厅关于推进医疗联合体建设和发展的指导意见》(国办发〔2017〕32 号)，要求推进医疗联合体建设，这个指导意见很重要，不仅要建立大医院、医疗集团，更重要的是建立医共体。

39 互联网医院与北流市人民医院合作，探索建立县域医共体，实行“基层首诊、双向转诊、急慢分治、上下联动”的分级诊疗机制，打造新型县乡村三级医疗卫生服务网络（见图 5－8），力争“小病不出乡，大病不出县”。

互联网医疗的参与，对于如何整合这些优质资源专家，能够使用最好的、最优秀的治疗手段等，具有明显的帮助。该模式下的一年试点远程病例数，已成为广西医改的亮点，玉林市和北流市政府和卫计委主管领导多次参观调研。目前，以北流市人民医院为中心，我们已开展 200 例远程医疗服务的观察研究（已获批，进展中），同时每周会固定教学查房，并随时提交疑难重症会诊，全方位提升医共体的建设。

我们目前很大程度上推动了线下建设，立体化的效果在于如何实现专家在实地帮扶。通过这些专家的实地帮扶，当地医疗队针对疑难复杂病例做了许多工作。比如心内科，有许多病人需要实地做介入手术，通过立体化

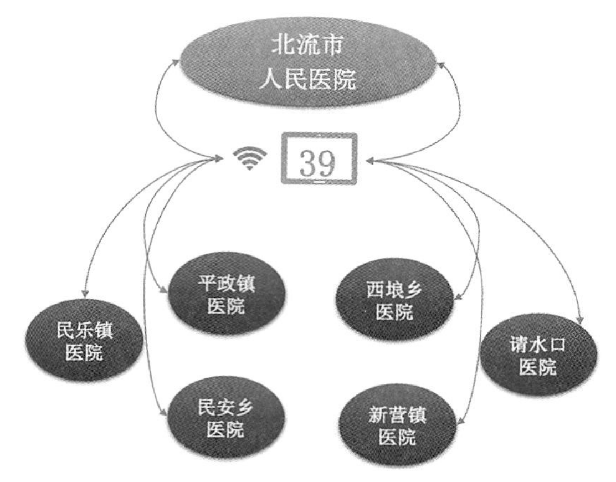

图 5-8　39 互联网医院与北流市人民医院共建医共体模式

实地帮扶,提升了当地的医疗水平。除此以外,我们还有线上工作,很多区域如四川、青海、贵州等,它们更多的需求是在偏远地区,它们的医生和病人都走不出来。我们就把更多教学、查房等,放在线上进行,通过评估调研制订方案,进行远程教学。另外还要定期派人去,实地助诊进行指导。通过这些工作,我们形成了"互联网远程教学+实地出诊技术帮扶"模式(见图 5-9),当地的医务人员和医院都非常满意。

评估/调整
调研评估（制定计划）
•参考县级医院服务标准
•基层医院科室发展意愿
实地出诊技术指导
•常态化远程教学后开展
•实地查房/出诊
•手术指导
远程教学
•1～2周开展在院病例查房
•疾病远程教学
•查房教学总结

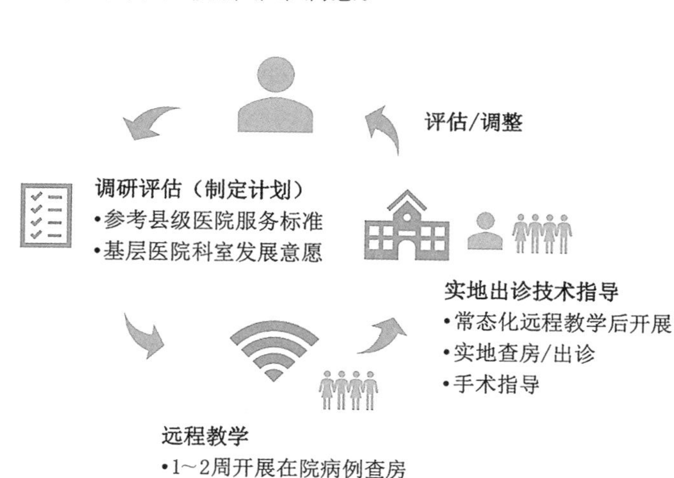

图 5-9　39 互联网医院的互联网教学十实地出诊技术帮扶模式

我们还有另外一种模式,对于条件更好、水平更高的地区,用互联网形式帮助区域中心医院提高业务水平,先在这里培养、规范核心技术,再让区域中心医院对基层的医疗机构进行帮助，由它用互联网模式向下传导，我们怎么教区域中心医院，它就可以同样地帮助其他医院。

六、规范为39互联网医院启程护航，保障医疗服务质量

目前为止，39互联网的核心是建立规范标准，通过规范标准保证治疗质量。在实践中结合不同区域的特点，在专家保障、技术保障、运营保障、医疗助理人员保障等过程当中，建立规范标准，使互联网医疗更加有效。以后会有越来越多的专科加入里面，同时在医院介绍、政策法规、会诊流程、技术管理、内部管理制度等方面，包括具体邀请谁、怎么安排、劳务费等，都要形成规范和标准。

从工具上，我们希望最终实现一种结构性工具，能够采集病例的各种相关信息，电子病例、视频、音频等都包括在内。尤其是采集病例系统，这个工具要比我在病房里面查一个住院医生给我的病例更准确，比如病人自己要讲一下自己是什么情况，他觉得什么地方不舒服，我们希望病人有一段自己的说法，而且这个信息要记录下来。

更多的标准是在实施过程中，我们目前有22个环节，从专家了解会诊信息、开始准备沟通，到专家开始预约，什么时间及怎么来会诊，会诊过程中做什么，最后产生什么结果，都有涉及。比如我们的医生怎么实现随访，这有非常严格的标准和过程，必须要高于目前实体的医疗过程。整个过程规范我们通过技术进行保障。

我们还要有一个结果及产生结果的过程，包括会诊前的工作准备，会诊过程收集，以及最后的总结。后面还有随访，包括24小时随访、1～2周随访，后面一定有1个月、半年、1年随访，这个随访最终要产生一个结果总结。

中国医疗体系改革当中肯定需要互联网医疗，如果说不需要是错的，限制它也是错的。只是在互联网医疗发展的过程中，必须确保医疗质量。医疗质量的核心是要保证或者是遵循医疗过程中的一些共同规范问题。这和我们面对面线下医疗是一样的，需要最大限度地保证质量，甚至某些标准还要优于线下。

“互联网 + ”如何助力医改

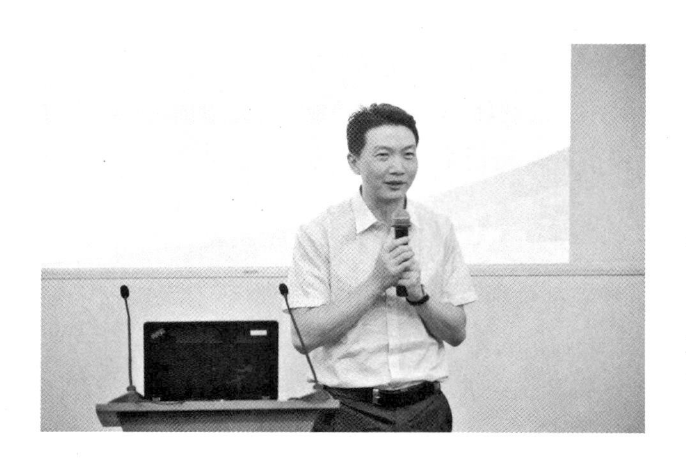

顾雪非

国家卫生健康委员会卫生发展研究中心副研究员、医疗保障研究室副主任

一、医改并不只是解决“看病难，看病贵”问题

我学的是医学，搞医改研究的工作十几年了。但是现在我的朋友找我打电话不是咨询医改，更多的是让我帮助挂号，这说明改革不完全成功。我自己也经常做分诊，分诊过程中可以用图文交流，发一个诊断结果来判断。其实实践过程中我也很有成就，我曾经帮助室友间接诊断出了食道癌。

但我们现在讨论的，应该是是否要在法律法规上面开一个通道，或者是往更大的程度发展互联网医疗。我准备从研究医改的角度来看互联网发挥了什么作用。

我们提到医改的目标，百姓的诉求是解决“看病难、看病贵”，不过从研究专业角度来说这是不准确的，或者是没有办法很清楚地界定是什么问题。按理讲，我们国家看病其实不贵，但目前的保障制度有问题；看病也不难，因为病人不需要预约，但排队那么久只为了挂个一般号，服务体验确实比较差。现在国际上提整合医疗、一体化医疗，我们国家才是一站式服务，病人到医院虽然体验很糟糕，但是所有服务都可以完成。

所以说老百姓的感受和实际情况仍有一定的差异。医改目标，可以用一个相对标准定义什么是医改，即通过一系列改革措施，提高医疗卫生服务的效率、质量、可及性（中间绩效指标），改善健康状况、患者满意度、风险保护（结果绩效指标）。

二、“互联网+”对卫生系统绩效的6方面潜在影响

“互联网+”如何助力医改，简单讲就是“互联网+”如何提高卫生系统的绩效。2014年我做了一个假设，列出了“互联网+”对卫生系统绩效的6个方面潜在影响：

第一，效率，潜在影响为“+++”，十分积极。就医疗系统效率而言，这里面有基础效率和配置效率。如果细分假设是提高效率，事实上会发现，某些互联网医疗对于患者来说效率很高，但对医生来说效率要打问号，这个交流不如线下交流效率这么高。如果不考虑医生为人民服务的因素，最好的方式是他坐着不动，患者来排队，这样效率很高。当然这里面可以探索，患者效率和医生效率可以怎样进行结合。

第二，质量，潜在影响为“+”，较为积极。卫生经济学的质量有3个维度：数量、临床质量、服务质量。临床质量是指医疗过程和结果质量，服务质量是经常被忽略的，简单说就是类似酒店的服务，跟直接医疗不相关的服务。通过互联网，强调以患者为中心，可以间接有助于临床质量的改善。此前国际上有一些证明，我们现在来看，也需要打一个问号，需要进一步做研究去探索互联网对医疗质量有多大影响。

第三，可及性，潜在影响为“++”，积极。互联网大大改善了可及性，但是互联网的世界不是平等的。我读过大数据方面的一些书，每一个网站和节点，它被访问的概率不一样。我们可以看到，现在很多企业也在号称促进分级诊疗，有一些的确促进了分级诊疗，但也有一些跟分级诊疗背道而驰。那些老少边远地区最需要提高医疗服务可及性，但很多企业的首要目标人群是城市人口，最后导致能够掌握新技术的人群可及性更好，实际上是加大了这个鸿沟。如果所有医院都用互联网挂号，你会发现不会用这个设备的人反而挂不上号。

后面3个不展开讲了，健康状况的潜在影响“++”，当然这个是需要评价的；患者满意度，潜在影响“+++”；风险保护，潜在影响“+”。其实按理来说，如果互联网这种方式的成本更低的话，是有利于降低患者负担的。

三、从40号文到健康中国2030，政府“互联网+”的相关政策文件逐渐清晰

政府对于“互联网+”如何表述？2015年国务院发布了《国务院关于积极推进“互联网+”行动的指导意见》（国发〔2015〕40号），并明确指出“推广在线医疗卫生新模式”。40号文在当时是比较振奋人心的，而且是在一种探索的情况下，在我们不知道在线卫生服务新模式是什么的情况下，政府就积极推广。当然政府、社会各界，大家都是各说各的，没有明确规范什么是在线卫生医疗模式。而且当时的表述逻辑性不是很强，但是是一个巨大突破。

2016年国务院颁发《关于促进和规范健康医疗大数据应用和健康发展意见》（国办发〔2016〕47号），提到“发展智慧健康医疗便民惠民服务”“探索互联网健康医疗模式”，还有“全面建立远程医疗服务体系”等内容。

2016年《健康中国2030规划纲要》发布，提出从“以医疗为中心”，转向“以健康为中心”，其中的第二十四章就要求“建设健康信息化服务体系”。原来我们探讨的是“互联网+”可以做什么，现在逻辑发生了一些变化。《健康中国2030规划纲要》提出的目标是：提供覆盖全人群、覆盖全生命周期的预防、治疗、康复一体化连续化的医疗服务。如果要形成这个模式，“互联网+”是必须选项，否则实现不了。而且并不是只有我们在讨论，在世界卫生组织的相关文件中也有专门的章节强调。

四、“互联网+医疗健康”的内涵和类似概念

具体而言，什么是“互联网+医疗健康”？有几个关键词可以帮助我们理解：“云、大、物、移”加健康。“互联网+医疗健康”是以互联网为载体、以信息技术为手段（包括通信/移动技术、云计算、物联网、大数据等）、与传统医疗健康服务深度融合而形成的一种新型医疗健康服务业态的总称。

为了理解，我找了一些文献和相关概念。例如，世界卫生组织2010年已经有一个对远程医疗（telemedicine）的清晰定义。“远程医疗”是指利用交互式视频和信息通信技术，进行包括诊断、治疗及咨询等医疗照护行为，以及卫生教育与医疗信息的传递。在WHO的2010年的报告 *TELEMEDICINE-Opportunities and Developments in Member States* 中提出其有4个关系密

切的要素。第一个要素,目的是提供临床支持,这个已经在国际上讨论清楚了,我们现在也不用讨论。“互联网+”会替代临床,两者一定是一种互补的作用。第二个要素,目的是克服地理上的障碍,这也是互联网特征,利用互联网突破时间空间的一些限制。第三个要素,涉及使用各级类型的信息通信技术。第四个要素,以改善医疗效果为目标。

关于我们国家对远程医疗的界定,2014年国务院发布了《关于推进医疗机构远程医疗服务的意见》(国卫医发〔2014〕51号),里面将远程医疗分为B2B和B2C两类。B2B指的是,一方医疗机构(邀请方)邀请其他医疗机构(受邀方),运用通信、计算机及网络技术,为本医疗机构诊疗患者提供技术支持的医疗活动。B2C指的是,医疗机构运用信息化技术,向医疗机构外的患者直接提供诊疗服务,属于医疗服务。

五、互联网医疗发展的趋势,会带来医学模式的长期影响

接下来探讨一下国际上互联网医疗的发展趋势。之前我们主要在讨论移动健康(mobile health),而将来万物互联世界是可以预期的,那时依靠物联网(IoT)就会变成cHealth。我们目前有很多问题,包括很多分歧,我认为是大家讨论的角度不一样,还有一个要看讨论短期还是长期问题。短期来看,我们的医学没有办法一下子进入下一个阶段。但从长期来看,医学模式这些年发生了很多变化。最早是神灵主义模式,后来到自然哲学,然后到机械论医学模式,再到生物医学模式,又到生物-心理-社会医学模式。下一个会是什么,精准医学?数字医学?因此,要跟医学模式的发展结合起来探讨一些内容。单纯去探讨互联网医疗,其实是把内容看窄了。现在所有互联网其实是一个管道,上面跑的是数据,真正对医学产生重大影响的是大数据、人工智能,这会带来长期影响。

“互联网+”能做什么?这是2015年总结的内容,一个是优化医疗服务流程,提升就医体验。通过图5-10可以看到,现在可以消灭支付环节,很多步骤可以用手机直接支付。这个我在杭州医院已经看到了,缴费环节都不需要现金或刷卡,用支付宝就可以了。从监管角度来说,这些不涉及医疗服务本身,实际上是围绕医疗服务的流程优化,但对于患者体验是非常大的改善。近期《焦点访谈》等节目关注的智慧医院,其实讲的是流程再造,老百姓是非常高兴的。这里面比较重要的一点,过去是在线下医院排队,现

在是在线上排队，这样老百姓感觉就好了很多。当然，这里面无论线上线下，都需要遵循一些规律，遵循医学伦理。比如普通的门诊有先来后到，急诊遵循是谁病重谁先治疗。器官移植又有很多新的规则。很多人觉得互联网可以改变一切，但是结合医疗的特殊性，有一些情况可以改变，有一些则不行。

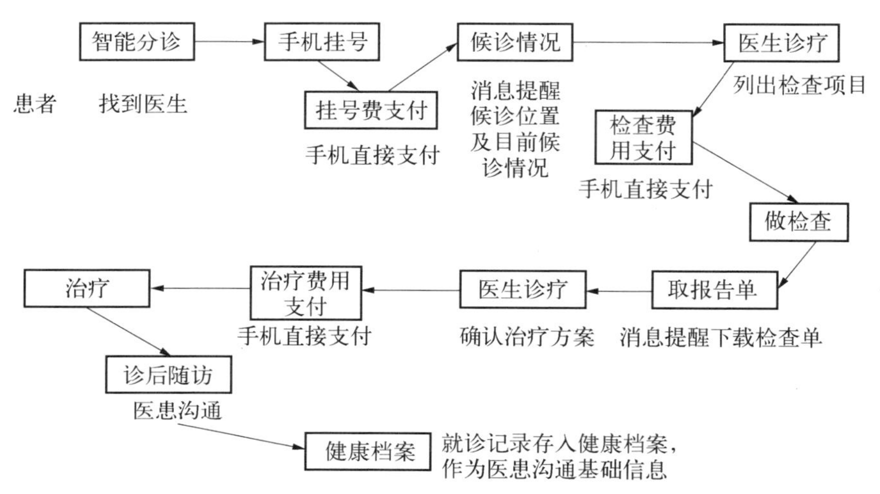

图5-10　通过互联网进行医院流程再造，提升患者体验

"互联网+"可以发展远程医疗，提高资源匮乏地区的服务可及性，促进实现分级诊疗。但前面我就讲过，互联网只是一个工具，有可能有利于实现远程医疗，但有一些搞不好，就是没有组织、没有规模的号贩子，只不过通过网上方式售卖号源。"互联网+"还能线上加线下提高服务效率，这个展开来说有很多可以讲的，比如霍勇教授讲的是会诊的情况。线上线下提高服务效率，这个要听医生的，美国皮肤科、精神科、影像诊断这些发展比较好，不同专业对要求不一样，这个时候需要分科制定相关标准。

"互联网+"改进疾病防控模式，促进医生和医疗机构服务协同。这里面我们也有一些研究，现在改革的很多不是医疗，而是跟医疗相关的流程再造。其中有一些已经分不清楚了，比如慢病方面，慢病是一种实时监测，而"互联网+"是对医患关系的改变。过去医患是点状关系，现在通过互联网可能是线状改变，就适合慢病的持续监测了。今年下一代人工智能规划还是科技部牵头，提到点到连续化服务的变化，这将带来深远影响。病人过去每天拜访医生，还是点状关系，将来你会发现这个医患关系是连续化不间断的。

图 5-11 是美国凯撒医疗集团 2015 年到我们中心访问时提供的，互联网不会像我们讲的要颠覆传统医疗，而是线上线下的一种融合。美国凯撒医疗集团利用互联网医疗的应用范围是最广的，具体分为 7 类。为什么凯撒应用最广？因为在 HMO 管理医疗方面，它有充足的动力节约成本，而利用线上方式可以节约成本。

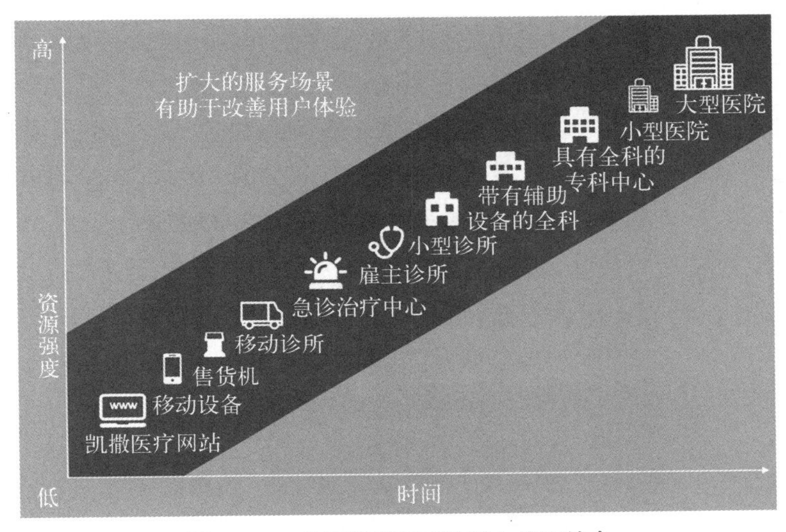

图 5-11　美国凯撒医疗的线上线下结合

未来线下诊疗是否会完全被替代？我预测人是有情感的动物，线下永远需要，而且线下诊疗一定是最昂贵的服务。就好比我们可以开视频会议，为什么还到这里来？因为线上没有办法替代面对面交流。

六、未来的医疗改革中，互联网可以发挥支撑作用

2016 年由世界银行、世界卫生组织、国家卫计委等机构方面组织，对中国医改进行了深入分析，形成了三方五家报告，里面提出了 8 合 1 改革措施。图 5-12 展示了这个框架，可以看出与健康中国 2030 的理念高度契合。想要实现这个模式，就要强调支付机制的作用，鼓励市民参与自我健康管理与卫生服务等，这些内容只有在互联网背景下才能够实现，包括服务机构协同，都需要互联网的支撑。

按照现在的服务体系，关于互联网可以做什么，大概是上述这些。但互

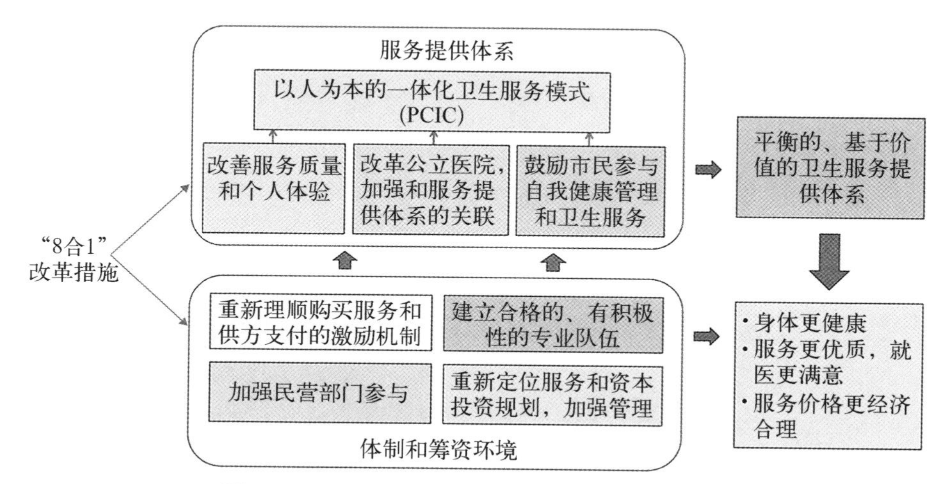

图 5－12　三方五家报告中“8 合 1”改革措施框架

联网有一个很重要的作用，短期来说能够推动医改，长期来说一定会影响医学模式变化，这是我个人的判断，请大家批评指正。

互联网医疗的探索和思考

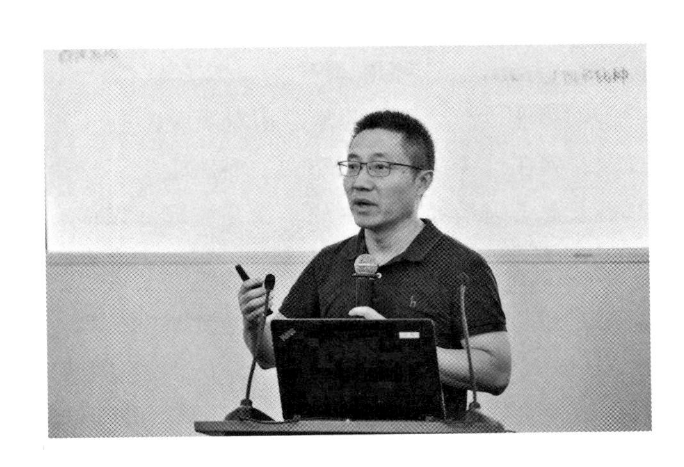

王航
好大夫在线创始人兼 CEO

一、创立初衷：打造一个亲人朋友都可以求医问药的平台

好大夫在线于 2006 年成立，截至 2017 年已经有 11 年时间了。之所以大家希望我来分享，我觉得是因为我们走在了前沿的领域——互联网医疗。前沿领域一方面需要实践，另一方面需要总结探讨。我希望把我们的做法，包括一些痛苦的地方，展现给大家，我们一起来讨论这个行业的发展方向、前景和举措。

好大夫在线到 2017 年为止的 11 年发展过程，可以说是很有代表性的，也代表这个行业走过的一些路程和关键节点。首先，我们 2006 年创立好大夫在线时想法很简单。我以前学医，后来到北京工作。但很多同学不在北京，到北京的医院想找专家只能像普通患者一样迷茫地就诊。我们当时体会到了普通患者的痛苦之处，他们没有熟人，不知道应该找哪位医生。当时我们就想，如果做一个平台，可以在这个平台上找到一些不错的医生，将来自己的父母兄弟姐妹，都可以以此为标准求医。想法是很好，但是没有想到这是给自己定了一个非常高的标准。就像农民们自己种田，都说这一块地是自己家吃的，不洒任何农药。如果以此来设定自己提供服务的标准，这个标准一定相当高。

这些年发展的过程中，我不断和自己的团队较劲。第一个产品是类似针对医生的大众点评网。我们把医生作为一个可以被投票评价的专业人员，大家可以分享医生的就诊信息，这就为很多其他患者提供了一个很好的就医参考。就医参考一定要靠谱，不允许灌水，也不允许有托。这个口碑平台从建立到现在有11年了，目前大部分点评还是比较可信的，但也不能保证100%真实。我们在可控范围之内尽可能提高标准，得到了大家的认可。

此后，由于患者聚集到了网络平台上，医生也开始相对更关注这个平台，因为医生会发现自己的病人都在这个平台上写东西。而医生上了这个平台之后，我们会发现医生和患者之间最经常发生的事情是咨询。以前有人说患者和医生是否会形成社交关系、朋友关系，我认为这不可能。双方在这个平台上就是医患关系。再深入分析，实际上是在患者去医院之前，这个医院的前置流程中的一种求医匹配关系，当时我们就意识到需要分诊系统，这个一会儿再介绍。

二、移动互联网及互联网医院，加速行业发展

这块业务做得还不错之后，我们开始关注到院外和院后。院后是老病人的长期管理，病人从医院离开以后，如何才能够更长期地跟医生保持关系，医生能够把自己的影响力扩展到病人家里继续管理老病人，这是长期疾病管理过程。2013年移动医疗的出现让整个行业爆发，用户规模达到了原来的6～7倍。PC时代只有1亿网民，而移动互联网时代有大概有7亿人。互联网到达率的改变，让整个行业产生了一个完全不一样的规模。

2016年年初，我们遇到了一个机会，银川市政府找到我们，看能否帮助他们进行智慧城市、智慧医疗建设。当时他们也说不清楚需要什么，我们一起进行了讨论，发现银川就像中国广大西部基层地区一样，需要专家咨询。宁夏是中国最小的省，比贵州还小，共600万人口，银川当地300万人口。600万人口规模，很多疾病当地都没有见过，更不要说提升专业水平。因此，完全在本地形成高水平专家不太可能，所以就需要把国家级专家引入西部基层地方，此时互联网可以发挥作用。

所以我们提出来一个概念，我们帮助的关键价值就是引入全国专家资源。在这件事情上我们还是需要相应的支持，比如说我们做会诊的时候，按

照国家规定，需要由医疗机构发起，因此我们需要申请医疗机构牌照，这是当时银川建立一家互联网医院的大背景。互联网医院给了我们一个合法身份，把专家及他们的能力和诊疗行为从大城市引入西部。

我觉得大家之所以关注互联网医疗，是希望借助互联网渠道、互联网的覆盖率让整个行业的影响力倍增。希望好大夫在线的几个数字能帮大家找找感觉：截至2017年9月左右，我们上传病历到达3 600万份，每天患者咨询量20万次，转诊患者150万次，每天到访患者350万人，管理诊后患者1 000万人。

从医生端来看，收录全国注册医生52万人，共有16万注册医生在线提供服务，其中三甲医院医生占比73%，主治以上医生占比87%。注册医生完全通过实名认证，在有一些互联网平台上可以不知道你的身份，但医疗行业一定要知道你的身份，这个牵涉医疗行为，必须实名认证，这些是互联网带来的增值。在重点医院覆盖方面，复旦医院排行榜前十的医院全部开通使用了好大夫在线，北京协和、解放军总医院、上海瑞金、西京医院等知名医院开通医生占比均为50%以上。

三、提升医疗资源效率的三个关键业务：精确分诊、远程门诊、慢性病管理

一些大咖、教授的一天患者访问量达到4 000多名，这比门诊量大了至少10倍。前面几位专家展望了很多，也总结了互联网医疗在做的方方面面事情，我想抽3个好大夫在线做得量比较大的关键业务做一个分析。一个是咨询业务，互联网医疗业务中有95%以上是咨询，医生给你建议，给你指明方向。这个咨询背后，双方差距很大，患者的想法是找到一个好医生，你给我一些意见，最好不要让我跑路，简单快捷，这是患者的诉求。而专家的本质需求是要提升效率，我已经很忙了，而且在院内都忙不过来，让我在互联网这个通路上再分精力，能带给我的价值是什么？这里的价值就是帮助医生筛选想要的病人。门诊没有办法筛选，公立医院是完成社会基准任务，医生在网络上如果要多花时间，那么一定需要筛选，这背后有一个分诊环节，如果没有分诊就乱了。好大夫在线作为一个第三方平台，在患者进入任何一家医院，或者选择科室，见到一个任何医生之前，我们的作用是站在患者的角度，帮助指明方向。从患者的角度看，打造一个体系化分诊平台符合患

者的利益。

很多人质疑互联网是否能帮助医生筛选患者。互联网是一个工具，比如说卫计委讲医院可以分配自己的奖金，分配自己的收入。大家可能会把收入作为一个重要的考核指标。此前我们见到医生给我们的分诊要求是胃、肠、胆、肝、甚至是胰，外科需要的手术病例我都要。但是也有另外一些分诊要求，有的医生只要脊柱侧弯的病人，其他都不要。还有的更极端，只要风湿免疫疾病，这个肯定是跟他的学术要求相关。我们的结论是指挥棒在上面，指挥棒怎么指，到医院里面分拣到科室，再分拣到医生。

下面讲讲远程会诊和门诊的关系。我们在银川做调研的时候，发现银川是国家卫计委指定的 4 个远程医疗试点省份之一。全省花了 2 亿元建立了一套远程会诊系统，但是使用量非常小。最远的一个地区最适合远程会诊，但这个地区半年下来只有 400 例远程会诊，设备处于闲置状态。原因是什么？一是缺乏专家，虽然已经跟 311 家医院签约，看似有专家，但是专家不见得有时间，而专家有时间时当地也不见得有业务量。所以有些时候有专家也联系不上。二是我们发现大量的跨地域患者流动是因为患者自己不满意，当地医生说这个病不需要远程会诊，诊断明确，治疗方法明确。但患者自己不这么认为，患者觉得 2 周过去了，病情没有任何变化，我要去省城。大量跨地域就医都是患者发起的，但患者在发起远程会诊中却没有发言权。

因此，我们会发现远程业务开始变成远程门诊，而远程门诊会给患者带来完全不一样的感觉。我在银川第一人民医院放了一个远程门诊点，患者在这里可以挂北京专家号。挂号之后北京专家在电脑屏幕那边给意见，本地会有一个医生和患者一起坐在屏幕上跟远程专家联络。如果需要检查，当地医生去开检查单子，如果需要治疗，远程方案给出来，由当地医生在当地医院落实方案。

这个模式我们感到是患者想要的。如果患者决定看北京专家，想拿国家级诊疗方案，那边就有一个团队说这个病例派谁来出诊。好大夫以前做了大量咨询工作，比如原来拿到外地专家意见后患者在本地没有办法落实，因为患者没有办法开处方，还要外地专家落实这个方案。但如果病人留下来了，医保也可以拿到，病人不会自己不满意就跑了，这个时候容易达成各方受益的综合结果。

在这个过程中我们体会很深刻的一点是：运营极端复杂。比如专家库要建立起来就会遇到很多问题,这个专家今天有手术没时间,外地专家听不懂患者的方言,这个时候专家库要不断调整,每一个地区都不一样。今天这个专家上手术,明天那个专家出门诊,这个时间怎么安排,远程会诊之前的准备工作等,所有的一切如果没有第三方平台,只是靠医院和医生做就很难完成。

我们看到大量案例,这个系统里面这个机构是上个月提交的会诊需求,为什么这个月都没有人响应,没有人管理,没有人做运营?第三方运营平台的身份和合法性问题需要解决。现在医疗机构里面没有第三方平台,只能对医疗机构会诊,我们自己就冲出来申请一个医疗机构牌照,我们帮助这些医院,向上跟协和医院、北大医院、华山医院签约。同时,我们代替它们向下签约,跟社区卫生院、县级医院签约。因此,好大夫在线处理大量这样的事务性工作,而且这个工作需要一个合法身份。

最后讲下慢病管理。当下一些急性病被解决了,而阿尔兹海默症、糖尿病,这些疾病则成为社会关注的焦点,如果解决不了这些问题,将来我们会有巨大的社会包袱。这类病人大部分时间在家里,只有互联网平台、云平台才能把医患双方连接起来。将来医生的主要平台是云端平台,医疗行为就会变成一条长线。这条长线上有一些关键点,在这些点病人需要去医院做一个重度干预,做一个检查,做一个手术等。客观来说,现在基层诊疗水平不能完全承担起这个疾病的长期管理和康复。二、三级医院管理老病人需要一个线上长期慢病管理平台。如果说一个长期慢病到了基层医生可以控制的阶段,在网络上转给一个基层医生来处理这是很顺畅的。所以我们不能把大医院建立慢病管理平台、使用互联网医疗的这种权利拿走。

对基层医生我们也有几个体会。第一,对于家庭医生来说,他对互联网医疗的诉求是帮助连接专家。基层想要得到患者的充分信任是有条件的,因为长期以来我们对家庭医生、对基层医生的投入不足,如果基层可以连接专家,呼叫专家,那基层医生的存在就非常必要。第二,长期慢病的规范化管理,可以把一些流程放到慢病管理系统上。对于基层来说,按照系统安排往下执行就可以。第三,当基层医生做这种慢病科普教育的时候,让他一场场做普及太难了,其实互联网有很多玩法。例如我们在线上做了一些小活动,读完科普文章回答几个问题,回答问题有奖励和积分,这样对于医生来说可以减轻工作量,并且增加基层患者的参与程度。他们参与并有反馈,慢病管理才能降低成本，要不然跟习惯做斗争太难了。还有一个续方、药物的微调，这些工作放在网络上可以大幅降低成本。但是这个时候在互联网上运行的平台用什么身份来做，就需要我们在政策上给互联网平台合适的身份。我们现在的做法是自己申请医院。

四、实践带来的互联网医疗的思考

最后重点讲讲我们的实践，但还需交给专家们来论证。第一，首诊慎重，复诊鼓励。首诊确实需要慎重，但是我们需要留一个口子，把什么疾病适合首诊，首诊用什么规范来做，留给专家们。有一些皮肤科专家，他们就考虑皮肤疾病，什么样的疾病，比如痤疮这个疾病，互联网能否给诊断和处方，这个是给学术界和医学界一个口子。第二，谁运营这个平台谁必须负责。你只有负责才能够不断优化流程，在这个流程中可能出现的风险问题，要能解决。所以谁运营这个平台，谁就一定要负责。第三，用第三方平台的积极创新带动公立医院创新。第四，关注偏远区域，允许试点。当我们坐在北京和上海讨论这个问题时，我们要想想西部山区和海岛，那些地方是互联网医疗需要展现价值的地方，为那里的病人多考虑一些，考虑他们的痛点。

互联网医疗再思考

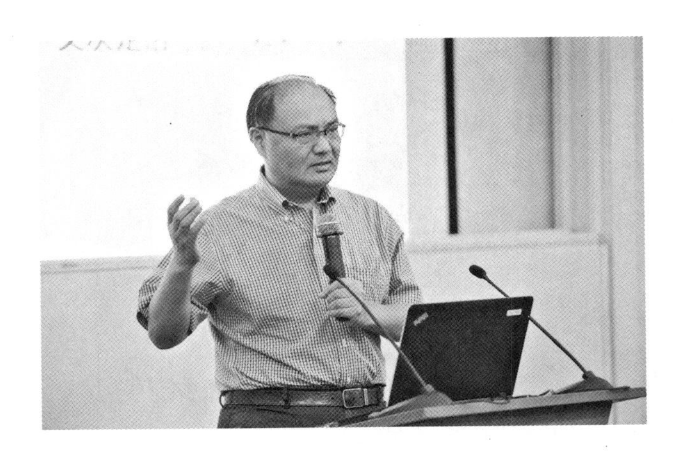

陈金雄
原南京军区福州总医院信息化办公室主任

我是IT出身，在医院待了20多年，最近几年在关注医疗信息化和数字化医疗，即通过数字化改变医疗。

2014年，我撰写了《迈向智能医疗》，10年前我就预感到医疗的未来一定是智能医疗。2015年"互联网+"政策出台后，我撰写了《互联网+医疗健康》，提出精准医学5P。去年，我又撰写了一本书《迈向精准医疗》。

一、如何认识互联网医疗

我觉得首先一定要把互联网医疗这个概念界定清楚。要厘清互联网医疗的概念，我们首先要了解医疗的本质是什么，以下几个概念是很多专家提出的。医疗由以下几个业务组成，即诊断、治疗、护理、康复、服务。证据是诊断的前提和基础，证据、诊断和治疗的三者关系为：证据是否充分，决定了诊断是否正确；诊断是否正确，又决定了治疗的过程和结果。

证据的要求主要是真实、全面、及时、量化、动态。我们主要的问题就是通过医疗信息化建设来解决证据的真实、全面、及时、量化、动态。从管理角度、医疗层面来讲，主要也是解决证据的真实、全面、及时、量化、动态。

面对面医疗的核心是解决证据问题。关于怎样获得证据，中医是望闻问切，西医是望触叩听，情感是深入沟通。证据充分，就可以直接治疗；证据不够，就通过我们的新科技，通过检查和检验设备，进一步补充采集证据。现代科技发展以前，最传统的医疗就是面对面采集证据。现代科技发展以后，依靠科技手段检查和检验采取证据信息，已经超过了面对面采集证据。这一切都是为了证据，证据是否充分由医生来判断。传统医疗流程如图 5－13 所示。

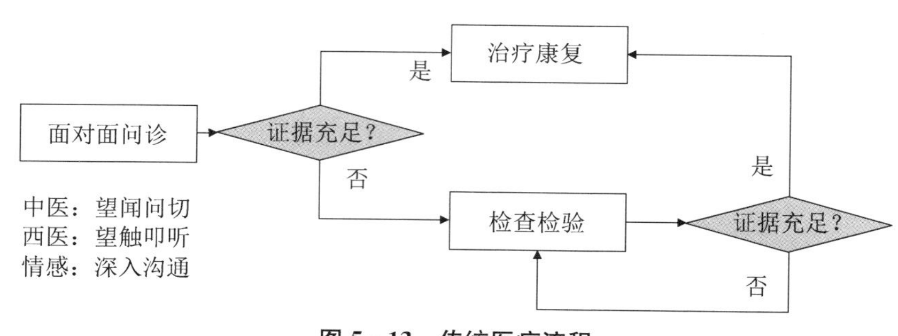

图 5－13　传统医疗流程

有了互联网以后，我们在面对面采集证据前面加了一个连接手段，一个连接工具。互联网医疗不仅仅是一个互联网，还包括很多设备。比如，通过可穿戴设备可以进行文字、语音、视频互动。证据不充分怎么办？可以通过线上或线下做进一步检查。面对面问诊可以通过线上预约。因此，互联网医疗和线下医疗是一个协同关系，而不是对立关系。其中，医生执业能力和素养是根本，互联网医疗最终由医生作出判断。互联网医疗流程如图 5－14 所示。

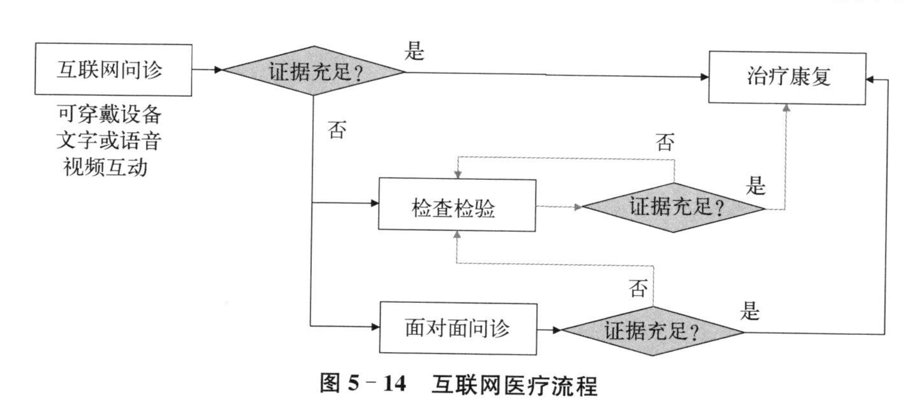

图 5－14　互联网医疗流程

互联网医疗不是简单的手机加 wifi 的概念，而是一个生态链，是物联网、可穿戴设备、精准医疗、大数据等多个概念组成的一个大生态链。为什么现在开始谈互联网医疗？就是因为除了移动互联网发展，现在生态链也开始有了一定的发展。互联网医疗未来发展的爆发点一定是具有诊断识别能力的、医生认可的、通过 FDA 认证的可穿戴设备的出现。如果这个设备出现，互联网医疗就会爆发。现在最难的还是这一块。有报告指出，目前很多互联网设备采集信息的能力超过人工采集，很多面对面问诊无法获得的信息可以通过可穿戴设备进行采集。但是，仍有不少设备在很大程度上采集信息的能力不如面对面问诊。当然，我今天着重谈理论层面，供大家思考互联网医疗是否可行及到底怎么发展。

二、互联网医疗如何突围

中国互联网医疗发展的时间很短，互联网医疗真正开始引起大家的关注是在 2014 年。阿里 2014 年才开始关注互联网医疗，春雨 2011 年才开始关注互联网医疗。那互联网医疗发展的主要障碍是什么？

（1）技术因素，目前没有出现一个能够诊断的可穿戴设备。

（2）垄断环境。

（3）政策推动，但目前仍没有清晰概念。

（4）支付支持，主要是指医保政策支付的支持。

（5）医疗的特殊性。

（6）发展的盲目性。在 2014、2015 年，互联网医疗获得投资很容易，完全是拼用户，然后融资拿投资。注重数量，忽视质量。前几年完全忽视用户体验和质量的一个预约挂号平台，一融资就是几亿元，这个不得不承认是互联网医疗受到诟病的很大因素。

（7）医生的积极性。我们不能让医生在互联网平台上有一个赚工分的感觉，而需要让医生有一个包产的感觉。

（8）用户体验。很多互联网医疗软件，特别是用户体验，都做得不尽如人意，虽然用互联网技术，但是缺乏互联网思维。互联网软件不是简单地把 PC 端软件压缩搬到手机端。

破局思路有几点：

（1）要能解决医疗的核心痛点。

（2）要能调动医院和医生的积极性。

（3）医生要成为营销的主渠道。在目前信息不对称的情况下，需要医生主动推广互联网医疗。

（4）便捷解决系统问题。

（5）要有良好的用户体验。

互联网医疗发展障碍的关键是数据问题，医疗的核心是数据、协同、流程、智能（见图 5－15）。目前互联网医疗受到质疑是因为数据不够，有数据支撑才能发展互联网医疗。

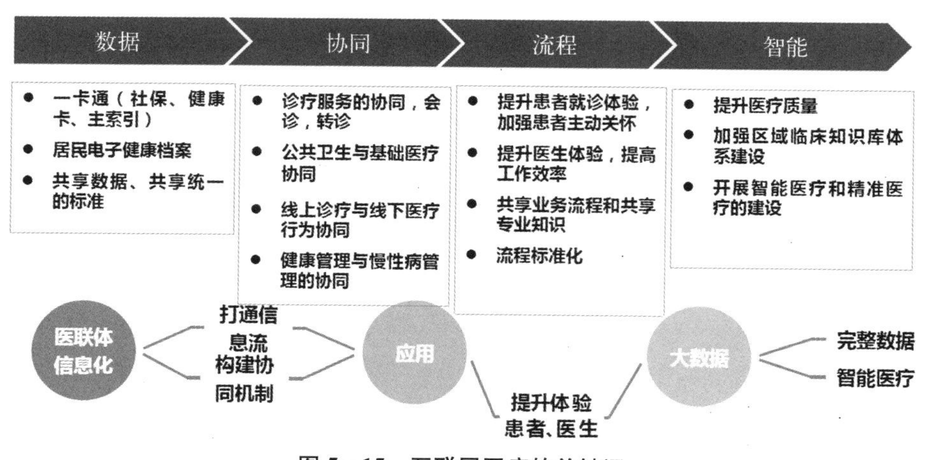

图 5－15　互联网医疗的关键词

举两个怎么解决互联网医疗障碍的例子。一个是医保支持。目前医院里面有一定数量的手术机器人，医院要花 2 000 多万元购买引进，病人用手术机器人做手术个人要出 3 万元。其实，我们想想便民自行车与共享单车，两者的业务模式完全一样。从政策角度来讲，便民自行车还有政府支持，共享单车就没有政府支持。但目前，共享单车已经开始泛滥，便民自行车却没有发展起来。

这个例子能给搞新医疗技术的人一点启发。达芬奇手术机器人为什么做起来了？一是解决了痛点，用达芬奇手术机器人，病人比接受传统手术恢复得更快，手术质量更好。二是品牌效应，哪个省里面的医院第一家引进达芬奇手术机器人，这个医院的学术地位、知名度、学科发展、医生品牌就一下子起来了。所以大医院都要搞手术机器人。三是靠医生来推动营销，发挥医生的渠道功能，引导病人选择机器人做手术。

还有一个类似共享单车的问题，一个交易业务如果能够完成，应该怎么做？首先，完成一个业务有一个条件，即需求。如果没有业务需求，这个业务一定不能成，需求是前提。其次，连接供需是基础，没有连接，业务也做不成。

原来是面对面连接，现在是互联网连接，方式改变了。最后，信任是保证。我们传统上买东西喜欢去大商场，其实大商场和大医院都是长期形成的品牌和信任。买宝马、奔驰，虽然本身品牌有信任度，但是我会到4S店买，是具有信任的环境。而现在到互联网上，是一个陌生和缺乏信任的环境，这个交易怎么做成？可以看看淘宝是怎么做的，淘宝是依靠支付宝来做，通过支付宝进行信任和支付管理。所以最后问题的核心是怎么便捷地解决信任管控问题，比如便民自行车要拿身份证去窗口办理业务，共享单车是靠互联网手段完成。

三、如何看待

2014年，国家卫计委出台了《关于推进医疗机构远程医疗服务的意见》，明确医疗机构运用信息化技术，向医疗机构以外的患者直接提供的诊疗服务，属于远程医疗服务，允许B2C远程医疗。2015年，国务院颁布了《关于积极推进"互联网+"行动的指导意见》，积极探索互联网延伸医嘱电子处方等网络医疗健康服务应用。

我认为，后续关于互联网医疗政策的出台，一是跟2014版《关于推进医疗机构远程医疗服务的意见》至少不能相互矛盾，更不要倒退；二是体现国务院"互联网+"的精神；三是要体现技术进步的作用；四是要有更具体的分类和管理措施，不要一禁了之。

政策制定有几个原则，即有利原则、推动原则、规范原则、可行原则。政策规定要能够落地。就如同我们IT做软件，医生对于软件的使用体验不佳，软件中的一堆菜单没有场景，设计软件本身要考虑在什么条件下，什么环境下落地执行，而不是将菜单简单堆积。现在有很多政策和规定也缺乏场景感，没有考虑到如何落地。

关于如何推动政策，我想对企业提两点建议：一要做好服务工作，二要加强研究。企业与政府部门做规划的时候要用数据说话，对于政策的落地更有利。

圆桌对话

对于互联网医疗的政策约束是否应监管严格？

胡善联：高解春教授原先起草了《互联网医疗的相关指导意见》，后来出来的政策跟他想的不一样，他也表示不赞成。陈金雄主任也提到国务院非常承认互联网医疗，卫生监管机构又比较保守。我看了《互联网诊疗管理办法(试行)》(征求意见稿)，这里面提到医疗机构不能使用互联网医院，而且要按照医疗机构职业许可证的经营范围才能有资格。你们怎么看？另外规定只有医疗机构才能做远程诊疗？

高解春：我做这个方案的时候，制定的第一个原则就是我认为必须把医患关系保持到互联网上。我坚持提供医疗服务的单位必须有医疗机构执照，互联网公司要承担法律责任。患者看病出了问题我可以找到主体，没有法律主体不行，这点我是坚持的。但服务内容可以更多，包括第三方公司，医生和病人怎么样，远程会诊怎么样，第三方服务怎样做，都可以探讨。不过最后出来的结果大家知道，就是基本上给卡死了。管理肯定是有制约，我坚持所有提供互联网医疗服务的人必须有医生执照，一定要有行医资格，而且要工作5年以上才可以在网络上行医。这是为了更谨慎，医生必须承担法律责任。我认为推动网上处方是可以的，看病是可以的。

另外，互联网医疗和线下医疗一样分两种：一种是基本医疗，一种是非基本医疗。基本医疗一定要监管严格，这个是对的。慢病线下这样配药，线上也可以这样配药。关于互联网的效率和费用，如果网络上患者一定要张医生回答这个问题，患者愿意付钱，张医生愿意回答，这不需要过于深究。就像网购，很多时候买的东西没有用，但是买卖双方喜欢。我问了我放心，我付钱我放心，这点国家不应该管，这两块要放开。比如一个女性怀孕后，愿意让一个妇产科医生天天回答问题，并愿意出多少钱，购买一个月网上服务，只要双方自愿即可。还有医生可以发挥更大的作用，他愿意用下班时间提供网上医疗，这个更加体现医疗的价值。但是不要忘记基本医疗服务要做好，这两块要分开。互联网医疗很大一部分是非基本医疗，我刚才强调我做的方案是讲基本医疗怎么做，而非基本医疗更应该放开。

因此有两件事情要做好：必须是医生提供服务，出了问题医生必须负法律责任。医疗纠纷解决有3个途径，将来互联网医疗也是3个途径：协商、法院、医疗仲裁，应该都一样。这样时间长了大家就知道网上不是法外之地，仍然是法内之地。但是这个手段肯定可以改变我们现在落后的状态，并提高生产力，时间长了业态自然会发生变化。会发生什么变化呢？有本事的医生很吃香，线上线下都吃香，没有本事的医生网上网下都没有人找。这个我认为是好事情，我做过院长我知道的，医院里 1/3 的医生我很希望他留在这里，2/3 的医生我希望他走，但他就是不走。未来业态会发挥好的作用，好医生是有限的，有限的好医生应该有地位和有价值，这是我们必然的导向。

互联网诊疗是否效率确有提升？是否会扭曲医疗行为？

胡善联：从卫生经济学来讲，有一个基本理论，就是人人都有医疗需求，但是医疗服务条件有限，那么能否看得起病、看得上病就是核心问题。刚才的数据展示，有时候一天可以有 2 000 多人在网上咨询一个医生，最多的医生一天 17 000 人，这个医生怎么办？门诊一天 100 多人都吃不消，17 000 人的需求，医生怎么应对？另外，考虑经济学上的供给和需求，我有几个问题：第一，个人负担是不是增加了？第二，医保敢支付这个网上医疗吗？第三，如果医生通过互联网收入很好，一天有这么多病人，我们为什么还要提高医生的薪酬？

霍勇：为什么很多医生对互联网医疗不感兴趣，或者是不参加，或者是参加少？我相信在座只要是医生都愿意参与互联网医疗，但实际过程中会有几个问题：

第一，医生不是不在意互联网医疗或者是远程医疗，而是因为他自己很忙，也很难有时间管这么多。高解春主任说要先解决基本问题，但眼前门诊看不完，大部分医生实际上是无暇顾及。因此，这些医生只是觉得我眼下很忙，以后发生什么跟我没有关系。在目前的经济体系下，就在医院干好本职工作，别的地方不管。

第二，有一些医生觉得如果做互联网医院，我不熟悉，不清楚怎么做得更好，规范技术信息怎么实现。虽然很多技术包括物联网，以后会发挥更大的作用，但问题是大家不了解。

第三，互联网的能力不行，特别是大专家，越大牌的专家互联网能力越差，医生的执业水平和互联网水平是分离的。这些人没有平台，必须有一个很好的贴近医生和专家的互联网平台，为他们服务，把他们该做的事情在前期做好才行。我在门诊从来不敲计算机，敲计算机浪费时间。当然，后续互联网技术，包括语音输入等的发展，都能够实现更好的技术基础，便于医生使用。

高解春：谁掌握互联网技术，谁就可以成为网红，这是肯定的。好大夫网上最有名的医生不是最忙的医生，但一定是希望扩大影响的医生，这些人成了互联网医疗的主体。现在医疗体系的既得利益者都反对互联网。当这些网红比人家出名甚至是更加厉害时，慢慢地就会影响一批人，就会有新的变化。儿科有一个网红医生，叫崔玉涛。全国儿科医生排名前100可能没有他，但是现在网上儿科医生他是第一。这100个儿科专家里面，前10个可能不会在意他，但是从第1个到第100个都会想：我为什么不走崔玉涛这条路？当他们都往这个方向走的时候，互联网医疗会变成未来。

霍勇院长可以用自己的方法做医生和专家，但年轻人也可以用互联网的方式做医生，总有一天世界是他们的。未来医疗是老百姓的需求和市场推动的，不用医生改变。现在年轻人配药，如果网上能解决，就坚决不去药店；看病网上能解决，就坚决不去医院。当这一批人越来越多，成为老先生、老太太时，他们也不去医院。这是我们应该享受的东西，医疗也是服务行业，让服务行业为我服务，不应该是我去找服务。

现在大家想想，医院这样的机构还有多少？什么都要我们求着它们？这种行业必须改变。银行改变了，煤气、电气改变了，唯一不改变的，除了行政机构，就是医院。我身为医院人告诉大家，为什么业态没有改变，到哪一天会改变？这个时候一定有一批医生和医院被淘汰，大量医生在网上成为名医，但还有一批技术精湛的人也会成为名医。国外看互联网发展比较好的地方也是两种医生：一种是为了市场他要在互联网上有作为；还有一种是不要互联网但有真本事，最后互联网都诊断完了，开不了刀的都送到他那里去。这两类人都会成为名医。

顾雪非：两位老师讲到网红医生问题，这是一个趋势。但我总觉得有一些担忧，就是网上更多强调的是用户体验，问题是患者感受的是服务，筛选出来的不是技术最好的，而是服务最好的。这本身没错，但是服务和医疗质量怎样结合，我觉得需要考量。美国是以患者满意度作为评价标准，因此你会发现医生的执业行为发生了扭曲。我们中国医生广泛用抗菌素、激素也是为了迎合患者。

从医学临床需要的角度来说，很难简单用费用标准去衡量基本医疗与非基本医疗。一个孩子要做心脏手术，当地做不了，对他来说这个心脏手术就是基本需要，不能简单地用费用的经济因素界定基本医疗。因此，还要考虑技术因素、法律因素和道德伦理因素。

另外有一点，2016 年有一次会议讨论应不应该网上挂号插队。这里面不是免费不免费的问题，你在线下要排队，不能因为网上取号就插队，这是不对的。刚才也有观点说，医生可以在网络上选择一些更好的适合他搞研究的患者，这个我觉得违背了医学伦理。你不能因为熟悉互联网就去筛选病人，有些人懂互联网技术就可以找到最好的医生，外面还有人更需要这个医生，但是没有机会。

高解春：这些问题不应该成为互联网的罪过。不能认为改变载体，就能解决医患关系问题。对于基本医疗的问题，我们现在纳入医保的是今天的基本医疗，明天纳入医保的是明天的基本医疗。上次医改没有成功，就是一定要搞清楚这个问题，什么是基本什么不是基本，这是根据目前医保支付能力而动态变化的。

我之前对比美国互联网医疗的监管核心，第一是要 3 年以内线下这位医生看过该患者的病，第二是双方互相感觉信任，第三是心理咨询和精神疾病可以。我当时给卫计委提建议，第一阶段符合这 3 条就可以，范围可以包括慢病管理。但监管机构认为，如果三级医院不能进行，其他医院就更不能进行。这和目前强调分级诊疗有关。但互联网医疗很多不是为了分级诊疗，医联体也不是为了互联网医疗。医联体是为了信息共享，互联网医疗就是为了医疗资源服务共享，我们要站在这个角度考虑。互联网医疗可以是患者问了家庭医生不放心，愿意出钱到外面再去问几个医生，有一些医生给我建议，这个也很好。

顾雪非：关键问题往往是我想找的医生，他没有时间在网络上理你，这是一个错配。而且互联网无法解决优质医生资源稀缺问题。

高解春：真正看病，病人还是会去医院；白领很忙的时候也想看医生，才会到互联网上找，各取所需。美国医生后面是自己掏钱给自己做广告，总有一天中国医生知道我不上网就亏了，也是必然。外科医生在互联网平台上，是为了找更多病人到他那里开刀，倒贴钱都愿意到网络上做，这是需求和市场的力量。

霍勇：这实际上讲了一个核心问题，我们医疗体系当中建立品牌的是医疗机构，医生没有品牌。医生没有品牌是什么原因？医生不需要品牌，我只要在协和医院，只要在北大医院，我就是这个医院的人，不管做好做不好反正是协和医院、北大医院吸引患者。我也同意医生自己做广告，自己建立品牌。医生的品牌在这个行业监督下，做好就高人一等，做不好再做广告也没有用。医生品牌的建立，我个人认为对医疗体系的完善很重要。

互联网诊疗行为如何界定？

张伟：刚才听了几位讲的，我觉得需要思考几点：第一，到底什么是医疗服务行为？它的定义、内涵和外延是什么？第二，医疗服务行为在什么环境下才能支撑？第三，什么样的制度和政策能支撑和维护这种行为？第四，谁给钱？这些搞清楚就可以发展得更好了。

顾雪非：您的这个思路跟我这几年的研究思路是完全一致的，所以我特别希望像霍勇教授这样的医学专家可以为一些标准规范的制定建言献策。这样到后面才能到支付，否则标准规范是什么，边界都不清楚，却让支付方买单，他们为什么买单以及怎么买单？这是相关联的。

霍勇：实际上医疗服务客观讲是宽泛的一个范畴，高精尖的服务必须有手术室才能做，但还有简单到不需要医院的。我在这个酒店里面做一个医疗咨询难道不是医疗行为吗？但咱们必须有一个界定，必须把医疗行为和环境对应起来。

高解春：我们先放到互联网做基础尝试，然后医保可以先不支付，让他们干起来。你们强调医疗机构规范的同时，也要想到患者和需求者的感受，这个最重要。虽然早期的尝试可能都不符合规范，但能解决患者的问题，患者就感谢医生，愿意支付，也很开心。出台了很多规范，但给患者带来很多麻烦，患者就不开心。老百姓的愿望应该首先考虑。之前考虑不见面误诊怎么办，但见面也有误诊，因此可以讲清楚，互联网能看什么病，不能看什么病。现在认为远程手术不可能，我告诉大家，5 年以后远程机器人手术是可能的，所以可以让行业先走一步。

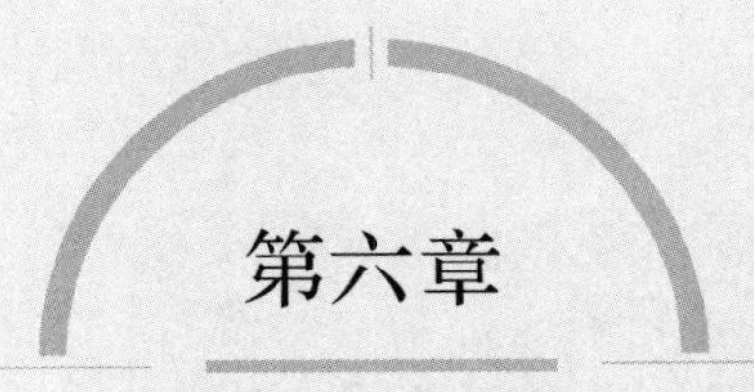

第六章

中医人才，如何培养

本章内容摘选自 2017 年 12 月 9 日第 22 期圆桌会议

随着我国经济和城镇化的快速发展，人民群众对于健康服务的需求不断增加，中医药的价值越来越得到认可，而中医药人才是中医药事业发展的基础和保障。我国的中医人才培养是院校教育、师承教育和继续教育等形式并存，但以院校教育为主。这 3 种形式，基本由政府主导、主办。由此导致中医知识传播渠道比较单一，统一的教学大纲、教科书，传播的是“统一的”“标准的”中医思想，导致中医多元思想逐渐消失。相比之下，传统的师徒相授，虽然良莠不齐，但正是这种“不齐”，促进了中医人才间的竞争，推动了中医诊疗技术的进步和中医思想的发展，能够满足市场多层次的需要。

《中华人民共和国中医药法》于 2017 年 7 月 1 日正式实施，其中对中医药师承的教育方式做了明确规定，并引起了关注和讨论。自 2017 年 12 月 20 日起开始施行的《中医医术确有专长人员医师资格考核注册管理暂行办法》提出，以师承方式学习中医或者经多年实践，医术确有专长的人员参加医师资格考核和执业注册。本章内容结合了这些政策，围绕中医药人才如何培养的主题，展示了政府、学者和行业专家相关的观点，来共同推动对这个领域的思考和认识。

中医药人才培养之路如何走？

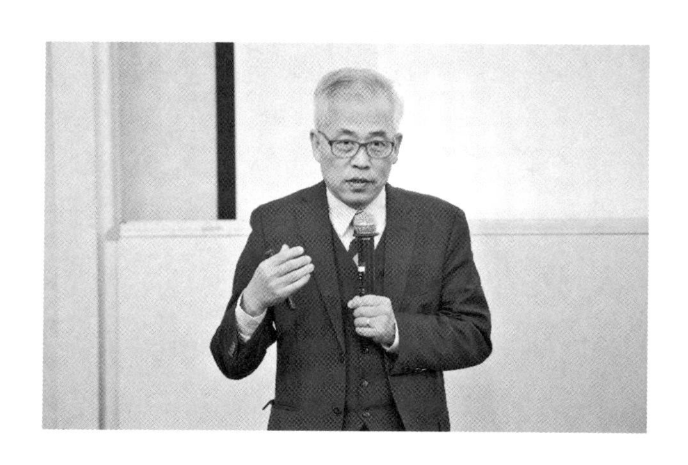

张怀琼
原上海市卫生健康委员会副主任、上海市中医药发展办公室主任

对于中医，我们既不要棒杀，也不要捧杀，任何东西都有短有长。有些病我会选择西医，有些病我会选择中医，这是很自然的情况。不能因为相信中医，就一味地相信中医，什么病都只看中医，不看西医；同理，也不能因为不相信中医，什么病都只看西医，不看中医。

关于中医药人才培养之路该如何走，自《中华人民共和国中医药法》（以下简称《中医药法》）颁布实施以后，比较有突破的主要有 3 点。

第一是人才的准入。原来要做中医，先要上中医院校，参加国家资格考试，再成为一个中医。临床医生要获得执业资格，首先必须从医学院校毕业，才能参加国家医学资格考试，通过后才能取得临床执业资格证书，中医也是这样。在《中医药法》确定之前，颁布的条例规定，确有专长者，通过考核以后，不能马上取得中医师资格，要参加国家中医师的考试并通过才行。

这次《中医药法》的一个突破点是长期以师承方式学习中医或者经多年实践，医术确有专长的人员，通过实践技能和效果考核合格后就可以取得中医的医师资格，当然这个考核与参加国家医师资格考试不一样，管理和要求也不一样。

第二是中医诊所的备案制。之前中医诊所都是审批许可后才可以开展执业活动，现在多了一条路叫备案，即若要开办中医诊所，将诊所的名称、地址、诊疗范围、人员配备情况等报所在地县级人民政府中医药主管部门备案后即可开展执业活动。但要强调的是，并不是所有的中医诊所都是备案，涉及有风险的，如医疗风险安全的，还要走审批许可的程序。

第三是中药新药的研发，在此不做详细讲述。

一、什么是中医人才

首先是中医人才的概念，要宽泛一点。所谓中医人才，不是仅仅一个会看病的中医，因为中医是一门学科，有着几千年的发展，后面还要继续发展，要发展则不仅要培养会看病的医生，还要培养会讲课、会理论研究、会经方研究等的中医大家。所以会看病的医生仅仅是其中的一部分。中医人才的成才模式，就是现代院校教育培养、师承跟师学习和长期临床实践等。

中医人才的类型包括现代中医和传统中医。有个老领导跟我说过，临床看病有 3 种类型的人才：一种是百分之百根据西医的理论看病，今天你是来看发热的，我给你开一点清热解毒的药，而不是根据中医的理论；一种是既根据中医辨证又根据西医理论看病的；还有一种是完全不根据西医的理论，只利用中医辨证看病的。

二、中医人才的特点

个人理解，中医人才有以下几个特点：

第一，扎实的中医基础理论功底。

第二，高超的临床诊疗水平，熟练掌握中医临床技术。

第三，了解基本现代科学技术知识，掌握一定的现代医疗技术。因为我们毕竟身处现代，中医不仅在国内发展，还要走出国门。中医药不仅要讲得老外听得懂，还要讲得我儿子也能听得懂，我儿子他们受的教育，就是从现代的科学思维方式上来的，而不是从易经、阴阳八卦的思维上来的。

第四，中国文化的底蕴。

此外，我认为中医人才有基本的和非基本的两类。基本的是一般说的会看病的医生，是中医的适宜人才，具备扎实的中医理论基础和从事中医临床服务能力。非基本的是中医大家或名家,必须要有坚实的中医药理论功底,深厚的中国文化功底,还要有独特的思维和对中医的领悟。人才都是有个性的,但是有个性的不一定都是人才。

三、中医教育

中医的院校教育自古就有。比如唐代的太医署,宋代的太医局。太医署和太医局又不一样,太医署有行政管理的职能,还有人才培养的职能。还有师传、家传、自学、私塾,所谓私塾是自己学,再去拜老师学一些经验,可能不一定是弟子。我们中国传统文化中,私塾有很多。

近代教育主要是学校教育,比如上海最早开展的上海女子中西医学堂(1904 年)、新医学讲习所(1910 年)、黄墙中医学校(1914 年)、上海中医专门学校(1916 年)等。大家可能听说过孟河医派,江苏有个地方叫孟河,聚集了一批学养很深的医界人物,从孟河走出来的著名医家有费伯雄、马培之、丁甘仁等人。丁甘仁在上海办学,有很多弟子,称之为孟河医派。我国在 1956 年建立了中医高等教育制度。

表 6-1 展示了 2016 年中医教育的一些相关数据。2016 年,全国整个中医门急诊是 5.53 亿人次,入院是 0.25 亿人次,就是因为院校教育,现在才能做这些事。我们不能否定院校教育,现在很多 70～80 岁的临床大家、医家,都是院校出来的。

表 6-1 中医教育的贡献(2016 年)

机构数量	
中医机构	49 527 个
卫生机构中中医机构占比	0.258 7%
中医人员人数	
中医执业医师	40.9 万人
中医执业助理医师	7.2 万人
中药师(士)	11.7 万人
医疗服务(含中西医结合)人数	
门急诊	5.53 亿人次
入院	0.25 亿人次

我对中医教育的一个思考就是教育分为理想的中医人才和基层或普及型的人才。如果从理想的临床中医的角度来讲，除了文化的内涵、临床优势外，还要掌握一些中医药的研究能力和教育传承等。如果只是看病，叫普及型的或者基层的人才。要有中医的理论基础，掌握中医药的处方和非药物疗法，要有自己的绝技，人家才能信服你，你才能活得下去。

四、中医院校教育 VS 师承教育

关于院校教育和师承教育，我认为各有利弊。

院校教育的优势：第一是培养的质量一致和稳定，因为过程是有控制的；第二是人才培养的规模性，这么多医院，要看这么多的病人，师承是带不出来的；第三是现代医学知识的必要性，即使不把看病当作最后追求的目标，但是你一定要了解这些知识；第四是中医药创新发展的基础。

师承教育比较独到的地方：一是符合中医个性化教育的特点，中医人才的规律就是这样的；二是相关中医基础知识扎实，前提是老师必须有相当深厚的中医基础理论功底；三是原汁原味地学习中医，这个非常重要；四是中医临床实践多。

院校教育不足的部分有以下几点。一是缺乏对中医药教育的认知规律，即缺乏知识与临床的结合。我是恢复高考以后第二届，1978 年进校的，正好我们学校那个时候有一批老先生都是中医大家，临床非常厉害，中医的基础知识扎实，教授的《内经》和我们院校毕业以后就做讲师教授的，完全不一样。二是院校中医教育缺乏个性化。临床上原来的经方炮制，有一味药，必须要加工一下，为什么要这样？现在基本都没有了，个体医院也没有，都是买统一供应的。原因就是缺乏个性化，要求规范，就背处方，背基本的中药的功效组成，没有长期临床用药的体会，就不知道如何炮制。三是现代医学教育内容过多，忽视中医经典内容的教育。

师承教育也有弊端。第一是不能培养那么多的人才，因为师承是跟师，好的老师、好的医生教出来不一定都是好的，我们不能说社会上都是好的医生。第二是师承质量难以保证。第三是单一的知识结构无法应对临床的复杂需求，不可能有很全面的中医药的一些知识。第四是无法实现中医药创新发展。第五是跟师学习往往只学一家之言，为什么中医会有一些流派？就是只学一家之言。

五、人才培养他山之石

中医的人才培养,跟很多艺术类人才培养有相通的地方。比如音乐学院的培养,戏曲学校的培养,绘画或者其他艺术门类的培养,大多数是要有院校教育中的基本知识加上大师传授。少数是自学成才,这个就是天赋。

我再给大家介绍一下韩医,90%以上都是中医传过去的,但是也有自己的发展。韩医在韩国的地位相当高,收入比西医要高。韩医是精英化的培养,上学是6年,其中2年是预科,4年是专业,然后参加国家医师考试,参加完考试以后,才可以到医院,到医院又有2～3年的修炼,不完成不能做医生。此外,因为本身人数不多,韩医只能用传统医学的方法,不能用西医的方法。现在有一种说法,今后多少年以后,学中医要去韩国、日本,这些地方的中医诊所里不能用西医,是原汁原味的中医。

为什么我们要学习一下他山之石?我们现在的院校教育其实是有问题的,有些问题应该从其他地方借鉴。

六、中医人才培养之我见

我们经常讲"道""法""术",道是最高的层次,法是中间。我认为中医的名医大家,首先必须要到"道"这个层面,不是说会看病,开一个处方就是一个大师,那只是术的层面,不会提高,也没办法以此来提升或者创新,所以我说中医人才要强调在不同的层面有不同的要求。

中医药人才的多层次要求培养模式多途径:院校、师承、自学都可以,只是后面怎么成才。

中医人才的精、专、深。很多人讲,不必搞专科医生的培训,中医不分科。其实中医十三科自古就有,上海中医流派都是分科的,但是中医有一个特点,不是说医生是看内科的,来一个小孩子要调理调理就不会了。儿科医生也有,徐氏儿科擅长的就是看儿科。来一个女性,请这个老先生调理一下,他也会调理,但是他擅长的就是儿科。中医的"理""法""方""药"要贯穿于药物疗法和非药物疗法,都有道理的。针灸也有专门理论,为什么用这几个穴位,根据经络,这个都是需要的。

我认为中医的理论和学术发展,要有多学科复合知识,还要有长期临床实践、悟性、大器晚成。现在一些中医院校出来的学生不会看病,而且都是用西医的方法,到了四五十岁以后,他开始用中医,开始看中医的书了。很多老先生，不管是西医还是中医，到稍微有一定年龄了，就开始讲哲学，这是一样的道理。

院校教育是中医药事业发展的基础。中医药人才培养应该是精英化、长学制、早临床、多实践、多学科，不应该像现在一样，批量化生产。师承教育是中医药人才培养的补充，但不是灵丹妙药，谨防鱼龙混杂。《中医药法》为中医开通了一条道路，但是后面怎么考，怎么弄，我们会有一套理论。

2016 年习近平总书记在全国卫生与健康大会上提出，要努力“实现中医药健康养生文化的创造性转化和创新性发展”“推动中华优秀传统文化创造性转化和创新性发展”①。两句话都涉及创造性转化和创新性发展，都涉及中华优秀的传统文化。我认为创造性转化和创新性发展，有丰富的内涵，不是所有的东西都是原封不动地继承，必须要适应现代的需要去创造性转化，同时还要适应我们这个时代的发展，要创新性发展。传统文化也是这样，中医蕴含了很深厚的中华文化和中华智慧，但也不是所有的东西，都要拿过来用。

① 央广网.习近平出席全国卫生与健康大会并发表重要讲话[EB/OL](2016-08-21)[2017-12-09]. http://China.cnr.cn/news/20160821/t20160821_523044689.shtml.

经方培训迫在眉睫

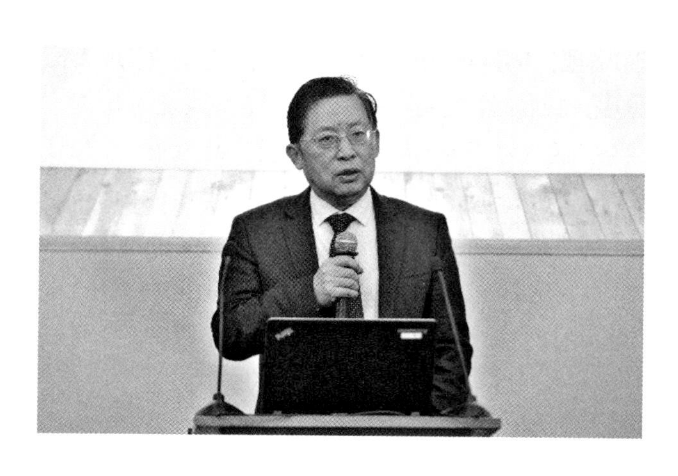

黄煌

南京中医药大学国际经方学院院长、教授

我是老师，从1982年研究生毕业以后，就一直在南京中医药大学从事教学工作。这么多年来，有很多困惑。中医教育花了这么多钱，花了这么多人力，但是效果不太好。社会上对于中医教育有很多不满，包括一些中医老先生，都在说中医教育不好。到底出了什么问题？现在有的从师承的角度，有的从正规教育的角度，都在评价中医的教育问题。这个并不重要，不是我们要讨论的关键。教育工作者重要的是要为这个时代，为这个社会，也为这个国家，培养一些急需的人才。

一、培养基层中医人员是当务之急

现在中医什么人才是最急需的？并不是要有多少高明的理论家，有多少国医大师，有多少领军人物，需要的是大量接地气的基层中医人才，包括中医爱好者。为什么这么说？做一件事情，要看时势，顺应了时势以后，事情就能事半功倍。

中医已经进入了大众化的时代，这是历史上没有过的。以前的中医都是少部分人掌握的，以前的方子叫禁方、秘方。很多中医都是为贵族服务的，那个时候医生叫工，上工治未病，中工治欲病，下工治已病。工是什么？

有技术的奴隶，服务的对象是奴隶主，那个时候的医学只被少数人掌握。

宋代以后，由于市场化、城镇化加快，大家可以看《清明上河图》上面有很多药店、医生，从那时起医生成为一种职业，广大平民、一般的农工，都需要医疗服务。宋代有一个长足的进步，那个时候我们的中国医学是了不得的。大宋王朝，中医有药局，有药典，而且有很多的成药，那个时候流行成药化，而且还普及民间。

中医再发展，到了明代、清代，受各个时代的影响，明代是中医的玄学化，清代是中医的文学化。

100 多年前，是中医的科学化时期，那个时期非常短暂。五四运动以后，西方医学传进来后，中医怎么发展？中医要走科学化的道路，当时著名的名医陆远雷先生，上海青浦人，主张中医科学化。但是这个时代也很短暂，很快由于战争，国家整个乱套了，医学放在一边，科学化也不谈了。

中华人民共和国成立以后，中共非常重视中医学，毛主席也重视中医学，那时进入中医的政治化时期，这个时期一直持续到改革开放。改革开放以后，又出现中医的政治化和市场化交叠的时期，即要发展中医，就要靠政治家，还要靠市场化。

现在由于互联网的出现，中医又进入了非常重要的时期，就是大众化时期。星光大道，就是下里巴人也可以到中央电视台表演才艺；百家讲坛，就是教授们的高深学问可以让老百姓听懂；中医养生堂，追捧养生堂的都是老头老太，这就说明一种大众化时期的到来。更重要的是，现在在中国，出现了大批中医爱好者，各行各业都在学习中医。大众化是我们中医的一个潮流，一个时代的特征。识时务者为俊杰，我们做中医教育的，如果不认清形势，肯定会被社会抛弃。

中医界问题很大，我接触了很多人，有些中医认为中医是少数人搞的，中医的门槛要抬高，而不是降低。把中医搞得神乎其神，看不懂，学不会，那才是真有本领。中医要穿唐装，拿毛笔，说的话人家听不懂，很多人认为这才是中医。

但是在现代社会，中医必须改变，因为社会在进步。现在大量中医爱好者的出现，尤其是《中医药法》颁布以后，基层的医疗机构，大量的民营医馆，如君和堂、固生堂，还有其他一些什么堂，多得不得了。所以现在是中医的大众化时期，催生了大批临床中医人士。中医的人才培养，不能再要求精通天文、历史等，不可能的，现在就是要能够实实在在解决一些实际问题，这是我们讨论的关键。

现在基层的医生是学习中医最积极的。我刚从江阴过来，有一个经方国际论坛，参加的有大医院的医生，但更多的是基层医生。上次在张仲景的故乡，河南南阳，参加宛东制药的培训班，参加者有700人，绝大多数是基层医生。我的一个弟子叫王健华，他在网上专门开了一个经方班，现在已经招了第七期，每一期都是五六百人，听的人很多。所以现在是中医的大众化时期，在大众化的形式下，催生了很多经方的爱好者。

二、基层中医的培养必须独辟蹊径——学经方是一条捷径

我们和浙江台州黄岩区妇联和黄岩区中医院合作，专门培训经方妈妈。南京则准备培训经方奶奶。这个说明什么？中医必须大众化，而在大众化的过程中，经方是最佳的中医入门途径，是中医大众化的排头兵，是献给大众的第一道开胃菜。

为什么把经方提出来？大家不要以为中医那么难学，中医其实是非常大众化的东西，非常生活化的东西。翻开《伤寒论》第一张方桂枝汤，里面的5味药在厨房里就能找到：桂枝、芍药、甘草、生姜、大枣。哪一家没有生姜，没有大枣？甘草到超市就能买到，桂枝就是桂皮，烧红烧肉要用的。这个桂枝汤就是最经典的经方，你只要能熬姜汤，你就能熬桂枝汤。如果把里面的芍药拿掉，放几块排骨的话，炖出来满屋飘香。

中医是最生活化的东西。这些经典配方合起来有200多张，其中最重要的有100张，把这个掌握了，就了不得了。这些经方很多是老百姓发明创造的，是神农尝百草尝出来的。

百草不够，我们还要这个配那个，那个配这个，要煲汤，煲汤是什么？3 500年以前，有一个人叫伊尹，商朝辅国宰相，他协助汤王推翻了夏朝，建立了商朝，他同时是一个厨师，通过烹饪告诉商汤王治国的道理，深受汤王的赏识。而这个厨师又是经方的始祖，桂枝汤就是那个时候调配出来的。他是3 500年前中国人的一个代表人物。

很多中医的配方都是我们的前人在生活实践中创制出来的。小柴胡颗粒、小柴胡冲剂，就是一张经方，7味药，里面有生姜、大枣、甘草、柴胡、黄芩、半夏加人参。这张方谁发明的？不知道，没有专利，就是无名氏创造出来

的，那就是老百姓。中医进家庭，绝对没有问题，只要你喜欢，回到家里，先找姜汤，放点红枣，姜枣汤，放点甘草，生姜红枣甘草汤，就配上去了。

我认为中医人才并没有什么了不得的，问题是现在的中医为了自己的行业，为了自己的饭碗，也要把中医包装起来，不让你们知道，故弄玄虚。我是反对搞玄虚的，我主张中医药放下架子，拆掉篱笆墙，推翻门槛，让更多的老百姓来学习中医。要把中医文化中中国文化的基因、中医的基因，融入每个家庭。对中医人来说，我们的后代就捧上了金饭碗，这个也符合十九大提出来的文化自信的目标。

所以要赶快进行经方培训。从国家中医药管理局提出的一些口号来讲，现在基层中医人才是远远不够的，所有社区卫生服务机构、乡镇卫生院和 70%的村卫生室要具备中医药服务能力。有可能吗？现在的中医人员少得可怜。按照现在国家在名册的乡镇卫生院来推及，就需要 66 万名中医人员，而这 66 万人，还仅仅是指基层卫生院和 70%的村卫生室所需要的中医人员，若是加上各级中医院、综合性医院中医科、民营医馆、个体私人诊所，那么所需人员还要更多。但现在的中医人员实际有多少？只有 45 万人，是远远不足的。

中医现在培养的能力是很有限的，因此，要依赖民营资本，要一股民间的力量，仅靠政府是不够的。这就是我们今天提到的问题，怎么样能够培训更多的基层人员，培训更多的家庭主妇，培训更多的中医人员。如果小毛病能先在家里处理，医疗保健的底就扎得非常扎实。

现在为什么出现了经方妈妈？都是 30 多岁的女性，她们高学历，为了让孩子感冒发烧不去医院挂水，自己学经方。小柴胡汤、桂枝汤，有的时候非常有利于退烧。感冒咳嗽、气喘，不用抗生素，用麻杏石甘汤，四味药：麻黄、杏仁、甘草、石膏。一旦丈夫睡不好觉了，给他吃点柴胡加龙骨牡蛎汤就能睡好了。经常胃痛、经常喝酒用半夏泻心汤，七味药。为了解决双亲的便秘，用麻仁丸，都是可以的，中医是可以进家庭的。

三、基层中医培养的原则

关于经方培训，我提倡的不是高精专，而是要短平快。培训时间要短，原来在大学里面要学 3 年的东西，要在 3 个月，甚至 3 个星期内完成学习，把最经典的拿出来让学的人开胃。所谓平是指不要很精专的东西，而是最实用的东西。快是指培训以后要上手快，要见效快。今天学了，明天就用，比如很多人胃不舒服，就用半夏泻心汤，七味药，非常简单，网上一查就行了，清清楚楚。

为什么讲经方？经方很小，两味药、三味药都能成方。大家不要以为一张方子要 10 多味药，20 几味药；如果一个医生开的方子超过 20 味药，这个人不是好医生。少吃膏方，膏方吃多了会出问题的。一锅药，煮了一两天，煮到后来还有什么味道？剩下的就是焦和糖，很多人吃得血压高了，甚至有人吃得雌激素高了，子宫肌瘤变大了，乳腺癌吃出来了。

经方很小，三五味药，还有就是平常药。不要以为冬虫夏草才是好方，最常用的生姜、大枣、桂皮，这才是好方，疗效好，吃下去就能见效。这些东西不传授给老百姓，那怎么行？要还方以民，方子是老百姓创造的，还要藏方以民，最后要经方惠民。

四、经方是中医学术的规范

大家不要以为中医难学，其实经典方，比如《伤寒论》《金匮要略》里这些方子非常规范。一是命名规范。二是组成规范。三是煎服法规范，怎么煎，怎么服，说得清清楚楚。比如桂枝汤，喝完之后一定要喝一碗热粥，若是喝完以后跑去兜风，那就白喝，这个都有讲究。四是适应证规范，什么样的人来用，应该有明确的规范，不是说虚就要用药。什么叫虚？没有这个概念。脾虚，肾亏，这些都是为了卖补药搞出来的。中医有两套：一套是卖补药的人，推销保健品，古已有之，方越大越好，越贵越好；另一套就是卖真正治病的方子，方越小越好，一剂药就能解决问题。

简单地说，我认为当今的中国，并不需要大批的中医理论家，而是需要数十万能开方治病的临床医生。刚刚张主任提到的就是普及性，普及至关重要，需要方方面面的人一起来努力，政府推动那是最好的。中国的老百姓在呼唤中医，这个是最重要的，这是我们最大的市场。

瑞士有一家大的综合性医院的妇科病房里面，有枸杞、当归的汤。那还得了？现在西方人对我们中国传统的饮食文化非常重视，对中医也非常重视，因为那是中国人的智慧。中华民族使用天然药物，是其他民族没有的智慧。中国人是用药用得最好的，单味药毒的，但是中医一配伍之后解毒生效。黄连苦的，但是配上其他药就不苦了。这个调和的本领就是汤，好的厨师要煲一锅好汤，我们中医就是一张方，也是汤。所以汤剂要进入千家万户。

对医生来讲要掌握的经方有100张，但医生有时候记不住100张方，那就记20张方、40张方、60张方，都可以分等级的。对基层医生来讲要掌握10种在社区、家庭中常见疾病（感冒、咳喘、胃肠病、高血压病、糖尿病、失眠、肿瘤、骨关节病、月经病、皮肤病）的临床治疗经方。图6-1展示了方—病—人的诊疗模式。简洁就是美，不要以为中医就像街上的杂货铺，什么都在里头。真正的好中医，就那几样东西。把位置放准了，灯光照射上，这个店铺看上去就是高档的。中医也是这样，大道至简，好东西不要多。身上披红戴绿，那是庸俗。中医也是，好东西在哪里？是经方，我建议大家多学一点经方。经方只是入门的，进门以后，登堂入室，那看个人的造化，进门就是要经方。

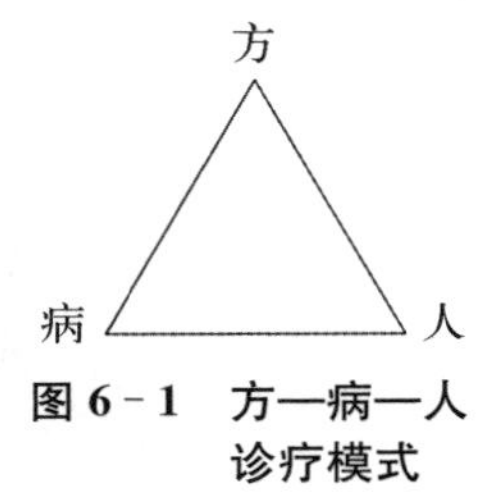

图6-1　方—病—人诊疗模式

对中医人才培养的几点思考

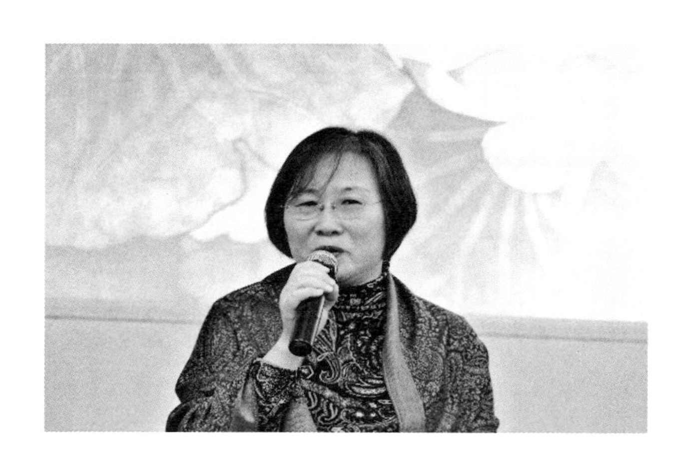

张静
上海中医药大学思想道德与法治教研室主任、教授、硕士生导师

我刚才听了张主任和黄院长的讲话，他们对中医人才如何培养的看法是截然不同的，我觉得这是我们这个会议的一个经典之处。因为真理不辩不明，只有不同的观点碰撞之后才会擦出智慧的火花。

我对中医人才培养的思考有以下 4 个方面。一是何谓中医人才？二是人才如何选拔？三是如何进行培养？四是人才什么时候出来？

一、何谓中医人才？

要知道中医人才如何培养，首先要对中医人才做一个界定，第一个是《中医药法》上的中医人才，第二个是狭义范畴上的中医人才，第三个是广义范畴上的中医人才。

首先讲讲《中医药法》上的中医人才。《中医药法》的第 4 章人才培养当中，用 5 个条款对中医药人才培养的规律、原则、方式和种类做了规定。它说的中医人才是经过院校教育、师承教育、继续教育和中西结合教育，具备了中医药专业知识和技能的，从事中医或者中西医医疗服务的专业人员。这是法律给中医人才定的一条底线，必须要经过这样的一个教育，可以是师承教育，可以是院校教育，也可以是继续教育。但是也要想一下，是否经过这样教育的就一定是中医药人才？有些虽然具有很高的学历，很高的职称，但是他根本就不爱中医，在临床诊疗当中，用的都是西医的手段，根本没有用中医，他能算是中医人才吗？即便学历很高，但根本就不相信中医，他就不能成为一个非常称职的中医医生。

我们再想想，什么是狭义范畴的中医人才呢？狭义上的中医人才是在中医领域出类拔萃的中医专业人员。我站在外行的角度来讲，中医人才就是除了能用中医手段来治疗普通常见病症外，还能够治疗疑难杂症，也能够治疗一些西医可能还没办法治的或者西医已经宣布死刑的病症，或能够用一些草药或特殊手法来治疗西医需要昂贵的或极具副作用的化学药物或者是开刀才能治好的疾病。这是当今最急需的中医人才，也是中医教育应当培养的人才。

虽然这么讲，但并不是把中医和西医对立起来。我的家庭是西医背景，但我来到了中医药大学。像刚才张主任说的，中医有其所长也有其所短，西医也是如此。中西医是否能够结合是这 50 年来政治上提出的一个观点，我认为，在当下优势互补，才是最好的选择。

但是我的研究生反对我的狭义中医人才的观点。他是中医药知识产权保护与医师法律的研究生，背景是中医，现在跟我学法律。他已经通过了 2 个国家资格考试：一个是职业医师资格考试，还有一个是我们中国最难考的司法考试。这是一个非常优秀的学生，他说我反对你这样的说法。我和我的学生是非常平等的，我鼓励他不同意我的观点。我问他为什么？他说如果能用中医手段治疗普通的感冒并确有疗效，就是中医人才。我说这不是把中医人才看得太低了吗？他说没有。我问他，那你现在已经是研究生了，你能不能用中医的手段治疗普通的感冒，而且确有疗效？他说老师，我以前在跟老师抄方的时候，我可以自信地说能，但是现在我不敢自信地说我能。中医是一门实践性很强的学科，需要实践。为什么曾经能，现在不敢说能？这一点是他和我不同的观点。

再讲讲广义范畴的中医人才，就是中医药的复合型人才，也就是全方位、多层次、高质量的中医人才。因为现在社会发展得很快，学术的分工也越来越细，如果中医人才只是指会用中医的手段来看病的人的话，那么我觉得中医的发展可能会受到制约。我觉得除了中医医疗、保健、科研之外，还有在产业（中药、中医医疗器械）、文化传播与对外交流、互联网信息、管理

（行政管理和卫生经济管理）、法律（执法监督、司法鉴定、知识产权）等方面的人才。

疾病的治疗成本在西医当中是可以核算的，但是在中医方面，如何核算？如何能够让中医体现它的价值？我认为这也是非常重要的。另外还有法律，中医药法律人才是非常紧缺的。我甚至有点担忧，为什么？《中医药法》实施以后，中医的诊所备案制多了很多，有的可能还要许可证。还有中医的人才，确有专长者，可能通过考核就出来了。中医药大发展的时候，势必会产生很多纠纷，要提前做好准备，要不然会措手不及。

比如在北京，有一个生效的判决，477 万元的天价赔偿案，是因为那个坐堂中医给病人开了 7 天的一个方子，其中有一味药就是半夏超剂量，后来又开了 3 天的方子，嘱咐他：如果效果不行，你赶快到大医院就诊。结果后来这个患者辗转了几家医院以后，诊断结果是尿毒症，中医就赔了 477 万元。

我的家庭背景是西医，看病大多数用的是西医的方法，但是我在中医药大学任教过程中感受到了中医的魅力所在。因为我患有颈椎病，在治疗颈椎病的过程中发现，中医真的能有效地治疗，治疗后感觉好多了，有一种四两拨千斤的感觉。

中医在中国其实有一段日子是蛮受委屈的，没有真正让其体现出自身的价值。现在中医药立法了，大家都认为中医药的春天来了。春天是来了，但是接下来的夏天、秋天呢，可能还会发生很多事情。现在强调中医要执法，就是在讲中医药法的时候要执法监督。我们有多少执法监督人员懂中医？在执法监督的过程中，懂中医才能正确地执法，如果他不懂中医，那么就只能是形式上的执法。是否符合这个职业的资格？是否超范围了？令人担忧的是如果仅仅是这样监管中医的话，会限制中医的发展。

当中医出现医疗纠纷时，用西医的评判标准来评判中医，那对中医是不公平的。那 477 万元就是用西医的方式评判中医。中医在民国时期，曾经有一个阶段，是由西医评判中医，而且要取缔中医。当时的民国中医们奋起反抗，联名上书、游行，最后达到了中医评判中医，西医评判西医。当时有人提出，如果让西医评判中医，就好像让裁缝去评判木工一样。

中医医疗损害相关司法鉴定，必须要建立。如果没有专业鉴定，如何体现客观公正？但据我所知，全国现在一个也没有。在这种情况下，中医药大发展的前景是令人担忧的。在前几年，我申报了一个课题，就是关于中医医疗损害司法鉴定研究。我是外行，我只懂法律，不懂中医，所以常常在看到中医的时候，会感兴趣地问：你们感觉有必要吗？他们很多人说太有必要了，但是都不知道怎么来建，国家应该有一个顶层设计。

还有中医药知识产权，很多中医人非常激动、非常愤怒地说，国家的中医药知识产权就是不保护我们中医药。我就告诉他们，知识产权保护中有多种手法，如果你是专利保护，专利是必须公开的。我们很多中医药大学的专利，申请了之后，都变成了垃圾专利。有很多教授哭着跟我说：张静，我每年在付专利费，但是我根本没有收益。张老师，我怎么申请不出专利？我跟他说，你这个申请书上面写的就是国家不允许你申请的专利，国家的疾病诊断和治疗方法是不能够申请专利的，你用这样的方式去申请专利当然不行。他说我请律师的，我说这个律师既不懂专利法，也不懂中医。

这些情况下，如果没有复合型人才，中医药的发展，我认为很悬。复合型人才是我们迫切需要的。中医药发展需要大量的复合型人才为中医药事业的健康、可持续发展保驾护航。如果没有，中医药发展就是一句空话。

二、中医人才如何选拔？

中医药人才如何选拔？第一是爱悟。要爱中医，要有爱心，要爱思考。这个悟就是要觉悟到中医的奥妙，要能领悟中医的精深之处或者微妙之处，而且要真正敢于体悟。

第二是家传或者是有家学的。那些中医大师，百分之百都是有家学家传的。如果是有家学家传的，那就有一脉相承的地方，有好的氛围。如果这些人要考中医，分数可以适当低一点，我认为应该考虑到他的优势。

第三是学士后中。我在跟一个名中医探讨的过程中，他说想收我儿子去学中医，我说我儿子不是学中医的。他问：你儿子是否愿意跟我？我儿子问我：妈妈，为什么他要收我？我说：他喜欢你。我儿子问：是真的吗？我说：他已经说过两三次了，说你好。他说：如果这样，我可以考虑，我应该积极地回应一下叔叔。我问：为什么？他说：因为毕竟这个专业比我现在学的专业能够帮助到更多的人。这让我非常高兴，因为我儿子现在学的是旅游管理高尔夫方向，是很休闲的一个专业，让他学中医，完全是不搭界的。我跟那个朋友说我儿子可能要等他大学毕业以后再来学中医，这其实也挺好的。

在台湾地区就有学士后中，取得了大学文凭以后再去学中医，这样对人生的感悟，很多地方可能都不一样。如果说允许放开这样一个口子，我认为会很好。因为在美国也好，在其他地方也好，法学、医学，都是应该取得学士后才能学的，但中国是本科就可以学法学和医学了，如果有学士后中的话，人才从这一批里出来，我个人认为是有一定前景的。

三、中医人才如何培养？

人才如何培养？

一是理论与实践相结合。我是教法学的，做了律师以后去上课，就更精彩了，学生也愿意听。我的学生说：张老师，我跟你实习以后，读书更容易了。在岳阳医院，我的学生在跟着一个名中医抄方。我学生说，刚刚抄方觉得很多东西都不懂。虽然本科是中医毕业，现在已经考出医师资格了，但是他觉得还有很多不懂。因为在理论与实践相结合的过程中，他发现有很多东西要学。所以一定要理论与实践相结合。

二是院校与师承相配套。比如院校的学生要到中医医院、门诊或者其他地方跟老师学习，都要相配套。这就是理论和实际相结合的一个关系。如果院校的学习能够和师承教育配套起来，不是说哪个为主，哪个为辅，而是能够有机结合，才可能有利于中医人才的发展。

三是以培养中医思维为重点，要用中医的方式思考问题，我认为这是中医人才培养的一个重点。

四是早临床、多临床、一对一。现在学校基本都是学分制了，学生是自由选课的。一个老师可以带五六个学生，这样的话，才可能名师出高徒。同时师资质量一定要保证。现在在中医药医院里面，有些医生虽然挂着中医的名，其实行的是西医的事。很多中医医院也有这样的情况，因为西医在看病或者诊疗方面的收入会更多，这会影响到一些年轻医生用中医手段治疗的积极性。

四、中医人才何时产生？

人才应该何时产生？第一要遵循中医药人才成长规律。第二要给人才成长的时间和空间，可以快出，也可以让他慢慢悟。第三要个性化培养，多元化评价。比如评价要求一定要写论文，一定要干什么，文章是写出来了，但病不会看，就不能成为我们想要的中医。要多元化地评价，如果能够把病人的病治好，不只是一例，而是很多例，常常别人治不好的他能治好，那他就是一个好中医。第四要允许大器晚成，很多中医名家都不是一下子成功的，如果急功近利，可能非常难。所以应该允许他们大器晚成。

任何行业，人才都是第一生产力，中医要有人才才会有希望。中医人才是中医药事业发展的重要财富。要营造尊重人才、培养人才、吸引人才的氛围，同时更要注重尊重人才、爱护人才，因为这两项比培养人才更重要。一个国医大师曾经说过，他对中医现在的状况很担忧，但他又说中医自有后来人。中医有生命力，当然有后来人。

院校为主，结合师承教育，是中医医师培养的重要模式

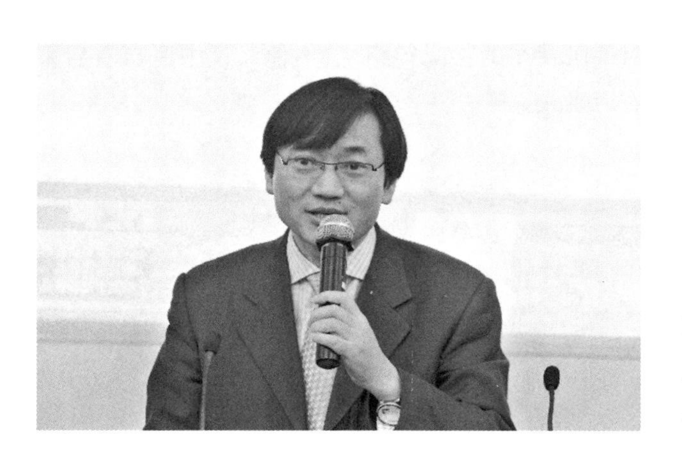

刘华
上海中医药大学附属
岳阳医院副院长

一、这是一个伟大的时代

医疗、健康确实是一个非常大的产业，而且是永远的朝阳产业。健康管理这个产业方兴未艾，刚刚开头。中国人以前穷，20世纪七八十年代我们国家是非常穷的，农村里写着：一定要实现四个现代化，1980年以前，农业实现机械化。我当时虽然很小，但心里想：不可能，因为农村里牛都没有几头。但是我没想到，今天能够西装革履地站在这个地方，我20岁的时候根本没想过。我们每个人都遇到了一个伟大的时代，这个伟大的时代改变了我们很多。对于每个行业的人来讲，对于中医来讲，也是一个非常伟大的时代。

以前我是西医外科医生，当时把我从中山医院调剂到上海中医药大学的时候，我觉得很没有面子，我一个外科医生跑到中医院去干什么？当然中医也有外科，让我挑，有肛肠科、骨伤科、肝胆外科，后来我想骨伤和肝胆肯定干不过西医，我就学了中医肛肠，现在是以肠镜治疗为主。

现在这样一个时代，刚才黄老师说进入了大众化。随着我们国家的发展和雄起，中国传统的东西未来一定是朝阳的，包括中国的传统文化和传统

医学。从全世界来讲，其实每个国家都有传统医学，美洲有美洲的传统医学，欧洲有欧洲的传统医学。就像放血疗法，欧洲人以前也做放血疗法，不是中国人特有的。欧洲人有自己的传统药，大蒜、生姜，欧洲人也把它做药。但是放眼全世界传统医学，真正登堂入室，被主流医学，被全体公民所接受，并且纳入国家医保的，全世界只有中国。

全世界范围内的传统医学，唯一能够活下来的，真正像一门医学的，只有我们中国医学。很奇怪，中国传统的东西，生命力怎么这么强？因为我们的中医，在2 000多年前，战国末期到西汉早期就有了经典。就像我们的汉字一样，马王堆出土的竹简，70%的字我都认识，2 000多年前的东西到现在，意思大概我都能读得懂。在英国拿莎士比亚的原著让现代人看，已经看不懂了。而2 000多年前的文献，大部分的字我们都能认识，为什么我们中国传统文化这么有生命力？有这个原因。中医能够继续发展，再进一步辉煌完全有道理。我们遇到了一个最好的时代，中医包括我们所有的传统，中国传统的东西大有可为。

二、院校教育为主，结合师承教育

我们中医人要自信，这个中医人不仅是我们从业人员，还有圈子外的人，喜欢中医的人，一定要相信中医。

人才应该怎么样培养？刚才大家讲了很多，无非就是院校教育和师承教育，我认为这两种模式各有所长。其实在现代教育或者说大学体系建立之前，传统上大部分都是师承教育。不仅是中国，国外也一样。比如德国的洪堡大学，据说是世界上第一个真正的大学。在院校教育之前，知识的传承绝大部分是通过师承的方式来传承的。孔夫子是比较早的，我们国内私人办学是最早的，其实还有官方办学。那个时候知识不多，学富五车。五车有多少？以竹简计数，一个车能装几个竹简？现在随便拿出几本书，20部车都不止。

一个老师可以传授学生很多知识，要延续这样的方式不太可能。我个人认为如果把师承教育作为我们教育的主体，肯定是错误的。不管是中医教育还是其他教育，都应该以院校教育为主。老师再了不起，可能是通科吗？可能是全科吗？不可能的。我们只有在学校里才能接受这样的教育，只有在这样的地方才能接受最基本的教育。而且现在教学体制有一套很完备的考核制度，可以让一个学生至少达到基本的水准。

但师承也是要的，什么时候？毕业以后。个性化的东西，一定是在成熟了以后才个性化的。还没学好，怎么可能有个性？不可能有个性的，天方夜谭。有些人是天才，可能30岁的时候就有自己的个性了，大部分人是四五十岁以后开始有自己的想法。太过强调个性，实际上对于整个学术发展并不是一件好事。

师承最大的缺点就是“龙生龙，凤生凤，老鼠的儿子生来会打洞”。好老师会教你很多，但这样的老师太少了，可遇而不可求。快速培养人才，院校教育是必需的。师承不光是中医有师承，全世界范围都有师承。现在讲的研究生教育，一个老师带几个学生，某种角度上也是师承。这不光是中医的，还是我们批量的、正规化的教育的一种非常重要的补充，是不能够完全被替代的。院校教育和师承教育各有所长，但主流来讲，一定是以院校教育为主，然后才是师承教育。

三、《中医药法》实施后的可能影响

《中医药法》颁布实施，其中有几件事情会有很大影响，现在还不一定能感觉到。一个就是中医的备案制。第二个是大家关心的，就是确有专长，或者是师承人员，经过考核，可以获取中医资格。也就是说找一个国医大家，跟着学几年，然后组织人考一考就可以了。我认为这一招会毁中医一代人。这样进来的大量中医，良莠不齐，或者是有一些不靠谱的人进来，会导致整个中医低速化发展，而且治疗品质不能保证。

四、中西医结合

中西医结合是怎么回事？什么是中西医结合？我想问你，一个中国人学英语，英语说得那么好，在说英语的时候，脑子会混乱吗？你跟外国人交流，跟他用英语交流，你会混乱吗？你会的时候肯定不会混乱。就是在看一个人的时候，他的病，中西医对它的认识不一样，但是没问题，病就在这里，可以用不同的方法、不同的手段处理它。就像一道菜一样，不同的菜系，川菜有川菜的做法，鲁菜有鲁菜的做法，都可能做成好菜，方法完全不一样，但这不影响我们对美味的享受。

我是西医出身，又学了一点中医的皮毛，但是我看病的时候，确实是用两套思维来判断,我会选择一种对病人最有利的方式来处理,这就是所谓的结合。这就像画油画的人完全可以画国画,可能还画得不错。比如跨界,有时候跨界是从两个不同的角度看一个问题,可以看得更全面。不管是中医还是西医,实际上对医生来讲都是武器,左手一把枪,右手一把剑。一切在于心,在于你有没有这样的悟性。

五、什么是好医生

做医生是一件很幸福的事情,虽然很苦。我读大学的第一天起就一直记得这句话:这个世界上有金饭碗,有银饭碗,做医生的是橡皮饭碗,因为砸到地上还要跳起来。你的本事永远是你的,特别是中医。做医生是一件很快乐的事,就是你能够真正帮助别人,至少在做一件善事。我母亲是老师,父亲是医生。高考的时候,我什么志愿都填,除了师范和医学院,因为我知道老师太麻烦了,天天改作业,医生一到医院里面,没有一个脸色好看的。我从小在医院长大,我根本不想当医生,但阴差阳错还是去了医学院。

学习以后,我觉得这是一门令人快乐的专业,这个快乐来自你的奉献。虽然现在全社会对医生评价不太高,只有在"非典"、汶川地震的时候医生才像人的样子,救死扶伤了不起。但是我们的辛苦是没人看得到的,假日恐怕是最少的,钱并不一定最多,但还是一个非常好的职业,你的快乐别人体会不到。

一个好的医生,第一医术要高。不能解决别人的问题,跟骗子有什么区别?第二良心要好,要为病人着想。当然现在我们体制内很难,我深切地体会到体制内的,都是有指标的人。很正常,大家都想要增加收入,我今年希望比原来再增长10%,但业务量不增加,哪来这个?问题就来了,公益性和经济性之间冲突了,怎么办?扭曲了。一个好医生的衡量标准,一个是必须看病有效,第二个是良心必须要好,医者仁心必须是这样的,这个话说出来简单,但是要做到很难,我理解,每个人都需要理解。

六、医学可以很简单

我很怵经方,但是黄老师可以把经方讲得很简单。其实医学也可以很简单,我们对于生命或者说人体,越无知就越觉得神秘,因为不了解它,你搞不清楚。像天越黑,我们心里越害怕,因为看不清楚。如果一切都清楚了,大家都知道了，有些事就很简单。很多医学内容用简单的语言就能表示，但是这方面的人士太少，如果有千千万万这样的人，就可以把医学讲得很清楚。我看病人是比较慢的，喜欢跟别人讲解。比如有个人突然心脏病猝死了，或者是各种各样的原因猝死了，为什么医生要拿电刺激他一下？其实说起来也很简单，心脏需要一个电子的起搏器刺激它动，就像杀病毒一样，搞不定就打掉，重新开始。就像我们电脑中毒了，怎么都杀不了，那么就格式化、重启。原理就这么简单。我觉得很多小的知识点都是这样的，讲透了就是这么点事，但是如果我们不了解，就会觉得它很神秘。

驽马十驾，功在不舍：谈谈我的中医成长经历

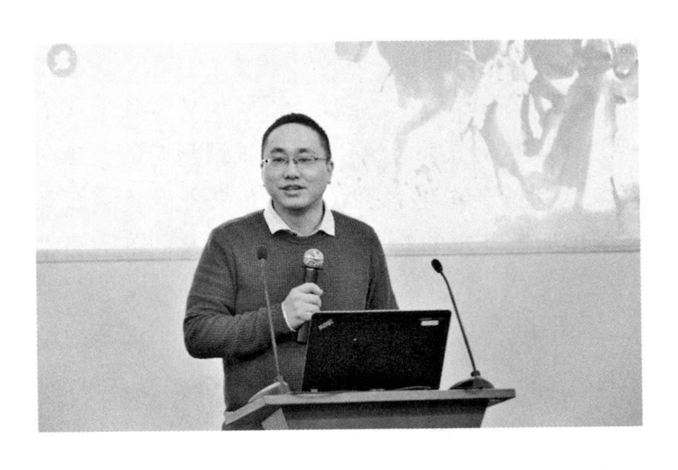

顾志君

中医主治医师、上海应象中医门诊部及学校中医师兼讲师

我以前是一个中医爱好者，先从民间拜师，然后再进入学堂学习，考了国家倒数第三期的自学考试出来的中医。因为 1999 年自学考试取消，而我是 1996 年进去的，所以我是倒数的第三批，也是老三届。我从三个阶段来谈一谈我的中医成长经历。

一、医武双修——北京

我从小就喜欢练武术，舞枪弄棒，稍长一点，去北京拜了一个武术家为师。他同时也是一个老中医，是个正儿八经的医生，有执照的。那个时候跟他学的比较宽泛，主要是武术和气功方面的保养知识，而不是行医。他觉得我这个人比较聪明，而且有一些西医的功底，就建议我系统地学一下。就像刘院长讲的，再好的老师也不可能是通才。他建议我在北京工业大学医学院上课，当时王永炎是院长，跟我师父是师兄弟的关系，就推荐我过去学。

后来在学习过程中，碰到了算是我学大方脉方面的启蒙老师，广安门中医研究院的朱建贵老师，他觉得我比较机灵。我就提出：我在学习文化理论课的同时能不能跟你抄方？当时没有一个学生提出来要抄方的，后来我跟

他抄了三年多。我算是很早就看到临床是怎么回事的学生，所以这个早临床，对于我来讲获益匪浅。

第一个是树立信心。在中医学校时，有些老师，特别是西医的生理和病理老师对中医是不屑的。他会说中医诊断看不见摸不着，但生理病理切片做出来非常清楚。但我到临床上，看到中医讲究实效，老师某些方面治疗的效果非常突出，我就很有信心。

第二个是加深了对临床理论的理解。学了一个小柴胡汤，老师马上在临床上用到了，一看就明白，一用就灵，就这么一路学习下来。

后来我进入广安门中医院进行临床实习。在此期间，我又碰到了我的另一位老师，就是现在被评为国医大师的薛伯寿。怎么碰到薛老的？当时我问了一些医生、朋友：医院哪几位老先生水平最高？人家告诉我去找薛老，薛老被称为医治医。医院里面搞不定的病他能搞定，就算是内部人员请他治疗还要排队。

薛老是非常有个性的一个医生，江苏泰兴人，是蒲辅周老先生的关门弟子。我第一次去门诊找他，那里面一大堆病人，我没穿白大褂就混在里面，去了没被关注到，因为病人很多。中医看病有时候有个特色，一屋子的人在里面，这样既有好处也有坏处，坏处是病人的隐私缺乏保护，一群人在里面算什么？但是中医又讲究一个气场，老中医在那里一坐，大家敬若神明，对于治疗非常有帮助。应该考虑未来怎么样在这方面做一个结合。

第二次我就穿了白大褂在门诊那抄方子，后来就被发现了。薛老问我是哪里的？我说我是实习生，他说他不带实习生。我来来回回去过 6 次，终于在第 6 次待下来了。因为他有几个学生是北方人，而他苏北话口音比较重，北方的几个学生听不懂。病人很多，一有迟疑，时间就耽搁了。我父亲是江苏人，我听得懂苏北话。我在他边上，一坐坐了 2 年，到处跟他出诊、会诊，在北京完成了基本理论和实践结合的一个学习。

二、实践出真知——青浦

我读完书以后，2002 年回到青浦工作。有一位老师姓朱，他跟我说，现在学中医的人非常少，你一定要静下心来，要学会坐冷板凳。我冷板凳没有坐到，马上就热起来了，有地暖，这个地暖是什么？就是刚才刘院长说的，这是一个好时代，又是一个大众化的时代，数据化的时代。如果在某个方面有一点小成绩，传播起来非常快。我大概用了3个月的时间，门诊量达到60人以上，不是我水平高，实在是中医人才太缺乏了。

后来我想跟青浦何氏医学的继承人王老师进行一个师带徒的学习，跟王老师说了这个想法后，王老师说，我们没有这样的安排。我说没关系，我不耽误你，我跟老中医有经验，保证不影响你的工作，还能帮你工作。我成功地跟王老师又学了将近一年的医学。同时我积极参加上海市中医适宜技术推广。当时创建上海市的中医药先进单位，后来又创建国家的先进单位，这个先进单位就是中医药的一些比较成熟的技术的推广。我本人也参加了大多数的学习，同时建设了医院的中医科。

我到地方医院的时候，只有我跟另一位退休的老中医两个人。当我从体制内出来的时候，已经培养了13位医师，中医巍然成为一个大科了。在地方上做医生有一个很大的好处，就是会接触大量的患者。看中医还是老年人居多，如果来一个外地的医生，不会说当地话，而地方上的患者普通话说得都不是很标准，甚至不会说普通话，外地来的医生很难听懂患者在讲什么，这样一来，医患交流都有困难，还看什么病？而我是当地人，占了这个便宜，懂方言很重要。也有一个坏处，患者越来越多，低端医院不限号，我最多的时候一天看120多个病人。导致我发现自己的学术水平不升反降。因为病人太多了，根本就没有留给自己思考的时间，很多病都草草了事，这是一个很痛苦的事情。

三、教学相长——应象中医

2012年，我从青浦的医院出来了，我应该是当时青浦那边体制内出来的第一人。我当时办职业医师一证两住的时候，青浦的服务窗口告诉我不知道怎么办，因为他们没干过这个事。有不干的辞职迁出去的，但是没有人说一证两住的，还在窗口问了我好久。我到了体制外的诊所后，时间就相对比较充裕了。除了自己努力地看病、学习、提高以外，还跟黄老师学习，也带了学生，同时跟多种学派的、流派的老师互相交流。把自己所掌握的医学知识积极地向外宣传，经常被企业约请讲课，在自己的诊所里面我也经常讲一些培训课。

四、媒体报道与著作

我在很多报纸、杂志和核心期刊上发表了一些论文和保健养生类的文章，也主编和参编了6部著作。同时自己写的一些文章也被学生收集起来了，他们把我这个医集叫《福泉医集》。我同时被上海电视台请为健康嘉宾，又在互联网上、平安好医生上给大家分享健康知识，还作为顾问之一参加了《女医明妃传》的一个盛大的开幕仪式。

一路成长的过程中，我发现学习是成才非常重要的一件事情。自学贯穿所有学科的终身，包括中医。我是从民间进入的，也不算正式的，因为我不算是高考上来的学生，而是参加了自学考试。自学考试后到上海工作，又在2009年进入上海中医药大学进行专升本阶段的学习。我是既在民间学，又在学院学；既拜师学，又自学；既在体制内，又在体制外。所以主办方安排我最后一个发言，是吗？因为大家发言提到的这些培养观点，除了大器晚成没做到以外，其他的我都做了。

圆桌对话

如何看待中药制取设备这方面的发展？

张怀琼：其实中医药非常重要的一个方面就是中药制取设备的改进。中医药现代化，其中一个是现代化的中药，屠呦呦的青蒿素就是现代化中药。还有一个是中药现代化，中药现代化就涉及制药技术的问题。中药现代化还是用传统的处方，用的也是一些传统的东西。中药常常服用量很多，口感又不好。如果通过现代制药技术，对制药关键技术做一些改进，就完全可以把中药制成口感又好，服用量又少。这个就涉及制药技术的发展和改进。

相关例子其实也有很多，比如说上海中医药大学就有专门的制药工程。为什么要服用这么多量？主要是中药的提取物很容易稀释，稀释了、潮了以后，要么就变成块，要么就裂开。在提取的过程中，把它包裹，包裹以后，就不会稀释了。还有一个就是矫味这一类的，需要在哪些关键技术上面改进。比如我们现在做微丸，还有6升丸。这就是中药现代化，非常重要的就是中药制药技术的发展。

如何辨别经方的毒性问题？

黄煌：关于毒性，最近马兜铃酸的问题引起了广泛关注。我告诉大家没有毒不叫药物，一种叫毒药，一种叫有毒的药。中国人是很聪明的，用的不是提纯的东西。麻黄提纯出来叫冰毒，虽然麻黄有偏性，可引起心慌，但配上甘草就没有问题，配上石膏不会出汗，配上黄芪不会心慌，配上桂枝更好。中国有配毒的学问。此外，什么样的人才能吃？要严格筛选，因人而异，有毒的药吃进去会变成良药。如果乱用药，就算人参也是毒药，甘草吃多了以后，男人的睾丸会缩小。用药时要看什么样的人，不能离开具体的人，离开具体的剂型，离开具体的量以及配伍。不了解中药的，没有资格来说中药有毒。

如何看待中医药材的质量和供应问题？

刘华：药材是现在困扰中医发展的一个非常重大的问题。一方面是现在人口非常多，中医的服务量也非常大，但国家没有这么多的药材。地道的药材，天然的药材，是远远不能满足需求的。比如现在在外面买人参，一大堆一大堆都是空心的，人参没有几十年的生长是不能入药的。但是天然的，或者说地道的，符合老祖宗要求的、经典地道药材的产量是远远跟不上目前需求的。

现在有很多栽培的、异地种植的一些药材在使用，还有就是速生的药材。药材是一个比较特殊的产业，虽然作为药品在管理，但是在地里生长的时候，基本上是归农业部管。采摘以后，进入药品市场，被药企收购以后，才纳入药品管理。它在田间这一块，基本上是属于放任，完全是农民自己管理。这些原因使得整个中药药材的质量和品种，都在明显下降。此外，伪劣的或者假冒的药材也层出不穷，国家虽然加强了管理，但本身这个市场比较乱。传统的药材研究，相对来说比医学更薄弱一些，可以说药材供应问题是很大的。

学中药的如何更好地转学中医？

问：我大学是中药学专业，也有中药职业药师的资格证，但是非常倾慕于中医的魅力，自学了大概有差不多3年时间，想有一个比较专业的学习路线。据我了解，在大学转专业，学医的可以直接转成学药的，但是学药的不可以转成学医的。我认为中医、中药是不应该分家的。所以学中药的同学应该如何更恰当地转到学习中医的这条路呢？

张静：如果已经是中药专业毕业了，我提的一个建议就是学士后中，取得学士学位后再学中医，这样可能年限可以稍微缩短，因为很多的通识教育就不需要了。这可能也是需要顶层设计的,不是我个人能够解答的一个问题。我认为如果是最快的途径,就是师承。

刘华:只有两条路。一个是现在师承马上要放开了。上海对师承肯定会严格控制的,虽然放开了,但一定要宽进严出。小学毕业就可以师承了,五年级毕业的人,都可以跟着老先生学一下,经过考核就可以有执医资格。至少在上海,一定是严控的。

如果你确实要做中医,还有一条路可以走:重新从本科开始学起。以前我在读书的时候还有一个捷径,有其他专业的人考了临床医学研究生,以研究生身份做职业医师,那是1998年以前,后来这条路基本上关死了。执业医生注册,必须本科是医科的才行,现在更严了,医科毕业还不行,必须三年规培以后才能拿。临床医学本科毕业以后,如果没有进行三年的规培还是做不了医生。你要做医生可以的,重新报考一个医科大学,从本科开始读起,要不就是看看师承,没有其他路。

顾志君:我特别希望国家能够恢复自学考试。因为我们讲医者是命之所属,不可以乱来的。小学五年级毕业的进行师承,上海严一点。外地考了执业医师,考出来的人到上海来,转一下是不是就可以进入?照样可以进入中医医疗。不管怎么样,我指的是我们不能很马虎地进来,需要我们系统地学习中药知识。一个好的中医,从患者进来,接诊开始,就像分析一个刑事案件一样,分析完了以后,要判案,要身兼法官的职责,最后要把疾病关进监狱,又做了一回监狱长,所以我们是刑警、法官、监狱长,三合一。

这样的职业高度和要求,我们能随便让一个五年级毕业的人去学吗?虽然要开一条路,但要比院校更加严格。我不是要堵上大家学中医的道路,而是指一定要严格。我本人就是几进几出的学习。社会上如果有朋友说,我是搞互联网的,我是搞什么专业的,甚至我是捏脚的,我就想学中医,这个时候就要接受更大的考验和挑战,不扒几层皮想挤入医疗行业,真的是很困难。

现在让我进中医学习,我照样学,学而后知不足,这是很正常的道理。如果本身专业不是中医,就存在先天不足。你有没有考虑到家庭的时间分配问题?我们讲中医靠师承,以前我们不进学堂,跟老师照样学出来,人家花多少时间?人家是跟着老师,吃在老师家里,住在老师家里,给老师打杂,几乎24小时都在老师那里转。

一个人的成功跟时间呈正比，花的时间不够，怎么可能有所成？我身边有学IT的朋友，现在职业助理已经考出来了，师承的。我给他一张心电图他都看不懂，我告诉他一张方剂他听得懂，给他一张片子看不懂。前两天还有一个情况，我在一家诊所出门诊的时候，领导的朋友头晕过来了，领导说你能不能给他扎一针？我一看不对，瞳孔、反射，人的反应都不对了，再仔细一问病史，我说你很危险，要马上去医院，不要在这儿针灸了。到了医院，医生说谁让你来的？救了你一命，差半天就完蛋了，脑出血，就这么简单。

如果基础知识没学好，仅给人家开个方、扎个针是不行的。碰到伤风感冒是可以的，但是复杂一点的病没方向，基础知识非常重要。宽进严出，我认为宽进还有待商榷，我不是说要断这个路，而是要更加严格。

我带过一些中医爱好者，他们对中医的感觉，开一个药吃了有效果，很开心，这种心情是需要的，是我们利人、从医的根本。但是如果你就是冲着这份开心去的话，不长久，为什么呢？你会碰到越来越复杂的病。现在有很多病治不了，治不好，你就陷入一个循环，很痛苦，那种开心就会被打击掉。这个时候你剩下的毅力还够不够？能不能走下去？这是非常大的问题，很多人学着学着就不学了。

从我的角度来讲，重开自考，主要不是给社会上的人员，而是给中转的人员，比如医界的西医或其他从业人员，中专升大专的人员。如果通过自考的门槛，再系统化地学习，加上官方组织这个过程，再参加学习，再参加规培，这么一路过来扒掉几层皮应该可以筛选出真正想学中医的人员。不能把学中医想成很简单的，学几个穴位扎两针就行。黄老师说了桂枝汤，自己家里可以，跑出门不行，人家不承认的，不出事则已，一出事就很麻烦。

第七章

健康管理，如何落地

本章内容摘选自 2018 年 3 月 17 日第 23 期圆桌会议

近年来我国老龄化加速，疾病类型从传染病向慢性病转化，医疗费用不断上涨，医保费用吃紧，人们对于疾病预防和健康管理的需求增大。2016 年 8 月全国卫生和健康大会上，习近平总书记提出把人民健康放在优先发展的战略地位，将健康融入所有政策。2016 年 10 月 25 日国务院印发的《"健康中国 2030"规划纲要》，表明"健康中国"已上升为国家发展战略。2017 年 11 月党的十九大报告明确提出，实施健康中国战略，要完善国民健康政策，为人民群众提供全方位全周期健康服务。全方位全周期健康服务是指覆盖每个人从生到死全生命周期，涵盖预防、急病、慢病、康复、养老等公平可及、系统连续的健康服务。

健康服务需要基层、社区、疾控、医院、护理等各类机构合理分工，有效协作，尤其是作为"健康守门人"的基层全科医生队伍在居民身边进行专业健康管理。但长期以来我国医疗卫生体系以疾病治疗为中心，大医院成为资源聚集的核心，医疗资源分布与人民需要之间极度扭曲，基层医疗人才缺乏、功能薄弱，健康管理的技术手段和商业模式缺乏。在推动以疾病治疗为中心向以预防健康为中心的转化中，要将健康管理落到实处，政策的着力点在哪里？社会机构如何参与并形成自己的商业模式？如何将有效的健康管理理念和技术应用于实践？本章内容展示了政策制定者、健康管理不同领域的实践者的交流探讨，来共同推动对这个领域的思考和认识。

健康管理贵在机制

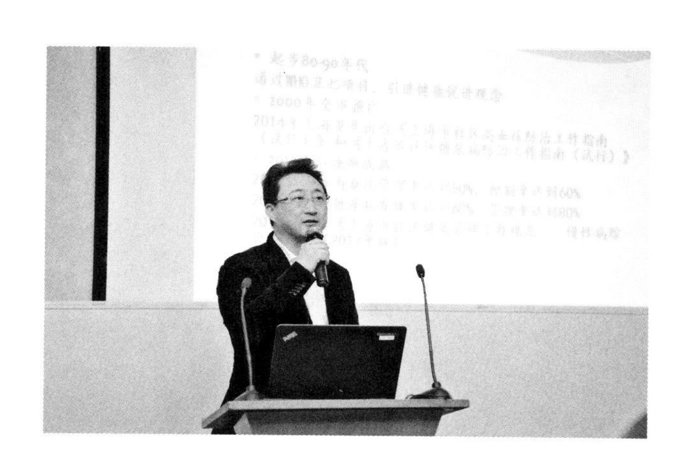

赵丹丹

上海市卫生健康委员会副主任

最近几年，从事护理、健康管理方面的人越来越多，也有越来越多的企业介入健康管理领域。

一、上海的慢病管理历程

在上海，健康管理从20世纪80年代到90年代就开始起步了，当时通过世界卫生组织七项目最早引入了“健康促进”这一观念。2000年在全市推广，2010年逐渐成熟，到2014年上海出台了《上海市社区高血压防治工作指南（试行）》和《上海市社区糖尿病防治工作指南（试行）》。2015年上海高血压管理率达到50%，控制率达到60%。2015年糖尿病发现率达到60%，管理率达到80%。2017年出台了《上海市社区健康管理工作规范——慢性病综合防治》。

二、慢病管理的基本内容

要从单一的健康管理向全程的健康管理出发。最近的居民健康报告显示，男性平均寿命是80岁左右，女性平均寿命是85.5岁左右。女性比男性的平均寿命长，可能有两个原因。第一，女性喜欢跳广场舞，而跳广场舞可能是对身体健康有益的。第二,社区有很多的健康自我管理小组。现在家庭条件都比较好,各小组组员定期或者不定期聚在一起,分享各自对慢病控制的经验,同时做做手指操等健康运动,对健康的关注度非常高。但是参加的成员基本以女性为主,男性很少。

现在的重点疾病管理包括高血压、糖尿病、脑卒中、精神病、癌症和其他。高血压、糖尿病用传统的模式来进行管理。近几年发现我们比外国人更容易患脑卒中,脑卒中的死亡率也高于外国,所以对脑卒中管理也开始重视了。在社区卫生服务中心老年护理院,如果不是从伦理角度看,很多病人活着是没有尊严的。我的大伯无意识 4 年了,但还是顽强地活着,我知道他已经没有任何意识了。这种状态的生活已经没有什么尊严了。

还有一个是常被大家忽略的精神性疾病。精神性疾病和其他疾病不一样,精神性疾病一定要服药,且服药一定要有依从性,但是往往有不服药导致精神疾病发作的事件,如果能够做好真正的服药管理那是非常好的。精神性疾病发病率非常高,每个社区都如此,尤其在我原先工作的医院,有两个专家家里的孩子都因患有精神性疾病导致跳楼,这种现象是非常令人心痛的。如果能够早期发现、长期服药,也可以达到痊愈的程度,但前提是必须要服药,即便不发作也要服药。

我们一定要合理管理精神性疾病。曾经有次做精神性疾病筛查的时候,筛查出一个精神性疾病患者,然后告诉患者家属说你要管好你的先生。人家结婚 20 年了,现在告诉她说先生患有精神性疾病,结果人家离婚了,觉得受到了欺骗。所以有的时候管得太精细,也会出现一些问题。还有癌症、慢性病等疾病都应该管理好。

慢病管理内容包括疾病筛查、规范治疗与管理、健康教育和危险因素干预 4 个方面。

三、发展思考——贵在机制

最后讲的是发展思考——贵在机制。在整个过程当中,有考核机制、双向转诊机制和激励机制,这是 3 个比较好的机制。为什么这么讲?

首先是考核机制。说实话,上海的考核机制发展这么多年,已经非常完善了。慢性病的管理上海应该是走在全国前列的,但是在考核过程中也面临着一个问题,就是考核内容非常细、非常多。要一个全科医生在管理过程中填那么多资料，又有那么多病人，那么多联系的签约对象，显然工作量是非常繁重的，问题就出在这里。

整个考核过程是拿指标说话的，所以医生在基层是围绕指标进行工作的，大家觉得指标越细越不容易作假，但其实指标是最容易作假的。我自己在基层工作过，在社区卫生服务中心也工作过，说实话上面需要多少指标我们就有办法提供多少指标，这是肯定的。

我在这里不代表卫计委的主任，代表从事这个专业的人员谈谈我自己关于在今后改进考核方法的思考。

在考核的时候，把医生作为一个点，看他吸附多少病人，或者吸附多少签约对象，把这些人以人为中心来进行管理，而不是单纯把很多指标细化，我想这样可能会更好一些。难道今天多服务一次就好了吗？还是多问候一声就好了？现在高血压管理一年要随访 4 次，每次就打个电话而已，在这样的情况下，甚至电话都可能不是医生打的，而是助理打的。现在很多医院给全科医生配助理，为什么配助理呢？这是激励问题，因为医生的绩效工资是医院定好的，所以必须配个助理，让助理为医生分担工作量。

在考核上，有时候围绕着病人去做考核机制，我认为会比现在这么细的考核机制更好一些，这是值得我们探索的内容。否则一切围着指标转，一切依照指标，通过大数据，系统集成、信息化。但是数据是会说假话的，信息也会说假话的，我们需要健康的数据。

在考核机制方面，主要是以病人为主的考核机制。在健康管理和慢病管理中，除了鼓励公立医院的做法，能否鼓励社会参与进来？凡是符合条件的，都应该有资格参与其中。我们作为购买方来购买社会服务，因为社会机构的效率往往比体制内机构的效率高，这是一个显著的特点。

其次是双向转诊机制。如果缺乏一个双向转诊机制的话，慢病凭什么让社区管？以前有个老局长说首诊就应该到社区看，但他还说在上海这个城市，三级医院比较多，大医院比较多，让患者首诊到社区去，他未必会去看，跟国外是不一样的。所以他说就像我们已经习惯了用抽水马桶，现在谁还愿意用痰盂？所以时代是在变的。

回想医改政策面临的问题，我们觉得医改做得非常好，沾沾自喜，但是老百姓并不一定买账，可能并不满意，为什么呢？因为我们在学习国内外相关知识的时候，每个地方都只学一点点，然后把它们拼凑起来。比如一讲到全科医生，全都学英国，把整个体系拿过来然后修整，并不是整个搬过来。医联体是我国香港的，特区病房是新加坡的，然后拼凑起来。机制的改革要尊重规律，建立双向转诊机制，相信社区的能力。

最后是激励机制。现在从事慢病管理的社区卫生服务中心是收支两条线，收多少没有关系，支多少没有关系。带来最大的好处是，去除了社区卫生服务中心的逐利机制，并在一定程度上改变了社区卫生服务中心单纯为争取钱的目的。绩效工资能否真正体现绩效很难讲，激励机制不做好，叫医生天天这样做，说实话不可能的。

要增强健康宣教，提高依从性。我认为上海发展到今天这个阶段，大家对健康的意识逐步增强，依从性是没有太大问题的。但是健康的生活方式还是需要改善，逐步通过宣传，整个社会有一个比较好的氛围。我真心期望不仅是公立医院、公立的社区卫生服务中心在做，还有更多社会的健康管理机构也来做，碰撞出更多思想的火花，打破原来的思想禁锢，推动整个慢病管理的发展。我认为这样才是把我们上海乃至全国的慢病管理真正做到实处，而不是停留在口头上。

如何发挥医务社工在健康管理中的作用

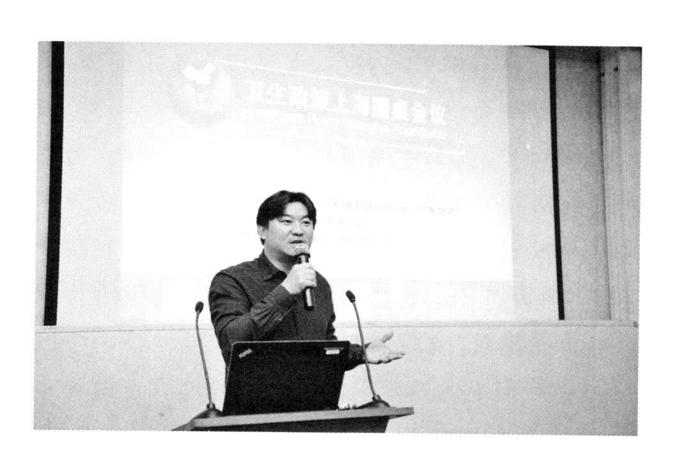

刘东

北京安贞医院医生、北京鼎泰义合健康咨询有限公司创始人和董事长

我是医生，目前在安贞医院从事人工心脏研究。我救活了 40%原来必死的那批病人，这个数量是我在美国工作 2 年的内容。我在和睦家医院的特长是利用达芬奇机器人进行手术，我控制机器人，而机器人在隔壁做手术，很先进，很高端。但是这种手术费用相当高，效果却并不是特别好，即使做完人工心脏，患者的生活质量也非常差。

相反 2004—2006 年我在美国有 286 个病人，术后需要做健康康复，术前做健康管理，他们的效果怎样呢？这 286 个病人在半年之内从心功能四级恢复到二级，四级只能下床，二级可以上班、买菜，可以打篮球、旅游，其中一个病人心功能恢复到一级，半年以后生了个孩子。如何做到的是我今天要介绍的内容。

一、医务社工对健康管理技术的提升

我们在北京 10 多个社区做了健康管理，探索如何能够通过医务社工参与健康管理，提高患者的生活水平。有一个医务社工在高血脂疾病健康管理中的服务效果的研究，将 60 例高血脂病人随机分为 A、B 两组，A 组为社工健康管理干预组，B 组为非社工健康管理干预组。监测指标为体重、腰围、臂围和总胆固醇,干预方法为“六处方疗法”加医务社工。最后得出的两组数据对比结果显示,社工健康管理干预组比非社工健康管理干预组,高血脂治疗完成率高44%,说明医务社工在高血脂健康管理中能起到良好的效果。同样的还有医务社工在高血压和高血糖疾病健康管理中的服务效果研究,结果都显示有医务社工干预比没有医务社工干预的效果要好。

二、医务社工对行政管理的提升

图7-1显示了JCI医院的评审标准,总共14条标准,每条标准又有其具体的内容。在具体实操中只有第6条和第7条没有医务社工的身影,其他都有医务社工做的事情。我在和睦家医院用4年时间建立了心脏外科,从无到有,使用的就是JCI指标。

1.国际患者安全目标(IPSG)
2.可及和连贯的患者服务(ACC)
3.患者和家属的权利(PFR)
4.患者评估(AOP)
5.患者服务(COP)
6.麻醉和手术服务(ASC)
7.药物管理和使用(MMU)
8.患者及其家属的健康教育(PFE)
9.质量改进与患者安全(QPS)
10.感染的预防和控制(PCI)
11.主管、领导和指导(GLD)
12.设施管理与安全(FMS)
13.员工资格和教育(SQE)
14.交流和信息的管理(MCI)

图7-1 JCI医院评审标准

医务社工在医疗机构中的重要作用主要是两方面:一方面为案主带来价值,包括提升案主的就医体验及医疗素养,改善医疗效果,提升其社会适应能力与康复效果,保障稳定就医等;另一方面为医院及医生带来价值,包括增加支付率,减少赔付率,提高投入产出比,提高整体收费等。

医务社工在社区中也有重要作用,体现在社区居民健康促进和社区健康营造两方面。社区居民健康促进,一是提升医疗素养,二是健康需求评估、服务设计与实施,三是特需人群的社区康复与社区照顾。社区健康营造,一是社区健康服务需求评估、活动策划与实施,二是社区健康资源开发与整合,三是健康社区志愿者管理与社工人才培育。

现在医务社工的推广工作已取得了一些成绩,高校、养老院、医院、社区和公益机构等都有涉及。18所高校已经开设社工课程,其中4所增加医务社工系,14所将相关课程植入护理系、康复系等。200家养老院举办了医务社工相关的院长班和老年医务社工骨干班。32家大型医院中4家派驻了医务社工,26家培养了医院自身医务社工,2家购买了医务社工服务。72个社区可研究医务社工在高血脂管理、高血压管理和高血糖管理中的作用。34

家公益机构提供医务社工服务，如春苗基金会对 12 568 名儿童及其家庭提供了医务社工服务。

三、医务社工服务质量标准

医务社工进了那么多医院和社区，对三高的管理、病人生活质量的提高有明显效果。图 7－2 展示了医务社工的服务质量标准，主要有 3 个方面。

第一个方面，具备实务能力的一线医务社工。包括 3 点：第一，医务社工能力地图，即医务社工的能力地图是什么；第二，医务社工培养目标地图，即通过能力地图要培养的目标是什么，比如初级、中级还是高级的医务社工；第三，医务社工培训课程地图，即要达到这个目标所需的所有课程。比如老人的一人一故事，有理论依据吗？有没有数据？流程如何？要点是什么？是真实案例吗？这些技术不在医务社工干预范围之内，这是在课程地图上完成的。

第二个方面，规范统一的服务标准。医务社工提供 4 个层次的服务。

第一层次是教育或康乐性服务，包括健康宣教和医院联谊。

第二层次是支持性服务，包括经济支持，比如经济援助手册；情绪支持，比如心理支持手册；社会支持，比如出院安置手册。医务社工就做两件事情。第一，提高全民医疗素养。美国有 31 万名医务社工，每年就这一件事情就为美国节约了 1 000 亿美元的医疗支出。第二，缩短国民医疗差距。同样一个病，同样的手术、用药、住院天数，在和睦家和安贞的花费不同。在上海做不了的手术，必须要转到北京做，有钱人可以做这件事情，没有钱的怎么办？只能自己在家里透析。谁来缩短医疗差距？不是只靠医务社工，但医务社工是重要的一个环节，而且通过医务社工对健康管理的落地，完全可以使患者的疾病不上升到必须手术那么严重的程度。

第三层次是治疗性服务，在前两个层次都做完的情况下加入这一点，包括对错误认知进行心理医疗教育，对偏差行为进行自杀预防，对生命关怀进行临终关怀，等等。

第四层次是行动研究。为什么只有社工才能使健康管理落地呢？一个标准的健康管理有 9 个环节，39 次，6 个维度。

9 个环节中第 4～7 个环节分别是健康风险识别、健康的风险评估、健康保留、健康方案干预和制定。医务社工能够把这 4 个环节都制定好方案并落

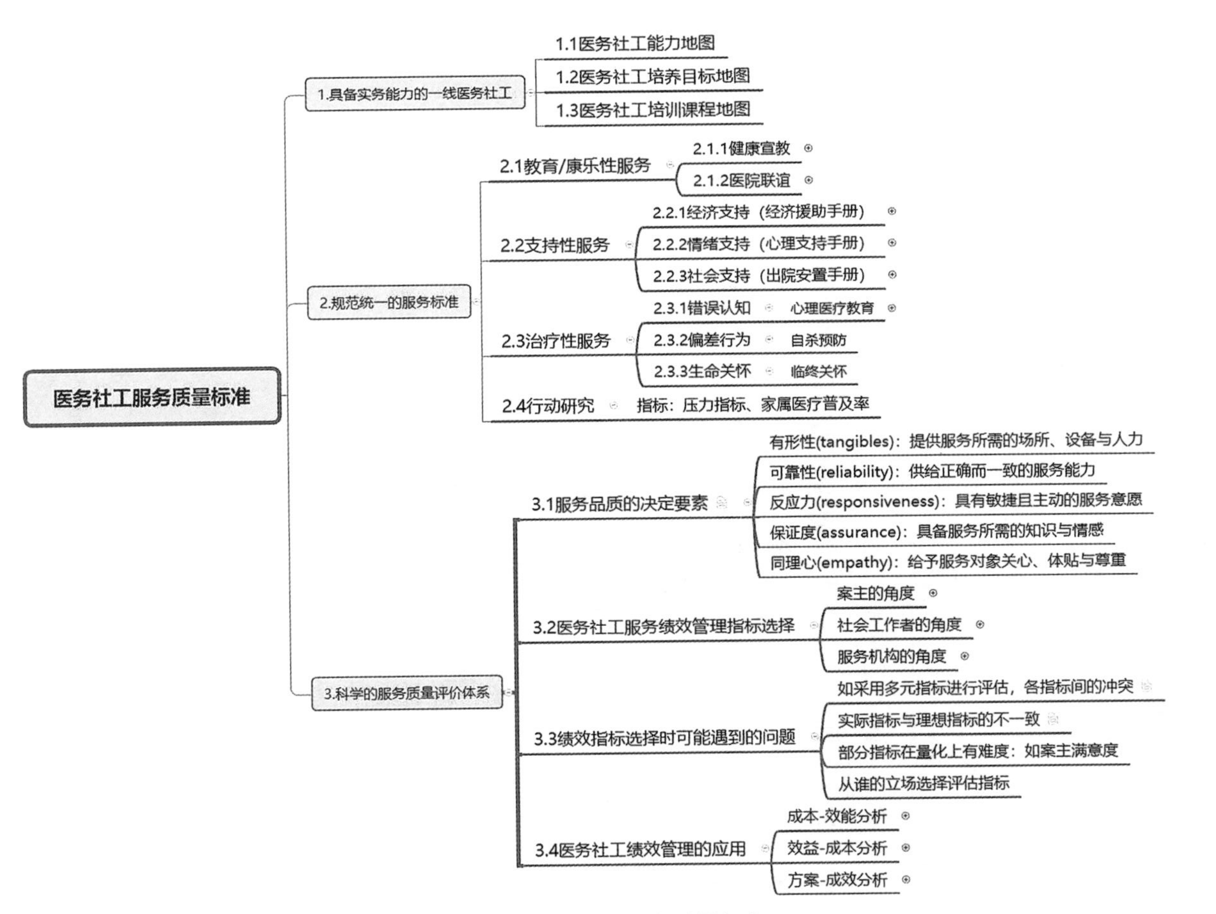

图 7－2　医务社工服务质量标准

实到患者身上。

一年39次，其中0～3个月是健康管理养成期，3～6个月是局部治疗观察期，6～9个月是全身指标观察期，最后几个月是5年家庭计划制订期，合计39次。这套体系才能把患者的心功能从四级转变到二级，缩短中国患者的濒死期。通过39次的管理让医生的方案落地，这是要靠技巧的，医务社工有这个技巧。

6个维度是指西医、中医、护理、医疗方式干预、营养运动心理、生活方式干预。

第三个方面，科学的服务质量评价体系。具体可以看图7-2。

医务社工在西方还有另一个名字——健康教练。在企业里，首席医疗官下面是健康教练，如何通过奖励的机制让患者、让慢病管理者遵循这套体系，我们有成熟的方案，但是要经过培训的社工才可以做到。像美国31万名医务社工通过发邮件打电话，就可以达成80%，但是中国不行，中国不可能。我们做医务社工系统，这套系统要3个月的培训。

前年国家成立了专业社工委员会，我任常务副主任，还有其他十几个副主任，我们就致力于把这套系统标准落地：第一，培养什么社工；第二，服务标准是什么；第三，质量评价。

我们进了30多家医院，其中2家医院整个社工部购买了我们企业的服务，还没有最后落地，都是比较著名的医院。其中有一个能够公开，云南妇外，整个社工部都是我们做的，社工门诊、基金门诊是我们外派的社工。他们要做的其中一项就是绩效，到底什么绩效才能把这些服务落地？

鼎泰健康是我创立的企业，使命就是把美国好的东西在和睦家完成本土化，在春苗基金完成落地，用到老百姓身上。如果不做这件事情，我也不用从和睦家行政主任的位置上退下来。我很想从安贞辞职，因为每年安贞给我的指标是做300例手术，完成不了300例就别当副主任医师了，一年250个工作日，周一查房，周五出门诊，3天做手术，每天从8点到凌晨1点，这就是我的工作量，当然收入也很高。这种情况下，哪有时间做健康管理？但是必须把每个患者管好，和睦家真正做到了病人该手术的手术，该管理的管理，该术后康复的术后康复，但是很可惜一年需要50万元的管理费，没有办法用到老百姓身上。

鼎泰的使命就是让民众享受医疗级的健康管理服务，而且健康管理39

次是我的专长。其实运动、中医、全科医生都有标准的培训体系。高血压患者想减药，单单血压正常 3 个月就减药这绝不可能，在我们看来血压正常 3 个月以后必须把各种情况讲清楚才可以减药。但是在我们中国血压正常 3 个月就减药了，每次减药都反弹。所以如何把好的东西落地，靠医务社工是我们提供的一种方式和方法，有好的想法可以继续完善。

以家庭医生为支撑的医疗服务模式创新

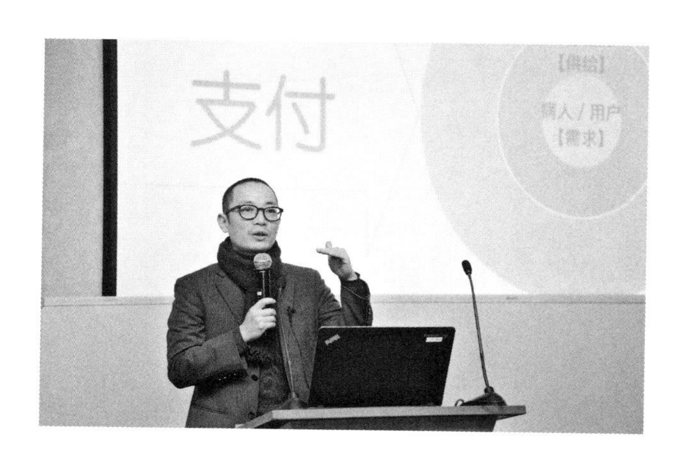

吴政阳
米喜智享健康创始人

我是做家庭医生的。2006 年国家把社区中心、一级医院改成社区卫生服务中心，当时我在国药，参与了上海卫生服务中心的改造。当时提出做 4 个标准：第一做社区卫生服务中心形象的标准，第二做内部指示系统标准，第三做服务流程的标准化，第四做全科医生培训的标准化。当时我懂的也就这么多，这是我跟社区结缘的地方。做标准是说起来容易但做起来特别不容易的事情，但是标准可以帮助很多人。我做了 5 年的家庭医生，想做 3 类 37 项 SOP(标准作业程序)，做得焦头烂额，非常不容易。

一、决定其他因素和核心要素

去年家庭医生报给国家说签约 5 亿人左右，所有人都在调侃这个数据。我认为我们做医生的就是要让报上去的 5 亿数据服务能够更快落地。为什么我们要做这件事情呢？我认为所有的变革、创新，驱动力往往是成本。现在中国的医改和美国的医改，都是钱不够，包括巴菲特和亚马逊的创始人为什么做医改，除了社会责任感，一定是医疗体制出问题了。

处方权在医疗行业里面特别重要，是驱动行业资源的隐形指挥棒。处方权从三甲通到社区去，这说明一个现象：我们要把简单的门诊往社区驱动。拜耳在基层医疗里是外资中做得最好的，它们的系统非常棒。这个过程中有一个结构性的转变，如图 7－3 所示，即倒金字塔和正金字塔。社会资源的投入，希望底部投入更多一点才好。若是只注重短期，大量的钱花在急重症治疗和延长生命上，那么单位成本非常高。同样的钱放到金字塔底部可以覆盖更多人，但是这就挑战人性。

且先不管是不是挑战人性，在未来 5 年一定有数万亿元的医疗资源会沉淀到社区，这个数万亿元包括国家的预算、处方流转以及处方流转带来的药品、耗材和服务。当然很多事情是不可能转到社区的，比如心脏手术。这在全世界任何一个医疗体都是高精尖的服务，但是大量的社工行为、健康管理行为会沉淀到下面。

二、商业模式创新与医疗产业模式创新

在中国创业的人会有一个共同的体会，对比互联网和其他消费领域，医疗特别难，做出来很不容易，原因是什么呢？因为医疗体系非常封闭，而且它原来的利益格局和资源流转是非常固化的。

局部的创新有两个宿命，要么被扼杀，要么改变去适应环境，这就是局部创新的窘境。在美国，有一种创新叫颠覆性创新，但是我更愿意叫它平行创新，即不要试图打乱原有的生态，而应该在新的平行领域做出小生态。这样效率更高，成本更低，还会吸引原来系统的资源往这里面流转，这个新的平行生态系统就越来越大，我认为这是比较合理的活下去的方式。如果企图破坏原来的流程，然后去抢夺资源，那几乎不可能做到。

商业模式的创新本质是成本结构的创新。如果在创新后比原来耗费的资源更多，那这个创新一定是没有生命力的。我认为小米一直被低估，因为它是一个生态系统。但是最初绝不可能跟华为和苹果抢用户，所以它生产低端机。低端机是平行的用户创新，让学生成为第一批用户，当学生成长起来慢慢成熟，就能吸引更多的资源，所以它没有正面去和其他品牌竞争。它一开始的体验 UI（界面）和功能都没有办法跟苹果竞争，一定是新的功能满足新的人群。这就是平行维度的创新，但是一定是成本更低的。所以现在医疗无论是做医院还是做服务，如果这项服务比原来成本低 50%，我认为有机会活下去。

医疗服务的三种形态分别是专家顾问、网络互助和标准服务。第一，专

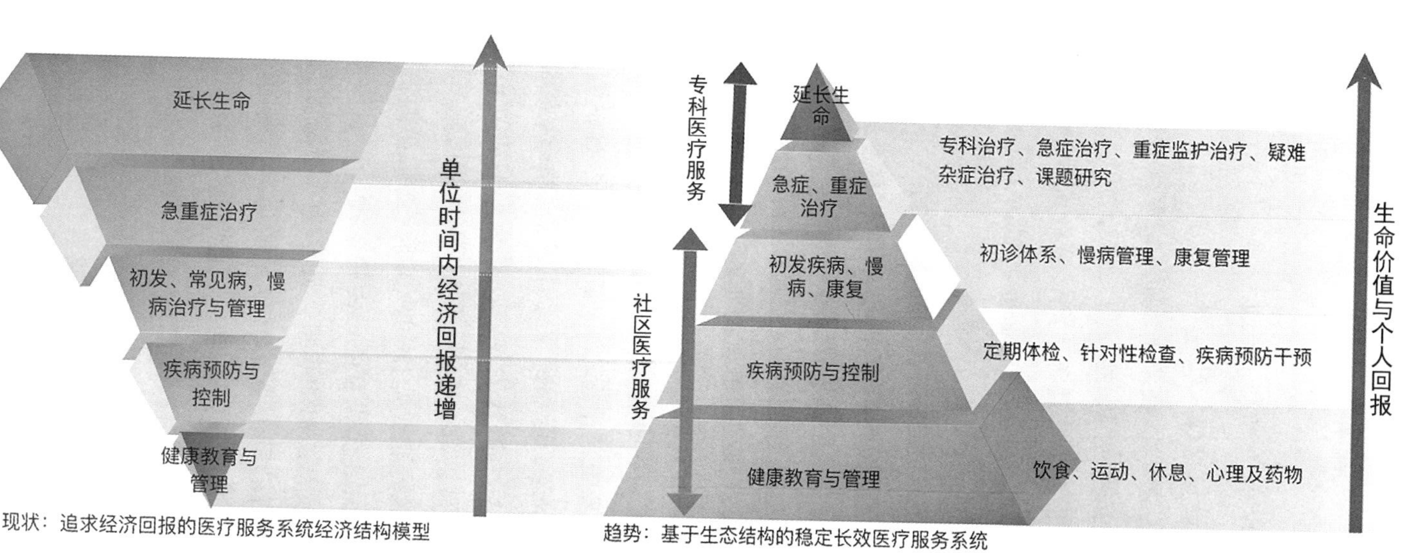
延长生命
急重症治疗
初发、常见病，慢病治疗与管理
疾病预防与控制
健康教育与管理
单位时间内经济回报递增
现状：追求经济回报的医疗服务系统经济结构模型
专科医疗服务
社区医疗服务
延长生命
急症、重症治疗
初发疾病、慢病、康复
疾病预防与控制
健康教育与管理
专科治疗、急症治疗、重症监护治疗、疑难杂症治疗、课题研究
初诊体系、慢病管理、康复管理
定期体检、针对性检查、疾病预防干预
饮食、运动、休息、心理及药物
生命价值与个人回报
趋势：基于生态结构的稳定长效医疗服务系统

图 7－3　结构性转变

家顾问。只有专家可以搞定，比如有的事情就要找专业的医生。就像咨询公司一样，企业要为它的服务内容付费。当然内科更明显，咨询内科教授，并不保证能给你治愈，但是专家的时间是值钱的，咨询者要花钱购买。第二，网络互助。有人说慢病靠体制，我认为慢病很大的程度上要靠网络互助，就比如患高血压的 50 个人能够形成一个互助的网络，效果并不一定最好，但是成本最低。第三，流程化的标准服务。比如装支架越来越流程化，结果是可控的，过程是可控的，成本也是可控的。三种形态的成本不一样。

成本结构模型很重要。与单一专科医院相比，三甲医院的综合运营成本应该是专科的 3～5 倍，同样一件事情，它的成本高。比如美国有一个综合型的工厂，五六条流水线，成本超过单一流水线，往往这个工厂会衰败，而单一流水线的工厂会越做越好，这是值得考虑的。三甲医院有没有必要做得这么复杂？是不是应该保留专家顾问，而把更多的诊疗或者确诊以后的事情放到流水线上做？

全球医疗行业供给驱动，最大的问题是看病需要做多少检查、开多少药，由医生说了算。但是因为全球大部分医疗机构比如按照项目付费的收益跟数量呈正相关（这是普遍现象，不是个例），造成无论每年医疗支出占 GDP（国内生产总值）多少，永远是稀缺的，因为供给决定消费。未来想解决成本的问题，要借助精准医疗和标准化流程，转化成消费者推动模式，而不是供给驱动。因为在供给驱动的情况下，医院、医生的激励是从服务更多项目中得到的。

在家庭医生诊疗体系基础上，我们想做这么一个创新——综合诊疗服务中心加上分布式便捷服务网络。什么意思呢？就是把看病的过程再拆解一下：由综合诊疗服务中心的跨科室团队中的专家会诊确定病因，给出一个相对最合理的治疗方案，它的作用就是权威确诊；分布式便捷服务网络中的家庭、单位附近的公立医院、社区卫生服务中心、民营诊所依据专家制定的治疗方案，提供低成本、便捷的标准化治疗服务。这样可以使治疗结果稳定、可评估，它的作用是流水线、标准化治疗。比如长三角地区的病人到上海看病、华北到北京看病，很多时候北京的专家、上海的专家确诊并给出方案以后，是可以拿这个方案做流水线操作的。这其实就是成本结构优化。

如果这个模式可行，就会形成新的区域医疗服务网络，比如华西医院在整个西南地区是绝对的权威，事实上它辐射的半径非常大，别的地方也还不错的三甲医院也可以辐射到，这可以节约大量的流动成本，从整体的结构上来讲是价值最大。这叫专业输出，是从专家导向型综合诊断服务中心到后面的分布式社区基层医疗服务网络，把民营医疗服务整合起来，做一些低成本、快速的流水线服务。

做家庭医生，一个医生要管 1 000 人、2 000 人甚至 3 000 人，北京和上海要管 3 000 人，如果没有互联网工具，百分之百管不了。互联网工具能解决一部分的内容，比如慢病教育、信息沟通、提前预约等，只能解决这些，不能完全替代线下。慢病教育可以做到精准教育，我认为未来包括很多药厂一定会往这个方向思考。合规和学术是不能回避的，一定要往这方面走。

原来很多教育只停留在医生教育的层面，三甲医院的医生教社区医院的医生，但是深入到患者教育是非常有帮助的。患者教育要求家庭医生把签约的 1 000 个人分类，然后根据病人的情况精准地去做患者教育。因为家庭医生本来就对病人的健康档案有更多的了解，所以我们把病人按 15 种慢病标签进行分类，然后按照年龄维度、单病种维度、小区居委会维度进行精确化分类，就是为了服务好居民，赢得信任。只有赢得信任，老百姓才愿意首诊在社区，否则没有信任就会总是担心误诊。

最早的时候做家庭医生是不太被理解的，那时候大家喜欢在三甲医院挂号。到今天我有了一些心得体会，我认为应该为医生赋能，尤其是家庭医生，因为家庭医生被要求做的任务特别多。第一，要帮助其更轻松地签约服务更多居民，提高效率、减轻负担。第二，帮助其通过满足签约居民的增值服务需求，获得合法的增值服务收益。第三，帮助其对接更好的资源，比如专科医生形成专业团队，有了这个团队转诊更流畅。我认为优秀的转诊是 D2D（医生到医生），而不是 H2H（医院到医院）。如果形成全科—专科医生团队，对术后的康复和优质病人的流转都是很有帮助的。此外，还要进行政府赋能、医疗机构赋能和居民赋能。

作为一个商业公司来讲，我们 90%的家庭医生有点公益属性。3 000 个医生中 300 个有增值需求，收入企业拿 20%，80%给医生。这是政府评估过并认可的，医生提供增值服务，获取增值服务的收入总比多开药好。另外是 PMS（精准营销服务）。对接做精准的营销服务，一定要建立在患者教育和医生教育的基础上。未来我们会做家庭健康医疗的供应链。

健身运动在促进企业健康上的探索

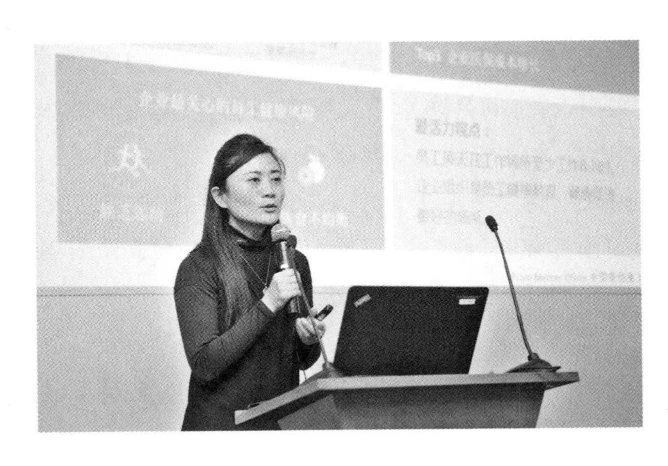

朱娴

爱活力创始人兼执行董事

我在2012年5月11号做了一个梦，梦里有1 000多位伙伴在绿色的大草坪上一起快乐地做运动。通过半年的美国市场调研，我创办了爱活力这个企业，到现在走过了5年的时间。我们服务了300多家企业，150万人次。今天谈一谈在企业健康促进领域如何落地的一些实践。我将从企业主对企业健康的态度、运动就是处方和爱活力企业健康实践分享这3个方面来讲述。

一、企业主对企业健康的态度

来自国际知名HR咨询机构的调研报告显示，全球企业健康的十大战略目标分别是降低健康成本或保险成本、明确社会责任、提升员工士气或敬业度、推进组织价值观与使命、维持工作的能力、降低员工缺勤率、改善企业形象和品牌、提高员工生产率或降低出勤主义、吸引和留住员工和工作场所安全。

据此爱活力实践了其中的5项。第一是降低企业的健康成本或保险成本，这是很重要的。第二是提升员工整体的士气，提升敬业度。很多企业比如拜耳和我们企业都是做数据模型关联的。第三是降低员工的缺勤率。第四是提高员工的生产率。第五是吸引和留住员工。很多外资企业比如安永,每年招入几千名新员工,健康模块是标准的配置。

根据对中国最佳雇主的调研,98%的雇主把员工的健康看作是企业的一种责任,80%的雇主对员工的健康感到非常担忧。主要表现在3个方面。第一个方面是缺乏运动,运动是最主要的。第二个方面是心理压力,没有专业的指导,没有健康的氛围,心理压力很难得到缓解。我们也发现很多企业的员工有抑郁的倾向。第三个方面是饮食不太均衡。企业为员工提供健康管理的驱动力有很多,其中排名前三的是防止重大疾病的发生(47%)、健康问题导致工作效率的下降(40%)和医保成本逐年增长(28%)。

目前很多企业的健康投入主要还是在2个方面:第一个是体检,第二个是保险。如果把这两部分的预算多投入一些到健康促进中,那么重大疾病发生率是可以下降的,医保成本也是可以下降的,员工的士气也会得到极大的提升。

员工大部分时间都是在工作场所度过的,所以企业组织其实是员工健康教育和健康促进的一个最好的场所。

二、运动就是处方

前面提到了中国最佳雇主对健康的一些态度,接下来谈谈运动健身在健康促进和健康管理中的作用。ACSM(美国运动医学会)的观点是:运动是处方。有强有力的证据证明运动可以降低疾病的风险,例如通过合理运动,冠状动脉心脏病和2型糖尿病的发病率可以降低20%～35%,结肠癌的发病率可以降低30%～50%,乳腺癌的发病率可以降低20%;对于阿尔兹海默症的发病也有中等强度的证据证明可以降低40%～45%。

以高血压为案例,运动就是处方。运动降低高血压的效果到底有多明显呢?每次有氧运动之后血压可以降低4～9个毫米汞柱,而且可以持续22个小时。对于高血压运动处方的具体维度可以用FITT来表示:频率(F),每周运动5次,最好是每天进行运动;强度(I),不是高强度的运动,而是中等程度,40%～60%的最大心率就是中等强度;时间(T),每次运动时间持续30分钟左右;类型(T),有氧运动为主,抗阻力训练为辅。

健康的生活方式其实对降低收缩压也是非常重要的。一是减重,如果体质指数(BMI)保持在18.5～24.9,可使收缩压降低5～20毫米汞柱。体质指数的计算公式是体重除以身高的平方，体重单位是千克，身高单位是米。男生腰围每增加2厘米，血压会上升10%。二是科学的饮食应以蔬菜、水果、低脂为主，可使收缩压降低6～10毫米汞柱。三是少盐，每天2.4克，可使收缩压降低2～8毫米汞柱。四是身体运动，每天坚持运动30分钟，可使收缩压降低4～9毫米汞柱。这是高血压的案例。

这些是理论知识，那么具体落实到企业，运动处方要怎么实施呢？美国运动委员会（ACE）指出，久坐不动的人群需要有计划地进行中等强度的体育锻炼，每周锻炼时间不少于150分钟。大家一听到"运动"两个字可能就会害怕要做高强度的运动，其实只需要中等强度就好，运动是随时随地的，只要自己舒服就可以了。

图7－4显示了美国运动委员会提出的运动训练的3个阶段，即健康、体适能和运动成绩。

第一阶段是健康，只要身体舒服就可以了，活动度是不受限的，如果颈椎后仰可以和天花板平行，追一辆公共汽车不会太喘，这就是健康，身体每天都是很舒服的。

第二个阶段是达到体适能，就是身体适应环境的能力。比如平常可以承受一天开5个会，突然之间这天需要开10个会，体能是否可以支撑。即外界环境发生巨大变化的时候，你的体能是不是可以支撑适应这样的环境。

第三个阶段是运动成绩的表现。很多中欧的校友都去戈壁，去跑马拉松，但是必须经过前2个基础阶段长期的累积才可以达到运动成绩的表现这一阶段，否则结果就是损伤，而且有些损伤真的是无法修复的。

横向有2条线：一条是心肺训练分期，还有一条是功能性运动和抗阻训练分期，具体如图7－4所示。

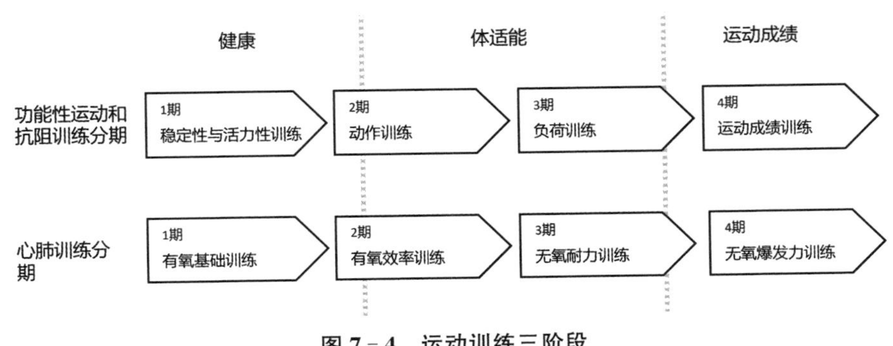

图7－4　运动训练三阶段

怎样把美国的知识转化成中国的逻辑，然后再在各种场景下应用，是我们研究的主要方向。在大众领域，体适能有五大元素，即心肺、力量、核心、柔韧和平衡。

心肺有清除血管垃圾的作用，最基础的是有氧训练，只要达到舒适的心率就可以了。力量，很多女生很怕力量，但是所谓力量是指增加肌肉的含量，保护骨骼。我每天早上坚持深蹲80个，15分钟。如果一开始做不到，就拿把椅子从椅子上站起来再坐下，这样对下肢力量的训练是非常有帮助的，我们在很多企业就是这么跟白领说的。很多人的手臂一点力量都没有。如果不能做标准俯卧撑的话，可以做桌面俯卧撑，甚至桌面平板，这是很简单的，可以坚持。对于力量，上肢和下肢都需要维护。核心是人的中段，就是整个中段肌群的综合。柔韧，有句老话叫“筋长一寸，寿长十年”。在办公室没有时间时，可以经常做向后打开的这个动作，会觉得很舒服。还有平衡，平衡显示着一个人的年轻态，平衡越好越年轻。

三、爱活力企业健康实践分享

说了这么多，那么怎样让这么多员工动起来呢？有的企业有上万个员工，怎么覆盖全体，让他们真正动起来，这是很大的难题。

我们总结了几个方法。

第一是改变员工的意识。要告诉员工一些知识，比如很多人要减脂，每天都在走，但单纯地走是无效的，每个人都有减脂心率，心率控制在这个区间时走路跑步才是有效的。可以戴心率表来监测心率，心率的强度才是最重要的。要把这些知识告诉大众，他们知道了方向和明确的标准之后，就可以开始运动了。

第二是痛点。针对不同的人群采用不同的解决方案，女生有女生的解决方案，高管有高管的解决方案，销售有销售的解决方案。

第三是组织社群。一个人坚持运动是非常困难的，基本上只有5%～10%的人可以坚持，我们需要一个群体大家互相鼓励和支持。

第四是榜样。70%的人动起来还是因为榜样的力量。

第五是激励。我们和拜耳材料科技（科思创）合作了4年，他们有礼品积分商城，App上员工运动的积分累积到一定程度可以到员工积分商城上兑换礼品，其实这就是一个非常好的激励方式。

这5年以来，我们的产品是很多大企业的人力资源总监和工会主席共同智慧的结晶。主要有两大块线下的内容：一块是工作场所健身，另一块是企业体育运动赛事策划。爱活力的App可以支撑这两块线下活动，希望大家不要只做一次活动、一次练习就停下来，还是希望有长期持续的健康信念的改变。

关于企业健康促进我们有一些好的实践。第一最主要的是要有高层的支持。第二是企业健康教练。有很多企业都培训了健康教练，12小时的课程。第三是人群细分。第四是持续激励，包括物质和精神层面。第五是创建健康文化，传播知识。我们制作了各种各样的小贴士视频，在企业的会议室、液晶屏、走廊等都会播放，让员工们看到运动的意义、营养的意义，以及自我缓解心理状态的意义。第六是企业健康工具。

企业健康促进是离不开政府支持的。在2017年6月6日，上海市总工会职工文体协会成立了上海市职工健康促进专业委员会，爱活力担任了主办单位。2018年3月专业委员会出版《工位健身实用手册》并在全国发行。工位是行业和社会的概念，空姐是一个工位，营业员也是一个工位，信息技术、销售都是工位。我们将针对市场上不同的行业出版相应的实用手册，在工位上可以利用碎片化的时间维护自己的健康。

一家有3 000个员工的企业，分布在多个城市。企业将员工健康作为企业战略的一部分，有首席健康官；有具体的健康落地计划；有预算的保障；有线上主题的活动；还有精品课程，比如女性减压课程，75分钟告诉大家理论、概念和意义，课程上也有实操落地的方法。

健康是锻炼出来的。我在从事15年的财务工作后还能重新在一个梦境后开始这样的事业，是非常幸福的，也是非常自豪的。我会在之后整个人生中不断努力把这个事业做好，我们的使命就是：每一天的努力都是为了让更多人树立起健康的信念。

如何发挥中医在健康管理中的作用

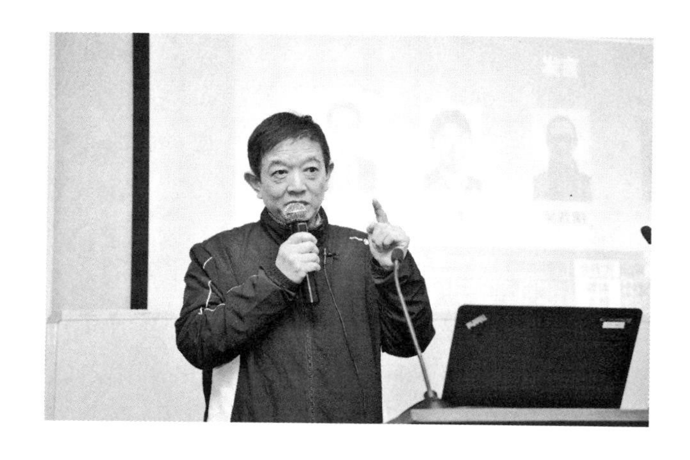

罗俊卿

中医师、"独龙针"传人

我是医学背景。在1996年出国到洛杉矶教中医，还在洛杉矶开了诊所。2017年5月份我回国旅游，后来进入一个国际技术交流中心，做健康这一块。

一、国外对中医的重视

中医在国外非常受重视，国外军方也非常重视中医，军队每一个排里都有中医室，我很多学生在那里工作。很多士兵都有抑郁症等疾病，但吃药会有很多副作用，所以他们现在都配了中医师。美国的哈佛大学、USC（南加州大学）、UCLA（加利福尼亚大学洛杉矶分校），有中医研究所专门研究中医，还有搞易经研究的。

我1996年去的美国，还去了英国、法国、德国、意大利、奥地利讲学，他们对免疫系统学非常重视。中医治疗慢性病有自己的经验，尽管西医有它的优越性，但对慢性病这块没有办法。洛杉矶有一个专门研究癌症的研究所，对癌症晚期做了各种各样的研究，但是最后也没有一个完全准确的方案。他们又成立了一个中医研究所，研究如何解决癌细胞。因为人生活在地球上，需要空气、植物和水，而身体里任何细胞的生存都离不开血液，所以他们非常重视血液。血液又是怎么来的？是由食物来的，所以他们对食物也非常重视。

美国UCLA有一个专门的中医研究所，把很多人才吸引过去研究中医，包括中国南京大学的教授、天津中医学院的副院长等都在那里做研究，对很多疑难病、慢性病采取中医的方法进行治疗。英国也是采取这种方法，对中医分析得比较透彻。

二、中医在其他行业的运用

我回国以后，认识了中国的俞梦孙教授。这位老教授非常厉害，是监测太空人的。按照正常规定我是不能进入研究范围之内的，但是在一次讨论中，我们理念一致。大家通常认为监测太空人一定是高精尖的技术，这位老教授研究的东西我认为应该是非常先进的。结果到研究所里一看，是用中国的古老医学研究的，当时我就震惊了，谁也不可能想象用这个研究。

20世纪70年代就有遥感监测心脏的情况。老先生就是利用中国的医学完成的。中国的医学其实非常厉害，但大家目前还没有认识到这一点，如果把中西医结合到一起做，那中国一定是最好的。

三、行医的二三事

我在美国行医22年，接触了各方人士。有个学生跟了我三年半，非常想挖掘与中医相关的东西。临走前他跟我说：老师，对不起。他说他是美国联邦调查局的，是南京中医学院毕业的。他会摸清你家族是干什么的，家里有什么特点，非常厉害。他说他现在要去德国了，他认为我是个好医生。他将来想要一种药水，美国号称东方魔水，肌肉烂掉，可以用药水修复；被子弹击中，配上药水可以很快修复；糖尿病溃烂也可以用药水修复，无论烂到什么程度，马上可以修复。

还有一个外国病人，我替他治疗了2年。他和我那个学生一起来的，他说：你真是好人，知道我是干什么的吗？我说不知道，他说他是美国联邦调查局的探员。中国的医术是非常厉害的，但怎么把它挖掘出来才是最重要的。

最近跟卫计委接触，发现国家也在找一些民间的好医生，因为有的医生并没有行医的执照，但是有非常好的治疗方法。我走了中国26个省份，还去了斯里兰卡。在湖南一个瑶族自治乡，他们有一种治蛇咬伤的方法，被蛇咬了，草药敷上去就好了。中国有很多传统的、独有的方法，结合现在的医学为老百姓治病，可以节省大量费用。中国如果一个人一年花费 3 000 元治病，乘上中国这么多的人口，这是一个不得了的数字，会把中国拖垮的。

四、针灸很重要

以前的中医在国外是不被认可的，认为针灸是违法的，但现在认可了，还纳入了国家计划，国家保险可以覆盖。中医这几年发展很快，美国政府非常重视这块，大量培养中医师，很多中国有名的中医师都去了美国。中国现在也重视中医，如何把中医和现代医疗结合起来，怎么落地，这是很关键的。在很多地方医院里面，还是认为怎么把中西医结合在一起，是最关键的问题。

美国在各州都有中医师的考核，但教学存在一定的问题，讲的课程中不中、洋不洋。国外将针灸纳入正规的医生培训中，认为针灸是很厉害的。针灸最早进入的是美国，但现在国外很多地方，包括英国，都把针灸列入考核。中国的针灸发展不太快，其实针灸很重要。古代有个说法叫一针二灸三汤药，第一就是针，现在反过来了，变成把脉开药然后针灸。国外反而对针灸非常重视，因为针灸没有任何副作用。针灸很早以前是比较简单的，不像现在这么复杂。独龙针就是按照易经八卦扎的，讲的是各种卦相，按照八卦阵法布的，不像现在讲的配了很多穴位。

中医离不开《易经》，《易经》是中国最离不开的。美国 USC（南加州大学）有专门的小组研究中国的《易经》。在中国，中医将在未来有最大的发展，因为成本比较低，不会花费很多钱，针灸拿几根针就能解决问题。我跟李总去山区行医，就用针灸，当地百姓根本没有这个，瑶族人十分感谢我，我说你不要谢我，是党中央派我来的，老百姓就很高兴。针灸很简单，可以马上解决疼痛等问题，老百姓就喜欢见效快的，所以逐渐普及这个比较简单的针灸是最好的。

如果真的需要，我可以把在国外积累的经验拿回来为咱们国家效力。因为我在国外积累了 22 年的经验，其中包括慢性病的治疗、癌症的治疗等，现在可以拿回来为中国人服务。中国人为国家服务是对的，把所有的技术拿回来，造福国人。只要为祖国、民族、老百姓，这个观念就对了，绝对错不了，这是没有问题的。

中医未来的发展是非常有前途的，中医中药有大量的市场可以开发，而且未来中药的资源也有很大的开发空间。现在世界上很多人都在吃中药，认为这是最原始的、自然的、最好的。外国人非常喜欢，未来的中药市场是非常大的，未来的中药在农村一定是发展最快的。

圆桌对话

疾病管理和健康管理有什么区别？

胡善联：我是复旦大学公共卫生学院的教授，现在是上海市卫生发展中心的顾问。过去常讲的是疾病管理，现在转型成健康管理，这个非常重要。对企业来讲，过去都是以疾病为主，考虑的是治疗的药品，可是有很多企业不仅有治疗的药品，还有很多健康的产品。疾病管理和健康管理有什么区别？我认为疾病管理是以患者为中心，健康管理是以人群为中心。习近平总书记提出中国的健康概念应该是以人民的健康为中心，以人民为中心，其实这就是以健康为中心的理念，这是非常重要的一点。

到底什么叫健康管理呢？我认为如果政府机构改革更重要的目标是趋向于健康，这就是我们讲的健康管理，提出全方位全生命周期。什么叫全方位呢？从疾病的发现、筛检、诊断到治疗、康复，这是全方位的。所谓全生命周期，是指从人出生以后，甚至在围产期期间，一直到死亡。若提高到健康管理角度来讲，含义内容是非常广阔的。这个过程中需要有一定的工具，比如通过电子信息系统，把整个生命周期记录下来。

既然做健康管理，最重要的是要重视健康结果，政府也出了一套指标来规范管理率。100 个人管了，但规范管理率可能只达到 70%。健康管理工作没有一个好的体系，很难做好，应该在相应的方面做很大的改革。整个健康管理要落实到健康结果上，希望健康结果引起更大的重视。健康结果就是医疗服务的质量，过去经济建设重量，现在重品质，包括整个体系的改革。

老年人的健康管理怎么做？

杨金宇：我是南方医科大学研究老年生理学的教授、客座教授，原来是在 IBM（国际商业机器公司）做战略咨询的。IBM 员工健康管理曾经排在世界第一，有个体的、有团体的。作为政府来讲更多地关注团体和群体的，老年人就是一个大群体。其实老化是任何一种疾病的共同因素，老年生理学包括老化、衰老等。老年生理学的发展推动了对于健康的思考，健康不仅仅是指没病。世界卫生组织（WHO）对“健康”下了定义，认为健康有躯体健康、心理健康、社会适应良好和道德健康4个方面。第一没病。第二没有衰弱，衰弱比慢病更可怕。75岁的老年人肌肉只有正常人的75%，肌肉少了就引起血糖分解效率下降，血糖自然变高。第三是能力，身体、心理跟社会的相适应。第四是友好环境。这4个方面是实实在在的。

我是在日本留学的，在日本到现在为止30年，日本的健康管理是世界上最好，绩效是最高的。这10年间日本脑卒中发病率从排名世界前三到现在的几十位。所以我认为健康管理首先要把健康的内涵说完整了，即没有病、没有衰弱、能力和友好环境。特别是能力，现在为一个90岁的老人开药可能并不好开，因为老了以后人体的组成、人的反应程度都退化了。

世界卫生组织在前2年专门针对中国的老年化，提出了一个中国的医疗发展方向，基于老年、老龄化为基础的中国医疗体系的布局。60岁的人如果学一门新的专业，认知症的发病率将降低32%，学2个新专业降低72%。原来我学理论物理，也学过人工智能，我知道这点后，从60岁开始把免疫学、解剖学重新学了一遍，现在65岁了，感觉好像还是蛮年轻的。

讲健康管理不能离开“老”字。上海的老龄化程度挺高的，上海2018年增加1 000张床位用于老年认知症照护。如果认知症放到精神内科那就是病，但是好多人是不会去医院做诊断的，不管是美国还是中国，没有人把父母带去看认知症。但是没有经过诊断的老人确实有认知障碍，有大量的照护需求，怎么办？所以给大家一个商业信息，以前在日本一年通过医院解决认知症问题的有50万人，现在是5万人，更多的是到社区解决老人的健康问题，说白了就是智力、能力问题。在日本，进养老院后首先把药收了，找一个药剂师过来重新配药。我认为老年人特别是65岁以上的老人尽量少吃药，吃药的副作用弊远远大于利。

健康管理要可持续发展，应该怎么收费？

刘东：收费分为4个层次，分别是医保、商保、自费、国家政府购买。鼎泰的市场部天天研究这4块蛋糕怎么切。医保这块非常好，有很大的机会，我们正在探讨肠道险如何参与健康管理，2 400元一年。商保这块，人保和国寿推出了健康管理险，3 000～10 000 元的健康管理险，这是消费险。自费最容易实现。最后一个，国家买单和慈善救助，这也是医务社工资源整合能力里面最重要的。帮人报一个医保，报一个商保，自费顶多是有一个分期付款，但是医务社工最大的能力是第四块。国家在养老和健康管理方面的资金资源，谁用、怎么用，医务社工专门有课程教你如何把这个钱用好。

朱娴：保险和运动相结合。其实在美国投入健康管理最大的驱动力就是降低医疗成本，在中国如果很多企业愿意在健康管理和降低医疗成本方面有所结合，有更深入的探讨的话，健康促进会有更大的发展。

赵丹丹：医疗服务的收费、慢病管理的收费，包括现在远程医疗的收费也是存在一些问题的，远程医疗的积极性并不高。但是收费是比较复杂的一件事情，比如在上海，收费标准的权力在发改委、物价局，而且对新增收费要到人大听证，整个程序非常复杂。

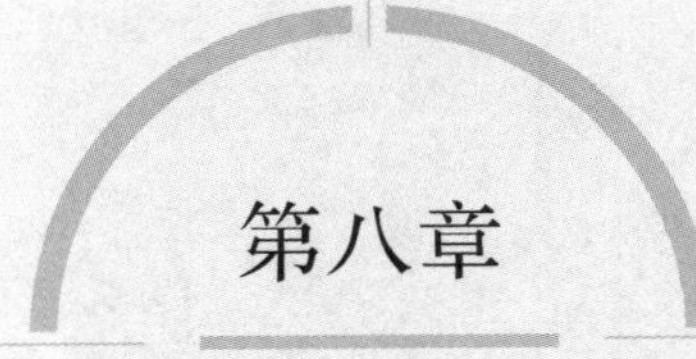

第八章

医保管理，如何升级

本章内容摘选自2018年6月9日第24期圆桌会议

2018年3月13日第十三届全国人民代表大会第一次会议提出的国务院机构改革方案中，明确将4个机构的部分职责予以整合，组建国家医疗保障局，作为国务院直属机构。首先，将三大政府医疗保险管理职能和医疗救助职能整合到国家医保局，为有效控制公立医院医疗费用的不合理增长奠定了基础；其次，将分别归属发改委的医疗医药定价职能、归属于卫健委的药品集中招标职能，以及医保原有的确定医保支付方式（标准）的职能，统一到国家医疗保障局。这一机构改革方案为医保在医改中发挥更加积极主动的作用奠定了基础。

随着医保在卫生总费用中的比重越来越大，医保对于整个医疗健康供给方的影响也越来越大，对于推动医疗健康行业的合理发展、资源的合理有效使用，医保可以也应当发挥更加积极主动的作用。

在人们的翘首以盼下，国家医疗保障局于2018年5月31日正式挂牌。在组建国家医疗保障局之前，医保的作用主要还是局限于“捂好钱袋子”，即保证医保经费的收支平衡，担任着一种会计出纳的角色。在成立国家医疗保障局之后，集支付、定价、采购权于一身的国家医保局如何将医保从“捂好钱袋子”转到“主动为市场机制造血”，将医保从被动购买方转化为推动医疗健康行业价值为导向的主动购买方？在这一职能转变中，政府还有哪些具体工作要做？地方政府做了哪些有益探索？产业界如何应对并积极参与这一轮医保管理升级的改革？

本章内容展示了曾长期在医保管理部门工作的管理者、研究者、地方医保管理的践行者、产业人士，站在2018年国家医疗保障局成立初的时点，对未来医保管理如何发展的交流探讨，为读者理解和思考医保管理的变化发展具有积极价值。

适应国家机构改革，优化医保管理的思考

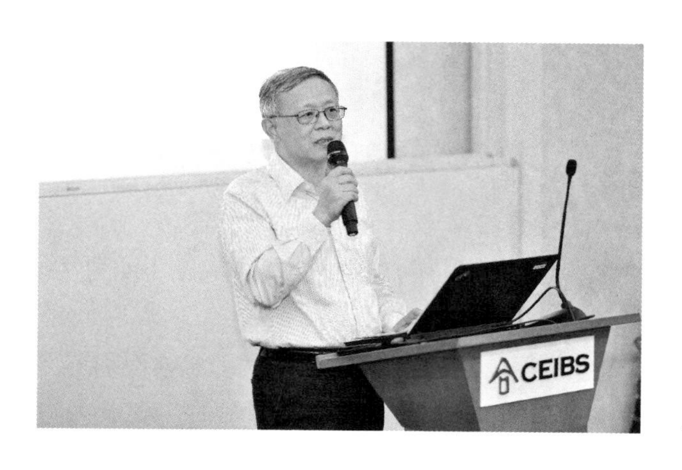

周海洋
中国医疗保险研究会副会长、原上海市人力资源社会保障局局长

国家要组建新的医疗保障局，把原来人力资源和社会保障部的城镇职工和城镇居民基本医疗保险、生育保险职责，国家卫生和计划生育委员会的新型农村合作医疗职责，国家发展和改革委员会的药品和医疗服务价格管理职责，民政部的医疗救助职责组合重整。我认为这一次国家医保管理体制和管理机构的改革，涉及面之广、改革力度之大、利益调整之深是前所未有的。它从体制上体现了三医联动，从体制上保证了医疗保障的一体化管理的利益。

一、上海医保制度概况

上海医保制度的改革比较早，从 1992 年开始研究，1995 年就成立了上海市医疗保险局，由卫生局主管、社保局指导。2006 年，医保局的党组调整为市政府的直属机构。2008 年国家大的体制改革以后，并入人力资源和社会保障部。上海从 1995 年成立医疗保险局以后，总体上是按照整体规划、分步实施、先建后管、先易后难、逐步完善的这种工作思路来稳步推进职工医疗保障制度的改革。

目前上海市职工医疗保障制度已经覆盖 1 830 多万人。以职工医疗保

险、城镇居民医疗保险为两大支柱的基本医疗保险、医疗救助，以及包括商业保险在内的统筹医疗保障制度体系已经建立。

在上海的医保制度相对成形、国家大的医保管理体制改革的背景下，上海医保今后怎么办？如何提升管理能级？我认为至少面临3个难题。

二、医保管理面临管理能力水平的挑战

第一个难题是上海医保的管理面临管理能力水平的挑战，需要着力于建设一支懂专业、职业化的医保管理队伍。从新组建的国家医疗保障局的职能配置来看，上海医保的管理当前至少有2个不适应。

一是管理力量不适应。上海医保已经覆盖了1 830多万人，但是市、县两级的管理服务人员不足900人。管理主体是市区、县医保事务管理中心，这一支队伍目前总量超过780人，其中包括了230多名编外人员。各区县基本上只有医保办的牌子，却几乎没有管理服务人员。

二是管理能力不适应。有多种原因，比如目前医保人员的流动性比较大，医保管理的复杂性等。医保局扩展新职能以后，搞价格管理。从原则上来说，价格应该是由市场决定的，政府管理怎么搞得好？这么多药企，这么多生产商，政府凭什么定价？怎么定得清？这种管理制度、能力要求，我认为上海医保的管理是不适应的。

面对上面2个不适应，我认为上海医保局不能没有作为，可以做2件事情。

第一件事情是要充分重视这次机构改革、职能调整，按照人随事走这样的思路，从政府相关职能部门请人。比如发改委在药品和医疗服务价格管理上有几十年的经验，可以请他们中的专业人才分享经验。

第二件事情是加大管理队伍专业业务培训。我认为医保的管理者要重视这支医保管理服务人员队伍的职业化、专业化的培训。内部搞培训、编教材，外部要积极依靠高等院校，努力去适应医保管理，只有这样才能提高队伍的专业水平。

医保管理水平的能力，从长远和根本来看，是要建立起懂专业、职业化的队伍。首先，我认为要转变观念，整个社会都要转变观念。不要把机关工作人员叫成机关干部，机关没有那么多干部，就是国家工作人员，就是一种社会的分工，和老师、医生是一样的。其次，要改变管理方式，应该要积极地

推动公务员管理的改革。譬如政府的公务员职务和职级并行制度要加快推进,使之安于本职工作,做好本职工作,能够踏踏实实、安安心心地做一辈子。收入分配制度要改革,公务员收入为什么不能高一点呢?绩效工资的执行成了新的大锅饭,为什么会这样?收入分配要让我们的同志有一种职业发展的期待,有一种合理的生活保障,这样我们这支队伍的专业化和职业化水平才会提高,管理水平才能提高。

三、医保管理面临规范化的挑战

第二个难题是医保管理面临规范化的挑战,需要着力于提高医保法治的水平。依法行政,依法提高医保治理水平,是实现社会公平正义、更好保障人民群众病有所医的重要保障。提出改革后,我认为在管理规范上面临2个问题。

第一是法律空白的问题。比如《中华人民共和国社会保险法》只对基本保险做了一个原则上的规定,里面有许多方面我认为需要修补和调整。需要有规范全国人民健康保障的基本法,需要有独立的医疗保健法。医疗保健法国家有关部门已经在起草,但因为种种原因总是搁浅。同时医疗救助、医药的价格管理都缺少明确的上位法,各地有各地的不同看法。

医保管理的复杂性提升了,管理链更长了,改革深化的要求更高了,政策的稳定性和改革创新之间的平衡难度更大了。所有这一切都需要正确的处理,都需要提高我们的法治水平。如何提高医保的法治水平?我在地方工作中感受到,要正确处理好三方面的关系:一是中央和地方的关系,二是依法行政和改革创新的关系,三是矛盾的普遍性和特殊性的关系。

第二是保障方式的问题。国家提出统筹基金管住院的大病,个人账户管门诊的小病。但上海是一个老工业化城市,退休工人的比重很大,门诊个人账户资金用完以后怎么办?所以如何在贯彻中央国家决定的同时又兼顾地方的实际呢?为此我们整整做了一年的准备,设计方案来解决问题。但只能靠制度创新、靠立法来保障。

推进法治化需要中央和地方共同努力。我们国家要加强保障法的立法,同时要加快拟定立法的规划,推动指导医保的法治化进程。同时我认为,上海作为一个经济比较发达的城市,也应该主动承担立法方面的责任,加强立法的调研,把现有的政府规章制度施行得更好。比如上海有一个政府内医疗保险监督管理办法，可以去做创新。最主要的是要积极争取国家的支持，在国家的指导下，在医保立法方面先行先试。因为上海经济社会发展比较快，碰到问题可能比其他地区要早，所以有管理立法方面的条件。

四、医保管理面临深化三医联动改革的挑战

第三个难题是医保管理面临深化三医联动改革的挑战，需要着力于提高医保部门协商议事、协同办事的能力。三医联动改革，即医疗、医保、医药等相关领域联合配套改革，搞了 20 年，虽然国家和地方下发的文件多，采取的措施多，取得的成效多，但仍然存在不少问题，需要深化改革。

实际上在三医联动改革中，我认为存在两个方面的问题：一是三医联动改革的重点领域到底在哪里，关键路径在哪里，始终不是很明了；二是政府相关部门对医保管理没有形成共识。

新医保局与医改新阶段

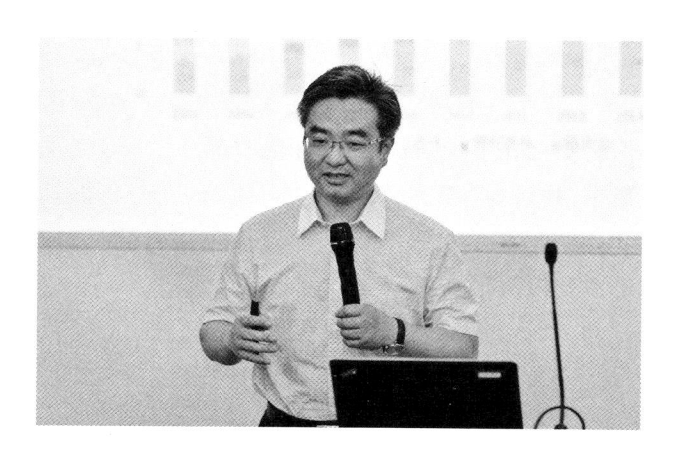

董朝晖
原中国劳动和社会保障科学研究院医疗保险室副主任

作为一个研究者，我想就未来的新医保局面临的挑战和政策的走向进行探讨。新医保局刚刚挂牌，政策一个都没有出来，我作为一个老医保人，或者说医保参与者，想推测一下新医保局下一步会怎么走。

一、全民医保覆盖形势

图 8-1 是 2005—2017 年的全民医保覆盖形势。2017 年是特殊的一年，新农合只剩下 1.67 亿人了，城乡整合已经取得了决定性的胜利。所以开玩笑地说，城乡整合这件事情，功劳不能记在未来新医保局的头上。2010 年也有一个很有意思的地方，这个时候，三大保险的覆盖面已经超过了 12 亿人，全国人口 14 亿人左右，可以说是达到全民医保的程度了。开玩笑地说，全民医保的功能也不能记在 2009 年以后的新医改头上，因为 2010 年的时候已经有全民医保了。

二、“看病难、看病贵”的问题仍没解决

全民医保建立以后，最典型的一个变化就是个人自费的比例在卫生总费用中的比例在明显下降。根据 2016 年国家卫计委公布的数字，个人自费

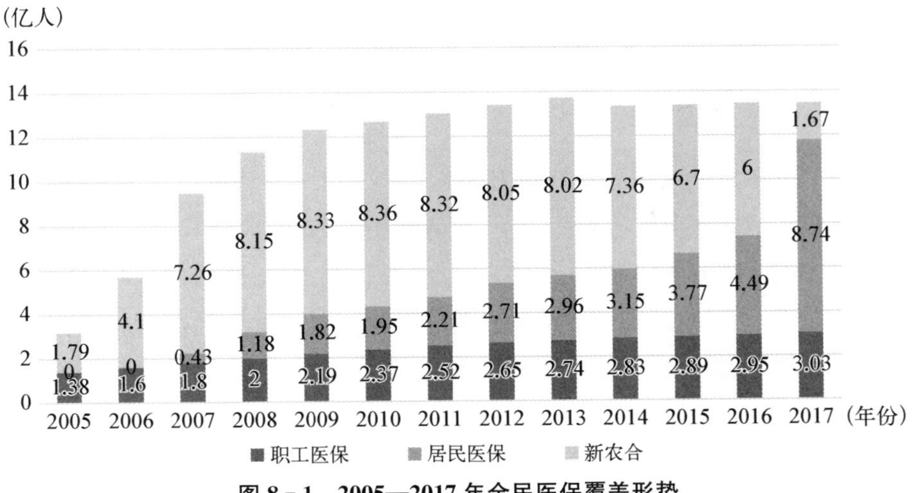

图 8-1　2005—2017 年全民医保覆盖形势

的金额占了卫生总费用的 28.8%，还不到 30%，而 21 世纪初高达 60%。记得 2003 年国务院发展中心有一个报告说“看病难、看病贵”的问题主要是因为个人自费的比例占得太多了，占了一半多。但在 2016 年已经降到 28.8%了，可“看病难、看病贵”的问题解决了吗？似乎有点缓解，但是不敢说从根本上得到了解决。说明钱花了很多，却不见得就解决了问题。同时这对医保局也是一个提示，作为这个市场中最大的购买方，其一举一动都会影响到市场上的所有人，会影响他们的命运，影响他们的行为。所以说医保的价格问题、支付问题，会影响到医保机构的命运。

世界卫生组织提出了“国家的广义政府卫生支出”这个概念。广义政府卫生支出有两部分：一部分是卫生财政的直接支出，另一部分是社会医疗保险的支出。这两项都是强制性的投资，两者之和就是广义政府卫生支出。我国的广义政府卫生支出在 2015 年已经占到 60%左右，超过了发展中国家中的人口大国，如印度、印尼、墨西哥、马来西亚等。这样看来，我国的平均保障水平已经超过了这些国家，甚至超过了韩国，韩国是 56%。这也给了我们一个提示，从筹资结构上来说，应该提供了相当高的保障水平，至少在发展中国家，我们应该可以达到最高的水平。

但是出于多种原因，可能是投入的效率不够高，还可能是投入的结构性问题等，新农合的筹资水平相对来说还是比较低的，所以并没有从根本上解决“看病难、看病贵”的问题，表明砸钱砸不出一个机制。并不是说政府投入多了就能把这个问题解决，实际上政府已经投入不少了，但是这个问题还是没有解决，说明我们还要坚持。解决“看病难、看病贵”的问题也是对下一步医保局的一个期望，是业内人士的期望，也是全国人民的期望。

三、改革后的医疗保障体系构架

改革后的医疗保障体系构架中，税务和财政部门、医保局和卫生健康委各有其作用。税务部门要征收全国的社会保险费，包括医疗保险费，税务部门征收以后，通过财政部门拨给医保部门进行支付。这样的话，以后的总控是由税务部门和财政部门共同来控制，最终的钱来自它们。所以说税务和财政部门的主要作用是医保筹资和财政补助。

医保局的作用是保障、价格和支付。保障包括医保、生育保险和医疗救助等内容，价格包括药品、耗材和医疗服务价格管理等内容，支付包括支付目录、支付方式、支付标准等内容。

卫生健康委的作用是服务提供、医疗秩序管理和医疗质量监督。

四、医保局面临两大挑战之理顺价格

在这种格局下，我认为从机制上来说，医保局面临着两大挑战：一个是理顺价格，因为这毕竟是一项新的职能；另一个是控制费用。

第一个挑战是理顺价格。价格是一个难题，我认为全民医保下，价格更是一个难题。很多专家都认为医保应该按市场价来进行支付，但是在医保差不多垄断了整个市场时就看不到市场价了。当医保支付的药品和医疗服务占了70%的市场份额时就看不到市场价了。市场价格是无数个购买方和提供方频繁交易所产生的价格。如果是“单一支付方”模式，就一定会导致终端消费市场价格失灵。

这时定价有两种思路。一种思路是放活上游市场，制定一个医保支付标准。上游市场的交易价是多少，就按上游市场的价格来制定医保支付标准。另一种思路是在上游市场通过集中招标采购形成医保支付价，这也是现在的做法。现在两个功能都给医保了，所以到底该用左手来管价格还是右手来管价格？

2016年年底，人社部《关于基本医疗保险药品支付标准制定规则的指导意见（征求意见稿）》中鼓励定点医疗机构（药店）与药品提供商议价，医保部

门在市场交易价的基础上形成医保支付标准。也就是说医疗机构要跟药品提供商议价，医保局按照议定的价格对医疗机构进行支付。医保局应尽可能不干预市场，通过上游市场的议价形成一个真正的市场形式。

其他国家和地区是怎么做的呢？是不是根据上游市场的信息制定医保支付标准的？最典型的是德国、日本和我国的台湾地区，它们确实是这么做的。

德国是以市场调查价格的下30百分位数（P30）作为医保支付标准；允许零售价高于医保支付标准，高出部分患者自付；对流通环节进行购销差率控制。日本是以市场调查价格的90百分位数（P90）加上2%作为医保支付标准，不允许零售价高于医保支付标准。我国台湾地区是以市场调查价格的中位数（P50）加上15%作为医保支付标准，不允许零售价高于医保支付标准。

集中招标、最低价中标和按上游市场定价是医保定价的两种方式，两者各有利弊。集中招标、最低价中标的利处在于操作相对简单，并且已有20年的经验和教训。弊处在于存在恶性竞争，从长远看易形成生产垄断。按上游市场定价的利处有三个：一是发挥市场机制作用，鼓励市场竞争；二是政策整合，减少管制；三是为目录动态调整提供抓手。其弊处也有三个：一是需要大量市场调查工作；二是短期内部分产品价格可能上涨；三是能否获得真实的市场信息是个问题。

五、医保局面临两大挑战之控制费用

第二个挑战是控制费用。换句话说，如何控制医疗服务的滥用？中国2015年的住院率已经超过15%，2017年应该还要增加2%，差不多达到17%。我国的住院率已经超过了许多西欧国家、南欧国家以及日本。我国的人口老龄化远远比不上他们，比如日本的老龄化率几乎达到了30%，而我国才10%，但是我国的住院率却比日本还要高。

要管好医保控费问题，我认为首先要控制总费用，其次是理顺价格结构，因为只有理顺价格才可能建立正确的激励机制。

我国现在有多种医保付费方式。第一种是总额控制，有85%以上的统筹地区开展了医疗保险付费总额控制。医保部门把年度总额分配到各医疗机构，医疗机构的实际发生费用如果超出其分配到的总额，要求医疗机构按

比例负担，反之，则可以按一定比例获得结余的资金。上海是最典型的，就是把医保总额分配到每一家机构，结余留用，超支原则上不补。第二种是按病种付费，有 71.5%的统筹地区已开展了住院按病种付费。在大部分地区，按病种付费仅限于少量病种，病种结算的费用仅占总费用很小的比重。第三种是按人头付费，有 24.1%的统筹地区开展了门诊按人头付费。门诊的“年人头费”一般只有数十元到 100 多元。

此外，淮安、中山、南昌等地区开展了总额控制下的病种点数结算法，沈阳、深圳等地开始探索按 DRGs（疾病诊断相关分组）付费。

总额控制下的病种点数结算法，这种做法是比较领先的。即综合辖区内所有医疗机构的情况，设定不同病种的点数。计算方式是总额除以总点数就是每一点数的支付标准，再乘以医疗机构提供服务的点数，得到医疗机构的支付费用。

总额控制的演变是从针对每家医院的总额控制，向地区总额下的“点数法”转变。因为针对每家医院的总额控制存在的弊端较多，比如工作量大，人为因素多，医院面临的经济风险较大，激励医院推诿病人；而地区总额下的“点数法”更合理些，它规则明确，人为因素少，医院面临的经济风险小，激励医院“多劳多得”。

除了控制医疗费用以外，理顺医疗服务价格也非常重要。只有价格理顺了，激励机制才会正确。但是理顺医疗服务价格比药品价格更难，因为药品是标准化产品，医疗服务不是标准化的；药品存在上游市场，医疗服务不存在上游市场。

我们可以参照美国的做法。美国的 Medicare 在引入 DRGs 的同时，仍然制定“以资源为基础的相对价值表”，即按成本制定医疗服务项目的相对价格。成本怎么来分？分为三大部分：第一部分是医务人员的劳务价值，比如消耗时间、技能和体力劳动强度、决策和脑力劳动强度和紧张程度等，占了 51%；第二部分是医疗消耗，包括雇佣人员劳务、医用耗材、医疗设备的消耗等，占了 44%；第三部分是医疗差错和医疗责任保险，占了 4.3%。这三大部分在美国不同的地方，因为相对价格不一样，可以进行调整。因为不同的地方医疗服务模式是不一样的，工资水平和物价水平是不一样的，所以可以进行一定的调整。要注意的是这三大部分成本里面并不包括药品消耗。

总体上看，美国的医疗服务是“按成本定价”的，那么我们中国是不是也可以学美国的做法？我认为现在中国不能学。因为美国的医疗服务体系是竞争性的，存在竞争性的上游要素市场，按成本定价就是按上游要素市场的价格定价，所以可以按要素市场价格形成医疗服务的价格。但是中国的医疗服务体系是缺乏竞争的，尤其是医疗服务的劳动力市场更缺乏竞争，无法为定价提供市场信息，所以我们无法按成本定价，因为我们看不到上游市场。

现在不妨先按病种付费方式或者其他方式，慢慢改动医疗服务体系，使其能够形成一个竞争性的体系，才能实行按成本定价。

我国未来人口老龄化的速度很快，尤其是2020年以后，每5年老龄人口要增加3%～4%。所以趁现在医保基金的底子还有一点，趁现在人口老龄化的速度还不是很快，尽早改革。

金华市“病组点数法”医保住院支付方式改革实践

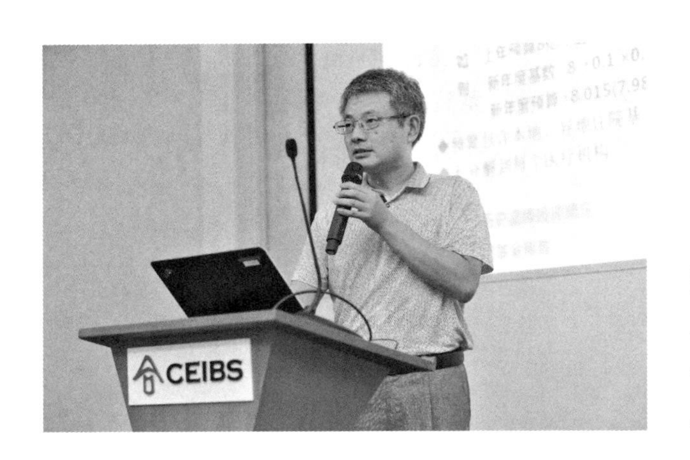

邵宁军

原浙江省金华市社会保险事业管理局副局长

我介绍一下金华医保“病组点数法”支付方式实践改革情况，将从金华市概况、主要做法、改革成效、工作体会和建议这5个方面进行讲述。

一、金华市概况

先简单介绍一下金华市的背景情况。金华市位于浙江省的中部，下辖7县2区。2016年全市生产总值3 635.01亿元，增长7.5%。户籍人口481.15万人，其中市区户籍人口96.85万人。市区参保人员109万人，年医疗总费用规模26亿元左右，住院份额约占70%。市区定点医疗机构40多家，三级机构5家，二级机构6家。政策制度方面，金华市从2012年开始，城镇职工与城乡居民就是统一的政策体系、经办体系和信息系统。

金华医保“病组点数法”的试点工作是从2016年7月到2017年6月，试点期为1年。当时有7家医疗机构参加试点，包括三级机构4家，二级机构2家，基层机构1家。试点结束以后，金华市被列为省级试点，金华市政府要求在下面的县市进行推广。2017年7月1日开始，金华市本级所有49家有住院资质的医疗机构全面实施医保“病组点数法”。2018年6月30日前，下辖的7县(市)所有143家有住院资质的医疗机构要实施到位,这是总体的情况。

二、金华医保"病组点数法"

金华医保"病组点数法"试点工作做得比较早,当时没有纲领性文件,只有一些部委发的文件,给我们一些指引方向。现在最具纲领性的文件应该就是2017年国务院办公厅发的55号文件《国务院办公厅关于进一步深化基本医疗保险支付方式改革的指导意见》。主要做法实际上就是坚持问题导向,确定改革目标。就是想着为什么要做这个改革?一是健全支付机制,激发医疗机构规范行为、控制成本的内生动力。二是让群众满意,从制度层面解决"分解住院、推诿病人、频繁转院",提升参保人员的获得感,这是改革的方向。三是促进医疗机构健康发展,支持新技术、分级诊疗。四是提高医保基金使用效率,减少过度检查和过度医疗。

"病组点数法"付费方式是在总额预算下,主要住院医疗服务按疾病诊断相关分组(DRG)付费,长期慢性病住院服务按床日付费,复杂住院病例通过特病单议按项目付费。引入"点数法",点数是通过一种数学转换,将病组、床日、项目等各种医疗服务的价值以点数体现,每个点数代表医疗服务的价值,每个医院收治的每个病人有对应的点数,年底根据基金预算总额和医疗服务总点数确定每个点的实际价值,各医疗机构按实际总点数价值进行费用拨付清算。在具体实施的过程中,分了几个步骤。

三、主要做法之实施精控基金

第一个步骤是科学编制年度医保基金预算总额,实施精控基金。

首先,合理确定住院医保基金支出增长率。医保基金支出增长率主要是根据市区GDP、人头增长等因素,结合国家和省的一些医疗总费用增长控制指标,经利益相关方协商和谈判确定的一个指标。2016年度医保基金支出增长率为7.5%,2017年度调整为7%。

其次,科学预算年度住院医保基金支出总额。计算公式比较简单,就是根据上一年的预算加上超支或结余的情况,得出一个基数,再乘以下一年的预算增长率。预算包含本地和异地住院基金,把两个基金放到一个笼子里。

最后,我们希望这些预算的医保基金不要分解到每个医疗机构,而是在区域内实现有序竞争,这是我们的希望。

四、主要做法之实现精准付费

第二个步骤是实施医保支付“病组点数法”,实现精准付费。从我们的角度来讲,是采用疾病诊断相关分组这个技术,来形成支付的标准。原理上来讲,按照既往的医疗服务的历史数据,进行谈判分组。当然这个谈判分组是通过一套方法,就是 DRG 的原理,结合大数据进行运算和分析,然后再跟医院进行谈判,最后双方达成一个相对合理的结论。

在 2016 年时我们定的是 595 个疾病分组,2017 年调整为 628 个疾病分组。疾病入组率 100%,99.9%的分组的 CV(疾病分组组内变异系数)小于 1,总的 RIV(总体方差减少系数)为 75.69%。CV 代表的概念是疾病分组组内变异系数,就是代表各分组内部的差异程度。换句话说,把很相似的病例都分到一组,既然是相似,就希望它像双胞胎一样,差异度越小越好,所以 CV 值越小越好。

如果不在同一个组内的,就不是双胞胎,长得越不像越好,差异度越大越好,这就是 RIV 体现的值,这个值越大越好。从国际上掌握的情况来看,RIV 必须在 70%以上,CV 值要在 1 以下。

图 8－2 展示了如何开展 DRG 的流程。知识库来自医学、医生或者专家的总结,看病就是这么看的。然后根据统计学指标来计算,利用刚才讲的 CV、RIV 等指标,只要达标了,就认为这个方案从数学上来看是合理的。但是从临床医学的角度看合不合理?我们不知道,所以要跟医院进行反馈,反馈以后,医院认可了,我们就认为差不多合理了。这个过程我们历时 6 个月

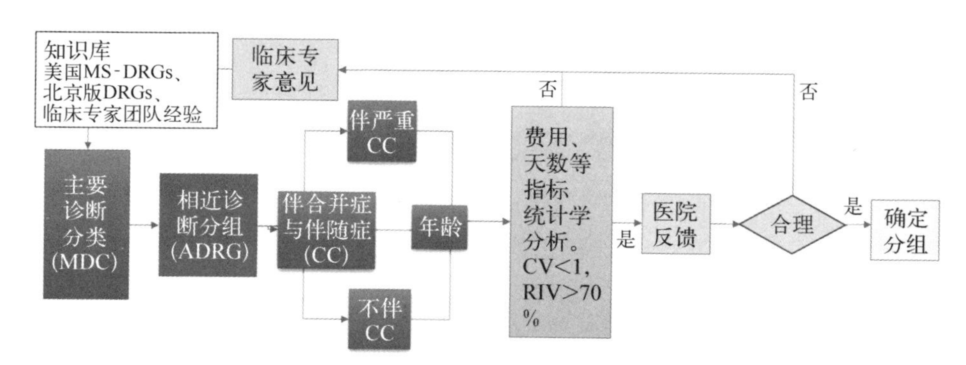

图 8－2　确定 DRG 分组的流程

进行了5轮沟通谈判才完成。

通过谈判分组以后，就确定了分组的逻辑，金华版的疾病诊断分组器就随之建立出来了。我们2016年运用18个月共21万个住院数据，定了595个疾病分组；2017年运用30个月共35万个数据计算，定了628个疾病分组。

图8-3就是以2016年的数据为例展示的疾病分组诊断器。我举一个简单的例子说明，一个人所患疾病，首先根据主诊断就可以知道大概要分到哪个系统里面，其次根据他是否做手术进行细分，如果是手术的分到手术这一边，如果是非手术的分到非手术这边，然后再根据年龄、有没有并发症或伴随病再分组，使每个病都能对号入座到相应的组别，这就是分组的工作。

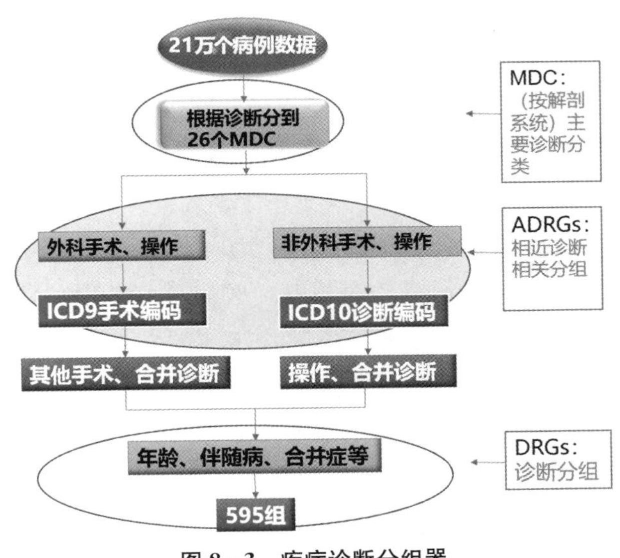

图8-3　疾病诊断分组器

有了分组以后，就可以得到各个分组内的历史医疗费用的均数。所谓历史决定未来，我们的未来，就从这个历史起步。再根据各组之间的历史医疗费用均数的比例关系确定点数(含自费费用在内)。

在具体计算的时候，有两个概念：一个叫基准点数，一个叫差异系数。基准点数就是该病组平均住院费用除以市区平均住院费用。差异系数是什么概念？医疗机构之间是有差异的，金华差异不是那么明显，上海可能会明显一点。就算手术方面都一样，收治疾病费用还是有差异的。所以就用(费用)差异系数来在数学上体现差异，(费用)差异系数是医疗机构本病组平均费用除以市区本病组平均费用。医院病组点数就等于基准点数乘以差异系数。

这种方法比用等级将医院简单区分为二级、三级更科学，并且对历史上的数据描述得更准确。在改革的初期，医院能更好地接受。

医院经常会讲同病同价，最好大家一样。实际上我认为同病同价理论上是不存在的，世界上没有一种病是相同的，只是相似而已，因为每个个体都有其独特性。所以不同的医院之间可以有差异，至少起步的时候可以这样。

确定了点数以后，还有点数的调整机制，主要有以下几个方面：一是区域新技术，对此要协商谈判确定的病组及合理费用点数；二是医院新开展技术，对此按同级或上级医院平均点数确定；三是调整机制，两年至少调整一次病组及点数；四是特病单议，合理补偿因病施治的高倍率费用。

关于费用结算，先计算医院服务总点数和市区服务总点数，再计算点数价值，即(决算)总费用除以总点数，最后计算各医院医保年度基金实际支付额度。费用通过月度预付和年度清算这两个途径拨付。

分组完成后，费用是全口径费用，包含自费费用的。我们建立了一个“结余留用、超支自付”的激励约束机制。医保分享结余(或分担超支)的15%，医院分享结余(或分担超支)的85%。医院通过合理控费获得“病组节支收益”，即医疗服务成本低于历史上的价值就会产生收益。从这个点上来讲，医院以历史为样本来决定现在该怎么做。

五、主要做法之全程智能监管

第三个步骤是医疗服务行为全程智能监管。建立分组器、病案信息填报、病组反馈、基金结算等系统进行监管，主要是为了防范医疗服务质量下降。

1. 改革成效

改革后我们也取得了一些成效。一是医疗机构质控管理绩效全面提升，最明显的就是病案管理水平大幅度提升。另外医院的收益也增加了，7家试点医院同原付费制度相比，共实现增效节支收益3 800余万元。从这个层面上讲，医院有动力控制成本，因为有钱赚。二是群众就医保障获得感有效提升。三是医保机构精准治理能力大幅提升：一方面是预算控制机制精准有效，另一方面是基金支出增长率下降平稳可控。四是分级诊疗有效推进。基层、二级医疗机构服务量增速和收入增速均快于三级医疗机构，出现合理接诊的趋势。

2. 工作体会

没有最好的支付方式，但有适合的支付方式。第一要因地制宜。第二要建立机制，能够激励相容，激发内生动力。这可以从三个方面着手：一是科学预算管理，可以激励良性竞争，规范医疗服务，合理收治病人；二是精细化管理，可以激励提升管理能力，优化服务结构、资源配置；三是结余留用，控费受益，可以激励优化成本、控费控药。

DRG 不是万能的，并不能解决所有问题，它依赖样本数据，对数据的结构非常敏感；它反映的是历史情况，需要与时俱进。但是 DRG 是一种比较科学的方法。

对医保支付方式改革我有以下几点建议。一是从国家层面建立完善购买医保付费第三方服务机制、医保医生医疗服务激励约束机制、支付标准形成机制。二是从国家层面来统一医疗机构、医保机构双方应遵循的疾病诊断、手术编码规范。三是探索建立公共机构，研究发布符合国情的基本分组相关技术标准。四是医保机构应以信息化为依托，培养专业人员，提升与医疗机构沟通和对话的能力。

青岛医保改革的实践探索与思考

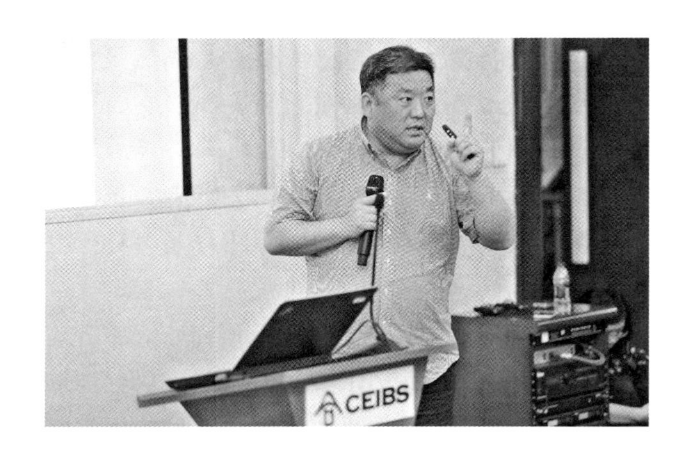

刘军帅

原青岛市社会保险研究会副会长

我这15年就干了一件事情，就是医保改革，我把青春全部献给医保了。

关于医保改革，虽然国家医疗保障局成立了，但以后会有多大的成效，我保持谨慎乐观的态度。政府的改革，政府的机构整合，最终需要的还是内部的改革到位。改革最核心的一个点是流程再造。如果新技术不引进，工作人员的观念不改变，那么流程改造到底能不能到位？如果不能到位，那么医保局的改革是没用的。这是第一个问题。

第二个问题，也是现在最关键的一个问题。我们国家现在有卫健委和医保局，在两者并列的局面下，有一个很大的问题，就是我们国家医改最关键、最核心的问题还是在卫健委。公立医院的改革、很多医保改革将来很成问题。

一、青岛医保改革探索历程

图8－4展示了青岛医保改革的探索历程。宋体标注的代表一个节点，仿宋体标注的代表比较小的独特的改革，楷体标注的代表比较另类的改革。当时既没有法律、国家政策，也没有上级指示，都是我们自己探索的。从一个想法开始，到一个观念体系，最后到整个的方案，从而形成了这些路线图。

但是很幸运的是，这些改革从现在看都走对了。这对我们来说是一个很大的安慰。为什么说另类改革呢？我来讲讲这背后的故事。

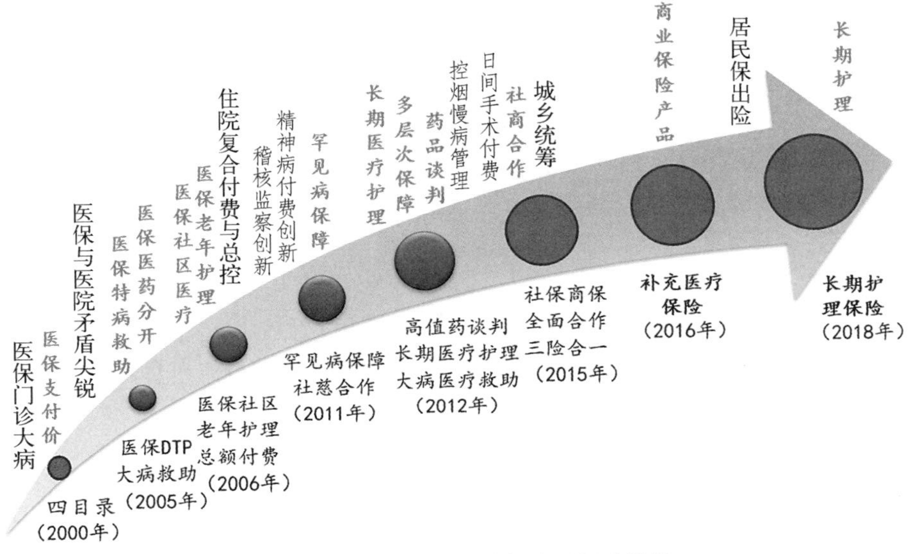

图 8－4 青岛医保改革的探索历程路线图

第一，这些楷体标注的改革都是法外改革，就是没有法律、法规的支持。第二，这些改革都是职责之外的改革，没有安排做这些改革的任务。

二、医保体系存在的问题

2000 年，改革刚开始的时候我在医保处，那时叫医改办，我是 1999 年转业到青岛医改办的。2012 年我做处长，然后就一直致力于青岛医保改革。我的经历和所处的位置，让我能更深切地体会到老百姓合理的需求有没有得到满足？没有满足的合理需求体现在哪些方面？体会到整个医保体系存在什么问题？在制度改变不了的情况下，能不能突破做一些事情？这些对改革的政策设计提供了一个非常好的帮助。

第一，观念问题。我们要改变一个观念，从钱本位到人本位。现在的医保一直是钱本位的，首先考虑的永远是有多少钱办多少事。钱本位，这是一个财务技术问题。如果把这个作为核心内涵，我认为内涵太低了，应该先有人本位思想，首先要考虑老百姓的需求，到底应不应该满足？如果说是应当获得满足，随之带来的后续问题再用钱本位思想考虑。只有这么多钱，该怎么做这件事情？如果直接从财务方面考虑怎么做，可能什么事都不会干，这是一个很重要的问题。

第二，价值取向问题。要解决什么样的价值取向仅仅是一个经济问题吗？如果仅仅是一个经济问题，那伦理问题怎么办？医保一定要讲人性，一定要讲伦理。前段时间网上有篇文章说医保的恶，这篇文章是医生写的。我认为他很多方面写得不对，但是这也提醒医保，如果再这样下去，容易出大问题。为什么？其实不是医保的恶和善的问题，而是价值取向的问题。医保如果还这么封闭、机械地做一些事情，那么将来等待我们的恐怕就不是现在这种局面了。

现在流行价值医疗、价值付费。我最近看了一些书，谈价值医疗的问题，无非就三样：质量、疗效、经济。我认为应该再加一个患者体验：一是服务的体验，二是生命质量改善的体验。这样，价值取向才能更丰满一些，才能更合适一些，做制度设计的时候才能考虑得更多一些。就像这次国家药品谈判为什么会出现一些问题？只谈价格够吗？只谈经济问题够吗？这个跟价值取向有关系。

第三，战略问题。在21世纪初的这几年，青岛的医保和青岛的大医院产生了巨大的冲突，非常尖锐。这个对我触动特别大，我那个时候就思考医保到底能不能干过医院？所谓干过不是说把它干倒了，而是能不能抗衡？到现在我们也抗衡不了。2004年，我提出了一个青岛市的社区医疗和老年护理的问题，尽量做不和医院产生利益冲突的事情。所以2005—2015年，关于住院业务的支付方式改革方案我一个都没提。为什么不提？因为如果医院改革不跟上，所有支付制度的效率都会打折扣。

医保改革要解决的问题来自老百姓没有被满足的合理医疗需求，来自对医保制度自身的反思，以及如何让公立医院的改革慢慢进入医保改革的轨道上，我们要慢慢积蓄力量，最终推动改革。

我认为医保社区医疗这一块，一方面要把药分开，另一方面要把人从医院分出去，将来再进行公立医院改革可能会更容易一点。我当时在规划里面写了，一定要分流。

医保老年护理这方面要倒着走。先从生命的最末期，临终这一块，倒着往前铺，直到全覆盖。

医保报销的药品领域范围太小了，不要看进了那么多药，但是很多药品不能报销。这就引出了另外一个问题，这么多事情其实全在做一件事，就是做业务。社保、医保的核心是什么？医保的核心一定不是付费机制。这些年一直在谈公立医院的付费机制是医保的牛鼻子，是核心，我强烈反对这一点。这么多年我从来不做付费机制，因为我认为业务才是医保的核心。为什么这样说？报销全部来自业务，而付费机制是业务的核心组成部分。抓住了业务，才是给老百姓保障福利，实际上业务才是和老百姓关系最密切的，付费机制是为它服务的。

2012 年我们做了 3 件比较有意义的事情：长期医疗护理、多层次保障和药品谈判。从老年护理到长期医疗护理，实际上是一个扩展，但当时发生了激烈的冲突，内部讨论的时候，对于要不要建一个新制度争论不休。而长期医疗护理就是妥协的产物，本来要做长期护理的。现在回过来问，长期医疗护理都做到位了吗？现在很多的报销都没到位，是不是要先把长期医疗护理做到位，再讲长期护理？而长期护理是生活护理，到底医保该不该做？

青岛医保改革遇到的最重要的滑铁卢就是社商合作，即社保、商保合作。我在社商合作上投入了相当多的精力和时间，但遇到了很多问题。社商合作非常关键的问题就是人力问题。在社商合作的基础上可以设立很多项目，比如互联网医疗、慢病管理等，这些我都想在社商合作的基础上做。但是很遗憾，做不下去了。为什么做不下去？涉及政府内部的问题，所以我说医改最终的改革一定是政府的改革。如果这个突破了，现在很多的问题就不存在了。

零售药店医保情况的分享

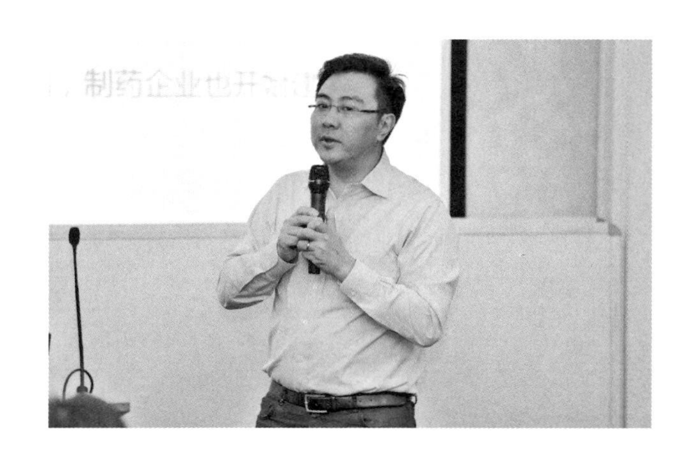

王东

原阿斯利康(无锡)贸易有限公司全国零售执行总监

我在中国的零售行业大概已经服务了接近 20 年，其中在医药零售方面接近十二三年了，对零售业我有自己的了解和研究。

一、中国药店医保现状

中国的药店有很多，大概 45 万家，从全世界来看这是巨大的数字，在其他国家这数字完全是不可想象的。其中连锁药店有 5 000 多家，共计 23 万家店，还有 22 万家是个体药房。中国的药店市场规模是 3 300 亿元左右，占整个医药市场的 16%～17%，处方药只占到 10%左右，这是整个药店的概况。

以下是中国药店医保的现状：一是对于医保药店，国家出台了一些行政审批手续，审批还是比较宽松的，但是监管越来越严格；二是医保个人账户部分多数可以使用；三是医保统筹部分基本没有开放给药店。部分省市已经开始尝试统筹医保向药店开放，比如浙江、青岛、湖南、陕西和甘肃等，但绝大多数省份还没有把医保统筹部分开放给药店。

我认为在医药领域，以患者为中心是本质，如果不以患者为中心是不行的。很多中老年人相对来说快进入退休了，未来可能没有经济收入了，身体也会出现各种疾病，会更在意自己的健康和收入。可是很多情况下，当他在药店把个人医保账户部分花完后，没有任何其他办法，只好到医院看病，到医院开药，因为在药店已经不可以报销了。所以这就使大医院人满为患，永远解决不了大医院看病难的问题，而且绝大多数地方的社区卫生中心建设得都很一般，老百姓对它们的信任度不够。

很多心血管、高血压、糖尿病病人，其实症状控制得很好，当然有一些还是需要做某些检查的。服用治疗高血压的药品可以使血压得到不错的控制，但是同样因为统筹报销的问题，不得已必须到医院去拿药。现在医保统筹部分，浙江省相对走得比较靠前，还有就是广东。广东省做了一个药店的分级分类管理办法，这个办法试行一段时间后，广东省可能会开放一部分的处方药进入药店。

近几年，中国的零售药店非常重视处方药的销售管理，制药企业，不管是外资企业还是国内企业，都已经建立了相对比较专业的零售团队服务于中国的零售行业。

二、浙江医保支付价对药店的影响

2018 年浙医保下发 9 号文件《关于执行 2018 年医保药品支付标准的通知》，要求医保定点医疗机构和医保定点零售药店（两定机构）统一执行同一医保支付标准，总共涉及 5 719 种药品。该文件引起了医药企业和零售业的巨大反响。医保支付标准是指基本医疗保险（职工基本医疗保险、城镇居民基本医疗保险和新农合）参保人员使用医保目录内药品时，医保基金支付药品费用的基准。医保基金依据药品的支付标准以及医保支付规定，向定点医疗机构和定点零售药店支付药品费用。

浙江的医保支付标准不仅在公立医院，在药店也可以推行，浙江绝大多数医保合格的药店都可以进行医保统筹的报销，报销体系是一样的。所以这一点对浙江的零售药店会有很大的好处，因为会有很多长期慢性病患者到药店买药，不仅使药店生意变好了，也使患者更方便了，不需要因为报销问题跑到大医院开药。

药店和医院享受同样的医保支付价会带来一点问题。绝大多数公立医院是公益组织，不以营利为目的，而且国家还有财政补贴。而药店绝大多数是个人所有，已经没有国有的药店了，它们首先要生存下来，因为这是一个商业组织。所以这件事情一方面给药店带来了巨大的市场机遇，另一方面对它们的经济盈利状况也带来了巨大的冲击。这意味着在浙江，所有的药店在卖处方药时一分钱不赚，在不算房租、人员成本的情况下，最少还要交6个点的税。所以它们既欢迎开放统筹医保到药店，但是也希望政府相关部门能指定合适的医保药店。我认为这是给了患者最大的方便，而不是给了药店最大的经济利益，这一点做得非常好。也希望国家的一些管理部门，在看到像药店这样的商业组织时能多一些考虑。

三、台湾地区健保在药店的情况

台湾地区的状况比较类似于浙江。台湾目前执行的医药分业实质上为双轨制，医院仍有非常强的动力留住患者和销售药品，药店也在里面扮演了重要的角色。双轨制医药分业是指患者看诊后，医师留住处方笺，使患者能在诊所设立的药局内调剂，为购进之药找销路。医师指导药师应如何调剂，以创造利润。

目前大陆有45万家药店，台湾有约8 000家药店，但平均单店的服务人数是差不多的。大陆药店主要以非处方性药物、处方药、中药、保健品等为主，台湾不一样，台湾绝大多数的药局多元化做得比较好，既经营药品又经营多元化品类，如药妆、母婴、健康产品、器械等。大陆十几年前做过尝试，但是不太成功。

大陆的处方药销售模式是可以对处方进行品牌或化学名转换，大部分医保药店仅可使用个人医保账户。而台湾的处方药销售模式为：80%的门店为健保门店，使用健保必须凭处方销售，无法做品牌或化学名转化（但也有药局和诊所合作进行处方转化）。

大陆药店的盈利来源是商品销售的前后台利润，而台湾的健保处方销售基本无利润，因为健保支付价跟医院是一样的，不可以加价销售。但每张处方有66新台币的保健补贴，其他多元化品类盈利。

台湾地区药店分很多种类型：第一种是复合型药店，既经营药品又经营多元化品类，如药妆、母婴用品、健康产品等；第二种是专业型药店，即处方药调配药店，仅经营药品，以处方药调配为主，兼营非处方药，不经营多元化产品，负责人必须是药师；第三种是诊所药店，既是诊所，又是药店；第四种是便利性药妆店，不销售处方药，只销售非处方药、药妆、美容、日用等产品。

四、未来药店医保的预计

最后我谈谈个人的想法。

第一,以患者为中心,这是从事医疗服务业最重要的一个心态。比如我母亲患有高血压,大医院开药只能开 2 周的量,所以她每 2 周要跑一次医院,很辛苦。像台湾有 3 个月的长处方,慢性病患者病情控制稳定的,3 个月去一次医院开药就可以。所以说在大陆对于这样的病情控制非常稳定的慢性病患者,是否可以提供更便利的购药服务?谈到以患者为中心,我认为还要做一些事情。

第二,零售药店将来是获取药品最主要的方式。要逐步推进,比如先试行药品的分类分级,广东省率先在试行试点。比如统筹医保的开放可以先从特药产品开始,慢慢到慢病药品,最后到普通药品。

第三,从药品零售业过去的发展经历来看,发生过一些不规范的行为,现在医保的管理也会越来越严格。我认为医保药店不需要全面开放,只要所在城市老百姓方便购买药品就够了。对于严格管理的零售企业,国家应该考虑将统筹医保向它们开放,真正做到为患者服务。

这些是我个人的观点和对未来药店的统筹医保的判断。仅供大家参考。

圆桌对话

实施“病组点数法”过程中会遇到哪些问题?

问:如果说把整个金华市的医保费用比作蛋糕,是给定的话,那么每个医院可能希望自己从这个蛋糕里面拿到更大的一块。那会不会因此收治更多的病人,或者就算患者实际不需要住院,但也让他住院了,类似这样的问题会不会出现?

邵宁军:这个问题从我们的角度来看,或者说从机制上来看,结果正好是相反的。如果说每一家医疗机构都多收病人的话,肯定是不利的。因为总预算作为分子是固定的,每家医疗机构都多收病人,意味着作为分母的点数无限变大，这样一来每个点数的价值就下降了。所以做得多，反而是每个点数不值钱了，宏观上是这样的。

但是微观上来讲，每个医院在不知道别人是做多了还是做少了的情况下，确实会有多收病人的做法。但在预测不了别人行为的情况下，做出的行为有可能是很盲目的。这种情况下医院要怎么做才一定有把握？计算每一个疾病的合理费用，不浪费每一个疾病的费用，不过度医疗，节约成本。这样其实还可以抵御点数价值下降的风险。这种情况下，虽然不能判断对手的行为，但可以做到自我管控。

如果所有的医疗机构都是盲目地做，呈现出来的结果可能就是大家都不获利。所以我认为，这个机制最终合理的结果应该是做好自己能够掌控的东西。

统筹医保对药店开放，如何合理规管？

问：现在无论是在北京还是在上海的医院，在开药过程中都会遇到不便。这些不便体现在每次只能开一两周的药量，甚至我知道有一些医院只开3天的药。这种情况最早出现的原因是有一些患者从医院买药后，再转卖出去，从中获利，这是其一。其二，也有一些岁数比较大的患者，回家以后不按医嘱服药。其三，是因为医院的管理问题，医院希望不要开那么长期的处方，以此来控制处方量和医生的处方。所以如果把统筹医保开放到药店，那么医保怎么合理规管，或者说怎么规避之前出过的问题？

王东：大医院开药的不便，最大的原因就是国家有一个药费比的控制。现在医院药品管理的药剂科，都从原来的利润中心变为成本中心，没有人再开长期药。我认为管理过程中总是有缺陷的，统筹医保对药店的开放，其实还是要严格遵守处方的规则，如果没有处方我不认为要给药店这样的资质。其实像浙江开放统筹医保的药店，它们跟医保由同样的体系和系统在管理，而且必须凭处方销售。理论上我们认可医生给患者开的处方是合理的，药店是帮助患者实现药品的可及性，现阶段药店的药师不可以随便卖给患者处方药。

药店在医疗体系当中扮演的是什么角色？将来的预判是什么？

刘军帅：对于医保来说，药店的问题是供应链的终端的问题。供应链的终端有两大类：一类是医疗机构的终端，一类是医药机构的终端。医疗机构的终端包括社区、医院，医药机构的终端就是药店。药店分为两类：一类是一般的药店，一类是DTP（直接面向病人）药房。

DTP药房是直接面向患者提供更有价值的专业服务的药房。尽管现在行业内很多人对DTP药房的发展持怀疑态度，但是我认为这是一个趋势，如果医药分开要走下去的话，肯定是这样的。

第九章

医疗困境，如何突破

本章内容摘选自 2018 年 9 月 15 日第 25 期圆桌会议

2009 年开始的新医改虽然在医保覆盖面上取得了重要成果，但中国医疗服务体系大医院人满为患、基层医疗发展缓慢的问题没有明显改善。2016 年，民营医院的数量超过了公立医院，但是公立医院仍然占据医疗服务市场 80%以上的份额，这个状况没有明显变化。中国医疗服务面临的困境还包括：基层医生教育程度不高，医生严重短缺，医疗服务质量不高，病人就医体验差。

同时中国医疗困境的突破也迎来了许多新机遇。中央和地方近年来医改政策的推进速度和力度加快加大，力图取得突破。各个利益相关方对医疗服务不满意达到了很高程度。医生能量有所释放：多点执业、自由执业渐成燎原之势，医生集团如雨后春笋般涌现。民营医疗机构数量增长快，出现了一批技术、质量、品牌好的民营医疗机构。互联网、物联网、大数据、人工智能等技术和商业模式创新都在一点点地改变中国的医疗服务现状。

面临上述医疗困境和机遇，政策制定者和监管者、大小医生包括中医师、医疗服务行业企业家，都在经历着怎样的思想变化，并为突破医疗困境做着哪些有益的尝试和努力？本章的几位演讲者将站在 2018 年的时点分别从政策、技术、医院管理、基层医疗以及中医与基层医疗结合的角度分享自己的观点和实践，并进行交流探讨。

医疗困境与突围——规划的视角

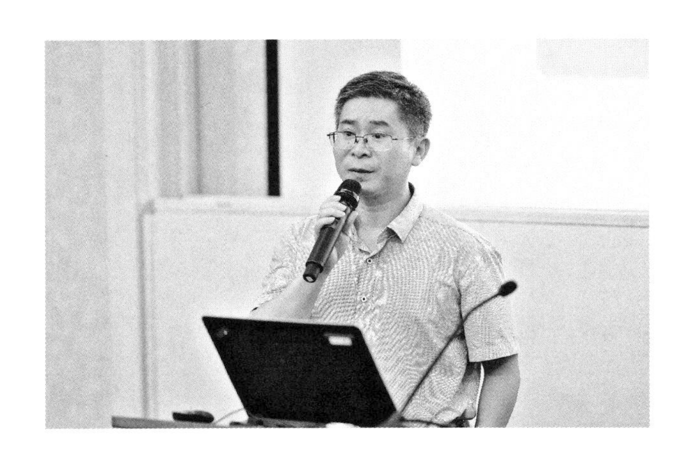

徐崇勇
上海市卫生健康委员会规划发展处处长

我认为医疗困境问题是存在的，比如大医院人满为患，群众看病难、看病贵、看病烦等问题，其中有医保管理上实行了“自由就医”的原因，也有医疗人才短缺、基层医疗服务能力薄弱、健康服务业发展不够等原因。我仅从宏观的视角，谈谈我对医疗困境突围的看法。

一、医疗困境问题

2009年开始的新医改以“看病难、看病贵”作为改革的主题，历史车轮一直滚动到2018年，我认为这个问题还是摆在大家面前。我是从社会底层上来的，很多人没有和我一样的经历，没有办法体会普通人和底层人面临的医疗问题。

2009—2018年，中国医改最成功的地方就是医保覆盖范围的扩大。2004年医保仅覆盖2亿人口，但在2017年医保覆盖范围达到13.5亿人口，这是中国医改最伟大的成就。其他方面，比如基本医疗药物制度、取消药品加成、医药管理制度和医共体等这些问题，很难给一个比较好的中肯评价，这是我对当前医改的一个判断。

对当前医疗困境问题在什么地方？很多学者的观点很一致，在于体制机制改革不彻底、不到位。医疗体制机制问题是造成当前医疗困境最主要的问题。从我自身经历来看，我对这个判断是持保留态度的。

当前医疗困境的主要矛盾是什么？我不否认现在存在体制机制上的问题，但是从我作为规划者的角度来看，资源配置和行业管理这两者是当前的主要矛盾。

二、两大基石

我认为医疗体制机制改革要想获得成功必须有两大基石：第一是要有充分的医疗资源保障，第二是行业管理。如果离开医疗资源保障，医改实际上就是无米之炊，没有好医生，怎么改革都没有用。此外，一个好的体制机制终归是靠人执行的，所以如果行业管理是软塌塌的，什么改革都是梦幻泡影。所以医改要获得成功，一个是医疗资源配置，一个是行业管理，这两大基石必须同时具备。

1. 医疗资源配置

随着经济社会的发展，医疗服务需求是如何变化的？医疗资源是怎么配置的？规划不完全是按照需求来的，现在做规划有 3 个导向：第一，需求导向；第二，城市功能导向；第三，问题导向。为什么说城市功能导向？因为城市功能决定城市人口结构，人口结构决定需求结构；城市战略决定医疗功能定位，决定医疗辐射能级和辐射面。

从国家基本情况来看，2011 年我们国家人均 GDP 达到 5 000 美元，而上海早在 2004 年就已经达到了这个水平。按照国际惯例和经验，人均 GDP 达到 5 000 美元之后，医疗服务需求特别是高品质的医疗服务需求会进入急剧上升的阶段。

2000—2017 年，上海的 GDP 不断增长，医疗资源配置随之呈现不同的变化。一是医疗服务需求随着 GDP 同步增长。上海医疗机构的门急诊服务人次和住院服务人数随着上海人均 GDP 同步增长。虽然没有办法区分高品质的医疗服务需求怎么变化，但是可以知道的是人们的医疗服务需求随着 GDP 的增长而增长。

二是医疗床位资源配置增长滞后于人均 GDP 增长。不管是卫生机构床位数、医院总床位数，还是三甲医院床位数的增长速度，都滞后于人均 GDP 增长速度。虽然床位周转率的提高可以缓解床位资源配置不足问题，但是床位周转率过高会导致很多问题，有可能会以牺牲医疗服务质量为代价。

三是卫生人力资源配置增长滞后于人均GDP增长和医疗需求增长。卫生技术人员、执业医师、护士的增速均远远小于人均GDP增长速度。2016年，上海每千人口卫生技术人员、每千人口执业医师、每千人口护士数分别为7.4、2.6和3.3。

四是医生工作量日益增加，不堪重负。2016年，上海医院医师日均担负诊疗人次达14.8人次/日，高于北京（10.4人次/日）等地水平，且远远高于全国平均值（7.8人次/日）。上海医生的工作量居全国首位。

如果医疗资源配置长期处于供需失衡状态，一定会导致供方市场问题，比如看病难、看病贵等医疗供方占主导地位的种种问题。从理论上讲，供需失衡会导致医疗服务价格上涨。我的判断就是因为出现供方市场失衡现象，导致当前出现了一些不合理的问题。

那么既然医疗资源不够，为什么不放松医疗资源准入规制？除了医疗人才培养问题，还有一个问题就是社会办医准入问题。现在准入是很难的，经典卫生经济学的观点认为，医疗市场是一个高度信息不对称市场，医疗资源过度配置会导致诱导消费，所以政府必须对医疗资源准入进行管制。

但是现在条件发生了巨大改变。一是建立了比较完整的医疗保险体系，医保覆盖率达到13.5亿人口，基本上全覆盖。医保的引入实际上是为了解决医疗市场的信息不对称问题。二是行业监管的智能化水平、信息化水平已经大幅度提高。上海现在的医疗监管差不多能够管到每一个医生的日常医疗行为。三是市民健康素养不断提升。我认为对当前医疗监管而言，所有这些条件的出现，使得信息不对称不应该成为医疗市场难以准入的主要原因。

2. 行业管理

再谈谈行业管理。行业管理是整个医疗行业发展的基础，如果基础不牢固，一定地动山摇。这些年医改一直想设计一个完美的医疗制度，所以一直在推动改革，想制定完美的顶层设计。但是很可惜，人类历史上从来就不存在一个完美的医疗制度，现在不会有，未来也不会有。

医疗制度有缺陷是正常的，这并不可怕，可怕的是总想设计完美的医疗制度，总想去颠覆现有制度，推倒重来。我认为不完美的医疗制度不是用来颠覆的，而是需要通过加强行业管理进行弥补的。制度必须是稳定、可预期的，一旦制度不稳定、不可预期，那真的就是医疗行业的悲哀，也是人民的悲哀。

如果承认不完美制度存在的合理性，那么必须加强医疗行业管理，通过行业管理解决医疗制度缺陷，否则政府人员的存在有什么意义？所以我认为要通过加强行业管理、严格执行管理制度、改善医疗行业的道德和文化生态系统来弥补医疗制度的缺陷，这是非常关键的地方。

三、突围思路

医疗困境如何突围？我有 4 点建议。

第一，要准确把握当前发展所处的阶段。要弄清楚上海乃至全国，当前到底处于什么样的历史阶段。当前主要的矛盾是制度短缺、资源短缺，还是行业管理短缺？要认清现在发展所处的阶段，才能把握真正的矛盾。我的观点比较明确，资源配置和行业管理短缺是当前医疗卫生事业发展的主要矛盾。

第二，要科学把握改革和发展的关系。供给改革的目的是促进发展，改革是手段，目标和手段不能倒置，千万不要为了改革而改革，不要把改革工作置于发展工作之上。但是现在有一个很有意思的现象，大家往往把改革工作的重要性放在发展工作之上。

对这个问题我有两点担心。一是担心在我们国家出现以医改为职业的利益群体。一旦出现就会带来很多问题。二是担心频繁出现“××”模式。中国的国情是地区之间的差异很大，在这样一个复杂的国家里面，不管是经济还是文化方面，复制推广一个模式、一套制度解决问题是很难的。更何况借鉴经验的时候，还要充分考虑一个地区或者是一个国家的经济、政策、文化等各个方面的情况。有的时候细节决定成败，是很关键的东西。但现在政策制定的过程中，还有很多人仔细研究这方面吗？很难找到，所以我很担心盲目借鉴国际上的一些改革经验。

第三，要把握存量改革与增量改革的关系。我认为增量改革优先于存量改革，要用发展的思路解决困境问题。中国历史上成功的改革基本上都属于增量改革，医疗改革也不例外。当前环境下，关键是推进增量改革，再反过来促进存量改革。我希望通过健康服务业发展增量改革，再促进存量改革。在政府财力有限的情况下，必须引入高质量医疗资源，发展高质量的医疗健康服务业，与公立医院形成合理有序的竞争态势。

第四，要真正强化行业管理。医疗行业的圈子是很小的，但行业管理的难度远远高于其他行业。医疗领域法律法规是相当滞后的，遇到许多问题想处罚，但连处罚依据都没有，即使有依据，罚款额也很小。所以如何加强医疗行业的智慧管理，促进行业的信息公开透明，及时完善法律法规，确保严格的执法，对医疗行业尤为重要。我也希望各医院院长、企业家、医生能更有情怀和社会责任感，因为制度一定是有缺陷的，在有缺陷的情况下，各方应该想办法弥补这个缺陷，而不是钻制度的空子。

社会办医困境的突破——医生的视角

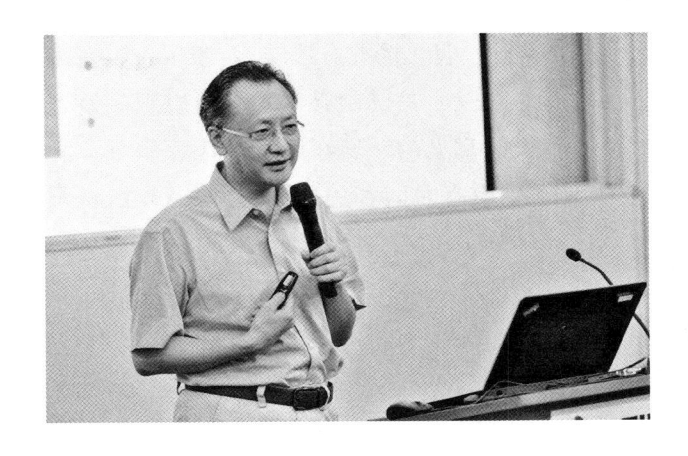

宋冬雷
冬雷脑科医生集团(BDG)创始人、主任医师

我在华山医院工作23年,担任民营医院院长3年,成立冬雷脑科医生集团(BDG)已有3年。

一、冬雷脑科医生集团(BDG)概况

BDG的诊疗范围包括脑血管病、脊髓血管病、脑神经肿瘤、脑功能性疾病、脊髓脊柱疾病、神经内科疾病等方面。现在的经营模式是没有实体医院,而是多点执业,跟许多医院进行合作,上海、江浙一带都有,最远的在四川也有分布。合作医院中以民营医院为主,也有少数几家公立医院,与公立医院的合作要看院长的心态及其改革思想。我们合作得最成功的公立医院是上海浦南医院,很多公立医院因为不愿意,或者害怕一些政策而不敢与我们合作,这也可以理解。

BDG从成立到2018年6月份,3年左右的时间,累计诊疗患者5 000余例,其中有大量开颅手术、经血管微创介入,还有各种紧急会诊。我们的技术水平是很高的,质量指标、患者满意度也是非常好的,这是我们能够生存的关键所在,有强大的技术支撑,才可以活下来。

二、付出会有收获

BDG 讲究服务，患者好评有很多。虽然感到医患关系比较紧张，但是只要付出，还是有改观的可能性。关键是医生要愿意花时间、精力跟病人充分沟通，并且有体系保障这一点。

医生苦口婆心地劝解、沟通，正常人会看在眼里，至少会有一些感动，会放弃一些原来不恰当的想法。比如，最近我们有一个病人出现并发症，家属情绪很激动。经过医生一个星期的努力，病人情况有所缓解，家属也看在眼里。现在病人虽然没有完全好，但是对医生是满脸笑容了。所以把病人当成家人照顾，没有病人会对医生有很大意见的。现在患者对医疗服务不满意、医患关系紧张，很大程度上是医生没有时间和病人沟通、服务体系跟不上造成的。

三、社会办医困难重重

总体来讲社会办医还是困难重重。

一是公立医院的利益驱动依旧。公立医院也叫国营医院，国家自己经营。公立医院的定位是什么？实际上国家并没有明确，现在也不是很清晰。所以现在三级医院越来越大，不知道要发展到什么程度，不知道发展大了对老百姓而言是好是坏。我认为国家层面没有对公立医院清晰定位，这是一个大问题。公立医院总是在强调增加床位，增多病人，这个利益驱动如果不打破，社会办医是很困难的。二是社会办医口碑不佳，在过去很长时间内有很多不好的地方。三是患者不信任、不了解。四是缺乏知名专家。但社会办医好的地方是有比较好的医生。没有好医生，这个医院办不好，有好医生才可能慢慢起步。五是医保和相关政策问题，尤其是商业保险。我国的商业保险比例太低，老百姓自费看病或者是拿医保看病，这和未来社会办医总体方向不符。因为医疗越来越贵，先进的东西越来越多，从这个角度讲没有商业医疗保险跟进，公立医院办不好；没有商业医疗保险普及，民营医院也不太好发展。

四、社会办医要点

从当医生过渡到办医院，难度很大，但上了这条船就得走下去。我们成立并运作 BDG 有两个要点。一是战略上要有信念和定力。红军为什么到达了陕北，死了那么多人还是坚持下去了，就是有“死了也得往前走”的信念。要想办好民营医院，不管在什么地方，也要有“死了也得往前走”的信念。这个心灵鸡汤是给我自己喝的，我每天都要给自己加油，否则坚持不下去，遇到的困难太多了，所以必须给自己打气。

二是战术上要有方式和方法。红军长征也是有很多方法的，是值得学习的。管理加技术加服务的方法似乎还有一点希望，其中管理是最重要的。从这几年的经验看来，这三者一定要全部都有才能活得好，只有管理不行，只有技术不行，只有服务也不行，一定要三者结合才行。不仅要有医生，还要有懂商业、服务、质量的人才，要构建一个完整的企业化运作。个人情怀要讲，但也要尊重商业规律，所以需要好好设计构建，谁做什么事情一定要清清楚楚，然后互相协作。

社会办医一定要有一支艰苦奋斗、高水平的核心医生团队，否则就没有人找你看病。但是只是水平高也不行，还要有思想境界。很多民营医院花费上千万元挖人，我认为不值也不会好。因为目前民营机构创造不出什么好的价值，收费标准定在那里，不仅创造不出来好价值，还要亏本贴进去，那用不了几年就会跳槽走人了。所以一定要由水平高、思想觉悟好的人组成团队，这样创业才有可能成功。苦就苦一点，慢慢来。

我们还是要有信念，没有信念克服不了的困难，信念是第一位的。我为什么出来办民营医院，是希望把患者需求至上的价值观带到各个地方，让患者的需求被最大限度地满足，这样的医疗才是好医疗。多年的历史证明了这一点：只要把病人需求放在最重要的位置，这个医院一定能够做好。所以难不要紧，重要的是要有信念。因为我们不是为了自己，而是为了所有中国人。中国的患者来看病能够得到尊重，能够满足他的需求，这是核心的，也是我们追求的患者需求至上理念。

我期待社会办医的政策能够真正落地和进一步推进。但是怎么落地，我们有自己的国情，从政策的颁布到落地，从文件下发到执行，快则一年，慢则还不知道需要多久。

五、解决方案

我认为民营医院的医生来源很重要，没有医生什么事情都做不成。所以我坚决认为，彻底解放医生，自由执业才是终极解决方案。我从华山医院出来以后变成了民营医院的医生，变成自由执业医生，我的变化也很大。原来在华山医院可能对病人没有那么好，现在病人是我的衣食父母，我必须对他们好。所以不要害怕医生自由执业，医生自由了就会把病人当成衣食父母，真的是这样。所以希望大家能够想明白这个道理。

医生自由执业，让医生自由流动的同时，也会给医改带来更好的未来。具体的法规政策、行业岗位设置、高效运作、降低成本、流程审批以及什么时候真正落地，这些都是需要考虑的。

总之，如果社会办医不能良好发展，公立医疗不能回归公益性，医生不能专心致志地行医治病，受苦的还是全体中国人民。

回归医疗本质：安全、疗效和感受——民营医院求生之道

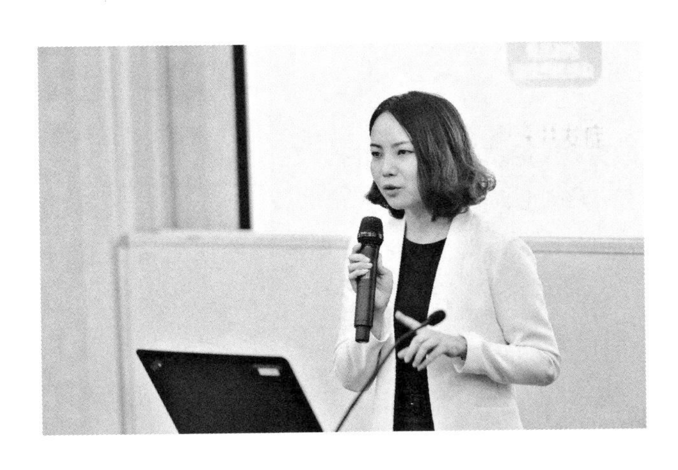

崔艳

原山东淄博莲池骨科医院院长、原湖南长沙长好医院院长

医院的核心价值观是患者至上，但无论是公立医院还是民营医院，真正做到的并不多。尤其作为民营医院，既要想如何和公立医院竞争，又要想怎么改变普通人对民营医院的认知，还要想怎样能够真正既实现股东方利益，又实现医院的利益，还要实现病人的根本利益，这是一个非常难的话题。但是我认为无论是什么样的医院，医疗的本质就是6个字——安全、疗效、感受，这也是做人本位医疗的核心内涵。

一、人本位医疗的内涵

什么是人本位医疗？其实人本位医疗最早是张中南教授提出来的。他早先在美国做关节置换医生，后来回到中国。他发现中国的医疗管理比较落后，同样都是他的病人，但是和在美国的病人相比，中国病人的恢复速度和安全性差很多。所以他针对中国医疗卫生改革的现状及医院的实际情况，以从源头促进医院的变革与发展为宗旨，提出了人本位医疗理论和操作体系。

人本位医疗以不断加强医疗安全、提高诊断治疗效果和改善病人感受

为其标准。它的核心内涵就是安全、疗效、感受。在管理上具有系统化、流程化、规范化、个性化和服务对象反馈为主导的管理特色，最终目的是实现医患双赢。

真正闹纠纷、抱着找事的目的来医院看病的病人很少，绝大部分病人只要医生真心对待他，能感受到医生对他的高度关注，即使发生了不高兴的事情，也会原谅医生。前提是如果实现患赢，下一步是医赢，不是单纯强调病人第一或医院第一。

二、经济效益＋社会效益

我这些年跟着张教授做管理，走访了很多医院。我个人认为单纯从收入角度对医生进行考核是不合理的，如果要有收入考核，那就要有质量考核，否则就只是引导他做增加收入的行为。我在管理淄博莲池骨科医院的时候大胆尝试不对医生进行收入考核，但是进行质量考核，让医生全程围绕安全、疗效、感受进行医疗，口碑自然而来。所谓“你若盛开，蝴蝶自来”，所以口碑有了，病人就来了。医生不是按照做多少量拿多少钱，而是通过关注病人的安全、疗效和感受，病人的疗效如何，待遇和这个相关。

我统计了一下莲池骨科 2018 年 7 个月的利润，原本预算利润上半年 250 多万元，实际完成利润有 660 多万元，将近达到预算利润的 3 倍，可见经济效益很可观。

同时还有社会效益，2015—2018 年有大大小小的医院、医疗投资集团、全国大的骨科主任、医生等参观访问莲池骨科医院，并且逐年递增。2018 年 1 至 9 月接待次数就达 71 次，平均 1 周 2 次接待。这些都是因为我们医院有了口碑，主要是在骨科界的口碑。

三、安全、疗效和感受

具体我们是如何做到的呢？人本位医疗需要的不是某一项的突出，而是安全、疗效和感受三者在患者效用层面的和谐统一。

首先，安全方面，莲池骨科医院的膝关节置换术中的膝关节 80%是进口的。这个不是为了钱，从病人角度考虑依然推荐病人用进口的膝关节，这就需要和病人有良好的沟通。如何培养医生的沟通能力是医学院的薄弱环节。我院 2016 年膝关节置换量 200 多台，2017 年 500 多台。不是干骨科的人可能不熟悉，膝关节置换在骨科领域是 4 级手术，操作复杂，术后护理、康复等各方面要求比较高，所以管理是一个大问题。很多大医院的膝关节置换量都不一定比我院多。

我有几个数据，1 000 例患者中，年龄分布在 47～95 岁，平均年龄 66 岁，基本上看到 60 岁的人就相当于年轻人。大部分病人有高血压、糖尿病，这是我们做关节置换的风险所在，但我们是零陪护，深静脉血栓、肺炎、褥疮等卧床并发症发生率也为零。术后平均 2 小时下地，药占比只有 5%，主要花费在麻醉和术后镇痛上。我们医院的护士是全国护士中打针、输液最差的，因为没有机会练手，输液量非常少，在医院基本上见不到病人输液。

有 8 例围手术期并发症，包括脑梗 6 例，心梗 1 例，心律失常 1 例，但全部在早期被护士对病人评估观察时发现，无不良后果。麻醉相关并发症中有 4 例苏醒延迟，其他低体温、高热寒战、严重过敏等麻醉相关并发症都没有。我们对病人术中、术后都保护得很好，比如生理盐水冲洗都是加热过后使用的，对病人体温保护非常有帮助。

其次，疗效方面，图 9－1 所示为病人双膝关节置换术后首次下地时间，从 2015 年 5 月份一直到 2017 年 12 月份，纵坐标单位是分钟，0～450 分钟的刻度，横坐标是日期。2015 年病人首次下地时间长一点，2017 年之后平均时间基本上是在 2 小时以内。我们是第一时间进行术后评估，不是为了追求某一个时间。评估之后能下地就会让病人下地，其实这就是零卧床并发症的原因。早下地让肌肉收缩，对于病人的饮食、喝水时间等是有帮助的，不需要抗凝药物，这是药占比少的原因。

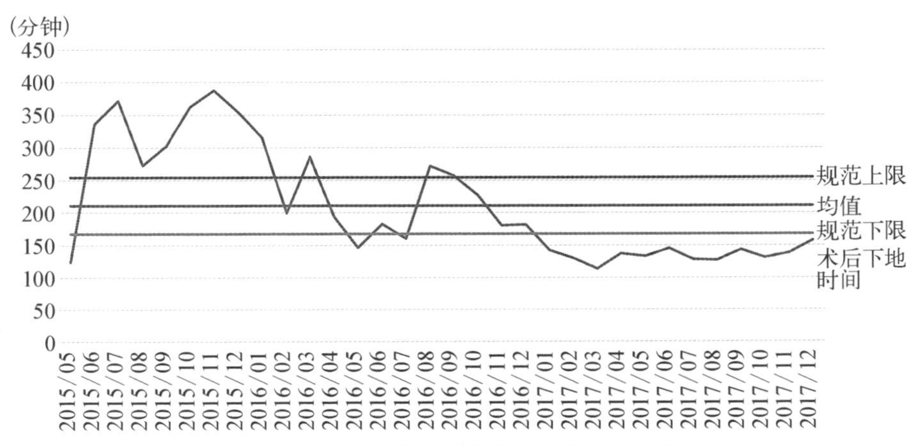

图 9－1　双膝关节置换术后首次下地时间

最后,感受方面,我院装修投入很小,只简单做了基本装修。在诊疗过程中,我们非常注重病人的感受。

比如,一是在放射科有保温设置,且放射中对病人其他部位非常注意保护。二是要求检验科抽血的时候能分散病人的注意力,在与病人沟通的过程中就完成抽血。三是有术后防滑鞋,关节置换后第一时间下地,穿拖鞋很多时候容易滑倒,但防滑鞋很舒服也不容易滑倒。四是特制病人服,既方便医务人员看伤口、看引流,又保护病人隐私。五是营养餐做得很到位,专职营养师根据病人的不同情况定制个性化饮食。六是对保安进行了严格细致的培训,使其不仅能引导车辆,还知道如何帮助病人下车,如何提供更好、更安全的服务。

所有进入我们医院的人都会讲这是他们见到过的最干净的医院。并不是因为我们的设备或者环境有多高大上,而是这种细节、干净程度是可以跟绝大部分医院媲美的。我们医院甚至有一个规定,绿植上面有灰尘,负责保洁的都会被扣分。

四、多学科协作

我院在管理中推行以患者为中心的多学科协作。医生白天忙于手术、门诊,不知道病人发生了什么,所以在病情的发现、评估以及报告方面,护理部要第一时间到位。医院每天早上进行英文交班,鼓励大家多与国外医院交流,甚至是到国外医院看看。所以现在大家学习积极性很高,尤其是护士的学习积极性非常高。每天早上医生、护士和康复师一起进行查房。还会组织多学科病例讨论,所有病例讨论相关部门一定要参加,除了医生、护士、康复师,还有手术室护士、麻醉师、影像科和药剂科等都要来参加,对病人的手术前评估、手术中处理、手术后病人护理难点、康复计划等都要进行讨论。

我们医院主要是靠口碑,但是也有一小支市场营销队伍,这个营销队伍不同于其他民营医院,既不靠广告也不做竞价,而是让他们宣传的时候要能讲明白我们医院可以治疗什么病,特长和优势在什么地方。

我院由医生、康复师和市场营销人员 3 个人组成的队伍进行术后回访。医生和康复师负责从专业角度进行评估,看手术后恢复得怎么样,是否需要调整等。市场营销人员看看身边有没有患者资源可以介绍到医院。我们让医务人员只谈专业不谈钱,钱的事情留给别人谈,让他们留给病人的是白衣天使的形象。

还有术后疼痛，疼痛控制要由麻醉科医生制定多模式镇痛方案，临床医生执行，护士评估疼痛评分以及术后副作用早期发现，还需要质控部门监督，采购部门采购药和设备，等等。这也是多学科协作的体现，是通过管理做到的。

在我们医院有一个规定，医生无论什么时间下手术，餐厅都要做到给医生提供免费的热饭热菜，以及按照他们想吃什么来给医生提供服务。后勤人员还会把医生的白大褂洗好、熨好，并写上医生的名字，方便医生取用。医生的精力就放在病人身上。

五、医患沟通

病人选择莲池骨科医院，其中有一个原因是我们医院的医患沟通培训很到位，如果达不到标准，医生不允许出门诊。年轻医生刚入职，在3个月实习期内必须得过医患沟通这关，如果过不了就不能在我们医院当医生。

怎么保证医生能够做到呢？除了制度以外，我也会到临床上看医生是不是能够沟通到位。一是角色扮演进行医患沟通考核，并给医生打分。二是医生和病人谈话时旁听。三是在病房内询问病人或家属，有时候去看病人就会问病人，你知不知道你得了什么病，医生为什么给你做手术，甚至拿片子给病人看，以此了解医生是否把病情跟病人讲清楚了。四是各种医患沟通竞赛、康复竞赛等。

六、人本位整体护理

护理也是医疗的关键一环。围绕心理护理、生活护理、治疗处理和教育指导进行观察评估是我们的核心，也是和别的医院护理不一样的地方。

比如生活护理大家可能认为是伺候人的，但我们不是这样的，而是对病人进行评估，病人能够自己做的都要病人自己做，护士会在边上进行照顾。评估也会因人、因病、因时而异。意义是早期发现并发症和加快病人恢复。

再谈谈管理上服务对象反馈为主导的管理方式。比如满意度调查，很多医院谈满意度调查就是简单的满意还是不满意，我们不用这种方式，而是把医务人员应该做什么放在调查表上，让病人回答是或否。有的人对医院满意的标准可能会很高，但有的人可能医生给个笑脸就满意了，所以每一个人的满意标准程度不一样。我们不是为了求满意度，而是看医生应该做的事情做了没有，医务人员有没有按照标准和规范执行。比如调查表上有个问题是全麻或半麻手术后第一次喝水之前，护士有没有用听诊器听过您的肚子？然后让病人回答是或否。

可以说要真正实现人本位医疗需要靠全院努力，全院努力的背后还要有强有力的管理。医生的技术是基础，没有这个一切都是空的。但是如果没有一个有力的管理把基础支起来，所有的问题最后很难落地。

邻家诊所之实践与艰辛探索

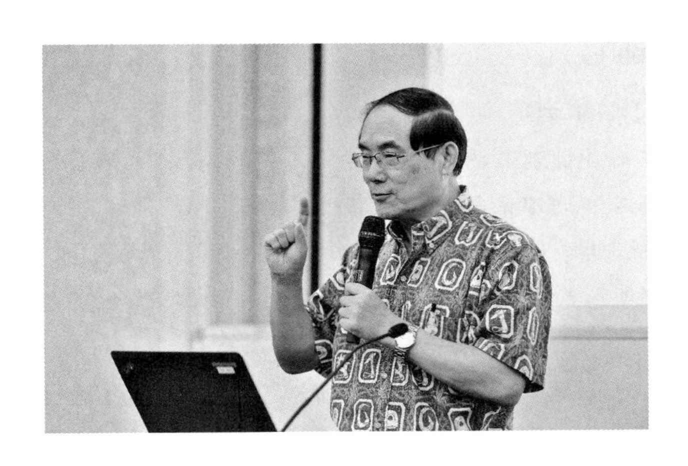

李健华
连锁邻家诊所创始人、美国佰健势医疗集团驻华总裁

办诊所和医疗机构是非常辛苦的。我1978年在上海第二军医大学读书学习，1990年去了美国，在美国做过全科家庭医生、妇科家庭医生和儿科家庭医生，一直到1998年回国，帮助中国政府一起建立了国际儿童医学中心。我1999年成立了佰健势医疗集团，现在建立了很多家医疗中心，做了很多高端医疗，最后发现中国的"高端医疗"是个伪命题，中国不缺少高端，但只是为一些特殊人群服务，老百姓是没有机会享受到"高端医疗"的。

一、决心建立邻家诊所

在大医院可以看到很多普通人都没有床位，这让我心里很不舒服，所以我想建立一个诊所，让老百姓享受医疗服务，于是就打算做邻家诊所。希望打造优质、温馨的诊所，成为中国诊所界的星巴克，这个模式在美国已经成功了。

我在2014年去了具有150年历史的全球全美最佳医院——梅奥诊所进行考察。从只有几张床的一个小诊所，发展到现在的3家大医院和几十家诊所，是真正和全新意义上的以人为本和以病人为中心的倡导者和最佳实践者。约有6万名医护人员，只有1 000多张病床，看一个病人至少半小时以上，医生没有看病数量和创收指标，一切以病人的感受、隐私与疗效为目标。我去了以后怀着敬佩把梅奥诊所的理念带回了中国。

同时我还考察了美国的分钟诊所，认为它的模式值得中国借鉴。在做了调查以后还写了市场调查报告，美国成功模式是梅奥诊所、分钟诊所、美国家庭医生连锁诊所，在超市里、便利店里面都有诊所。但是中国没有，我认为中国也应该有这样的诊所。

二、三四年也办不起来的诊所

2014 年年底我草拟了商业计划书，然后交给专业公司润色，前后花了三个月到半年时间完成。2014 年底申请邻家诊所商标，这个商标注册了一年零七个月，商标局反复审批，批下来以后证却发不下来。后来到了上海工商局，又不给我们批“邻家诊所”，最后上海自贸区处长给了一个建议，不使用“邻家”，所以现在公司名称和商标名称不一致。

注册公司起名是自己的事情，但现在都不承认“邻家诊所”这名，就是某某医生诊所，目前为止还是这样。明明章程文件上写可以合伙成立公司，到真到落地的时候不同意。

2014 年正是 PPP（政府和社会资本合作）合作模式兴起的时候，国家下发文件一定要推广 PPP 合作。政府出政策，医院出品牌，医生出专业，投资方出资金，我们出管理。中国 300 万医生做 400 家连锁店，上海东方医院、瑞金医院、第七人民医院都签约了，合约书也都通过了，但到了卫生行政部门，就没音讯了。我从 2014 年到现在已经与平安信托公司、三胞集团、复星集团和国药控股等上百个医疗机构、投资机构和个人签订了战略合作与保密协议。

2015 年我开始真正组织团队建公司，当时我和几个合伙人一起凑钱，在浦东自贸区成立了医疗投资管理公司。成立 5 年以来风风雨雨，想办一个诊所比登天还难。

我请了很多美国团队来开会，现在为止没有融他们一分钱。很多民办企业是投资方先烧钱，但我们是自己掏钱，甚至是卖房子、贷款，我也坚持自己做这个事情。我认为做事情首先要自己有信念。我没有开过诊所，但以前帮助过别人建立医院、建立门诊部，我的美国合伙人也曾在美国和中国台湾地区建立诊所，但目前中国大陆没有人做这个。

三、赴各地考察

2015 年我访问了美国 CVS 总部(美国最大的药品零售商),CVS 在 1995 年就已经有 1 000 家药店诊所了。造访考察了美国的分钟诊所,美国大卖场都有这种分钟诊所,不需要预约就可以去就诊挂号,非常便捷。考察了郑大卫家庭医生诊所。郑大卫出生于医疗世家,是美国加州华人医师协会会长,去年在湖南成立了中国第一个中美家庭医生培训中心,现在在上海做培训基地。我还考察了美国合伙人的硅谷便捷诊所。

之后又赴欧洲考察,去了希腊爱琴海私人 24 小时诊所,它是公办民营的形式,还去了荷兰阿姆斯特丹自由大学医疗中心和荷兰机场药店诊所。2016 年还去了中国香港考察私立诊所和香港联合医务连锁诊所。

2016 年参加了世界华人医师协会暨美国华人执业医师协会年会,美国有 6 000 名华人医生。将来应该让海外高端医生到中国来,要么是讲学,要么是搞科研。还参加了中国全科医师培训高峰论坛,给卫计委、全国医师协会提出了一点意见。

四、诊所选址

为了开诊所,我从 2015 年开始选址,一直到 2017 年,选址筹建四处碰壁。选了上百个地址,上海沃尔玛房子租下来了,卫计委说不行,因为沃尔玛是大超市,没有医疗许可证,这个不能做。和国大药房合作,本来是可以做 400 家诊所的,房子也弄好了,但又有人说药房里不能开诊所,没有规定就不能开。有一些药店是坐堂医,中医诊所可以备案,但西医不行。

后来 2016 年在举步维艰的时候通过人大代表上书政府,其中写了 30 条医改建议,谈中国医改分级诊疗应该怎么做,出了问题应该怎么做。2017 年上海有了消息,说上海浦东先行先试。

2017 年总算获得了邻家诊所工商管理营业执照,但卫计委只允许我们做个体户。我总算在上海成立了一家上海邻家医疗诊所有限公司,这是第一家。

杭州九州大药房是一个上市公司,有 150 家药店,在 10 年前就在自己的药店开了 3 个门诊部,楼下卖药一年盈利 7 000 万元,楼上开门诊部一年盈利 3 000 万元。现在我和它们合作了,很快成立了九州邻家医药管理公司,拿到 6 个邻家诊所执照,有全科、有儿科、有中医科等。

2018年3月份，我收到一个关于优化社会办医机构跨部门审批征求意见座谈会的邀请函，让我去北京参加会议。李克强总理让发改委领导联合中国8个部门，包括卫健委、公安部、医保部、消防局等召开了会议。我提出了“关于优化、简化诊所审批，促进分级诊疗和社会联合办医”等16条建议，还没有说完，卫健委处长就把我的资料拿走了，他高度重视我的建议并予以部分采纳。陆续有了政策以后，紧接着上海现在也出台了50条，我的诊所也终于开张了。

五、相关建议

对于医生开办诊所的政策支持，我有以下几点建议。第一，不管是私立医院、公立医院、私立诊所还是公立诊所，都是人民的儿子。不要歧视私立医院和诊所，这样地位不平衡，因为都是人民医生。第二，把三甲医院大医生引流出来去诊所。像美国等国外诊所里都是大医生，很多好医生都有私人诊所。第三，政策上要引导。政府部门不能既是教练员，又是裁判员和运动员，要么是制定政策，要么是做监管、做指导。制定政策是专业行业协会定，监管是行业协会搞，这是比较合理的。政府什么都包揽也忙不过来。只要政策配套一定可以做好，希望大家一起努力。

发挥中医在提高乡村医生水平中的作用

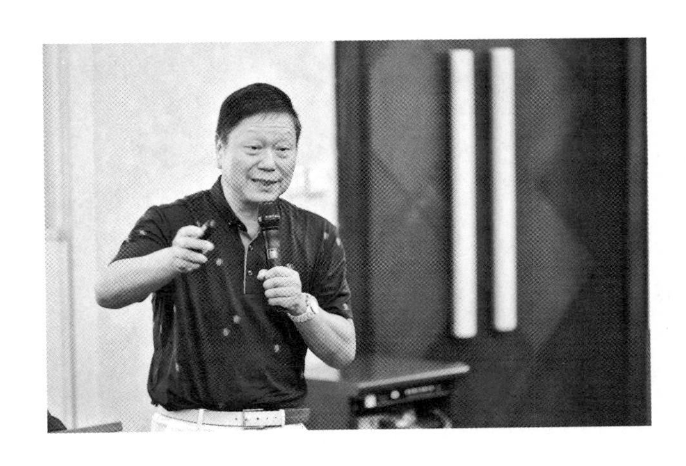

蔡德亨
君和堂中医馆著名中医

我是赤脚医生，从1993年就离开体制变成了民间医生。我到民间以后，虽然也想申请课题，但是难度太大。最后我的课题是附加在龙华医院课题后面，以此来参加国家级课题，从2006年申请课题到2009年结题。要求我要进行中医技术传播，但是在上海可能吗？是不可能的。因为一旦传播，三甲医院马上将之掐灭，对着卫生局说这个怎么可以办学。所以我想到一个问题，就是中医要土生土长，只有落地才能生根开花。中医必须像费孝通先生说的，到农村去发展，农村经济在中国经济中突飞猛进。

很多人说中医必须往现代化方向发展，但是中医现代化发展是什么？黄花蒿在提取出青蒿素之前，有受到大众关注吗？没有。但是青蒿素提取出来以后，越来越受重视，在非洲已经开始逐渐适应青蒿素治疗疟疾了。为什么中药在治疗过程中没有声音，而中药提成物到一定的时候就会有声音？我国中医和其他国家的最终区别在于我们中医有理论，草药没有理论。

一、西医发展史及其瓶颈

纵观西医的发展史，一是西医源于古希腊和埃及的草药治病。二是化学工业的发展带来药物提纯和合成，促进医药的产生和发展，同时带来药源性疾病。三是工业科技革命促进西医诊断学的发展,但丢失了传统的诊断技能。四是细胞生物学的发展为遗传病的防治和生物再造提供可能。

20世纪60年代美国和中国还没有建交。最早的医疗外交是60年代时,周恩来总理提出把中国医生送到美国去参观学习。但那时候美国人很不地道,就看着中国医生进病房,也不说这个病人情况怎么样。他们有B超等设备辅助做诊断,但中国医生完全靠听诊器来诊断病症,美国医生就很敬佩,觉得中国医生很厉害。美国医生听诊器用得不怎么样,要利用大仪器才能诊断。所以西医发展到某种程度上也会遇到一定的瓶颈,但是将来在生物医学、遗传病防治、生物形成再生过程方面,他们肯定会突飞猛进的。

从现在的情况来看,不管怎么样,西方医学在某种程度上认为中医不科学,但结果他们又收买我们中医的一些处方,吸纳我们一些中医去国外发展。我也接到过邀请但是没有去,因为我认为中医要发展还是要在中国。

二、中西医比较

西医和中医之间有很多异同点,西医的传统诊断是望、触、叩、听,中医的传统诊断是望、闻、问、切。中医说"望而知之谓之神,闻而知之谓之圣,问而知之谓之工,切而知之谓之巧",通过切脉结合前面罗列的望、闻、问得出的结果来推出治疗方案。在诊断上,西医现在大部分都用仪器检测。中医除了沿用传统诊断方法外,还借用了西医诊断手段。

在方法论上,西医围绕微观科学,从细胞学开始。中医是围绕宏观世界,是利用天、地、人进行参考。

在治疗药物上,西医是由草药转为合成药、化学药和生物药。中医目前是利用五千年文明传承,仍用草药治病。有人说草药都是有毒的,有人说中医会毁在草药上,我说不对,实际上国家可以对草药的质量控制进行明文规定,通过有效监管来减少危害事件。如果草药有毒,那饭也不要吃了,因为大米里面有化肥,可以引起雌激素改变。

中医是毁在了门户之见上。现在去三甲、二甲的中医医院,开放的门诊是中医,但进病房就变西医了。当一个中医医生从中医药大学毕业以后,继续硕士研究生教育后接触的是怎么样用先进的科学仪器搞科研,做课题。接受博士生教育以后,把《黄帝内经》都忘记了,想到的都是细胞学。这种情况下中医会毁在中医自己手里。

三、发展中医诊所是中医发展的大战略

国家提出发展中医诊所，这是中医发展的大战略。

现在一是三甲中医医院的先进诊断仪器赶上了西医医院，赶走了中医的传统方法。现在中医的望、闻、问、切几乎没有了。我有一个朋友介绍同学去医院，进去一看是专家门诊，然后发现前面5位病人得了同一种呼吸系统疾病。5个人有男有女、有老有少，但他们的药方是同一张，这样中医还能有什么发展？这样的中医生还能教出什么样的学生？

二是所谓的科研和考试夺走了医生大部分的时间。动不动就两年考一次，从初级医生考到主治医生，从主治医生考到副主任医生，从副主任医生考到主任医生，一级级考试，还要发表多篇论文。这给医生造成了很大的负担。

三是门诊大流量下的压力，迫使医生简化中医诊断程序。

四是要回归传统，走中医小诊所道路，促使医生放弃西医思维模式，减轻科研压力，走自己的中医之路。

四、中医民营诊所的经营和发展

关于中医民营诊所的经营和发展，我认为一是要求允许中医人才的流动，放宽注册医师的流动。二是诊所不一定都走医保的道路，要发展自我。三是民营资本投入，要注意对中医人才的团结，建立良好和谐的平台。四是建立传统特色的小专科，在有条件的情况下允许在全科中医的基础上发展小专科。五是允许院内制剂的制备和使用，卫生部门须加强管理。六是切实阻断西医的治疗方法在中医诊所的使用。

五、村医队伍是中医发展的重要环节

为什么培养中医要从农村开始？因为村医队伍的中医化发展，是保存和促进中医传承和保护的重要环节。

政府号召要培养中医，刘峰女士搞了一个善行组织，我也参加了他们的工作，现在5年时间里培养了7万名善行学员。他们以前是很辛酸的，没有挂号费，挂盐水的收费是0.15元。不够的钱就中医自己贴，平时收入都没有，这些钱从哪里来？通过农村种地把钱挣回来。卫健委说用二三十万元解决这个事情，国家给他们中医每月3 000元工资，到卫生所扣下来只剩1 000元，所以他们很痛苦。后来加入了善行学习，他们的情况变化了，中医

可以收费，针灸、拔罐、推拿都可以收费，给病人的就诊条件也改善了。

他们是一支容易被忽视的中医队伍，这些村医队伍在农村、山区非常艰苦，往往一天要跋山涉水走几十里路。我亲自去贵州、楚雄看过他们的状况，最后我在楚雄设了一个站点发展当地中医。

我认为村医所处的环境更有利于中医疗法的生根发芽。在楚雄有一个村医叫赵清华，他学习了中医技术以后回到家里。他第一次搞针灸，扎别人有点不放心，就给已经瘫痪3年的母亲针灸，结果想不到第二天母亲就自己坐起来了，3个星期以后可以往外走了，3个月以后可以自己担水了，他感觉很新奇，现在赵清华已经成了那里的名医。

在上海如果一个病人脑外伤以后，医院抢救时任何人都不能进ICU，要换用中药或者针灸，是不可能的。有个中医的爸爸骑车摔下来导致颅脑损伤，抢救之后昏迷不醒，我们远程给他进行指导医疗。现在基本能正常生活，记忆力稍微差一点，但是一天天在恢复，他还亲自写了一个条幅：重获新生。所以中医早期介入和西医合作好，完全可以在治疗当中起到很大作用。

过去中医是治好了急症、重症才会出名，治疗一个感冒不算什么。但现在很多中医生连感冒都没有治好，还反过来说中药不灵，到底是中药不灵还是处方有问题？为什么在其他医生手里用得很好，在你手里就不好？这是技术问题，不是草药问题，草药就算有问题也不是根本问题。所以鼓励村医参加系统学习和师教传承，既有利于发展村医中的中医队伍，又可以为农村防病治病、摆脱贫困，带来新的机遇。

很多村民都愿意接受中医医疗，而且有一些村医现在都小有名气。其中有一个村民叫文惠曹，他的父亲脑梗，当时就在网络上求助，我们告诉他要先确诊是脑血栓还是脑出血。拿到报告后给他针灸，第二天老人家就说好了1/3，1个星期以后基本恢复了，3个月以后不但恢复了正常人的生活，还可以自己出去游玩。说明如果治疗及时，中医是有生命力的。

圆桌对话

如何使民营医院良性发展？

崔艳：这是一个综合性问题。股东方追求的是利润，要快速地让他看到回头钱，给他信心。我对于医生没有创收考核，但是有质量考核。良好的医患沟通是告诉病人得了什么病，为什么得这个病，得了这个病怎么诊疗。如果医生说清楚这些细节，病人就容易选择这里。

我们病人的康复效果也很好，术后 15 到 21 天就可以上下楼，就可以小跑，半年就可以爬山，这个让我们的口碑口口相传。我会让市场营销做案例营销，把每一个病人好的效果和感受，通过微信，通过网站，包括拍摄视频让他们发出来，同时在当地报纸发表案例。我们唯一投入广告费用的就是报纸。老年人报纸看得多，这是定位不同方式不同。报纸一个月出一个整版，而且不做任何医院宣传，不说我们自己有多好，只把数据和案例摆出来。人们这次看到报道可能没有在意，第二次看就有印象了，莲池骨科可以做这个事情，第三次就动心了。这样几次下来就拿着报纸来看病了。

我们在当地招的是比较普通的医生，因为好医生不来。尤其是最早期时，谁知道这个医院是干什么的，所以就招聘一般的医生。这些医生没有得到过病人的认可，所以病人认可他的时候，这是另外一个层次对他的奖励，可以使他在行医过程中感到充分满足。这也刺激他更好地对待病人，就这样形成一个良性循环。

如何突破医疗改革的困境？

胡善联：关于困境的问题。医疗的困境、医疗改革的困境，我认为一是体制内的人可能感受不深，但是体制外的人感受很深；二是身为医疗服务需求者的病人体会很深，大医院院长、医疗服务的提供者体会不深；三是一般老百姓、医生感到困境很大，但是政策制定者感受不到。

中国的医改困境到底在什么地方？我越来越发现，现在医改基本上是在政府的文件上兜圈子，中央文件下发到省市，省市再下发到地方。从 2009 年来，从中央到地方的文件应该不少于 1 万件，但是最后落实的 1 公里是不到位的。所以我认为，第一，表现在文件太多。第二，部门之间不协调，各讲各的。最早卫健委搞了一套招标采购、价格谈判的方法，但医保部门不承认。最近听到很多关于基本药物目录调整的问题，但是调整过程当中也没有很好的沟通，把个别有药厂的专门的商品名也列入了基本药物名单，所以使得医药系统之间、工业系统之间也有很多不同的意见。为什么不能坐在一起好好沟通一些问题呢？这个可能就是部门之间不协调所造成的一些情况。

在现有情况下，我认为一方面我们应该换位思考。为什么对民营医疗机构而言有许多政策上的障碍？站在政府角度换位思考，因为政府害怕风投公司的加入会带来坏的影响，从而造成医疗服务质量下降。

现在医疗需求无限扩大，而卫生费用增长速度已经到了非常危险的地步。从宏观来讲，中国的卫生水平离中等发达国家还有比较大的差距。现在门诊量全国范围内已经达到79亿人次，2018年是80亿人次以上，从政府角度是非常害怕这样一个飞速增长的医疗需求的。特别是医疗方面容易引起诱导需求，如何在一定范围内控制并保证我们的医疗费用，保证我们的医保经费能够合理使用。这之间的矛盾可能是政策制定者所考虑的，跟我们一般人员考虑的情况不一样。

另一方面，我们是不是应该像国外一样，更多地从民营机构方面与政府进行交流，加强沟通。现在民营机构是有很多问题，但是没有一个有力的组织力量向政府反映问题。

徐崇勇：从历史上看，成功的改革都是强权改革，如果没有强有力的部门去牵头这件事情，改革都不会成功。我现在比较担忧的就是国家机构改革，改革以后卫健委的能力和掌握的资源，对医改协调推进而言可能是不足的。

如何解决医保控费问题？

宋冬雷：公立医院现在存在大量医保浪费的情况，且非常严重。为什么要收那么多病人住院，这里面其实有很多病人是不应该住院的。不要以为公立医院能够控费，想解决医保控费问题还不如换一个思路让民营医院发展起来，让民营实现控费。

徐崇勇：我认为当前公立医院经营方向有问题。因为是按照国有医疗企业模式经营，所以会追求规模，会追求盈利，会追求很多企业要追求的，这是公立医院经营最大的问题。微观运营非常有效率，宏观却没有效率。

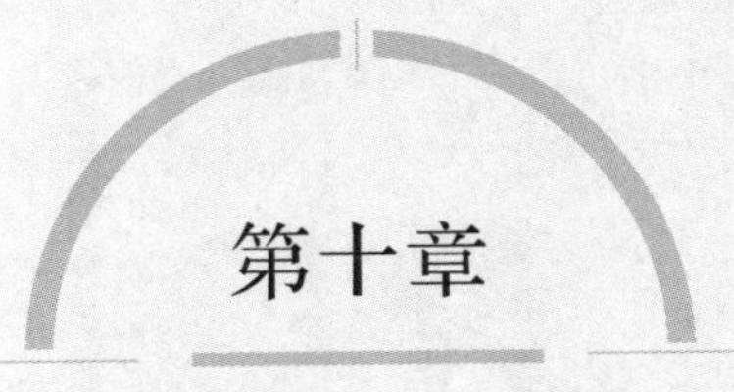

第十章

病人用药，如何可及

本章内容摘选自2018年12月8日第26期圆桌会议

近年来，我国在新药研发、审批及医保支付上取得了很大的进展，但同时也让我们认识到了更多药品产业链在各环节上的问题和瓶颈。在国外，创新药品获得FDA（食品药品监督管理局）上市批准后，医疗保险公司会及时动态地对该药品进行以价值为基础的评估，确定其临床价值、经济价值、病人价值及社会价值，以便病人能及时用上最高性价比的创新药。产品上市后最大获利者为病人和创新企业（而非流通领域），从而确保了创新的动力！而在我国，创新药品获得国家药品监督管理局上市批准后，还面临招标、流通、医保、医院、医生使用等各个环节上的一系列问题，从获批到病人用上往往需要几年甚至更长的时间。

好消息是，国家已经在病人用得起药上打出了第一拳。2018年11月14日召开的中央全面深化改革委员会第五次会议，审议通过了《国家组织药品集中采购试点方案》，目的是探索完善药品集中采购机制和以市场为主导的药价形成机制，降低群众药费负担，规范药品流通秩序，提高群众用药安全。2018年11月15日上午，上海阳光医药采购网挂出《4+7城市药品集中采购文件》，标志着全国性的药品集中采购试点正式开始。

全国性的药品集中采购试点究竟能在病人用药可及性上起到多大作用？是否能在保障病人用得起药的同时，保证用药安全和质量？创新药获批上市后，在招采、流通、医保、医院、医生使用等各个环节还面临着哪些问题？企业和政府如何通力合作，全面打通从研发到病人的路径，建立以价值为中心的评估体系？本章内容展示了来自学界、国内外创新药研发企业、政策制定者、医院等各方专家代表，站在2018年的时点就上述问题分享自己的实践和观点，供读者思考。

影响中国药物可及性的障碍分析

药品批量采购
制定公正的价格
药品价格谈判
药品的供应
药品的合理使用

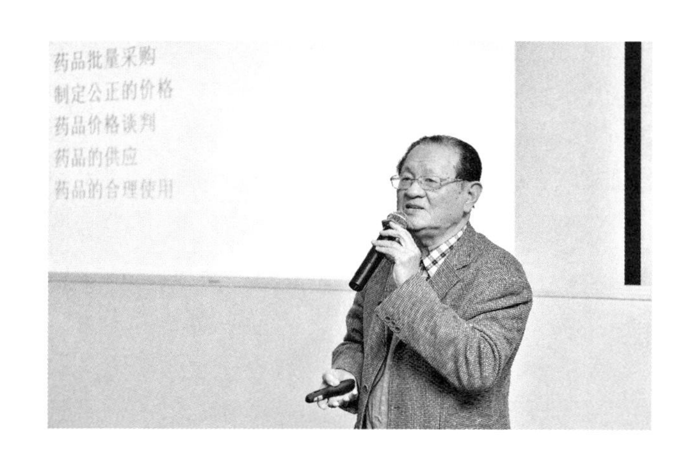

胡善联
复旦大学公共卫生学院卫生经济学教授

病人用药的可及性，最好是没有什么问题，但实际上还是有很多障碍因素的。

首先我简单介绍一下几个相关的术语。

一是可及性。英文表达是 access 或者 accessibility，涉及基本药物的可及率。最早可及的药物是基本药物，随着生活水平的提高，仍旧有很多新的问题产生，创新药物也有可及性的问题。

二是可利用性。即这种药物是不是可以利用，能不能拿到。一般卫生机构调查研究基本药物，普查一次涉及几十个或者几百个医疗机构，看基本药物在这些卫生机构中是不是能够供应，能供应的比例是多少。现在一般社区医院大概可以提供六七百种药物，大医院可提供两三千种药物。卫生机构中这些基本药物的占比，就是通常所讲的可利用性。

三是可承受性。即病人在经济能力上能不能承受药物费用，治疗费用占人群收入的比例是多少。假如一个家庭的医疗支出占家庭可支付能力的比重等于或超过 40%，那就是灾难性的医疗支出。

一、影响药物可及性的障碍条件

影响药物可及性的障碍条件有很多。

第一，药品上市审批。过去我们国内的药物审批跟国际上相比，可能要多等好几年，所以说药品上市审批是否能赶得上是一个障碍条件。

第二，药品质量和安全性。特别是仿制药的质量以及安全性如何，现在常通过一致性检验和生物等效性来检验其质量和安全性，这是非常值得重视的问题。

第三，药品报销、目录制定。除了基本药物目录以外，还有医疗保险的报销目录。这个大家很关心，因为一旦药物进入报销目录，对销量而言是有保证的。

第四，药品批量招标、价格谈判。一般来讲，仿制药是批量招标决定的，创新药或者价格比较高的药品、器械，都是通过价格谈判来决定的。

第五，药品的供应、保障和使用。

这里只列了5个方面的障碍条件，其实其他可能因素还有很多，比如体制机制的问题、国家政策的问题等，这些都可能成为影响药品（仿制药和创新药）可及性的障碍条件。

二、影响可及性的因素

下面归纳一下影响可及性的因素。

一是缩短上市前的审批周期。

二是药品的质量和一致性检验。现在有289种药品列入一致性评价目录，但实际通过一致性评价的药品比例非常少，这项工作还需要进一步推进。

三是基本药物和药品报销目录的动态调整。各级政府都明确表示要动态调整。但由于我国地域广、人口多，所以中央政策制定以后到最后基层落实恐怕至少要1年时间，所以3～4年动态调整一次还是可以的。

四是药品批量采购。这其实是一个非常好的举措，最好能够拿出30%～50%的市场份额来进行批量招标采购。

五是制定公正的价格。过去非常强调价值定价，因为创新药越来越多，所以强调药物的创新价值。现在强调的是公正的定价或者叫公正的价格，很多药品要进行价格谈判，特别是国家领导对肿瘤药非常重视，三批谈判下来，至少对主要的肿瘤药物已经有了基本的创新药的覆盖。

六是药品的供应问题。

七是药品的合理使用。

三、解决积压基本实现按时限审评

图10－1展示的是卫生经济学会公布的近几年药品上市的完成审批数量以及待审申请数量。从2013年加快审批以后，这几年完成审批的数量有一个非常快速的推进，招聘人员已经在800人以上。2015年后，等待审批的数量急剧下降。这至少说明审批速度加快了以后，积压问题的解决有了一些推进，并基本实现按时限审批。现在很多药物通过国际多中心临床试验，今后上市时间应该还可以缩短。

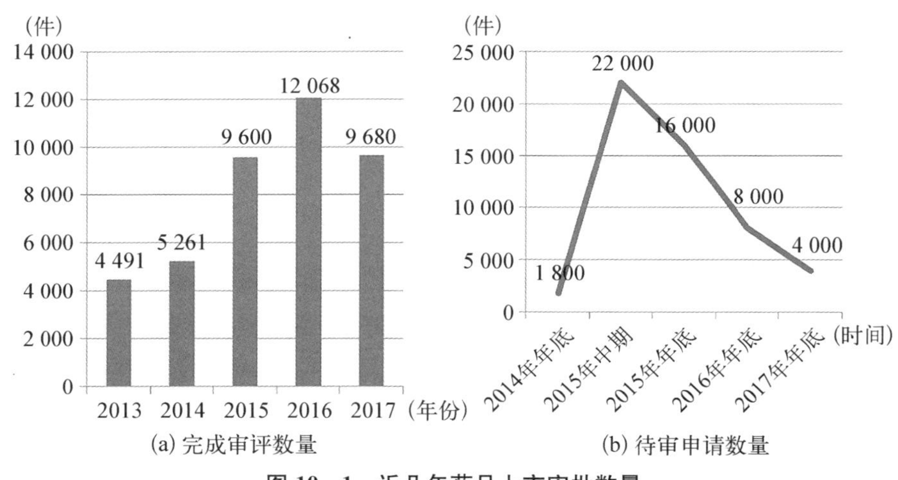

图10－1　近几年药品上市审批数量

2018年批准上市的新药，有抗肿瘤药安罗替尼、塞瑞替尼、9价HPV、伊沙佐米、阿来替尼、吡咯替尼、呋喹替尼，抗体药物纳武利尤单抗（Opdivo）、帕博利珠单抗（Keytruda），抗艾滋病药物艾博卫泰（Albuvirtide）等。

四、中国人均药费情况

谈到药价或药物的可承受性，就要看一看中国的人均药费情况是怎样的。从国家公布的1990—2016年的人均药费数据情况来看，中国人均药费逐年升高。2016年平均1 280元左右，假如换算成美元，那就是不到200美元的水平。我国从总量上来讲是比较大的市场，但按照人均来讲用药水平还是很低的，美国人均药费约1 500美元。

国家统计局统计了每年的人均药费占城镇居民和农村居民可支配收入的比例，1990—2015年的数据显示，20世纪90年代农村居民的药品费用占收入的比例基本上保持在6%左右，到了21世纪以后比例不断上升，现在基本上保持在11%左右。因为农村收入低，大家可以想象一下，一个农村居民要拿出可支配收入的1/10左右花费在药品费用方面。而城镇的收入比较高，所以人均药费占城镇居民的可支配收入基本在2%～3%，不会超过4%。从城乡区别来讲，也不是很公平。

中国的药价偏高被认为是受到若干中国市场特性的影响，部分因素超出了企业掌控的范围，如渠道加价、增值税、进口关税、医院加价等。现在随着药品进口关税的降低，特别是肿瘤药物降低到零关税以后，药价下来了一些，但仍旧高于其他国家。

五、公正定价

从20世纪70年代一直到现在，肿瘤药物的价格持续增长，治疗一个疗程要花费上万元。这就引出了一个比较困难的问题，就是怎么来平衡价值定价以及公平、公正定价的问题。

2017年，世界卫生组织在荷兰召开了一个大型会议，这个会议就是关于公正定价的。药品一方面要考虑到价值定价，另一方面要考虑怎么按照不同国家的收入水平给予一个公正的定价。现在全球出现了两个药品问题：一个是创新药物价格很高，患者负担不起；另一个是仿制药也好，基本药物也好，价格太低，但患者用不上，为什么？药品变得短缺了。这是当前药品价格的两个极端。

所以要求能够重新考虑公正的价格。所谓的公正价格，是指政府卫生系统和患者个人均可承受的价格。如果定价太高，就没有人购买，也就不存在价值，创新药也没有价值。价值定价在很多国家是不适用的，它并不是指生命的货币价值，而是与已有药品相比的附加价值，重点要看新药的附加价值在哪里。这样一个公正的定价不仅可以提高药物的可及性，也使药企有足够的市场，激励药物研发和创新。过去很多招标采购的过程中，唯低价取，使得很多药品企业受到了较大的打击，现在可以通过政府发挥采购、量价合同和价格谈判的作用，使药品回到公正定价的状态。

世界卫生组织提出的公正定价不是意味着“低”价格。公正定价是指允许投资获得合理的回报，以换取可承受价格的定价，即不使卫生系统和药企破产的定价。假如定的价格太低，就会造成药企破产，所以价格太低就不行。我们当然希望这种公正的定价能够支持医药部门的增长，确保基本药物和其他卫生技术的普遍应用。

六、其他相关问题

再谈谈仿制药的一致性评价问题。一致性评价涉及“289目录”，4 238个品种的仿制药一致性评价工作正在加速推进。启动一致性评价的占了44.3%，仅20个品种(6.9%)、25个品规通过了一致性评价。评价需要参比制剂备案、药学研究、开展生物等效性试验备案，后者可用于评价药物的安全性和有效性。

基本药物目录扩容后也带来了一些问题，扩容过程其实需要部门间的协调。有些没有列入报销的药物实际上已经在基本药物目录中出现了，所以它的存在到底是代表方向，还是代表它以后会变成甲类目录？这都和传统观念有所区别。这个过程中也会带来销售渠道的改革。

此外还有几点：一是今后基本药物目录将实行动态调整，调整周期原则上不超过3年；二是进入基本药物目录的仿制药竞争激烈，一般采取降低药价的策略；三是降低药物流通领域批发环节的交易成本；四是基本药物目录和医保目录的衔接将是关键，其中有11个药品为非医保药药品，如索磷布韦维帕他韦(丙通沙)等。

截至2018年7月，全国医疗保险参保人数是12.02亿人，医保覆盖面进一步扩大。从医保基金总体上来说，收入和支出相抵还是有一部分结余的，但是50%的结余是在个人账户上。此外，各省市采取的医保预付、医保资金统筹与结余程度仍有明显的差异。

原来抗肿瘤药物占医保费用的12%～13%，抗癌药降价后，我国实际进口的全部抗癌药实现零关税(－5%)，并较大幅度地降低增值税，对医保住院药费会带来影响。

总结下来我有5点思考：一是药品的可及性受到药品供应链多个环节的影响，需要用系统论的观点来制定相应的政策；二是药品的定价既要注意价值定价，也要注意公正定价；三是只关注药品定价是不够的，还要考虑合理用药以及药品的组合，不然药品费用是不可能下降的；四是医疗费用的快速增长与供方的诱导需求以及技术的诱导需求是分不开的；五是医疗保险基金是有限的，如何开源节流、提高使用效率、合理和优先配置药品资源将是重大挑战。

如何使病人及时用上国产创新药

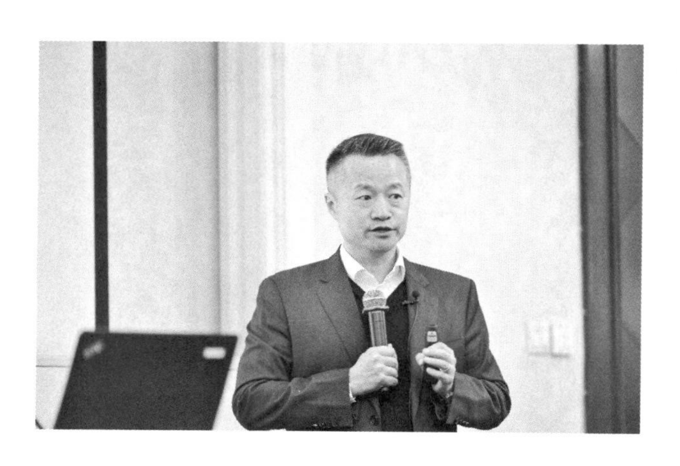

万江
贝达药业股份有限公司董事、资深副总裁

医改的目的是要给患者提供价廉物美的药品。我的理解是还包括前面3次国家谈判，价廉就是4+7带量采购的专利产品的专利悬崖（patent cliff），物美包括创新药和还在专利范围之内的专利药。特别期待后面有更多的配套政策出台，既能够帮助这些价廉的仿制药惠及百姓，同时更能保证让中国的老百姓获得创新药。改革的最终目的是让老百姓吃放心的专利药。

一、创新药——凯美纳

凯美纳（商品名，通用名为盐酸埃克替尼）是"十一五"以来第一个创新产品，这是因为我们抓住了一个契机。在中国，肺癌是高发的，突变率也高，这是我们的契机。我们从一期到三期，直到上市在中国做了大量病人的相关研究，确保具有循证医学的依据。当时选择了吉非替尼作为对照药，得到了一个很好的结果，两者疗效相当，但是盐酸埃克替尼的不良反应更轻微。

凯美纳这个药之所以重要，也体现在国家的重视上。我们拿到了国家"十一五"重大专项的课题，重大专项的项目是一个国策，支持了30多个国产创新药在国内上市。它还获得了国家化学药物科技进步一等奖。这也告诉我们，国内可以在西药方面有更多的创新成果。

当时 TKI（酪氨酸激酶抑制剂）价格很昂贵，凯美纳虽然说是专利药，但是上市的时候定价是相对偏低的，因为我们定位的人群还是相对比较富裕的大城市、大医院的患者，并没有想一口吃下所有的中国患者。而且贝达本身也是一个初创企业，人数不多，所以定位也比较务实。

随着国家对于抗肿瘤药物的关注，我们积极参加了国家谈判。第一次国家谈判是由原来的国家卫计委牵头，国家 18 个部委参与，包括人社部、财政部等。参与谈判的是 5 个药，其中 4 个都是跨国药企的，只有 1 个是贝达的凯美纳。当时我们贝达率先表示降价，并牺牲了企业利润，给出 50%的降价空间。因为我们在研发过程中获得了国家的政策支持，那时候对企业来讲是意义重大的，因为我们还没有赚到足够的利润保证后续产品及时跟上。

过去 8 年来我们的销售业绩是不错的，在 2016 年就已经突破了 10 亿元。降价的后续 3 年仍然保持每年 10 亿元以上的业绩，说明患者数量增多和患者的用药时间延长了。当然明年会怎样现在不好讲，但我相信国家创新驱动政策是不会变的。患者的需求、肺癌的高发仍然能够保证这一类药物，特别是高效、安全、长期使用的药物，能够继续扩大市场，而且我也相信，后续还会有政策出来。

和跨国药企相比，我们的市场份额占比还是可以的。国内创新药物在中国这个市场也有很好的表现，我们逐渐由一个跟随者变成领导者。过去一讲慈善都是跨国药企、资本家，中国企业没有这个实力，也没有相关政策。但是贝达的凯美纳在国内率先提出了后续免费用药的项目，是与中国医药创新福利会联合做的，从上市第一天就宣布，凡是长期使用凯美纳且有效的病人，当使用到一定时间以后，我们就给他免费供药，这也是帮助我国医保基金有一个合理的兜底。

二、遇到的准入困难

贝达的药物开发虽然属于比较顺利的，但是也遇到了很多准入方面的困难。一是研发方面。当年做三期临床研究的时候没有钱，资本市场也不像现在这么火爆。当时因为人们对中国的医药市场不是非常乐观，所以我们虽然只需要不到 3 000 万元做三期临床，但是都没有获得。最后是浙江省政府给予支持并注入资金，才保证了三期临床的实现。现在很多创新药做临床试验时估值已经很高了，意味着对上市以后的期望值也很高，也对营销、定价、准入等相关政策更敏感。

二是审批方面。我认为这几年的审批制度改革是非常好的，现在创新药的审批速度明显加快了。当然还可以更好，还存在一些可以提升的地方，比如执行方面。虽然我们参加了国家谈判，进入了国家医保目录，但是我们的药就是不能进入全部医院。到现在为止，全国正式销售凯美纳的医院大概不到 1 000 家，大家可以算算全国有多少家医院，这么多肺癌病人用不到这个药。有这么多光环的凯美纳都不能达到基本覆盖医院，可想而知，其他的药也会遇到类似的问题。所以要真正让患者能够用到药，我们还有很长的路要走，不仅是支付的问题，还有医院、处方的问题。

在中国，新药审批有一个情况，跨国药企的新药审批快，国内药企的新药审批慢。这是一个现象，是一个事实，国内的创新药真的不容易。专利时间有限，而且并不能保证药物审批之后，就能够进入医保目录，一般需要经过好几年才能进入医保目录，可能那时专利很快就要到期了，到时就不是价格腰斩的问题，而是降价 90%甚至更多。

希望后续的国家政策可以对国内药企特别是国内创新药企给予支持。毕竟像恒瑞这样实力雄厚且有扎实的 20 年以上发展的企业并不多，多数是像贝达这样刚刚有一两个创新产品的企业。再给我们两三年时间，后续产品就可以出来了，那时就具有竞争力了。所以从国家政策来说如何给予创新药支持，尤其是还没有到专利期的这些药物，我认为是特别重要的，政府应该给予考虑。

三是流通渠道方面。推行两票制以后经销商变多了，原来全国只需要四五个大区经销商，两票制以后一个省就需要十几家，商务团队从本来的五六个人变成现在的几十个人，商务成本增加了。现在医药行业实际上跟几十年前改革开放刚开始不久的阶段类似，还处于社会主义发展的初级阶段。医药市场中有 80%的市场是仿制药市场，20%的市场是创新药市场，这其中 60%又是跨国企业的，表现出色的贝达的凯美纳和恒瑞的药，一只手就可以数过来。

我们的说话分量和未来对创新的影响力远没有到和美国、欧洲竞争的程度，后续的政策要结合中国的实际情况。创新是交给美国来完成，交给欧洲来完成，还是同时中国也可以做一些创新的事？现在中国医药行业的定位还处于发展的初级阶段，政府刚开始要把仿制药价格降低一点，其实可能初衷是想让进口跨国药企的仿制药价格低一点，但是连带着让国内通过一致性评价的药物价格也变低了。

四是进医保方面。我们花费了6年的时间进入医保目录，进了医保之后也没有出现真的以价换量的情况，销量只是没有降低。

三、提高创新药可及性需多方共同努力

让病人及时用上国产创新药需要多方的共同努力。第一，加快自主创新药物上市的审批速度。现在的情况可以，但是还有一些环节需要进一步完善。第二，遗传资源的审批流程还需要进一步优化。第三，鼓励自主创新药的临床应用。第四，进一步加强自主创新药的知识产权保护。第五，降低创新药企业的税负。今年我们企业从征收16%的税变成征收3%，本来简单地认为是降低了，结果一起开会讨论后发现，这并没有给企业带来真正的税负降低，因为流通渠道会给我们带来很多额外增加的税负。

从“十一五”到现在不过10多年的时间，我国出现了一些好的创新产品，也有一些不错的案例，但是国家对创新药的支持还没有形成规律。医改的目的应该有2个：一是造福患者，让患者获得价廉物美的药物，更多是创新的专利药物；二是应该让医药行业成为国家发展的一个支柱行业。在美国，医药是排名靠前的行业，医药可以大张旗鼓地宣传。在中国，医药行业药品降价对百姓很好，但对业内会有负面的影响，所以国家政策、媒体宣传等，都应该从一个更积极正向的角度来帮助这个行业的发展。

如何使跨国企业创新药更快、更好地服务于中国病人

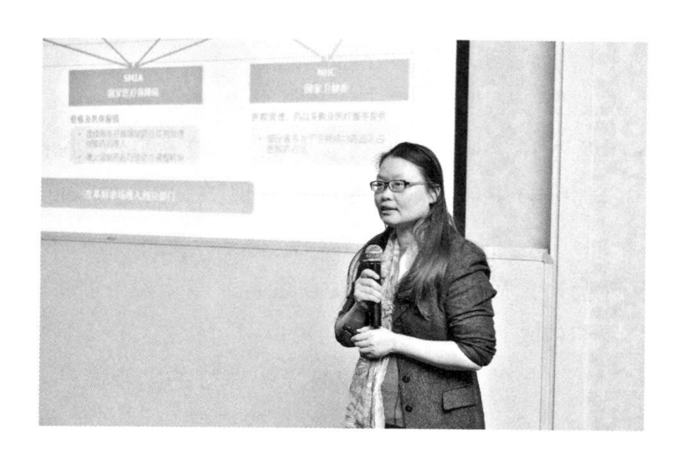

唐智柳

原中美上海施贵宝公司药物经济学研究负责人

我介绍一个有关PD－1(程序性死亡受体1)的案例，这是现在非常热的话题。以从业者的角度来说，我很荣幸可以在PD－1进入中国市场的环节中贡献自己的力量，也希望可以跟政府一起探讨怎样把这样的好药用得更好，更好地服务于患者。

有专家说，PD－1在病人中比在临床医生中还要火，可见这是非常热点的领域。接下来这段时间会有3个国产PD－1上市，这个市场将迅速变成一个红海。从病人的角度来说，也可以有更多的选择。PD－1被认为是一个好药，人们都希望去做更多的探索。

实际上从CFDA(国家食品药品监督管理总局)改革之后，现在新药上市的速度越来越快。我们施贵宝公司研发的抗PD－1受体的药物纳武利尤单抗，在2014年就在全球上市了，基本上花了3～4年的时间在中国上市。这是因为外部的竞争、外部的改革带来的对整个PD－1领域的影响。

一、国家谈判重视“价值”

在国家医疗保障局成立之前，在原来的体系中我们一直有一个担心，即

做药品定价的和做药品谈判的不是同一个部门，这样一来，谈判后的价格能不能被另外一个部门承认呢？现在成立了国家医疗保障局之后，对业内来说也许增加了谈判的力量，但是于我们而言也有一个好的方面，就是体系变得更顺了。比如我们在做整个市场准入的过程中，很担心不同的部门要求递交不同的资料，相应的要求可能会不一样，这对于药物开发者来讲也是一个挑战，存在很多不确定的情况。但现在整个体系的理顺，对市场准入会是一个比较友好的改变。

价值谈判给药物的开发者传递了越来越多的信息，国家对价值谈判的关注点已经从关注价格转变到更多地关注价值。随着国家对谈判的思考越来越深入，我们对如何与国家进行谈判的经验，也会越来越深入。

在这样的情况下，企业也需要更多思考。随着国家越来越把价值作为一个区分产品或者区分药物的标准，作为企业来说，如何在体现药物价格的情况下，同时也体现整个药物的价值。如何把这块做得更好，这是企业内部需要思考的问题，也是整个大环境的要求。

二、以病人为中心

如何以病人为中心，要思考三点：一是可及性，二是可支付性，三是公平性。即使是跨国药企、创新企业，最终都希望可以让病人在正确的时间、正确的地点吃到正确的药。在这样的情况下，可及性、可支付性和公平性就是一直需要考虑的，在我们整个企业内部是有几个方面一起来加强整个药物的市场准入的。

以中国病人为基础的临床试验的成功，是纳武利尤单抗成功上市的第一个重要因素。现在施贵宝公司在中国有20个关于纳武利尤单抗的临床试验，希望通过更多的临床试验，来体现在中国病人中纳武利尤单抗的效益和效果。从卫生经济学和结果研究来说，在这些临床试验中已经有了一些病人报告的结果。也就是说，从这些数据中可以得出这个药物对中国病人生命质量的影响，不再是用西方国家的数据来证明，而是真正用中国的数据来证明在中国病人中的效果和生命质量。

三、药品进入医院及药店

现在很多药品先进入药店，可以更快让病人可及。在病人积累到一定程度的情况下，每个病人都想尽快得到药物。先进入药房能够快速让病人得到药物，但是实际上对于肿瘤药来说，特别是需要注射的药，能够由医院采购使用，对病人来说是最安全的。

纳武利尤单抗作为一个大分子药物，说明书中规定了输液过程中需要使用特定的输液器械。为了让病人更好地利用药物，我们在运送药物的同时赠送输液管，就是为了让病人在最好的条件下使用这个药物。虽然我们的本意是希望让病人能够更好地正确使用药物，但是实际上在政策的领域还是会有一些挑战。由于输液管属于器械，不是所有的药店都可以接受并使用输液管的，这就会带来一个挑战。所以对肿瘤药，包括药占比和医院进药方面，希望在政策上可以有更多的思考。

我们也在考虑以 PAP（患者援助）的形式让药品更好地惠及病人。此外，药物能够进入医保，是增强病人可及性很重要的一个方式。我们也在和政府部门紧密合作，希望用更好的数据来证明中国病人的价值情况，以此来体现我们的药物价值。

四、研发机制及临床价值

2018 年的诺贝尔生理学或医学奖，分别由在免疫细胞的分子表面发现一种名为 CTLA－4 的蛋白、起到“分子刹车”作用的美国免疫学家詹姆斯·艾利森（James P. Allison），以及发现了 T 细胞抑制受体 PD－1 的日本免疫学家本庶佑（Tasuku Honjo）获得，而我们研发的 PD－1 抑制剂纳武利尤单抗的研发机制正与之密切相关。

在临床价值方面，无论是国外的临床试验，还是基于中国病人的临床试验都已经证明，纳武利尤单抗可以提高非小细胞肺癌患者的 5 年生存率。因为我们在临床试验中加入了一些卫生经济学的指标，所以也可以看到这个药物对于中国病人生命质量的改善。现在的纳武利尤单抗的适应证主要是针对非小细胞肺癌的，不适用于 EGFR（表皮生长因子受体）和 ALK（间变性淋巴瘤激酶）阳性的非小细胞肺癌患者的治疗。

之所以要介绍适应证，是因为在跟政府的沟通和讨论中，政府会担心要是适应证太广，用这个药的目标人群会大大增加，会对医保资金产生比较大的影响。虽然我们知道适应证治疗需求是非常大的，但在这样的情况下，如何和政府更好地沟通以达到双赢，也是我们一直在思考的问题。

五、上市与挑战

纳武利尤单抗现在已经是在中国首个获批的IO(肿瘤免疫)的肿瘤药物,目前在中国来说也是唯一获批的。2018年CSCO(中国临床肿瘤学会)诊疗指南很快将其纳入推荐。

纳武利尤单抗在中国上市时,价格只有美国的一半。当时价格出来时,在业内引起了很多讨论。对于我们公司而言,一是希望响应政府的号召。二是希望把这个作为案例,可以跟政府做更多的探讨。在定价时,我们也考虑到现在中国病人的可支付情况。如果一开始价格定得很高,谈判时政府再将之砍得很低,以此来达到平衡,就业内而言,这样就变成一个负面引导的情况。而我们一开始就给出很低的价格,是希望向政府表示我们的诚意。

即使这样,我们还是面临不少的准入挑战,医院进药是其中一个情况。另外一个情况是适应证人群广,我们在跟政府讨论的时候,虽然我们说放进去做预算影响分析的数字全部是有依据的,都是根据现实考虑到最保守的情况和最乐观的情况,给了它一个范围,但是实际上政府还是担心做出来的数字不真实。

这个担心实际上源于两点:一是在于知道这个药本身有拖尾效应,因为它的效果确切,在一些病人中可以带来长期的生存;二是作为药物来说,肯定是会有很多适应证的,而不会是单适应证的药物,这样对医保资金就有很大影响。所以双方都互相有挑战,互相有担心。我们也跟政府说,你们不能为了保证医保资金,而只去进适应证范围小的药,这样就会带来一个问题,即患者有很大的需求是未被满足的,这也很难得到解决。

在这种情况下,我们和政府一起探索的就是,要建立创新药品"价值"评估机制,根据一些综合价值的评价,产生更多中国病人的数据。不同的角度,可能都有不同的考虑。我们也希望搭建综合价值评估框架,形成更多的透明化评估流程及评价方法,让谈判更加透明,更能达到一致的价格。

我们也一直在探索风险分担的机制。我们去年有一个治疗丙肝的新药,和浙江政府探索了一个按疗效付费的形式。因为丙肝药物的疗效是非常确切的,基本上都是90%以上,所以实施起来相对比较简单。对于肿瘤药物,并且是多适应证的药物,是不是也可以做一些这样的风险分担机制?虽然在其他国家已经有一些探索,但是在中国只是处于起步阶段。

在基于价值的情况下,考虑一些医保准入,通过风险分担机制,来做一些医保准入的路径，这是我们对于医保的一些思考。如何让各方达成双赢或者三赢，让疗效确切而且效果很好的药物，能够很好地、很快地服务于中国的病人，这是我们在思考的问题。

大家都觉得纳武利尤单抗是一个很好的药物，都觉得这是未来肿瘤病人的一个很好的选择。但是同时它也可能会带来悖论，从卫生经济学的角度讲，病人活得越长，成本越高，而病人死得越快，成本越低，但这并不是现实希望达到的情况。所以有什么办法在让病人有更长的生存期、更好生活质量的情况下，药物的成本等情况在可控范围之内，这是需要做更多探讨的。

创新药物可及性与医保支付

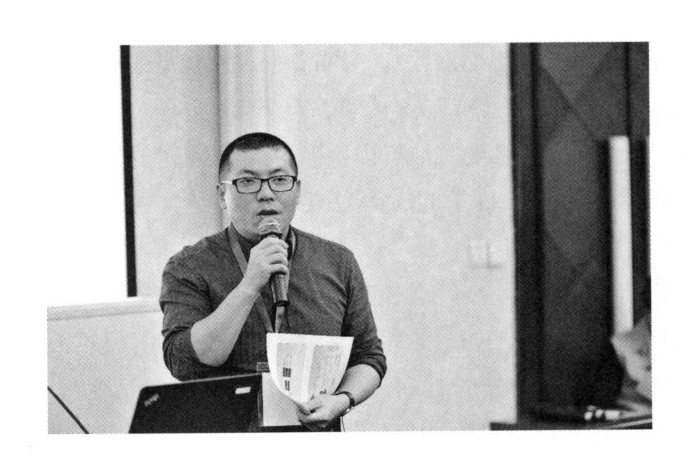

龚波
原上海市人力资源社会保障局医疗保险处副处长

对于创新药物的医保准入，我主要从三个方面进行探讨：一是创新药物的医保准入现在面临的形势；二是医疗保障部门对创新药物的准入可及性的态度；三是采取怎样的策略来保证创新药物的医保准入，以及患者的可及性。

一、形势

现在基本药物可及性已经扩展到其他药物，对创新药物也有可及性。可及性的第一点就是要买得到，即老百姓要买得到需要的药品。比如说有一种药，病人听病友说了，或者听医生介绍了，但是在国内都还没上市，就买不到这个药。这种情况是很让人崩溃的，因为不是所有人都有能力到国外看病的，所以首先要买得到这个药。可及性的第二点就是用得起。需要的药品国内有了以后，病人却付不起，这也是一种情况，电影《我不是药神》就是讲这个事情，病人买不起昂贵的药物。

买得到的关键在于国内药品有没有上市，国家药监局在这方面做了大量的工作，准入速度比前些年快了很多；用得起的关键在于医保报不报，医疗保障部门做的就是怎样让老百姓用得起这个药。

我国肿瘤患者的5年生存率在2015年显示的数据是37%，而美国早在2012年就达到了70%。产生这种现象的原因可能有很多种，其中一个原因就是新药审批上市的问题。近年来美国FDA批准了30多个新药上市，但是这中间只有3个是在中国上市的。所以说为什么我国肿瘤患者的生存率这么低，因为我们用不到那些最好的药，等到可以用的时候可能人都已经没了，这可能会被各个方面的舆论所关注。

我统计并比较了一下部分2016年上海医保谈判准入的肿瘤靶向药境内外上市和医保支付时间，即国外首次上市跟国内首次上市以及进入国家基本医保目录的时间。其中有两个里程碑式的药物：赫赛汀和格列卫。赫赛汀在国内上市的时间加纳入国家医保目录的时间总共花费19年，格列卫加起来一共花费16年。

经常会有一些信访患者不了解大的政策和背景，只讲为什么这个药上市需要那么长的时间，医保还不报销。如果拿那两个药来举例，确实很难面对患者的质问，毕竟确实花费了那么长的时间。所以在患者药物可及性方面关键的两点是什么时候买得到，以及什么时候用得起。

二、态度

面对如此形势，政府的态度是怎样的？要从创新药物和医保支付2个方面来分析。

一方面，为什么会有创新药物，创新药物是干什么的？一是用于改善健康，提高生命质量，延长生命。二是市场获益，支撑研发关键。但是谁来生产研发创新药物，药企吗？药企说我不是活雷锋，天生就要做创新药物，我也是要生存的。所以说创新药物的上市，企业同时也需要有市场的回报，需要获益，而且这个获益可以支撑它研发创新药物。

这期间企业有3个大的期望：一是希望定高的价格，定的价格越高获益度越大；二是希望尽快准入，能够上市，能够报销，如果审批上市的时间很长，到最后创新药的专利期就只剩下几年，获益度就会大打折扣；三是希望覆盖面广一些，当然不是所有的药品都可以做到广覆盖。最后的广覆盖是打问号的，因为如果覆盖人群太广，可能会存在滥用现象。

另一方面，医保存在的本质，是为了帮助人们抵抗患病以后的经济风险，获得必要的医疗。但是医疗保障部门的本能是价格敏感，压缩药企收益，有多少钱办多少事。看到创新药物，必须要关注，还会思考用多少钱可以支付这个药物，这是控制药价的本能反应。这并不是单指某个领导或者部门、地区，只要是医疗保险部门就会面临这个事情，因为只有那么多钱。资金有限是不是就不考虑创新药物的准入呢？这违反了医保存在的本质，医保存在的必要性就是要保证医疗，所以说不考虑创新药物的准入和医保支付是违背、偏离医疗保险的本质的。

但医保的钱是不是真的不够用呢？我们来看一下数据，即使在其他国家同样有这样的情况出现。2016 年上海医保试行谈判准入了 24 个肿瘤靶向药，2017 年有 1.79 万名患者受益，医保人均支付 2.19 万元，医保总支出 3.9 亿元。如果在上海阳光采购平台上面，换算成采购资金大概是 7 亿元。

再看看 2016 年同一数量级的两个易被滥用的辅助用药，其全市采购金额为 7 亿多元。一个是某“神药”（被称为西药中的“冬虫夏草”）的采购金额为 4.31 亿元，2017 年被限制在工伤保险中使用，用的人很少。另一个是某中药注射剂的采购金额为 2.74 亿元，2017 年被限制在二级以上医疗机构并有明确冠心病、心绞痛诊断的患者使用，使用量也会大大下降。

由此可见，医保不是真的没有钱，还有很多工作可以做，只要用药合理一点，采购这些品种的钱绝对是够的，这就是腾笼换鸟的概念。

三、策略

谈到策略，我认为最应该关注的是 2 个问题：一是什么时候应该关注，或者说什么时候准入创新药物；二是怎么支付，用怎样的支付方法来支付创新药物。

1．准入

首先什么时候准入，大致有 3 种选择。

一是上市同步，但我国不能实现。国际上有，为什么我国现在做不到？因为现在我国医保药品目录是遴选制，还要考虑经济性。比如，目前共有 15 个国产 PD-1/PD-L1 类药物同时在申请临床研究，3 个进入优先评审，有望今年上市。这些药物不可能上市以后都报销，而且其中也有疗效的差别。所以说不可能上市同步就是要考虑经济性这个问题。

二是上市后短期内，这是比较合理的，但是近期也不可能实现，因为要考虑其必要性和合理性。目前新药审批速度加快，流程简化，国内企业研发能力提升,中美同时报的情况已不鲜见。虽然现在不考虑这个选择,但是以后可能要面对。现在越来越多的药品在中国、美国同时报,在国际上上市的速度跟国内上市的速度是差不多的,这时即使不考虑准入,压力也会来。

三是上市后一段时间,是我国现在实际的选择。理由很简单,国外已经上市十几年了,而且临床疗效已经被广泛认可了,所以这些品种的药品没有必要再做药物经济学评估,只要考虑能付多少钱就可以了。

2. 支付

怎么支付呢?

第一是谈判准入。创新药物不适合带量采购,因为带量不降价,就算不谈、不降价也照样要用。药物经济学的评价在国家层面组织是最有力、最权威的,风险也最小。国家卫健委和国家医保局在药物经济学和卫生技术评估等方面已经达成一致时,就通过这些评估谈新药的准入。

第二是梯度支付。医保的支付,比较期望或者说比较愿意采用梯度支付。本来是百分之百自费的,现在通过医保谈判降价了,医保支付的比例是不是一下子很高,或者直接免费?不要这么做,我们希望定价水平还是渐进式的。为什么呢?调控预期要符合事物发展的规律,也符合医保基金梯度承受的接受度。而且对于老百姓而言,一下子免费容易,但是之后再要让他出钱的话,就会很不适应。

第三是费用单列。短期内经常用不占药占比、不占总控来解决入院的问题。实际上这些指标本身是没有问题的,或者说国际上其实都在用这样的指标或者方法,但是为什么在创新药物上就不管用,或者说必须要撇在一边呢?我们的目标是让医疗机构合理用药,不要受这些因素的限制,该用还是要用。

未来一是希望处方开了以后,可以在药店或医院自主取药,价格在可控范围之内。要做到这一点还有很长的路要走,因为药店的价格和医院的价格在形成机制上是不一样的。二是希望用到创新药品、贵重药品时,不是按在职、退休、年龄段分,而是按不同的人群判定不同的支付标准,统筹地区内办法统一,这样公平性就增强了。把药品从医疗费用中单列出来,这对于医院备药或者医保支付都有无限的可能性。比如按照项目付费,按照采购价格零差率,还是按照一定的定额支付,这都可以充分考虑。

第四是支付限定。药品有不同的适应证,或者有些还处在临床研究阶段，医保不是都要付的。资金有限，要用在刀刃上，需要限定支付。由国家层面组织专家来做支付限定更权威、更规范。要注重药物和治疗的复杂性，比如现在精准癌医学的创新性临床试验有两类：一类是篮式研究（basket trial），另一类是伞式研究（umbrella trial）。两种方法可能都可以达到一定的效果，但是付出的成本不一样。这时候医保就要考虑效益问题，战略性购买讲的是性价比，所以探讨医保支付会有一个限定，比如限适应证等。

还有国际上用的基于治疗效果，把病看好再付钱以及控制病例数的方法。但是基于当下国内的现状，我认为我们的管理水平等各方面还没有达到可以这样做的程度。比如怎么知道治疗效果如何了，这个专家说看好了就看好了吗？是不是要拿实验数据来说明？怎么知道这个实验数据是真的还是假的？所以在操作上还面临很多问题，会考验我们的管理水平和信息化水平。

第五是监督执行。医保监督肯定要跟上，这里面临两个最大的问题。一是有没有合理用药。我经常会碰到信访患者甚至同事来问，一个亲戚要用这个药，但是医保的适应证对不上，说明书上可能都没有这个适应证，但是就是想用，怎么办？个人不能代表所有，如果大家都用这个药，原来300个人符合医保基金，接下来变成3 000人，这是要考虑的。二是道德风险，如果监管不到位，经常会发现以病养病，明明需要吃三颗药，也配了三颗药，但病人省下一颗卖掉，这样的情况各地都有发生，这就是道德风险。

因此，对创新药物的准入要从各个方面统筹考虑，什么时候准入，怎么支付，首先要确定这些。

医院病人对药物的期盼

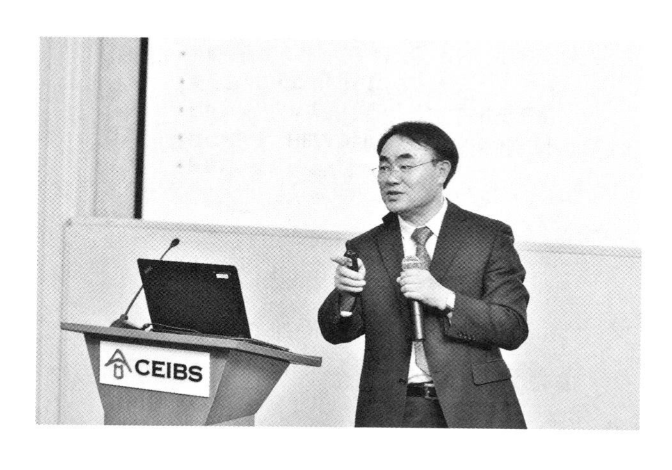

金荣华

原北京佑安医院院长

我在想，我是病人的代表吗？不是，因为我不是病人。但我不是病人的代表吗？我是，因为我是医生。我一路走来，当过医生，当过信息中心的主任，当过药学中心的主任，也当过临床药物试验的主任，到现在主管医院的管理工作。我的感受是即使是患者最亲近的人，也未必知道他的痛苦。

一、医院的使命与本质

医院要回答一个问题：我们的使命是什么？如果抛开初心不谈，那么任何变革都只是一时的，而没有朝向我们的目标，就算能够解决当下问题的变革方式，也未必能朝向我们的目标。医院的使命是通过综合临床实践、教育和研究，为每一位患者提供最好的护理，激发人们活着的希望，并为健康和福祉做出贡献。医院医生更关注的是群体，这很重要。

医院的本质是安全、可靠和有效的护理框架。佑安医院可以用"时髦""肝大""样本多"三个词来形容。"时髦"是指收治传染病，如艾滋病、STD(性传播疾病)等。现在我国艾滋病患者有 80 多万人，每年新增 3 万多人，艾滋病多向两个群体转化：一个是老年人，一个是年轻人。说老人变坏了，或者以前坏的人变老了，这是带歧视性的语言，我们不能说带歧视性的语言。但是关于年轻人，我们做过一个调查，结果很吓人。大概有20%进入高中、大学的男孩子有主动或者被动的性行为，而这20%里面如果不采取措施的话，感染的概率是10%。

“肝大”是指我们医院收治的肝病病人比较多，八成门诊病人跟肝病相关。同时我们也打造了完整的学科链，从母亲怀孕开始的孕期感染一直到中后期的肝脏移植，非常完备，肝病患者不出院就可以解决所有的问题。此外，“肝大”还在于肝病研究所和临床进行融合，临床医生在临床中所遇到的、所发现的问题，可以通过组建团队来解决。

“样本多”是指佑安医院根据专家团队的要求，建立了基于队列的生物样本数据资源库，有临床的资料，有历史的资料，有病例的资料，有影像的资料和血清的资料。样本资源库总量超过百万份，每一个月的样本入库量近万份。

二、药物的有效照护

药物的有效照护肯定是要提高药物的有效性，但是在关注这个的过程中，还要特别注意它的价值，如果撇开价值只谈价格就没有意义。价值是和质量、服务有关的，不仅跟药物有关，跟医疗行为也有关。就质量和服务来讲，还存在巨大的浪费，这也是管理者必须思考的。怎么减少浪费呢？一定要通过说明书和计划来改善这种情况，包括药品的浪费。当然国家政策说要医药分开，医药分开就解除利益矛盾了吗？我不知道。其实还有处方前置审核、处方合格率等问题存在。

很多医生、医务人员和医院的管理者，一直在应付、应对政策的变化。政策制定者们能不能站在价值的角度分析和解决问题，或者提供更准确的解决之道呢？哪怕这种解决之道需要10年也可以。政策制定者说需要10年才能达到目标，医生、医务人员和医院的管理者就可以做促进工作，而不是做单纯的改变、应对的工作。稳定的目标可以提高效率。

三、病人获得药物的途径

医院病人获得药物的途径大致有4种，分别是临床医疗处方、临床药物试验、临床科学研究和国家（或其他专项救助）免费政策。现在新药试验周期长，审批时间长，比如艾博卫泰真的是10年都不止，这还只是一个新药的研发。我为什么要提这一点呢？在制定政策的时候，不能不考虑研发这些创新药物所付出的艰辛，不能因为病人或者其他人提出这个药品价格昂贵，就不敢理直气壮地要求应有的价格。只有这样才会有更多人用更多的时间和精力来研发新的药物，来回馈社会和病人。

谈到免费政策，我们医院已经诊疗过数万名艾滋病病人，有 8 700 多人正在接受免费抗病毒治疗。现在艾滋病感染者的生命周期或者说生存时间和正常人基本上没有太大差异。试想一下，当 HIV 感染者老了以后，他们要面对的问题和单纯老龄化的人面对的问题一样吗？他们更老的时候，所带有的基础疾病就更多了，这样还能免费得起吗？在这个过程中，随着用药出现耐药性，我们有其他办法吗？现在世界范围内出现的治疗 HIV 的药有几十种，然而国内应该不超过 20 种，甚至在 10 种以内，这需要我们思考。

医院在药品零加成的情况下，在下一步耗材零加成的情况下，必须要做好医院的伦理管控工作。如果不做好就没有钱发给职工们，因为新的政策补偿机制还没有完全到位，但要相信以后补偿机制能够到位。

医院处方药的采购，中草药、中成药以及化疗药等在集中招标目录中遴选，有相应的制度和流程，超目录的药要个例申请，这很麻烦，医院管理者、医生和患者一直在制度中奔波。现在有些药在药店销售得很好，但进不了医院。别怨医院，医院在很大程度上也是站在病人的角度思考问题的，但是也不得不考虑一些考核指标。我认为应该是政策制定者没有考虑全面的原因，医院只是处在末端。当所有的社会矛盾汇集到患者身上的时候，医院就是出气筒。

四、药物的可及性和可负担性

我们医院收治的疾病谱主要是肝脏及胆道恶性肿瘤、肝硬化和艾滋病，药物谱主要是抗肿瘤药、抗排异药、抗菌素、抗乙肝病毒的药、抗丙肝病毒的药和抗艾滋病病毒的药。这些药物的可及性现况，就抗乙肝病毒的药来讲，应该是可以的。抗艾滋病病毒的药，新药不多，但有老药。

有一个科学家讲了三点。一是建立一个良性的环境，或者说正能量的环境。药品就是药品，科学就是科学。二是一定要带来效益，这个效益很重要，除了经济效益，还有社会效益。三是要建立一个个人关系。我认为这很有道理，因为如果我们只是抱怨每一项政策，而不能够让这些政策制定者们脱离以前的思维框架来制定政策，只能出来这个结果。如果科学家能够说服政策制定者，用更多的数据来说明制定这个政策更有利于人民的健康，但凡是一个好的政策制定者，多少会吸收你的建设性意见。

药物的可负担现状是负担重，比如艾滋病的患者用药负担真的很重。肝脏移植后的患者要长时间吃药，我们医院已经有 1 200 例肝脏移植患者，这些患者最长已经活了十几年，也有用药负担重的情况。还有短缺药，比如抗疟疾药就很短缺。在重大保障活动的时候，医院就要备这些药，但是在市面上基本找不到这些药。

在药物的可及性和可负担性方面医院要有作为。在可及性方面，医院一是要考虑原研药和仿制药的问题，以及效同价廉的问题；二是要加强精准用药；三是希望可以联合平台推出临床试验的联盟，缩短新药上市的周期，更好地服务病人；四是成立研究性病房，可以提供更多精准的药。把临床可用可不用的药剔除，是每个临床医生所想的，但不一定是每个制药企业所想的。

在可负担性方面，一是要形成良性合理的用药环境，临床药师可以进入临床进行干预；二是期待好药的价格更低；三是期望招标平台的基本药物价格波动小一点。进入平台的药不要刚开始是低价，到后面开始涨价。政策规定所有涨价药必须要重新备案，所以涨到最后相关管理者每天都在签单子。

五、病人对药物的期盼

在药品供应链中医院是末端，但医院是决定用药的关键。决定用药的肯定是医生，无论是在欧美还是在中国，所有的药物应该绝大部分都是由医生建议用的。中国患者有一个特别的习惯，总是喜欢好药，而这个“好药”有时候是医生讲的，有时候是周围人讲的。

哈佛医学院有这样一个故事：假设资助一个 100 万人的社区，按 10 年资助期计算，需要 100 亿元的资助金，医生向保险公司承诺只需要用 80 亿元，余下的 20 亿元则由医院和保险公司平分。保险公司同意后医生在社区里面找教练，这些教练再去找志愿者，把整个社区融合在一起，做干预工作，让社区里有基础疾病的病人得到更好的治疗，让有可能得病的人少得病，得病的人尽可能到医院就诊，获得最佳治疗。

美国人过了13年还在做这件事情，但是国内现在似乎还没有人去做这样的事情。我们需要跳开药品可及性的单纯概念，跳开医药服务可及性的概念，调整到关注人群健康的概念。如果在这种大背景下思考问题，每年走一小步，10年一定能达到我们的目标。

圆桌对话

医保和商保怎么合作才能让患者获得更好的可及性和可支付性的保障？

龚波：如果是政府强制让买商业保险，那这个还是商业保险，不会变成医疗保险。因为商业保险发挥的是市场的作用，这个方面我认为还是值得探讨的。上海在探索个人账户结余资金可以购买两个险种，这是自愿的，而且目前来说运行情况还可以，但也只是在探索阶段。

金荣华：商保未必要跟医保配合。商保应该探索一种模式，要么是以病人为中心的模式，要么是关注人群的支付模式，我认为这是商保非常好的出路。因为在学习别人的经验的时候，如果不改变自己的模式，而选择的模式又不是适合的模式，要想达到想要的目标，未必是可行的。

徐宜富：中国的商保现在正进入快速发展通道，保险公司的健康险围绕大健康都在迅猛发展。从保险来讲也需要商业保险的积极参与。从集采来讲，国际的自由集采模式更多是商业保险的参与。从企业的发展来讲，特别是创新驱动这方面，创新药在纳入医保之前，有一个空档期，急需商业保险的支持。而纳入医保以后，报销的比例各城市又不同，自费部分也急需商业保险的参与。

对国产创新药，国家是否有具体的推动政策？

万江：我反复强调贝达在早期研发包括新药审批的过程中，得到了国家各个部委的大力支持，审批很快。但是新药上市之后准入速度就放缓了，跟国内其他新药是一样的，甚至跟国外创新药进入医保目录的速度是一样的。

因为贝达也确实是抓住了第一次国家谈判的契机，但是那时我们对整个国家政策不是非常了解，接受了卫计委的谈判邀约，但实际上卫计委当时的谈判只能针对新农合政策，而医保政策方面还没有合理有效沟通好。所以谈判之后，虽然大幅度下调了药品价格，但没有获得任何的后续政策支持，所以我们企业在早期面临了很大的经营风险。这次谈判，意义还是很重大的，促进了国家创新药准入和可及性工作的进行。

我们的新药进入2017版的国家医保目录以后，拿到了各地的挂网价格，同时也赶上了像上海这样率先集采的政策，也确实获益很多。比如上海确实做到了以价换量，我们在上海还是很成功的。

但是因为统筹的范围和能力，包括医保基金的差距，相对来说，一些沿海发达地区的医保产品落地相关政策会非常好，而在一些内陆的或者欠发达地区，患者对药物的可及性还是比较差的。我们后来又进了国家的基本药物目录，但是这种情况也没有改善。国产创新药现在面临的一个问题就是进入医保和基药目录的时间比较滞后。

我们还要参加各地的招标或者备案，虽然我们已经拿到了国家协议的采购价，但是仍然有很多地方需要备案，而备案需要时间。在医院准入方面二次议价、药师委员会讨论、总量控制等，这些都限制了患者的可及性。

具体建议是，国家对专利药和创新药进行分类管理。一是对专利过期药物的招采制度，二是创新药的相关配套政策及时进入医保目录，可能还需要相关部委参与，比如卫生部门对于医院领导的绩效考核的目标设定，药品的总量控制，药占比等一系列的内容，应该根据现在中国的实际情况，以及是否对患者治疗产生益处方面来考量。医改的目标是让患者获得最好的治疗，这方面还有很多工作要做。要让创新药走出最后一公里，最终能够及时送达患者手里。

价值医疗的闭环，是不是一个伪命题?

问：价值医疗的闭环中有4个利益方，分别是医保、医疗机构、患者和药企，无论从客观上来讲还是主观上来讲，这四方的利益本身都是冲突的。所以当4个完全冲突甚至有对立面的利益方要把闭环连接起来，并不是简单地说坐在一起就叫闭环了，他们彼此的发展和考核都不在一个标准上的时候，如何保证这个闭环是能够联通的?

金荣华：在整个产生经济效益的流通领域闭环中的利润，如果能拿出来，而且规定企业就赚5%，医院不赚钱或者赚1%，依此类推，医保占多少比例。如果能这样透明化，闭环就能形成。如果能够透明化，区域的人群健康的目标也就能够实现，我们是做一块的，但是没有找到自己的利益，对利益没有推动。比如药厂，我也不希望政策把创新药砍死，我和我们药品政策制定的领导讲，像这种真的能够治疗丙肝的药为什么不能进基本药物目录，为什么不能进医保？这种巨大的利益是带给人民的利益，国家政策在制定过程中会考虑的，最后也就进去了。

唐智柳：这实际上是一个非常有意思的问题，而且应该也是大家都会思考的问题。我认为四方要达到闭环要做到两点。第一，要达到目的的统一。医保的目的不是为了降低药价，药企的目的也不是把药价拼命抬高，大家的目的是让病人在正确的时间用到正确的药，这样才能够同时保障各方的相应利益。第二，四方不可能只有一方利益最大化，只有大家共赢才有可能达到这样一个闭环的可能性。但是我认为这个博弈是需要时间的，最后的博弈可以达到一个平衡点，我认为是有可能的，但一是需要时间，二是需要各方的努力和理解。

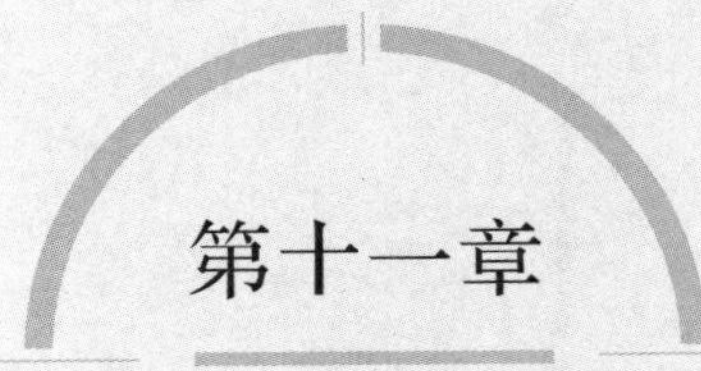

第十一章

基层医疗，如何赋能

本章内容摘选自2019年3月2日第27期圆桌会议

新医改实施以来，我国医疗服务水平不断提高，但“看病难”的问题并没有从根本上缓解，我国医疗服务体系的倒金字塔问题始终难以解决，三级医院虹吸效应强大，基层医疗难以吸引病人。2015年和2017年，国务院办公厅分别印发了《关于推进分级诊疗制度建设的指导意见》（国办发〔2015〕70号）和《关于推进医疗联合体建设和发展的指导意见》（国办发〔2017〕32号）。2018年，又印发了《关于进一步做好分级诊疗制度建设相关重点工作的通知》（国卫医发〔2018〕28号）。以上文件明确指出，分级诊疗制度是合理配置医疗卫生资源、促进基本医疗卫生服务均等化的重要举措。

目前，我国分级诊疗在全国各地稳步推行，各地因地制宜采取不同的方式进行探索和实践，但由于多方面因素阻碍了分级诊疗的顺利实施，使得分级诊疗效果并不显著。我国分级诊疗制度的功效并未充分发挥出来，一方面与公立大医院的虹吸效应有关，另一方面也与基层医疗卫生机构服务能力薄弱有关。如何做大做强基层医疗，使得基层医疗承担常见病、多发病、慢性病的治疗和管理，承担起全民健康守门人和健康管理的角色？本章内容将展示政府、基层医生、民营基层医疗和产业人士的观点和看法，供读者思考和交流。

转变卫生健康发展方式，推动卫生健康动能转变

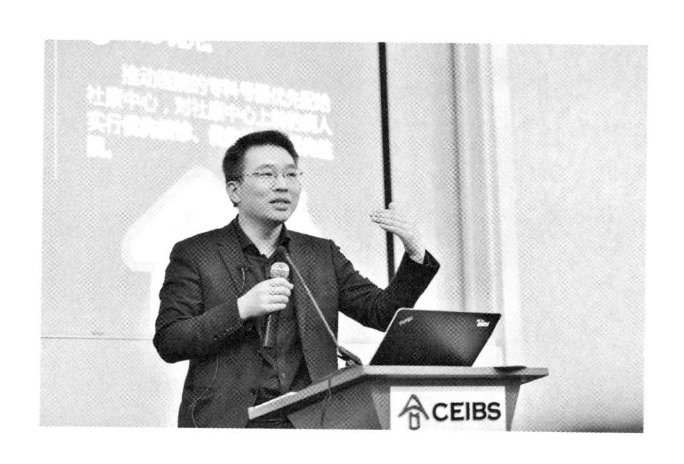

李创

原深圳市卫生健康委员会医改办处长

我以深圳为例，讲讲怎样通过改革来强化基层的建设。强化基层就像改革一样，是一个永恒的话题。一代人做一代人的事，改革是永无止境的，强化基层也是永无止境的。

新医改到现在已经10个年头了，虽然有很多数据出来，但我们还是要从群众的眼光来看强化基层有没有落实到位。从数据上来看，基层的诊疗数量增长很快，基层的实力也有所增强。从系统化的发展角度来看，不是为了强化基层而强化基层，改革的目标是要满足老百姓更高质量、更高层次的需求。我们应该站在历史的方位来看待强化基层工作，很多人讲，过去赤脚医生能解决当时的问题，但是站在现在这样的时代是满足不了需求的，因为老百姓对医药的需求是不断增长的。

如果要强化基层，首先要有饭吃才行。以前我们国家缺医少药，现在得益于改革开放的成就，整个医药资源大幅度增加，医疗水平也大幅度提升，到这个层次才能讲怎么把基层医疗服务做得更加接地气，就是医疗服务质量、医疗服务水平要持续地提升和改善。

要从经济社会发展的大计来看待强化基层这件事。城市化是一个持续

不断的过程,未来城市化会不断加速。城市化人口的增多不仅带来了医疗需求的不断增长,还带来了医疗人才的稀缺。农村的医疗问题、城市的医疗问题都是一个长期的问题。所以我认为应该综合改革,补齐医疗资源短板。

有了这样的医疗健康需求,医疗水平就会持续改善、持续提升。改革要合理地优化资源配置,所以强化基层应该是政府重点抓的一个工作。总之,要补短板、强基层、建高地,让老百姓更加长寿。

一、医改要转向法治化、市场化和国际化的思维

医改要从行政化思维转变成法治化、市场化和国际化的思维。单单靠行政力量是解决不了强化基层问题的,应该以法治和标准引领行业开放发展,让每一个医护人员和老百姓都能够在深化改革的大潮中各得所需。要有国际化的思维,在医疗健康的需求等方面,国际上有很多模式值得我们学习和借鉴。

我认为建立高质量体制机制的核心在于制度建设,制度越好,卫生健康事业就会发展得越好。医改的核心是转变政府职能,凝聚社会共识,落实健康中国战略来共建共享、全民健康。健康是每一个老百姓的责任,应该动员全民参与健康工作,动员全社会来加强社康中心的建设,而不是靠政府的力量来解决。比如深圳市 70%～80%的医疗问题可以通过全民健康参与来解决。

医改特别要推动卫健委的改革,卫健委是实施以“共建共享,全民健康”为主题的健康中国战略的推进部。一是推动医疗教学科研协调发展。要推动全民健康,没有科研教学,没有人才的培养,强化基层从何而来?二是推动市属医院与区属医院协调发展。两者的体系都要强起来,要构建的是整个优质高效的医疗服务体系,只建一个社康中心是不能解决问题的,整个体系机器运转起来才能解决实际问题。所以一定要站在系统化的角度,来思考保障人民健康的机器应该怎么运转,每一个螺丝应该怎么咬合,要去研究这些问题。三是推动公立医院与民营医院协调发展。两者要共同配置,越是基本的东西越要一起去办。四是推动卫生健康事业与生命健康产业协同发展。

二、理顺政府与医院的关系

公立医院管办分开、政事分开的本质是理顺政府与医院的关系,以此来

推动整个行业的开放发展。政府办医的主要责任就是管投入、管制度、管绩效，把这些落实到位。医院的主要责任就是落实医院运营管理的自主权，打开公立医院的发展空间，打开医生实现自我价值的空间。

国际经验表明，公立医院是培养医生的摇篮。医院要坚持以公立医院为主体，而且公立医院办得越好，老百姓被坑蒙拐骗的机会就越少。医院是诊疗疾病和疑难杂症的，投资成本高，回报周期长。经常讲政府是保基本，兜底线——保人才培养的基本，兜因病致贫的底线。这是需要大手笔投入的，不是民营资本能够解决的问题，所以不鼓励所有的民营资本做这个事情。政府应该建立购买服务机制，让全社会共同来承担这样的工作，并且鼓励社会力量办医往基层走，往市场走。

三、去行政化、去编制化

基层医疗服务体系为什么不强呢？关键就是行政化、编制化的制度造成资源配置跟老百姓的健康需求不匹配，所以应该去行政化、去编制化。让医疗行业回归专业化、精细化管理，要全方位地推动去编制化的改革，让每个人都有编制，不是形式上的编制，而是每个人退休之后都有工资保障，同岗同薪同待遇。

要实现健康中国战略的基础性工作，一是构建开放型、整合型、智慧型卫生健康服务体系，来解决医疗卫生的问题。所有医疗机构的信息都应该接入档案，所有的医疗机构不存在相互竞争的问题，公立医院之间的关系就是各自的功能定位不一样，但宗旨是一样的。未来智慧健康能够促进整个行业变成数字化、网络化、智能化的系统，让每一个医护人员都能够深度参与健康服务，这样的体系才是可持续的体系。二是打造智慧健康小区、智慧健康校园、智慧健康企业。三是发展智慧家庭病床。

四、构建完善的分级诊疗体系

构建完善的分级诊疗体系，关键是上下联动、内增活力、外加推力。既要有公立医院，也要有民营医院，让所有的公立医院都有动力，不能不管干得好不好，财政的钱照样到位，给了钱不干活，这样是不行的。干多少事情给多少钱，公办的不干叫民办的去干，要有一个相互协调的机制。此外，社区服务机构一定是一体化的，不能让老百姓去社区看一次病，然后还得去市属医院再看一次病，要让老百姓一次性看好病，这样医保才是可持续的。

五、深圳走出了一条跨越式发展的新路

深圳卫生健康的主要问题一是医疗资源总量不足，二是资源结构性不合理，三是能力与水平不够高。如何实现卫生健康发展水平与经济发展水平相协调，解决人口快速增长带来的卫生健康需求剧增问题？如何解决群众生活水平快速提升带来的高质量卫生健康需求问题？深圳走出了一条跨越式发展的新路，即推动卫生健康改革发展从主要依靠行政手段转向更注重发挥市场手段。

1. 改革卫生资源配置方式

改革卫生资源配置方式有两点。一是构建优质高效的医疗服务体系。现在医疗机构层级太多，但功能定位还是不清楚。深圳构建了一个以“区域医疗中心＋基层医疗集团”为主体的整合型优质医疗服务体系，就是做学科建设和人才培养的，通过专科联动的方式推动基层医疗的建设。

区域医疗中心以市属医院为主体，主要承担疑难复杂疾病诊疗、人才培养、学科建设和科技攻坚任务。基层医疗集团则以行政区为单元组建，主要承担辖区居民的基本医疗、基本公共卫生服务，这是一个全民健康的服务体系。现在深圳市建立了12个基层医疗集团，后面要实现全覆盖，它就是市民健康的守门人，既承担医保费用，也承担老百姓全方位的健康。

所以我们提倡公共卫生融入健康医疗卫生，也在引导基层妇幼、慢性病、老年病等“预防、治疗、管理”相结合的专业公共卫生机构主动融入基层医疗集团服务，推动区域内预防保健、临床诊疗和康复护理服务链条整合，为居民提供系统性、综合性和连续性的医疗卫生服务。慢病管理、糖尿病管理、精神病管理等都是全民健康服务项目，医疗和慢性病防治一定要一起做，不能脱节。

二是推行所有权与经营权分离。要着力理顺政府与医院的关系，政府管投入、管制度、管绩效。医院管理团队，负责医院的全面运营管理。

2. 建立健全利益导向机制

行业是有利益导向机制的，有体制必须有机制，体制和机制是结合在一起的，不能只有体制没有机制。如果只有体制，而没有强化基层的动力机制，老百姓就倾向于去上级医院。所以怎样建立一种强基层、促健康的利益

导向机制才能真正实现强化基层的目标?

一是财政补助。在深圳越是基层的单位普通门诊就越多,像市属医院和大型公立医院的普通门诊以后政府是不会补贴钱的,因为深圳的财政补助跟医疗机构的门诊量、住院量和科研价值的数量、质量、患者满意度挂钩,越是边远的地方补贴得越多,大型的三甲医院门诊补助慢慢取消,就能推动医院转变功能定位。

二是医保管理。在各基层医疗集团推行医保基金“总额管理、结余留用”制度。家庭医生承担着很多人的健康管理服务,这些人的健康管理管好了,医保就有节余,医疗集团也会成为健康的守门人。

三是薪酬待遇。怎样让医护人员在深圳有体面的工资待遇,我们做了很多的制度设计。提高基层医务人员的待遇,越是基层的医护人员,越应该保证待遇水平,工作干得好,可以比专科医生拿的工资更高,这样基层医护人员会更有情怀,跟老百姓的关系会更好。还有鼓励设置专科医生工作室,鼓励专家进驻社康中心等措施。

四是价格调控。怎样让整个医院的收支结构有一个大的变动?我们通过“三医联动”的改革,实施药品集团采购,药占比达到23.83%左右,医护人员更有动力了。还推行了按病种收费、按人头“打包”收费等措施,遏制过度医疗。

五是优惠引导。一是价格优惠,社康中心不仅实行一般诊疗,而且通常检查费用都下调20%,这样老百姓看病就非常便宜。二是转诊优先。推动医院的专科号源优先配给社康中心,对社康中心上转的病人实行优先接诊、优先检查、优先住院,打通上下转诊。一般老百姓在医院是很难挂到专家号的,但是在社康中心就可以挂到专家号。三是做实家庭医生服务。对老百姓提供轻量化的医疗服务,扫二维码就可以建立健康档案,到社康中心查询健康结果,就是这么简单。

3. 增强医疗行业发展活力

增强医疗行业发展活力有3个方面。第一个方面是推动医院运行机制改革。这需要建立健全财政补助机制,形成推动公立医院高质量发展的新机制,并且全面深化人事制度综合改革。第二个方面是改革医生执业管理方式。第三个方面是鼓励社会力量办医。

以上就是深圳在推动强化基层方面做的事情,从整个大的综合改革来看,实现强化基层的目标,还有很多其他的措施。

家庭医生制服务的探索与思考

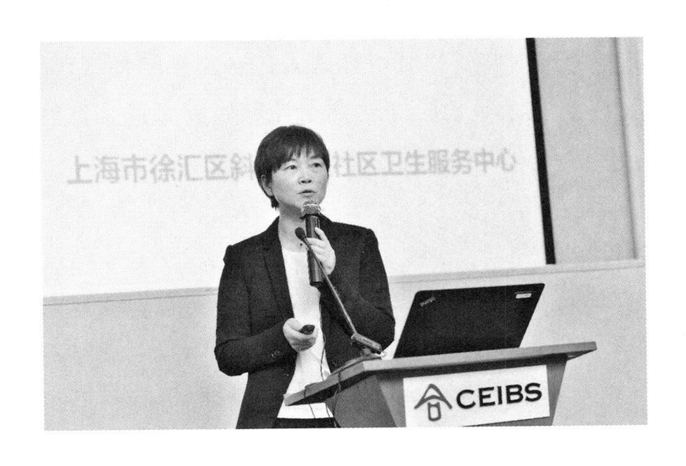

朱兰
徐汇区斜土街道社区卫生服务中心家庭医生、全科主任医师

我于1998年毕业于武汉同济医科大学临床医学专业，毕业之后分配到日晖医院当内科医生，主要是在急诊和病房工作。当时日晖医院是一个区级医院，但在2005年因为上海卫生改革，要求每个街道都有一家卫生服务中心，日晖医院所在的斜土街道没有社区医院，所以由日晖医院转制改名成了上海市徐汇区斜土街道社区卫生服务中心。

一、斜土社区卫生服务中心简介

斜土社区卫生服务中心是在1937年建院的，有80多年的历史。其前身是一个教会医院，叫伯达利产科医院。1960年12月改名为上海市徐汇区日晖医院，是一个二级医院。2005年更名为徐汇区斜土街道社区卫生服务中心。

斜土社区卫生服务中心下设4个标准化社区卫生服务站，中心总建筑面积为14 900平方米，核定床位数194张，实际开放220张床位，还有民政共建的养老床位。中心开设有全科门诊、老年护理病区、舒缓疗护病区和康复病区，还开设了家庭医生工作室作为服务签约居民的场所。工作室除了开展预约的医疗诊疗服务之外，还有健康教育、心理咨询等服务。社区服务站开设江南服务站、日六服务站、清真服务站、上影服务站。

我们中心是最早一批的全国示范社区卫生服务中心，当选为上海市首批优秀社区卫生服务中心，同时也是上海市文明单位、上海市住院医师规范化培训社区教学基地、上海市中医类别全科医师规范化培养社区实践基地、徐汇区中山医院医疗联合体成员单位。

中心管辖的社区面积非常小，平面图像靴子一样，只有 3.18 平方公里，但服务人口有 7 万多人，是一个比较典型的城市社区人口密集型的社区，而且老龄化程度非常高，60 岁以上的老年人已经达到了社区服务人口总数的 32.7%。

二、家庭医生制服务的探索

家庭医生制服务是国家新医改的要求，也是上海深化社区卫生综合改革的重头戏。新医改的基本原则是保基本、强基层、建机制；核心内容是大力发展社区卫生服务，建立覆盖城乡居民的基本医疗保健制度；最终目标是实现人人享有基本卫生保健，体现卫生服务的公平性。实践证实，家庭医生制度的建设和发展是体现卫生服务的公平性、可及性的有效途径，包括国外很多实践也证实了家庭医生制服务是实现全民享有健康的重要抓手，在整个医疗服务体系中处于核心地位。

国际上通行的家庭医生制度具备以下特征：一是建立与居民稳定的服务关系；二是实行严格的首诊制度；三是实行按人头预付的卫生服务经费管理模式；四是严格规范家庭医生资质；五是家庭医生和基层医疗在整个医疗卫生服务体系中处于核心地位，家庭医生、全科医生的知识和能力都比较全面。

斜土社区卫生服务中心对家庭医生制服务的探索主要经历了 2 个版本。第一个是 2011 年 5 月份开始的 1.0 版本，上海开始试点推进家庭医生制服务，当时选了 10 个区县进行首批试点，我们中心就是试点单位之一。围绕健康管理以户为单位进行签约服务，是全人群覆盖的签约服务。第二个是 2016 年初开始的 2.0 版本，实行“1 + 1 + 1”的医疗组合签约服务，是以人为单位的，更多地围绕着分级诊疗制度的建设。

1.0 版本从 2011 年开始推行到现在，总共经历了 4 个阶段。

第一阶段，准备阶段。从一开始的配套政策、人力资源的准备，到后面动员了社区所有的卫生资源和其他资源，向老百姓进行宣传并解释何为签约服务。当时社区老百姓对家庭医生制服务一无所知，也有很多担心的地方，或者有一些质疑和观望的情绪。比如家庭医生到底是干什么的？我从来不在社区看病，为什么要跟你签约？签约之后是不是就不能自由就诊了？是不是要收费？往往会有这些问题和想法。

第二阶段，签约阶段。通过几年的工作推行，目前上海大街小巷上的人，尤其是中老年居民绝大部分都是知道或者有自己的家庭医生的，也享受着家庭医生的服务。

第三阶段，健康档案的建立及梳理阶段。健康档案也好，健康评估也好，这是开展健康服务管理的基础。在签约到一定的量之后，主要开展的就是所有签约人的家庭健康档案的更新核实。上海很多居民的健康档案是从2007年开始建立的，到2011年开始签约的时候，很多人口学的信息、健康信息、疾病信息发生了很大的变化。所以签约之后花了很多精力对签约居民的健康状况、卫生服务需求等进行了更新、理顺和梳理，并在这个基础上，提供分层、分类的健康管理服务。这个阶段非常重要。

第四阶段，服务模式转变阶段。都主动去服务居民，从诊室走到社区，走到居民家里。

1.0版本推行到现在，覆盖社区人群签约服务以户为单位的签约数达到5万多户，签约率达到71.3%。我们建立了一个相对比较完善的闭环健康服务链，即从健康档案、健康评估的工作到预防、诊疗、康复、长期护理、安宁疗护这样一个闭环健康服务链。

2.0版本是从2016年年初开始推行的，截至2018年年底，“1+1+1”签约服务的全人群签约率达到30%，重点人群的签约率达到65%。签约后有一个很重要的指标就是签约居民的就诊率，包括两个方面：一个是签约居民在斜土社区的就诊率是56%，另一个是在三甲医疗机构包括社区的医疗组合内的就诊率是74%。此外，我们的延伸处方、长处方，以及签约后更加有效、有针对性的转诊服务，最受老百姓的欢迎。2.0版本的家庭医生签约服务一度被媒体说成是最接地气的医改。

三、家庭医生制服务开展的体会

家庭医生制服务多年推行下来，签约居民对家庭医生的认可度逐渐提高。从一开始的观望、质疑到逐步的信赖、依赖家庭医生，这是一个漫长但也非常有成就感的过程。居民对我们的认可和信任，也是支撑我们一步步探索和实践家庭医生制服务工作的力量。

家庭医生制服务是一个综合体系，如何构建可持续的家庭医生制服务模式？第一，需要政府的投入；第二，需要更多的政策聚焦于家庭医生，比如医保制度、分级医疗双向转诊、家庭医生考评激励制度的出台；第三，还需要社区卫生服务中心内部激励的建立以及全科医生队伍的建设和发展。家庭医生内部运行机制从组织形式、约束机制、动力机制、管理机制、支持保障方面，对家庭医生制服务的框架进行了构建，包括人员的配备、系统的组成、保障，还有工作的规范、流程等。

家庭医生制服务工作取得初步成效有四大支撑：有本领；有帮手；有保障；有动力。

第一，有本领。一是综合素质高。目前能够到社区担任全科医生的人，全部是“5 + 3”的规培生，素质强，还有招录奖励政策落地。二是培养渠道多。对在岗的全科医生有多种培养渠道，包括市区级的人才项目、青年医师带教计划、国外学习培养、临床技能实训等，都可以培养全科医生的综合素质。

优秀的全科医生很重要，需要具备多种服务能力，比如医学知识的掌握更新能力、职业素养、实践中学习提高的能力、医患沟通的能力、照护患者的能力，以及立足于保健系统的医疗行为的能力等。除了服务能力之外，服务理念的提升也非常重要。服务理念有“三次出走”：从医学的诊室走到社区，从围绕疾病到围绕健康，从医院走到高校。通过家庭医生制度实施，明确了家庭医生的工作职责、内容、服务范围、服务人群、服务方式，逐渐渗透“谁签约、谁服务、谁负责”的理念。通过社区诊断、健康评估等主动并有创造性地开展疾病管理和健康管理。通过这样的服务模式的建立，我认为可以让家庭医生能够更加主动并有创造性地开展更有针对性的服务。此外，还有服务效率的提高，现在很多服务，不管是护理，还是公共卫生等，都是围绕家庭医生这条主线整合各类资源，提高服务效率以及信息化保障。

第二，有帮手。现在上海确立的是“1 + 1 + 1”签约服务，而我们斜土社区卫生服务中心正在探索一个特色组团管理服务模式，即以全—专联合为支撑，试点推进“1 + N + N”组团式健康服务模式。1 是指医生，第一个 N 是指卫生服务中心的专科支撑，第二个 N 是指医联体内部的二三级医院优质的医疗服务支撑。

组建“1 + N + N”服务团队，开展全—专联合诊疗新模式，有利于提升服务能力，使签约居民有更好的感受度。有利于医疗信息的共享，学科建设、人才培养的共享共建，提升老百姓看病的便捷性和有效性，使其有更好的体验感和获得感。让病人觉得自己不单单只是签约了一个医生，而是签约了医生背后的专科团队。而且在遇到很多处理不了的问题时，家庭医生能够用最快的时间进行最有效的转诊，增加病人对家庭医生的信任度。除此之外，医联体的建设对提升社区卫生服务中心的服务能力起到了很大的作用。

以重点慢性病管理为突破口，点对点开展全—专结合工作，比如心内科、神经内科、内分泌科等，包括参加医联体下的胸痛中心、心脏康复三级联动体系的社区基地建设，我认为都可以让老百姓的健康更加有保障。此外，还要积极探索“基层首诊、分级诊疗、全程管理”的服务链。

第三，有保障。1.0 版本有包括宣传、人员、后勤、培训和体系等方面的保障。2.0 版本主要有两方面的保障。一个是政策保障“321”:“3”是指优先转诊、优先检查、优先治疗；“2”是指延伸处方、长处方；“1”是指医保支付政策倾斜。另一个是技术保障“321”:“3”是指辅检平台(影像、心电、检验三大中心)；“2”是指信息网(市健康网、区域卫生信息网)；“1”是指医联体(云医院)。

在有保障方面，我们重点做了以下三方面的工作。

第一个方面，签约服务包。我们有特色的“徐汇服务包”，分为基础包、组合签约包和 10 类重点人群包 3 类，突出体现组合签约后在健康服务、管理服务方面的优惠政策。

基础包指的是 1.0 版本签约居民可以享受基本医疗和基本公共卫生服务。基本医疗包括基本诊疗、护理服务、社区康复、中医药诊治等常规医疗服务。基本公共卫生服务包括建立居民健康档案、开展健康教育、预防接种、重点疾病随访(高血压、糖尿病、肿瘤等)、传染病防治指导、免费提供避孕药具等。

组合签约包有五优享、五专享和五汇享：五优享包括健康筛查、预约就诊、预约出诊、家庭病床、优先住院；五专享包括慢病长处方、延伸处方、线上预约转诊专家号、健康评估、个性化疾病全程指导；五汇享是一个综合的服务，包括医联体全—专联合会诊、优质号源提前预约、出院随访、中医进家庭服务套餐以及特定疾病早筛、早诊、早治。

重点人群包是指对组合签约对象中的10类重点人群，提供个性化服务包。10类重点人群分别是60岁以上老人、0～6岁儿童、孕产妇、高血压患者、糖尿病患者、结核病患者、严重精神障碍患者、残疾人、计划生育特殊家庭成员和贫困对象等。

第二个方面，进一步完善运行机制。一是建立以App各指标为主的家医工作考评体系，完善中心家医签约服务考核分配方案。二是围绕预算、绩效考评、社会满意度等要求，试点开展中心目标管理工作，推进中心精细化管理。三是率先开展家庭医生管费用试点工作，加强内部监管，降频次、调结构、促满意。

第三个方面，拓展平台功能。比如我们与体育局共建体质测试中心，与民政共建养老院，与残联共建社区康复基地等。我们还推进了医养结合新模式，打造机构—日托—居家养老、护理、舒缓疗护链式服务。在2018年4月份，李克强总理到我所在的卫生服务站，视察了我们的家庭医生工作及医养结合的工作，并对我们的工作给予了充分的认可。

第四，有动力。一是绩效管理，建立了基于标化工作量，以家庭医生为最小单位的全面预算管理，与家庭医生签订年度目标责任契约书，建立签约服务管理激励机制。二是发展空间，不仅中心内部职称评定、评先评优向家庭医生团队倾斜，出国出境学习考察也向家庭医生倾斜。

面向社区搅局创新：浅谈御康的基层医疗服务之路

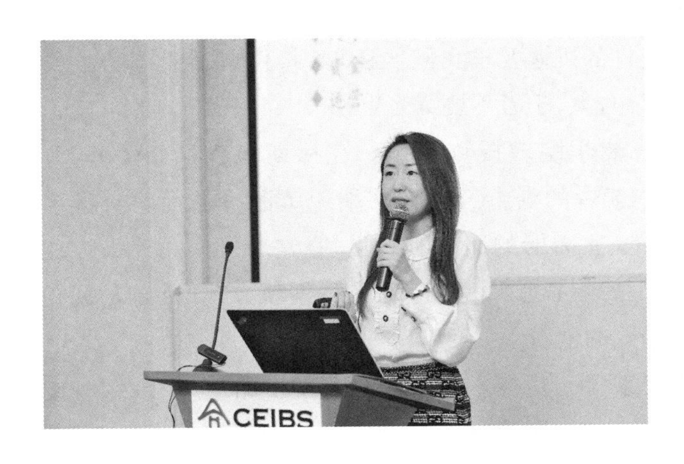

姜玮

上海御康医疗发展股份有限公司总裁、联合创始人

御康的基层医疗服务之路实际上是一个个案，既没有政策的大方向，也没有系统的逻辑，我认为更多的是对基层医疗服务的一种思考。

一、医疗行业的特点

医疗行业的特点是重资产、重管理投入、严监管、高风险、利润率低，与理财、房地产等行业相比其短线收益低。此外，由于信息的严重不对称，还是一个劣币驱逐良币的行业。在这种情况下，开医院不是赚大钱的行当，实际上国内没有医疗机构的上市公司，国外还是有一些的，平均利润率一般在10%或10%以下，所以不是一个高利润率的行业。

当然医疗行业也有它的优点：一是行业好；二是进入行业相对有竞争壁垒；三是现金流极好；四是受经济周期性影响较小，因为无论怎么样，人们都要看病；五是位于健康产业链最前端，是实现消费的场景，这个时候就拥有核心话语权；六是生命科学相关科技的直接接受者，同时也是一个转化者，在这方面受益最多。

影响民营医疗机构发展的因素中，政策绝对是非常重要的一点，比如卫生、医保等各方面的政策。大健康产业是一个新兴的、后续发展很有前景的产业，从2015年、2016年开始，资本向大健康产业不断输血，政策也在不断开放，我认为一直在往好的方向发展。影响民营医疗机构的要素还包括怎么留住人才，资金从哪里来，如何有效运营，管理团队和管理模式，等等。

二、历史性的机遇

我认为当前是民营医疗机构的一个历史性机遇期，也是一个进入民营医疗机构的窗口期。历史性的机遇要求我们，当阳光来了，要像向日葵一样转向阳光，让阳光照到自己身上，千万不要背光生长。

向大家推荐一本哈佛商学院教授克莱顿・克里斯坦森(Clayton M. Christen Sen)的书，即《创新者的处方》，他在书中说资源少的面对资源多的，规模小的面对规模大的，实力弱的面对实力强的，这个时候用什么方式脱颖而出？实际上就是和持续性创新相对应的一种创新方式，或者是现在说的微创新、小创新、搅局式的创新。

这要有相应的基础要素。一是技术。现在有非常多的技术和专利，使问题的解决变得简捷和易得。在医疗行业或者健康领域不缺技术的变革，需要的是发现它的眼睛。二是商业模式，将技术用于商业模式。三是商务系统。将技术、商业模式在一个全新的商务系统中运行，可以在企业和医院运营里形成一个非常良好的实现消费的场景。所以只要这三者共同发挥作用，就会形成一个持续性创新，或者说是搅局式创新的理论基础。

历史性机遇是可遇不可求的，要跨入民营医疗这个行业，实际上就要求我们有民营医疗机构可以做好、可以做大、可以持续发展的信心和信念，只要抱着这个信念，就一定能将民营医疗机构做大做强，做得比某些公立医院好。

三、御康医疗的诞生与发展

御康医疗就是一个民营医疗综合体的真实案例，也是我现在为之服务的企业，它成立于2004年。第一家御康医院在浦东，建筑面积是8 000平方米左右。发展到现在已有十几年，目前在上海市的5个区有22个医疗机构的服务点，2018年提供医疗服务70余万人次。

在2019年，我们希望可以布局30个服务点并开始尝试向长三角区域扩散，在江、浙各设一个点（专科医院），向这些区域的居民提供上门诊疗服务。上门诊疗服务和全科家庭医生签约方式是类似的，但是民营的没有公立政策和要求，更多的是自发的形式。我们现在的22个医疗机构服务点里包括护理站的经营模式，为提供上门诊疗服务创造了可能性。

当初企业的创始人有两个人，马述春先生和我，我们都是在三甲公立医院工作多年的医生。马述春先生是董事长，也是领导者，我很佩服他。有次我们在咖啡厅喝咖啡聊天时，他提出想要出来创业，问我愿不愿意一起？我问他为什么要创业？他说他要建一个自己的医院，但是建医院不是最终目的，最终目的是要建一个上市的医疗企业。我当时觉得这个理想好像有点远大，但还是挑起了我的兴趣。于是，一个很执着的医生和一个没想太多的小跟班就开始做这么一家医疗机构。

理想很丰满，现实很骨感，甚至说只有一个骨架。我在2004年递交辞职信后，马述春先生带我去看了医疗机构的位置。那天天黑得特别早，我发现去的地方或者说那个建筑物旁边没有几盏灯，当时我就觉得在这样一个地方开医院有谁会来？但是那个时候已经别无选择了。

2004年12月28日，医院第一天开张，只有十几个工作人员，包括内科医生、外科医生、收费、药房、检验和护理部。我还记得我们第一天的营业额是1023.51元，为什么会有一分？因为医院的地点是在城乡接合部，当时旁边有一些农保的农民，有个人觉得自己不舒服，自我感觉有点发热，想买药，连体温都拒绝测量，只想买药。他问："这里有没有药？"我回答说："有。""那给我来一片。""你确定只要一片吗？""我就要一片，一片卖不卖？""卖！"我回答得十分坚定。这就是一个服务的理念，无论他要什么，能够提供的一定得给他提供，这是我们走到现在不能丢的一个服务理念。

医疗机构周围的老百姓需要什么？你能做些什么？你要做些什么？不在于你的理想，甚至不在于你的准备，很多时候机会来自你的准备之外，机遇来自你的方向之外，但是机遇来的时候一定要看到它，抓住它，然后朝那个方向发展。

原来我在三甲医院的时候，感觉病人需要求着医生。现在是病人的需求至上，病人要这么干，一定有他的理由。医生要么用专业知识说服他，要么就按照他的方向走，只有这两条路。所以我们周围的市场需要什么，我们就提供什么。御康从2004年到2010年这段时间是没有接通医保线的，这就意味着所有的病人都是自费的,病人肯自费掏钱到这里来凭什么?就是他们要什么医院就可以提供什么医疗服务。

四、御康的秘诀——多、费、好、省

具体怎么做?总结下来就是四个字:多、费、好、省。什么是多?只要是病人需要的,我们就要尽力给他们提供,这就决定了我们的医疗服务项目很多、很繁杂,有些甚至不是公立医院能够想象出来的。御康要提供的是综合性的医疗服务,必须很全面。现在设立的科室中有一些三级医院未必会有,比如专门设立读片室,把辅助医疗科室的一些专家请过来读片,卫生局检查后说这不是科室,所以并未立科,但这是老百姓需要的。

不要对此不以为然,有很多人体检片子拿到手里,但根本不知道是什么意思,需要医生的解读。最好的解读者就是天天看片子的人,阅片无数,片子在眼前一过就知道大概是怎么回事,然后结合临床提出建议。

费,不是费钱,而是少花钱,把费用降到最低。这是因为以前没接通医保支付,病人需要自己掏钱,所以我们一定要帮他精打细算,算到最便宜。因为可能你多让他付一分钱,他下次就不来这里,而是去公立医院了。

关于好,我简单举一个例子,我们开设了胃肠道中心做胃肠镜,胃镜检查是很不舒服的,在能力范围内,我们会提供最好的胃镜设备。医疗设备、医疗仪器是最容易获得病人认可的一种最简单的方式,如果有一个非常好的硬件设备展现在那里,而且还让病人有一个好的体验,这比软性的宣传、营销的效果要好得多。

省,就是省时、省力、省心,做基层医疗就是要清楚服务对象是谁,服务范围有多大,就是周围10公里的老百姓。他为什么来?第一就是省时,距离近。第二就是家属省力,子女不用请假来送。第三就是省心,任何一个人到三甲医院去看医生肯定要挂号,有一个分诊的流程。但到民营医疗机构这里来,一旦和某医生建立了联系、信任,可以直接说找某某医生看病。

我们现在的经营模式是跟着政策走的。企业现在的布局是每个区域设计成覆盖5～10公里,护理站覆盖3公里,门诊部覆盖5公里,医疗机构覆盖10公里。上海市的5个区已经有我们的地域布局,如果模式可行并受到大家的欢迎,我认为实现上海市全覆盖是可以的。

五、总结与思考

总之，御康医疗做的就是面向社区的医疗机构综合体 + 专科特色服务，极大地降低了医疗风险，提升了医疗机构服务利润。专科特色服务是各式各样的，就是一家医疗机构所依赖的经营者其特点是什么、专长是什么，那专科特色就是什么。千万不要想着要有每一种发展方向和专科特色，因为民营医疗机构缺人才，找不到那么多的专业人才，每个机构只定一个专业领域就可以了。

讲到新的机遇与挑战，互联网远程是大家必须要看到的一个方向，也是我们特别喜欢的一个方向。我们现在已经在实体上做了三级跳的布局，像"1 + 1 + 1"方式是公立体系的，是服务于全社会，具有保障性的。我们企业内部经营的是护理站 + 门诊部的方式，现在已经和卫宁健康、上海医药进行云健康的服务合作，叫上海医药云。

很多人问我们在民营医疗机构中有没有优势？我认为优势绝对有，而且很大。简单举个例子，改革开放以后，实行家庭联产承包责任制，同样的人、同样的地，什么都没有改变，仅仅改变了一个机制，就能够增产。民营医疗机构实际上就是机制的一种改变。

简单再说一下歧视，歧视这个概念是来自经济学上的一个术语，我想说的有两点。

第一点就是政府对民营的资本有没有歧视，是不是觉得资本进医疗行业就是逐利的？我认为不要有这种歧视，因为实际上民营资本进来可以提高效率。

第二点，有歧视眼光的人也一定要为歧视买单。比如病人觉得普通的医疗机构、基层医疗机构没有看好病的能力，一定要去三甲医院看病，他们就一定会为他们的歧视买单：要排很长的队，要用更多的自费药，做更多的检查，这是造成看病难、看病贵非常重要的一个因素。上海市的医疗保障非常全，但是病人也没有觉得特别好，还是觉得贵、觉得难，实际上就来源于他们的歧视。大家要共同消除这种歧视，这种歧视的原因其实就是信息不对称，要让病人知道基层医疗能够提供好的服务，能够准确诊断、及时治疗。

资本在不断进入民营医疗机构，在政府公平的严监管环境下，我相信基层医疗服务会迎来更好的春天。

如何通过互联网教育培训为基层医生赋能

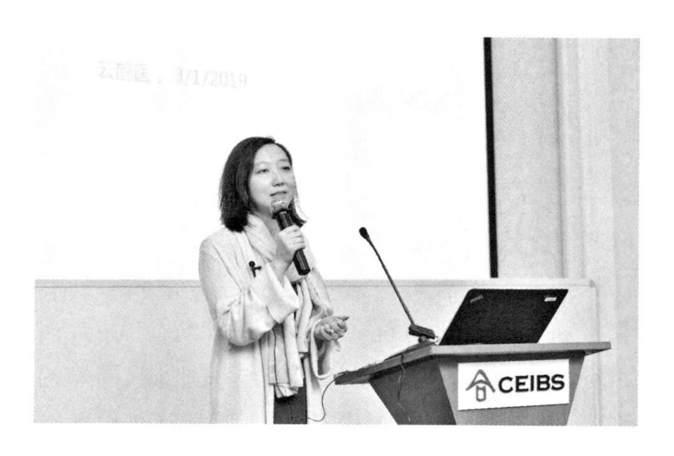

邢菲

原云鹊·医疗科技（上海）有限公司创始人兼CEO

云鹊医创建于2016年年底，在做基层这个领域可以说是一个“小孩子”。当初我们调研的时候看到了基层医疗，包括家庭医生的需求。一开始我们并不知道怎么做，也不知道该从什么方向来赋能，对赋能的理解也比较模糊。后来经过大家的思考和交流，选择了互联网教育培训的方式，一方面是结合了在基层发现的最真实的一些需求，另一方面也有商业角度的考虑。如果要做基层医疗，覆盖面是最重要的。

一、为什么要使用互联网医学教育

谈到基层医疗，可能做得最好的模范基地是来自上海、深圳这样的一线大城市。但是上海、深圳的情况并不代表整个中国的情况，还有三四线或者四五线城市的存在，他们的基层医疗情况可能并不尽如人意。我们就关注到了四五线城市的需求，下面跟大家分享一下为什么选择用互联网来做基层医疗。

第一，基层人数多、分布广。如果把互联网的技术发挥到极致，就可以触及更多的人，而基层最大的难点就在于人数多。其实在整个医疗体系中，三甲医院也就1 000～2 000家，但是基层医院的数量比它多得多。基层医院有 90 多万家，二级医院有 6 000 多家。无论是从一个公司的角度来讲，还是从一个教育基地的角度来讲，甚至是从政府的角度来讲，怎么把最好的方法或者最好的经验传播给这么多医生和医院都是一个难点，而互联网恰恰可以。

第二，优质医疗资源下沉难。为了创立云鹊医，我们调研过很多地方，甚至在公司成立之前，基本都是泡在基层的。在每个地方所看到的景象是非常不同的，每个地方的需求也是非常不同的。基层缺少医疗资源，环境非常艰苦，大城市可以看到的、分享的、比较优质的资源，很难传播到基层。比如在上海开展了很多医联体的建设，但是如果真正到了基层，医联体的概念还是非常难推动的，包括资源，政府给每个地方的拨款都是非常不一样的。

第三，分级诊疗、医联体推进快，落地难。令我惊讶的一点是，我们平台上的调研数据显示，或者说我们拜访的大部分基层医生都是中专水平。如果是从一级医院到三级医院来看，不同级别医院医生的学历水平有非常大的区别，在上海或者在其他地区肯定也有非常大的区别。

分级诊疗这件事情已经推行很久了，从门诊量可以看出分级诊疗做得怎样，整个基层医疗机构的门诊量远远小于二三级医院。为什么居民愿意在三甲医院排队看病，而不愿意去基层医院看？我们了解下来主要有两个原因：一是居民对基层医院没有信任感；二是基层医生的治疗水平不够强，不如三甲医院的医生。怎样才能把标准的教育比较快捷地传达给大家，这个是我们选择做互联网教育的初衷。

二、互联网学习的特点

互联网学习主要有两个特点。一是规避了传统培训的弊端。在基层做线下培训基本上是一个费钱、费力、费时的事情。比如要请一个专家到基层去做培训，坐飞机、住酒店，然后去培训基层的医生，时间、地域等都是制约因素。但是互联网学习可以很好地规避传统培训的弊端，比如资源有限、地域限制、学习的途径和方式等。

二是整合资源，更新更快。一方面汇集、整合优质资源，让权威知识触手可及，通过优质的线上平台，将资源共享最大化，解决了偏远地区资源不流通的问题，调动了基层医生学习的积极性。另一方面将系统的医学知识拆分成若干知识点，通过结构化网络的方式，以视频、音频、图文形式呈现，便于医生充分利用碎片化时间学习知识，获取最新的医疗行业资讯。此外，还提供前沿医疗知识和技术咨询，知识更新更快。

比如我们做了高血压的指南，包括考核，通过互联网传递到省、市、县，是非常直接的。另外，反馈机制也是非常重要的，无论是对政府也好，对院长也好，通过我们的平台可以了解各个省或者各个市每个医生的学习情况。

当时我选择要做基层教育时，公司很多人包括员工都认为基层医生既然选择在基层工作，那是不是本身就是不喜欢学习的人，特别没有学习动力？

我去基层医疗机构调研了一下，发现基层医生的学习机会其实是非常少的，有一位基层医生说，在以前获得专家教育这种机会是跑断了腿都找不到的。另一些医生说以前去参加省里医院的培训，需要院长、副院长的批准，可能要等两年才有一次机会。所以首要的是看基层的需求，而并不是说教育或者技术手段怎样，因为可以给他们提供服务的人实在是太少了。

三、云鹊医如何做

云鹊医教育平台有直播、视频、5 分钟医学院，还有一些非常短的音频课程，是教医生怎样快速教育患者的教患工具。目前在平台上学习高血压课程的超过 100 多万人，学习糖尿病课程的也有十几万人，这是一个非常高效的传播平台。

我们发现，基层医生在签约、服务居民工作中的很大一部分，就是教育居民健康知识，但是准备这些患教知识要花费很多时间。在云鹊医这个平台里就有几百篇患教文章，医生可以一键发送给所有管辖的居民，最高纪录是一位医生累计推送给了 6 万多名居民，这样不仅可以非常便捷地给各式各样的患者做教育，还可以听到他们的反馈。

线上一定是跟线下结合的，在线上做事是非常高效的。我们经常组织大赛，之前组织了一个有关心血管和高血压的大赛，经过线上运营，参赛者达 4 万多人，最后决赛入围人数是 200 人。这些人来到了北京跟顶级的专家线下见面，一下子就跨越了关系的层级，让他们非常有荣誉感。

现在有 170 万名医生在我们的云鹊医平台上，他们分别来自 38 万个医疗机构和 31 个省份，包括西藏、青海都有我们的医生用户。如果没有互联网，这样高效的传达基本上是不可能的。在患教这方面，如果每一个医生都能把比较正确的健康教育知识快速地传授给居民，就可以覆盖到非常多的居民，而且非常高效。

我认为互联网教育是基层医疗教育的首选，如果中国要往慢病管理、基层、家庭医生这条路走，互联网教育一定是提升基层医疗水平的必由之路。

商业创新，助力基层

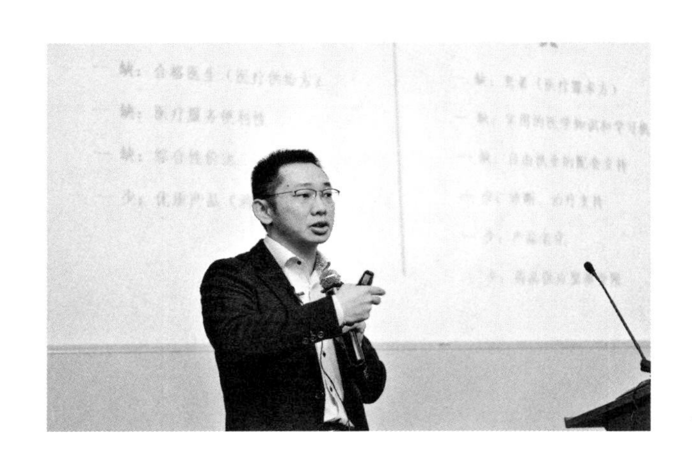

高磊
原阿斯利康中国业务拓展副总监

我没卖过药，但我现在在管理药品销售，我所采用的所有方法恰恰不是在卖药，而是在用一种不同的营销模式构建医疗合作伙伴，提供整体的解决方案。

一、探索中国最基础医疗市场

阿斯利康在中国深耕超过25年了，我们的业务在核心医院、县人民医院等都有涉及，其实已经非常强大了。我们2017年尝试探索了中国最基层的医疗市场，在沿海的8个城市开展了尝试，在内部称之为非目标终端。我们在探索这样的医疗机构有什么需求，我们有什么创新的东西可以帮到患者。

商业上的目标到底什么样呢？目标客户按从大到小的占比，一是厂矿/专科医院，二是非公医院（中小型），三是社区和乡镇卫生院，四是城乡诊所、卫生室和门诊部，我们传统的做法是没有办法触及这些终端的，然而这些终端真正在服务中国最基层的患者。我认为这件事情我们做得会很有意义。

二、小型医疗机构多，存在新时代的“缺医少药”

我们在市场上还有一些发现。比如，小型医疗机构多，存在新时代的

“缺医少药”。患者未被满足的需求就是新时代的“缺医少药”。

一是缺合格医生(医疗供给方),我认为这里还有一个不容易被捕捉到的患者需求,即医患之间的信任。在一线进行访谈和研究时,我看到患者进来就诊时喊医生名字时的那种状态,就像在喊自己的亲属,这是在城市大医院从来没有见过的。

二是缺医疗服务的便利性。这和最终这些患者是谁有关系。一般有两大类。第一大类是在农村地区,一老一小,现在中国农村地区的生活状态就是青年人出去了,剩下老人带一个小孩。第二大类是在城市里,比如说在民营医疗机构看到的患者是相对年轻的务工者,他们没有医保,还有一些小老板。他们基本的需求就是快,只要整个诊疗过程能够解决问题,吃药就吃药,打吊针就打吊针,不要跟他讲很多话。

三是缺综合性价比。什么叫综合性价比?我们的理解就是医疗消费的总成本。在基层,患者在考虑药品花费、诊疗花费等消费成本的时候,还有很多要考虑在内的因素,比如交通费、餐饮费等。

举一个例子,我在广东一个县里碰到这样一个情况,我问一个老阿姨为什么会选择来这里看病?本来我是指望她回答说这边技术好,但是她的答案是这样的:这边和县医院的这个药都是14元,如果我和老头子两个人带小孩去县医院看的话,坐汽车要半个小时,然后再挂号排队,基本上一天没了,还有来回路费20元,还要在县里吃饭,然后老头子一天没有办法开店,所以损失是蛮大的,还不如直接在这边看病。

其实在消费成本中药品比例和医疗消费比例占比不是很大,额外的交通费等非医疗成本可能占比更大,所以要考虑综合的性价比,这个问题其实跟前面的便利性是紧密关联的。

四是少优质产品(消费升级)。有时候政策剥夺了患者的选择权或医生的选择权。大家不要低估中国消费升级在农村市场的变化,在这些地区的患者,在一定的程度上愿意为了自己的健康,特别是为了小孩的健康支付这部分超额的费用。但遇到很多现实的问题,比如他们没办法选择到这些产品。我认为这个问题从政策上,包括商业机构、医疗从业者,可能就没有考虑过。

谈完患者一端的需求,下面再谈谈医生的需求。一是缺患者(医疗需求方)。基层的医生有时候很朴实,我跟他们谈话的感觉就像跟隔壁小吃店老板的交流，很朴素。他们的基本需求是生存，尽管想要患者，但是他们的技能都不是很强，不知道怎样获得更好的患者。

二是缺实用的医学知识和学习机会。我之前跟一个基层医生聊，我惊讶于他会为了获得一次培训机会而自费2 000元去学习，现在像这样的情况比较少了。但现在卫健委或药企培训提供的医学知识，和基层医生真正想要学习的医学知识，两者之间经常有矛盾，而且随着地域的不同区别非常大。

三是缺自由执业的配套支持。近两年从体制内跳出来的医生越来越多，想要自己开设诊所。他们原来都是很优秀的医生，但是出来之后想开诊所却不知道怎么开。开诊所的过程很烦琐，跟他们想象的不太一样，他们希望可以得到指导，这确实是他们的实际需求。

四是少诊断和治疗支持。好的治疗和医疗服务不是开一个药就结束了，还需要很多的支持，但小诊所往往并不具备这样的能力，也没有人去帮助它们，这是医疗服务整体解决过程中的一个问题。

五是产品老化。村卫生室这个级别的医生知识非常老化，比如有时候治疗高血压还在用赤脚医生年代的产品。他们曾经听到过外企高大上的产品，但也只是听到，没有人去教他们该怎么用。这对当地的医生和患者来说，都是一个很负面的影响。

六是药品供应渠道受限。这在上海不太会发生，但是到了基层，药品的供应可能会被地方的某些供应商所垄断。这样就会发生比如一个县里面的医生，特别是小诊所的医生能卖什么药不由自己或者医院决定，而是由供应商决定。

三、非公机构占比大，市场化程度高

一方面利益导向明显。我每次去跟一些民营医院的院长谈业务的时候，基本上就是三板斧：第一板斧是告诉对方可以返利几个点，第二板斧是不断地请我喝茶，第三板斧就是返不出来，这要讲合规的。我说我有很多新的东西，可以帮你建胸痛中心，他眼睛就会发亮，但是他们也会不太信任我。这里面是有原因的，无论是政府也好，跨国企业一些好的项目也好，公立医院是资源过剩，而民营医院则拿不到资源。

另一方面是产品选择权自主。基层市场很野，不受“两票制”的影响，各种

产品都有。我在农村市场，能够看到超出我智力想象也从来没有见过的各种产品。但药监局没有见过的药，我也很难去评判它的好坏，那些产品真的是没见过。还有一个奇怪的现象就是同样一个产品，到了农村，我们定的零售价是7元，他们卖10元，为什么？我不说相信大家也知道，返利点不一样。

此外，竞争激烈。无论是民营医院也好，小诊所也好，都面临着很大的生存问题，要与公立医院、中心医院竞争，还要与附近其他诊所竞争。

我们在做战略选择的时候会出现这些问题：第一，市场就这么一块，是授之以鱼还是授之以渔？第二，是机遇还是挑战？第三，与医疗机构是买卖关系还是共赢关系？最终的商业决定是不卖药，卖服务。我们得出了一个创新战略方案，即多方合作，以患者为中心，提供整体解决方案。

四、医疗服务管理整体解决方案

基层创新一是医疗服务管理整体解决方案。举一个广东的例子，广东花都中医院的医生想出来自由执业，开私立诊所。我们给他提供的解决方案是这样的：

第一，供应链战略合作。我们在广东跟非常正规的配送合作方进行战略合作，现在实行“两票制”，他们是可以配送到县人民医院的，但是实际上亏本了，因为用量不大，相对于配套广州市第一人民医院的量肯定是不一样的。我就告诉他周边有很多小的终端，我们可以开展合作，统一配送，所以他很愿意，能够把货物和产品连接到终端，这个很重要。

第二，开办服务。与当地的政府、医生和一些商家合作。

第三，管理提升。体制内医生出来开设诊所常常不知道该怎么管理，我们市场部的活动本身都在提供这样的服务，提供这样的培训机会，我们把信息给到当地的同事，他们就让医生参加培训，解决管理上的需求。

第四，学术提升。我们医院更多的跟当地的卫健委开展一些合作来开设培训班，解决当地疾病的需求和诉求。此外，还在探索很多网上的教育方式，灵活多样。

实施这样的解决方案之后，最终这家诊所会和其他诊所有不一样的地方：一是规范的诊疗环境；二是先进的医疗技术和服务，毕竟是通过比较正规的渠道进行教育的，可以用一些相对跟大医院保持一个水平的解决方案来解决医疗服务；三是与大医院相同的药物。这样一来就能体现出其竞争优势，就诊量就比其他诊所要大。

五、医疗服务技术整体解决方案

基层创新二是医疗服务技术整体解决方案。医疗是很现实的问题，必须提供医疗服务。在农村我们做了个简化版的智能雾化室，有一个雾化机，通过培训并提供一些设备，教当地的医生怎样做正规的雾化。边上有一个大的电视机，在小朋友做雾化的时候用来吸引他的注意，改善了当地医疗服务的体验。

从医院的角度上来讲，这个措施可以提高医院的竞争力，吸引患者，并提高收入；对小儿患者的家长来讲就是减少了时间成本，增加了便捷性；对政府来讲就是避免了大医院的过度拥挤，以及有些疾病延误之后需要更多的额外医保的支出；对企业来讲就是扩大了市场份额。

在这样的整体技术解决方案中，我并没有主动去卖药。在此基础上，还可以探索更多新的合作方式，包括实现胃癌早筛、社区的慢病管理、中医药创新等。

举个例子，我们曾在一家很小的基层公立医疗机构开展雾化项目，流程也比较规范，诊疗人次逐年上升，后来还新增设了一个新的费用叫口腔护理费。单雾化这一项的收入就大幅提升，但这不是重点，重点是雾化人次增加，吸引了周边镇的患者来看呼吸科。病人多了之后，医院会主动增加在呼吸科上的投入并提升医生能力，然后会发现能为当地的居民提供更多的检验、检查和治疗服务。如果疾病较复杂或提前发现一些疾病，可以向大医院转诊。

从整个基层医疗营销方案上来讲，我们围绕着患者要什么，以患者的需求为出发点，然后和不同的合作方来提供整体的解决方案。

最后一句话，我没有卖过药，但是我团队的同事越来越喜欢卖药，在基层卖药最大的感受是，感觉做医药人的尊严重新找回来了。

圆桌对话

商业保险如何为基层赋能？

邵晓军：我是太平洋寿险的首席业务官。从 2017 年 11 月份开始，我们在河北黄骅做了一个区域性医疗的项目，关键点就是作为一个支付方，我们需要做一个人群健康管理，当时做的是社区的慢病管理情况。在运作一年的过程中，我们有很多的收获和思考，特别是感受到，中国基层老百姓的慢病情况和健康状况是很严峻的。

从数据来看，黄骅地区在中国的华北地区，比较严重的就是心脑血管疾病，特别严重的就是中风，中风发生的时候会和高的致残力、失能结合在一起，所以我们一开始就是从中风入手的。

基层的资金是很有限的，所以从资金的角度怎样来控费是很关键的。在这些地区，基本上大病基金都是穿底的，需要有效管控的方法。因此我们做了一个整合式医疗的模式，通过家庭医生来管医保，把家庭医生和二级医院、三级医院结合在一起。家庭医生本身的专业能力确实是比较有限的，基本上都是中专水平。恰恰是这样的一个情况，使其可以更好地做慢病管理，做生活方式的干预，利用会讲当地语言的优势，与老百姓之间的衔接更加紧密。

农村这些地区常常会有地方性的疾病，比如黄骅是一个盐碱地，所以当地的水盐含量很高，家庭医生可以针对性地去给老百姓普及健康教育。在这些欠发达地区，老百姓的健康意识还是非常有限的。

我们发现了一个情况，可能在城市做人群健康管理，不是很清楚投入1元能节省多少，因为在城市地区的选择是很多的。但是在农村，我们清楚地知道投入1元可以节省8元，这是经济学的评估，原因就在于农村地区的医疗非常有限，选择非常少。

比如糖尿病，在城市的患者可能需要10年才会发生严重并发症。但在农村，很多时候农民宁愿花更多的钱去买一台机器，也不舍得花钱去买一个好的控制血糖的药品，而一旦控制不好就会马上出现很多并发症，这就是现实的情况。

我们总结出一个经验，今天慢病控不住，明天大病保不住，必须做慢病管控，管控之后才能控制大病。在黄骅的项目，我们是学习了德国的黑森林模式，黑森林是世界卫生组织高度评价的整合式医疗模式，就是由商业保险公司来运作的，运作的最终结果就是支付方、老百姓和医疗机构的三赢局面，卫生经济学的效益非常好。

根据基层当地的需求来设计解决方案其实有很广阔的前景，也有很多的商业机会，希望大家可以合力来把基层的应用医疗建立起来并做得更好。

如何在消毒领域为基层赋能？

徐晶：我们作为第三方独立的医院消毒中心，创造了一个无菌物品供应链的模式，即可用的医疗器械经过合规的无菌物品医疗生产中心，作为一个物品发送到医院，医院接受了以后，不需要自己再次处理，直接打开无菌包就可以给患者进行手术和诊疗。

2009年因为国家对医院消毒的标准提高了，我们看到了这个时代的发展，包括行业标准的提高，所以就进入了这个领域，从2010年开始做无菌品市场的开拓。这个行业其实很难，要关注一些手术量大的医院。比如上海目前的工作量是比较大的，一年承载了将近15万例的手术，包括大大小小的三级甲等医院，日常工作量是非常大的。

在2013年被卫生监督所大力监管的情况下，被告知我们有责任去为基层医疗服务，不能把运营的所有精力放在三级甲等医院上。我和卫生监督所的老师共同做了一个有关基层医疗的课题。因为我们在嘉定区，有地域的优势，交通非常方便，附近有民营医疗机构，还有卫生行政部门批准的一些私立美容机构以及口腔诊所等。在项目设计的过程中，我们寻找到片区的社区医院去帮他们做无菌物品供应的现状、面积、人员配备，包括专业设备设施等情况的调查，因为在这个领域，无菌物品的供应原来不被重视。

随着医疗联合体的发展，所有基层医院的就诊人数增加了。我们进入这个市场后才发现，基层医疗在日常工作中有很多诊疗手段其实是有风险的，存在潜在的无菌物品需求。所以我们做了2年的数据准备，找了在整个市场中比较有代表性的基层医院，供应其门诊过程中需要的诊疗物品。之后通过切合实际的成本核算，包括无菌物品标准的供应链模式，让至少在我们周边10公里内所有的片区、社区的医院享受到了第三方服务下基层。

我们一个星期只有1～2次物流，怎么来保证自己的盈利？通过医院抱团的量，我们进行一个片区的供应，一个片区有一个片区的模式。其实基层服务在我们整个业绩的板块里面还是有举足轻重的地位，而且我们还会一如既往地做下去，会做更多的基层医疗发展，去帮助更多的医疗机构，去服务更多的医疗机构。

基层医生如何获取最前沿的医疗信息？

朱兰：作为基层的医务人员，我们对一些最新的医疗信息很重视，因为基层的医务人员被赋予很多期望，是居民健康的守门员。我在社区的诊疗过程和健康管理过程中接触到很多患者和居民，很多人来就诊时只有简单的症状表现，诊断不能很明确，包括许多老年患者有很多共病的情况，所以对我们的知识和能力要求是很高的。我在读消化科硕士的时候，跟着导师做胰腺癌相关的研究，毕业论文是有关基因的。但做了社区医生以后关注更多的不是基因，而是康复学、心理学等，这些我们需要接触并不断学习。

所以如何提升全科医生的能力？一方面是参加医疗团队中学科建设和人才培养教育的项目，我就一直在积极地参与。考虑到基层医生比较忙，所以要借助于互联网等电子设备进行学习，不断提升我们的知识水平。另一方面就是参加内部专家继续教育的一些项目，基本上我们基层医生每半年要空出一段时间来参加二、三级医院的临床学习，这是非常重要的。此外，现在规培生下到社区之后，对于如何让他们能够跟上更多的疾病进展和疾病指南的应用，我们有很多培训和教育。

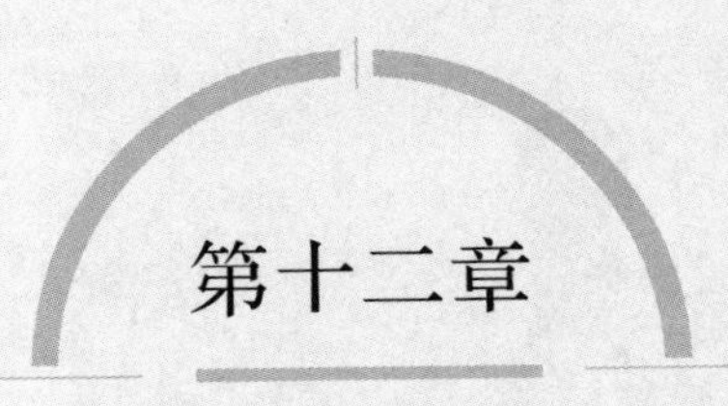

第十二章

技术创新，谁来买单

本章内容摘选自2019年6月15日第28期圆桌会议

新的医疗技术飞速发展，为了满足人民的需要，我国政府部门加快了新药和医疗器械等新技术的上市审批，社会医保也加快了对新技术纳入报销的速度，然而，相对于人们对新医疗技术的需求和技术本身的发展速度，如何解决支付问题？除了社会医保外，如何扩大商业保险和其他支付途径的作用？

为了促进药品医疗器械产业结构调整和技术创新，中共中央办公厅、国务院办公厅印发了《关于深化审评审批制度改革鼓励药品医疗器械创新的意见》(厅字〔2017〕42号)。多项简化境外上市新药审批的政策陆续出台：国家食药监局对外发布了《关于进口化学药品通关检验有关事项的公告》(2018年第12号)，国家食药监局会同卫生健康委发布了《关于优化药品注册审评审批有关事宜的公告》(2018年第23号)。

为了让这些创新技术最终惠及大众，让老百姓用得上的同时用得起，医保部门近年来也出台了多项政策。针对多年来被称为“生命头号杀手”的癌症，国家医疗保障局会同人社部、国家卫健委联合印发了《关于做好17种国家医保谈判抗癌药执行落实工作的通知》(医保办发〔2018〕20号)，使得抗癌新药的审批数量、品种结构和审批速度都获得了很大提升。为了缓解“看病贵”问题，国务院办公厅于2018年9月19日印发了《关于完善国家基本药物制度的意见》(国办发〔2018〕88号)，旨在保障药品安全有效、价格合理、供应充分，让更多的新药能够纳入医保体系。

本章内容将展示多位学者、医生、企业家们站在2019年的时点上，从经济学、政策、治病救人等角度分享自己的实践和观点，以供读者阅读与思考。

医疗技术创新的价值与分享

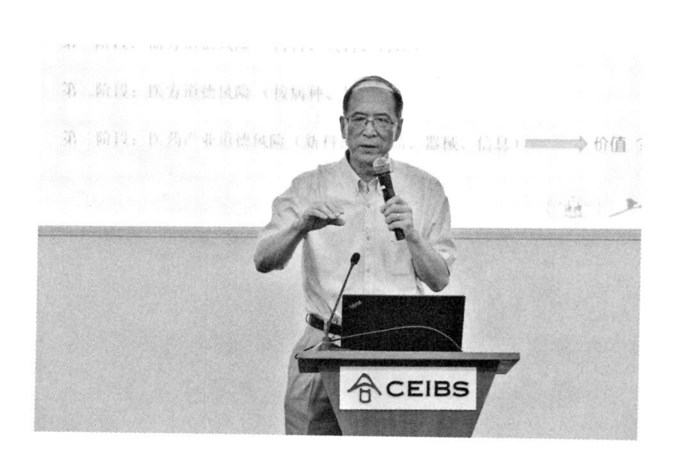

俞卫

原上海财经大学公共经济与管理学院教授

我主要讲三个核心问题：第一，为什么提出以价值为基础或者说以价值为核心的医疗服务？第二，如何评价医疗服务的价值？第三，如何分享医疗科技创新的价值？

一、为什么提出以价值为基础的医疗服务？

社会医疗保险系统建立和发展过程中存在两个重大问题：一是社会医疗保障意愿与社会支付意愿之间的差距；二是全民医疗保障体系下，医疗需求与社会支付意愿之间的差距。所以为什么提出以价值为基础的医疗服务呢？用一句话简单概括，其实就是社会的支付意愿和支付能力之间的差异，导致以价值为基础的医疗服务的提出。这个差异在发展过程中，实际上不断有参与方加入进来，这是我认为很重要的一个逻辑。

我们来看医疗保障体系建立的历史。发达国家最早开始建立医疗保险体系，其中德国是第一个建立的。从建立医疗保险体系到走向全民医疗保障体系，花了30～60年的时间，为什么这样呢？几乎各个国家在建立医疗保险体系的时候都有这样一个趋势：先从职工和雇主这边建立保险体系，推向全民的时候一个也不能剩，就算没有雇主也必须要有支付体系，而这个支付体系是国家的公共财政在支付。

从社会愿意做这件事,到社会愿意拿出钱做这件事需要很长的时间,其间你会发现一旦建立了全民医疗保障体系,第一个问题就是医疗保险常用的词,即道德风险。而有了第三方付费以后,需求就会增长,各个国家的医疗保障体系第一件事就是控制需求。如果体制都很好,医生愿意用最好的东西提供服务,社会和支付之间的矛盾会增加,然后按病种付费、预付费等措施就出来了。

在对待每一种疾病的时候,如何用比较好的体系,鼓励性价比好的资源进入其中,这个阶段每个国家大概都走了10~20年。近十几年,医疗的新药品、新技术、新器械和各种各样信息管理的出现,虽然有利于每个疾病的治疗,但是每个疾病的治疗方案每年都在更新,这部分更新使整个费用之间的差异变大,这时候就认为要引入第三方。当需方支付的时候,需方做控制,分享一定的风险。如果医方进入,当医生过度治疗的时候,医院医生也要分担一部分风险。

现在科技发展太快,我们提出价值,就是希望产业创造新产品的时候,要考虑新产品对社会的价值如何,这是有风险的。如果不承担这个风险,有可能医保不买单。实际上提到价值的时候是发了一个信号,即要医疗服务的各个方面都参与进来承担一部分风险,这是趋势。

二、如何评价医疗服务的价值?

评价医疗服务价值的理论思路是,医疗服务是引致性需求,患者并不享受任何医疗服务,他/她需要的是健康。也就是说医疗服务和其他消费品不一样,对患者而言,多吃点好药、多做点检查并不觉得占了多大便宜或好处。只是因为患病了才需要这些医疗服务,它产出的是一个人的健康状况。评价医疗服务价值有两个基本因素:一是健康,二是成本。

在这样的基本条件下,从宏观角度看有三个方面来评价价值:一是人群健康水平,二是人均成本,三是就医体验。从微观角度又如何评价一个药品、一个信息的价值呢?使用的是成本效益的方法。

举个宏观案例,如图12-1所示是发达国家医疗服务系统价值比较,可以看到2016年美国医疗费用占GDP的比例远高于其他国家,这还仅是比例。此外,美国的人均医疗费用也远高于其他国家。按照绝对资源来讲,美国远远高于其他国家，但在花了这么多钱的情况下，美国的人均健康水平却不容乐观，人均寿命最低，孕产妇、婴儿死亡率最高。

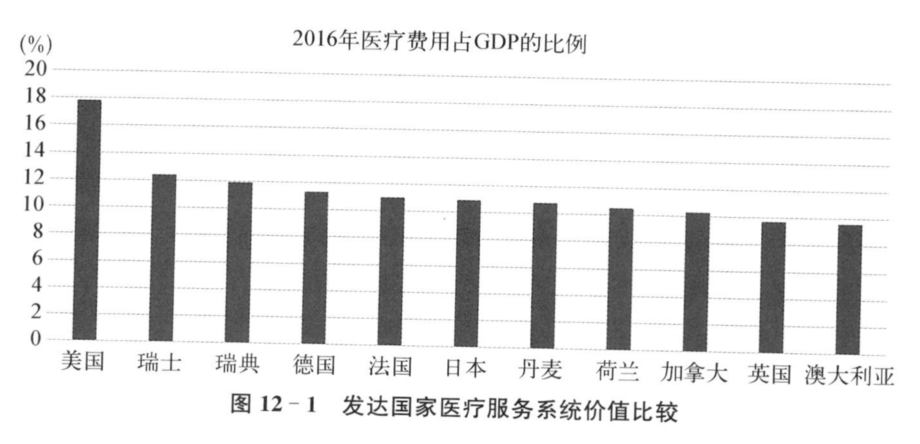

图 12－1　发达国家医疗服务系统价值比较

从宏观角度来看，我们很容易评价出来，美国的医疗服务价值、性价比不怎么样。但还要从微观角度来分析到底哪个地方的价值不好，最后发现美国医疗费用超高的主要原因就是医疗技术。此外，美国的医保管理费用高。

美国的医疗服务使用到底存在什么问题呢？它的住院率和住院天数其实并不高，门诊量也不大，但是它的手术和检验使用率非常高。这些医疗技术的价值到底怎么样，这是值得大家思考的问题。

如何看待每一个医疗服务创新的微观成本效益？经济学有一个比较简单的思维，无论是评价药品、器械，还是评价创新，都会用如图 12－2 所示的图形来进行经济学评价。

假如一个新的药品是在第一象限里，随着成本的增加，健康改善也增加，这时就要看健康改善程度和社会的支付意愿是否可以接受。一般每个社会都有其愿意支付的价值，相当于每质量生命年的边际成本。在发达国家，社会愿意支付的价值大概是 5 万到 10 万美元。

如果创新恰恰是在第二象限内，既可以减少成本，又可以改善健康状况，则基本会无条件推出。如果在第三象限内，经济困难者也是可以考虑的，可以节约很多成本，但可能要牺牲一些效益。如果在第四象限领域之内，基本上是没人接受的，不仅成本增加，健康也没有什么改善。

另外用脱敏效应评估也是一个问题，不能确定要算多长时间的效益和

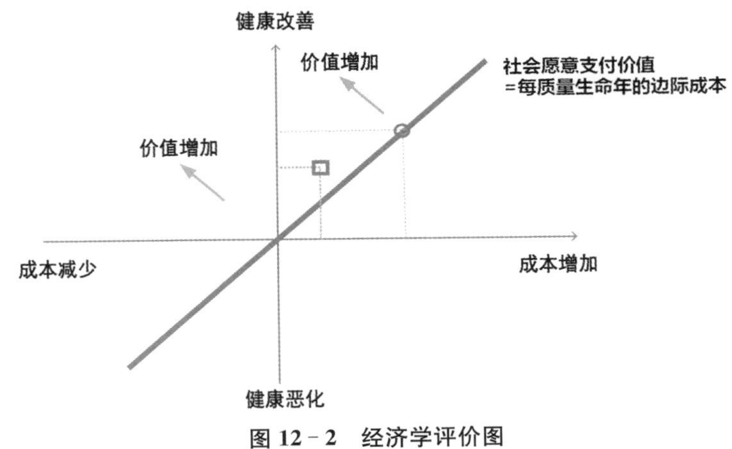

图 12-2　经济学评价图

成本，是终身，还是 3 年、10 年、50 年？这些都是有挑战性的问题。虽然有评估的理论思路，但是真正实行起来的时候，会发现很多问题都不是这么简单的，不是一刀切就可以解决的。

我们要鼓励的创新价值是改变原有健康投入和成本效益曲线的价值，提供的服务对整个医疗服务的价值提升有非常显著的作用，这是我们对每一个新产品的基本评价思路。

三、如何分享医疗科技创新的价值?

产品的价值分享取决于定价，终端产品价格拿到以后，就是供方、使用方和中间环节方这三者之间的分享。终端产品是从早期的基础研究一路走过来的，前端拿到多少，中端拿到多少，定价多少，这条价值链的分享，实际上取决于能够追溯到的原始端反馈的多少。分享的时候，关键的是最终产品的价格怎么定。如果价格降得比较多，假设中间流通领域是比较健康的，那么新产品的价值可能有很大一部分可以分享给患者。

一般说来，在医疗科技产品定价的时候，有三个主要的理论依据。一是市场，一般公司经常会提出按照市场价格定价，很多事情其实是市场决定的。二是成本(包括研发)，医保经常提出应该考虑成本来定价，包括研发成本等，才是合理的定价。三是社会支付意愿。但实际上定价时，往往要根据各个国家的定价环境，在这三者之间调和定价。

最常见可行的是根据成本效益定价，成本效益有一个社会支付意愿范围，如果在支付意愿范围之内，定价是可以的。但是最近发现即使是在社会支付意愿范围之内，医保还是没有钱，这个时候怎么办呢？要把成本效益和医保基金影响这两者加在一起来考虑。

比如2014年美国的丙肝药上市时就凸显出这个问题。该丙肝药把丙肝的治愈率从30%提升到90%，基本上可以治愈，后续就不需要再花钱治病了，成本效益是不错的。但是它的价格昂贵，当时美国老年医疗保险是买不起的。这时就会发现虽然成本效益好，但是医保支付不起，虽然治愈率高，但节省下来的钱是未来10年、20年的钱，很难有筹资机构可以把钱转化到现在支付。

科技创新要关注颠覆性研究引起的健康产业投入回报曲线，技术创新要同时考虑成本和效益。过去我们一直认为健康领域的投入有两个效应：直接效应是健康领域的GDP；间接效应是改善健康以后，增加劳动力的生产效率。现在看来提高生产效率这块并不显著。

我在思考一个问题，有人说如果在健康领域投入太多，会把其他行业挤掉。但是可以看到美国花了很多钱在健康领域，也没有把其他行业挤掉，可能健康领域的投入对整体经济的外溢效应更加显著。健康是第三者提供支付，促进了需求和产业的发展，当产业有很大的溢出效应时，可能还要再思考其对整体经济的效应。

技术创新与医保支付

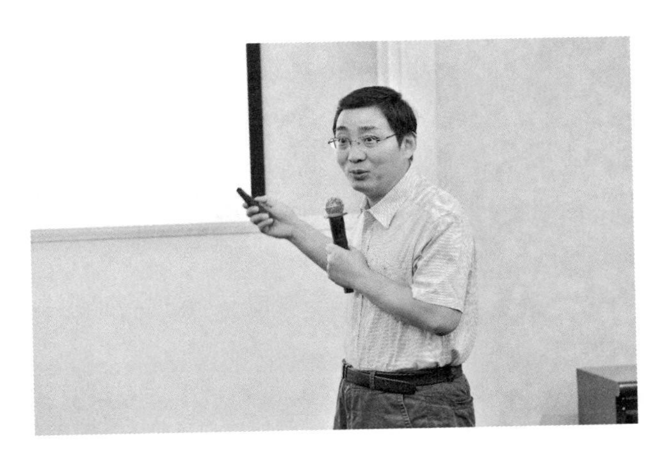

王宗凡
中国劳动和社会保障科学研究院医疗保障研究室主任、研究员

说到医药技术创新，从医药企业、产业的角度来讲，都希望自己创新的产品可以进入医保，进入报销程序，这对产业的发展有好处。

一、医保的基本功能

为什么要进入医保？医保是干什么的？这就要讲到医保的基本功能。医保的基本功能是保障功能，即化解疾病的经济风险，保障人们负担得起医疗服务（促进健康），满足人们的医疗（健康）需求。医保支付以满足人们的医疗需求为导向，是一种机制保障。在可承受的范围内尽力而为、量力而行，最大限度地满足日益增长的医疗需求的支付需要。这是我们要想明白的医保基本功能。

我认为医保是来支持医药创新，而不是支持产业发展的，对医药技术创新的支持也不是直接作用，而是用来提供保障，通过价格导向给予鼓励和引导。如果产品能够满足需要，又在医保的承受能力之内，医保当然会将其纳入。

二、医疗保障的发展分成两个阶段

医疗保障的发展，从技术的角度分成两个阶段，是从数量到质量的转变。

第一阶段是2009年新医改之前，从要求广覆盖、低水平的保障水平进阶到要求全覆盖、保基本。保基本中，基本的含义主要从支付范围、支付水平和支付方式三方面进行界定。

支付范围包括基本医疗服务范围(药品、诊疗、设施目录)。医保目录多次调整，因为经济能力比较有限，主要是常规用药进医保，没有提到创新药。

支付水平包括基本待遇水平(个人承担一定支付责任)，即医保要保到什么程度，报销比例如何。到2010年大致是职工80%，居民60%，这几年居民水平有所提高，职工还是原来的水平。

支付方式由被动买单向按项目付费转变，导致医疗费用快速增长，可持续问题日渐凸显，但个人负担未见降低。

这一阶段的医保发展是全民医保1.0，主要是数量型发展，提高了数量和水平。

第二阶段是2009年新医改之后，是全民医保2.0，主要是质量医保。从数量发展到质量发展，提升医保质量，提高基金使用效率。主要体现在以下几个方面：

一是提升待遇水平，提高公平性。不断提升待遇支付水平，整合基本医保制度，缩小区域差距，这是制度方面的提升。

二是支付方式改革，费用控制与服务质量的平衡。

三是市场导向的价格形成机制改革。医疗价格虚高是很大的问题，利用医保的全覆盖团购的力量，推动价格回到合理的状态。通过医保的招采，医药价格显著下降，将来支付标准在里面发挥作用，这使微观的支付质量会有所提高。

四是价值导向的医保准入。主要是在医药的质量上，逐步推进以价值为导向的医保准入，促进医药创新，在这几年的医保目录调整中也有迹可循。目录调整的新方法为常规准入加谈判准入、创新药品的准入和价格谈判。

在这一阶段中，保基本的“基本”内涵发生了变化，即在基金承受能力范围内(可持续)，将更多有价值(技术创新)的医疗服务项目纳入医保支付范围，更好地满足人民群众的医疗健康需求，是升级版的保基本。

三、医药创新的医保目录准入

谈到医药创新，大家最关心的问题就是医保目录准入。国家有相应的医保管理办法，药品目录调整依托于这样的文件来进行目录的准入。

2017年人社部公布了新版《药品目录》，相较于2009版的《药品目录》，新版中变化比较大的是结构方面的调整，考虑到了结构上的缺项，特别强调加强对创新药的准入。在这个过程中，开始注重数据支持，尤其是引入了线上谈判机制，将所谓的创新药纳入谈判范畴。其中有个非常重要的不一样的地方，即有一个评估过程，通过药物经济学和医保基金预算两个环节来评估药品的价值和医保的可承受性，再由医疗企业和医保进行谈判。

2018年开展的专项癌症药品谈判，同样是对创新的支持，以价值为导向。当然新一轮的谈判在评估方法上有一些改进，每一轮谈判在技术方面都有更新，使调整方式更清晰明了，同时也第一次在文件中提出调整退出机制。

其实看医保目录的发展可以发现，医保从2017年开始注重创新准入。我认为技术创新纳入医保支付应该以价值为导向，必须是能满足需求的、有价值的才能纳入。一是要从临床价值方面考虑其临床有效、安全，满足未满足的需求，提升疗效；二是要考虑性价比高（成本效益高），通过卫生技术评估（HTA），比如利用药物经济学的方法评估其价值；三是通过预算影响分析，考虑医保基金可承受的范围。

医保对技术创新的间接推动作用是客观存在的，且逐渐加大关注的，但如果要让更多的创新产品进入医保支付，还有很多考量的空间。医保通过机构的改革和整个医保基金集中整合，使力量越来越强大，在很多方面可以发挥作用。

四、创新技术纳入医保的政策环境支持

创新技术纳入医保的政策环境支持有以下几点。第一，全面推进支付方式改革。实行总额预算管理下的复合式支付方式，住院DRG（疾病诊断相关分组）、门诊按人头付费，促使医疗机构控制成本、提升效率，助力医疗资源配置的优化。从整个服务体系来说，能够把结构理顺，使资源配置更合理，形成分级医疗的格局，这样可以很大程度上提升基金的效率，减少浪费。

第二，药品耗材、医疗服务价格改革。通过有管理的市场机制（招采、支

付标准)引导医药价格、耗材价格趋于合理,医保也在利用自己的力量做这件事。在总量控制的基础上,通过结构调整来理顺医疗服务价格,减少医保的必要支出。

第三,医疗运行机制改革。通过内在的激励机制调整成本,这是医改要做的事情,让支付方式改革发挥作用,使价格能够降下来,对医院端改革非常重要。包括将来支付标准的推进,还是需要医院自己有动力把价格谈下来,这就需要医院自身进行改革,积极主动地控制成本。

第四,医疗服务资源配置。基层需要相对的竞争机制,只有在这样的竞争市场中,激励机制才能发挥作用,才能促进基层的能力和活力。

现在的医保相当于把这几个方面集于一身,通过这样来提高基金的使用效率,腾出更多空间给创新药进入医保。当然除了创新准入之外,医保本身存在着制度问题,新时代医保面临不均衡、不充分的问题,要提升医保的公平性和充分性,需要通过制度优化来解决。

现在也遇到了创新药品进入了医保,但是落不了地的问题,这涉及服务供给端需要在临床上的支持。因此药品进入医保目录并不是最后一步,最终还要看医院终端的使用情况。这个过程中医保其实也在发挥作用,比如说协议管理。医保利用其强大的购买力,通过协议管理整合管理要求,约束医院方。还有很多预付管理、单病种付费等都会对技术创新产生一些影响。

我认为新技术、新项目将来除了进入医保目录,还可以实行按绩效付费,采取整体费用分担的方式,让企业和医保分担。根据治疗效果付费,不局限于单次服务,而是基于整个服务过程的支付。若治疗效果达到预期或超出预期,给予或增加支付;若达不到预期,减少支付。要满足新需求,同时注重整体支付效率。可以采取这样的方法解决将来暂时进入不了医保的探索性支付渠道。

五、支持技术创新的其他支付渠道

支持技术创新的其他支付渠道是商业健康保险。基于基本医疗保险、大病保险的资源有限性,把所有的医药技术创新都纳入基本医保不现实。我们需要多层次医疗保障,特别是商业保险的支付,这是对基本医保的补充(个人负担、目录之外的新技术和新项目、高端服务)。商业保险要发挥越来越大的作用,在国家的规划当中也要把商业健康保险纳入其中,所以对于一些没有进入医保的，可以由商业保险给予支付。

基于一个创新产品的创新价值，价值特别大的能够进入医保，价值低一点的同样可以通过一定的方法先进入商业保险支付范围。当然需要对其进行技术评估，后续再考虑医保目录准入。此外还有社会慈善的支持，这也是需要技术评估的。

创新赋能，分层服务，打造专科冠军

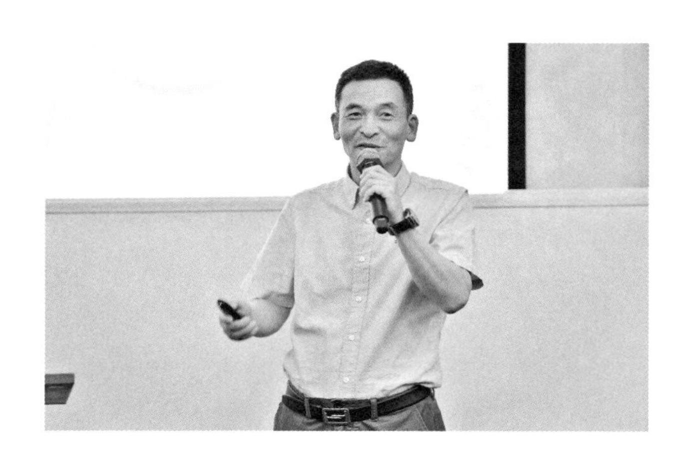

胡海

上海市同济大学附属东方医院胆石病专科主任、教授、博士生导师

一、有故事的人

我是个有故事的人，人称“胡一刀”，是个个子不高但开刀速度非常快的外科医生。我一直从事外科手术工作，所以手很特别，都是老茧。我有不一样的经历，在浙江的县级医院工作过，也在上海的瑞金医院工作过。1993 年脑袋一热，跑到张家港的一个农村卫生院开展微创技术，可以说我是中国最早自主执业、最早下海的多点执业者。我曾经到三四十家医院推广过微创外科技术，2004 年至今一直在上海东方医院工作。

国家的政策形势在不断变化，现在的自由执业政策非常好。我们应该根据政策和自身的情况，顺应变化，对自己的从医之路做出适当的改变。

其实 2004 年回上海以后，我的一个目标就是在自己的专业领域内打造出一个冠军。整个过程就是创新的过程，为此我从没有停止过努力。

现在东方医院胆石科的情况是怎样的呢？胆囊手术量已经连续 10 年在上海处于第一位，这也是我们东方医院操作性技术里唯一的一个第一名，并且在 2012 年医院升三甲之前就已经是第一名了。

从 2012 年到 2018 年，来我院进行胆囊手术的外省市人员比例逐年增加，同时保胆手术比例也逐年增加。但总的来说，医保病人还没有自费病人多，自费和商保病人不断攀升，占比很高。此外，我们的年收入增长趋势很快，医院效率最高的科室就是我们科室，并且我们的外部病人也越来越多。

二、愿景：打造全球最令人信赖的胆囊疾病医疗中心

我们的愿景是打造全球最令人信赖的胆囊疾病医疗中心。现在我们已经是免气腹胆囊手术全球领导者、隐瘢痕手术全球领先者、微创保胆治疗的全球典范。

上海强手如云，我需要分析形势，在不同的地方有不同的打法。元帅不是培养出来的，是打出来的。我的打法是搅局式创新，我就要搅一搅，改变规则，实现理念创新、技术创新、学术创新和管理创新，但如果按照老套路打则必死无疑。

我的策略很简单：避实就虚，一点突破；创新赋能，分层服务；强化品牌，医改寻机；不忘愿景，进退有度。

具体怎么打这个战役呢？

首先，知己知彼，精准市场定位。考虑到胆石病是常见病、多发病，我们就打算在治疗胆石病方面成为第一名，做出市场来。而且从市场角度考虑，一个第一大于一百个第二，很多人想各方面都很好，这是不可能的，要打出第一名的名头以后，才会被人家记住。

其次，倡导"击倒取胜"。中国的"裁判"会有开后门、找关系的现象，要击倒"裁判"，不要这个"裁判"，也就胜利了。

最后，品牌建设、创新赋能。最关键是要创新，还要有工匠精神，不能今天搞这个，明天搞那个，看到别人干什么就心里痒痒想跟着搞，那搞不出名堂。必须要不断做，做到别人无法跟你比才行。

当时我研判形势，寻找创新点，总结出微创要从5个no发展。

第一，no pain（无疼痛）。病人不喜欢疼痛，所以要想办法减少疼痛，不仅要做到麻醉不痛，醒过来也要不痛。

第二，no scar（无伤疤）。没有人喜欢刀疤，术后尽量不要有刀疤，最好像没有做过手术一样。

第三，no gas（无气体）。不要打二氧化碳气体。为什么要打二氧化碳？难道是必须的吗？

很多人创造的手术方法都是用钢丝穿过肚皮拎起来做的，我认为不好，毕竟有创伤。我们发明了一个方法叫中空型腹腔微创手术内镜通道，就是只打一个孔，然后拿一个塑料的东西塞进去，打上两罐空气就行了，而不需要打入二氧化碳，这可以避免二氧化碳引起碳酸血症的可能。这样就可以在腹内创造出一个微小的空间，进行胆囊手术。空气可以不断吸收、排出，但打二氧化碳的话就会很难掌控。而且手术以后看不出手术刀疤，刀疤位于肚脐眼，肚脐眼是天然的刀疤。

我们先后申请并拿到了中国和美国关于这个方法的发明专利，证明了我们这一手术方法的独一无二性。

第四，no removal（无摘除）。进行保胆治疗，这是我的策略，也是我认为最重要的理念。很多人都反对保胆，这个机会最好，我就要保胆。20世纪最愚蠢的事情就是关于保胆和切胆的问题，一直在争论怎样的胆要保，怎样的胆不要保。越争论越好，他们都没有醒过来，我已经醒过来了，而且已经跑出老远，他们根本跟不上。

第五，no hospitalization（无住院），不要住院。

这5个方面是我认为的创新点。此外，我还自创了“保胆取石”“隐瘢痕手术”“白线入路腹腔镜手术”等名词，百度百科上它们的相关词条我都编辑过，可以说这是最令我自豪的一点。

三、离开管理，万事成空，而理比管更重要

管理非常重要，一个科室能不能发展，关键看管理。一是团队合作；二是专人专职专岗的科室制度；三是标准化、可复制的诊疗流程；四是个性化、人性化、艺术化的治疗理念。

理比管更重要，我认为管理不是用权力，而是理顺机制，形成医护相辅、医研互补、有效管理、高效运营的良性关系。

所谓事在人为，我在科室建设上不断引进人才，胆石病理论研究、内镜技术等各方面的人才都有。我比较有情怀，很尊重老先生，也引进了一些老先生，他们在医疗界勤勤恳恳干了几十年，这些人最好。我坚信没有无用之人，只有用错之人。

我们还坚持不断学习、重视研究，每一周都有新知识介绍，每个人轮流当老师，因为不学习是乌合之众，学习才是战斗团队。

创新是我们非常注重的一点，我们的发明专利也非常多，而且是真正有价值的专利，并与市场结合进行转化。很多人搞了几十个专利，但一个也不转化，不转化等于零。我们有很多新技术，每两三个月都有一期关于新技术的培训，比如隐瘢痕手术的培训就进行了好几期。

互联网时代媒体宣传也很重要，宣传关键是要有内容，如果没有创新的东西，没有抓人眼球的亮点，没有给病人提供附加值，那宣传效果肯定不行。要有干货，不能只吹牛，吹牛时间长了人家会厌烦的。

四、技术创新，谁来买单？

我希望我的产品不要进医保，而是要特需经营，独一无二。我到你这个单位，用了我这个产品，你就是胆石病治疗的老大，我的赋能是这样的。我们现在病房也这样，全部开特需病人，有特需床位费，这样医生手术费都是显现的。

我建议取消所有一次性的耗材，这样对医保才是最合算的。以前不用一次性的耗材，照样没有事情，加强消毒就可以了。而且这种耗材不是创新，而是仿制，价值一定低，成本不到 200 元，但到医院售价要到 1 000 多元，这很可笑。医保的费用有虚高的成分，但其实是有办法的，没有什么价值的就可以砍掉。可以不要一次性的尽量不要一次性，这样就省掉很多钱。

我的思路就是特需经营，你满足不了我的需要，我就换一家，签好协议，一定要通过市场的方法解决这个问题。

我认为创新要增加附加值。有些东西是广覆盖的，但是有些东西有特殊需要，就要特殊处理，总有人愿意买单。比如我科室现在病房里 57%都是特需病人，我手术的病人全部是特需，床位费 1 天 1 850 元，住 3 天则增加 5 000 元，比我开刀都贵。社会发展不是每个人都是一样的水平，广覆盖、基本托底是对的，但是不能所有东西都全部统一。让有经济条件的人享受不到好的服务，这就不对了。让一部分人买单，包括产品也是一样，特殊的不要让它进医保。

利用新型保险支付方式促进肿瘤诊疗应用场景

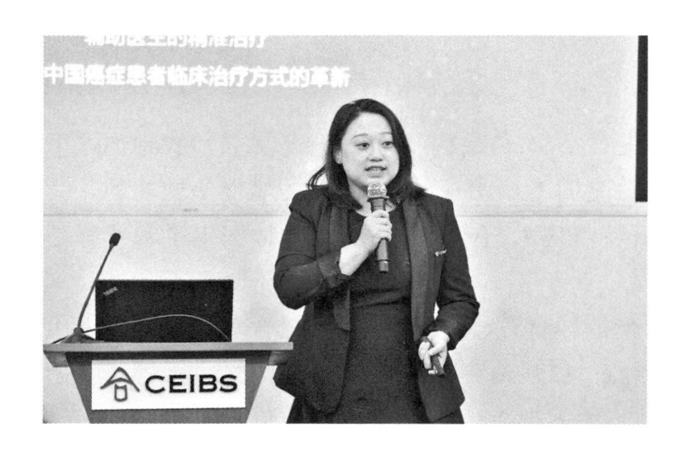

秦莹

原至本医疗科技首席运营官

至本医疗科技作为一家商业公司，尤其是处于非常激烈和白热化的竞争领域下的公司，是如何利用保险工具来撬动市场的？我想和大家分享一下我们这一不成熟的小尝试。

一、至本医疗科技概况

至本医疗科技的立意是溯癌症之源，治诊疗之本。至今已成立3年，现有员工300多名，是个既新又不大的公司。全公司同仁的使命是：致力于推进数百个癌症基因的临床检测，为每一个癌症患者提供全面准确的分子水平信息，辅助医生的精准医疗，推动中国癌症患者临床治疗方式的革新。

公司的创始人是美国Foundation Medicine公司的核心创始成员，该公司是这个领域最早做创业化，同时也是做得最成功的商业公司。至本医疗科技公司集结了一批这个领域的高精尖博士生、硕士生来帮助公司发展，背后也有国际知名的专家、教授的支持。我们300多名员工中超过200名是真正与产品和研发相关的，跟同行业其他很多公司非常不一样。基于这些创新人才，我们拥有非常多的在全球领先的技术和人才储备。

我们公司在临床落地的产品，是通过以肿瘤的全景基因检测，来为临床医生提供最全面、准确的结果，直接指导他们临床治疗的方案报告，能一次性检测500多个跟肿瘤相关的基因，同时能够提供与免疫治疗相关的生物标记物。这样既在临床端帮助病人和医生减少了样本的浪费，也能一次性提供未来治疗的方案指导。

在过去的3年时间里，我们已经和全国超过300多家医院建立了合作，服务了超过1 500名医生，积累了差不多2万例的治疗经验。我们也跟国际上的一些权威组织，包括全世界最大的肿瘤中心、国际胆道肿瘤协会（ICRN）等，还有中国的权威肿瘤机构，比如中国临床肿瘤学会（CSCO）、中国胸部肿瘤研究协作组（CTONG）等平台建立了合作。同时还与十几家国际、国内药企有着深入的合作，尤其在研发方面。

二、肿瘤二代测序临检的保险支付策略在中国尚未能实现

我们公司做的产品在肿瘤领域是非常创新的，甚至有一些是颠覆性的。并不是说产品本身是颠覆性的，而是精准治疗肿瘤的理念对肿瘤治疗这个领域来讲是革命性的颠覆。这方面做得最好的是美国的 Foundation Medicine 公司，他们从2010年开始创业，在2012年推出产品，后续的六七年时间里服务了全球超过30万名肿瘤患者，在2018年3月进入全美医保覆盖。

随着进入全美医保覆盖以后，精准医疗的概念，尤其是前置性肿瘤全景的诊断，已经成为为肿瘤治疗提供基线信息的产品。中国其实也在做类似的事情，虽然目前中国这么多商业公司在努力做这件事情，但是从支付角度来讲，还是多数基于自费，我国目前没有国家医保和商保公司提供检测报销服务。

三、面临的挑战和应对方式

我们公司其实面临着更多的挑战。因为我们是2016年5月进入这个行业的，而这个行业爆发于2014年、2015年。作为后来者，面临国内超过100多家跟我们一样从事肿瘤二代测序临床检验公司的情况下，客户面对诸多产品缺乏选择和比较维度，我们的突围难度也比较大。

一方面，如何在医生端和患者端建立全面而准确的公司品牌和产品品

牌，是我们比较大的挑战。我们提供的是500多个基因检测，是全部跟癌症相关的信息，也提供各个维度的分子水平信息，本身比较全面。但如何高质量地对临床端和患者端进行普及和教育，是让我们比较头痛的问题。

另一方面，如何提升患者的购买欲望也是一个挑战。因为肿瘤基因检测后，基本上建议的临床治疗方案是比较昂贵的靶向药物和免疫类药物治疗。患者会因为担心临床治疗无效，产生比较高的试错成本，而从一开始就拒绝这样的检测。所以如何提高患者对治疗效果的信心并降低其试错成本，进而提升在市场上选择我们公司产品进行检测的意愿，也是我们在思考的问题。

基于这两方面的思考，我们最终想到用支付的方式来应对挑战。第一点是只有高质量的检测管理体系及产品，才能通过保险公司的严格审核。我们公司有过硬的检测质量，国际化的质控标准，领先的生物信息及注释流程，可追溯的验证数据产品，还有完整的临床数据可以支撑保险公司理赔模型设计。至本是国内第一家也是目前唯一一家通过保险公司审核的二代测序公司。

第二点是由保险公司提供“无效赔付”的治疗方案一定是大概率有效的。保险公司为至本推荐的治疗方案效果提供担保并有无效赔付覆盖用药成本，因此，在至本进行检测是无效治疗概率最低、试错成本最小的选择。

四、至本二代测序诊疗险

基于以上两点，我们的保险合作伙伴帮助设计了这样的保险方案，并最终找到一家承保公司帮助我们实践这样的方案，即至本二代测序诊疗险，是大癌种+创新型保险公司+全面用药目录的形式。保障的是医生结合临床实际情况，基于至本医疗二代测序临床检测报告进行临床治疗的效果。

我们首先选取了两个高发病率的病种，即肺癌和乳腺癌，它们分别是在男性和女性中发病率第一的癌种。找到的创新型保险公司是信美人寿，其经过考察和反复的推演最终承担了这个保险业务。我们覆盖的用药目录可以说是指南上面最全的目录，甚至包括一些免疫治疗方案。

整个保险的具体方案是这样的：用户的理赔触发基于医生处方和至本检测推荐用药后疾病的进展。

首先，以至本二代测序检测报告上的报告日期为基准日，用户首次用药需在基准日后的15个自然日内。其次，在有靶点突变的情况下，医生结合临床实际情况，按照报告推荐进行治疗。再次，在使用靶向药后21～60天内，通过影像学评估观察肿瘤进展。最后，如果用药无效，我们会基于不同的靶点进行5 000～20 000元的相应赔付，理赔金额均为固定金额。这就是保险产品的设计，可以让患者降低试错成本，刺激其检测需求。

比如以EGFR（表皮生长因子）基因突变的肺癌为例，可以用靶向药物吉非替尼治疗。患者如果在60天的保障期内，购药花费是5 000多元，医药报销差不多是3 300元。假设用药无效，则会赔付5 000元，可见基本上能够覆盖其药物支出。

五、阶段性成果、挑战及解决方案

我们其实2019年3月才推出全国第一个这样类型的支付方案。当时属于尝试，在临床推广时遇到的最大的直接困难是，临床医生会抱怨我们干扰了他的用药方案，因为当时保险目录里的药不是很全。但也有医生觉得这个不错，愿意尝试。基于这些反馈，5月我们进行了一次迭代，从5个药变成了13个药，基本上覆盖了这2个病种相关指南里所有的用药需求。

前期我们是在5个地区共计40家医院进行相应的试点推广，目前已经有19家三甲医院的医生在向患者尝试性推广搭载诊疗险的至本二代测序临检产品，共计29位患者完成投保，目前尚无理赔触发，验证了基于至本检测的临床获益。

基于医生对诊疗险认知尚浅、客观环境阻碍患者知晓、医生担心处方权受限等问题的存在，我们预计会尝试多渠道和多形式面向医生传递、引导医生差异化竞争、推动产品持续迭代等解决路径。我们推进的方向是希望最终能够设计出一款可以覆盖所有实体瘤用药方案的产品。

美国社会医保和商保对新医疗技术支付管理的实践

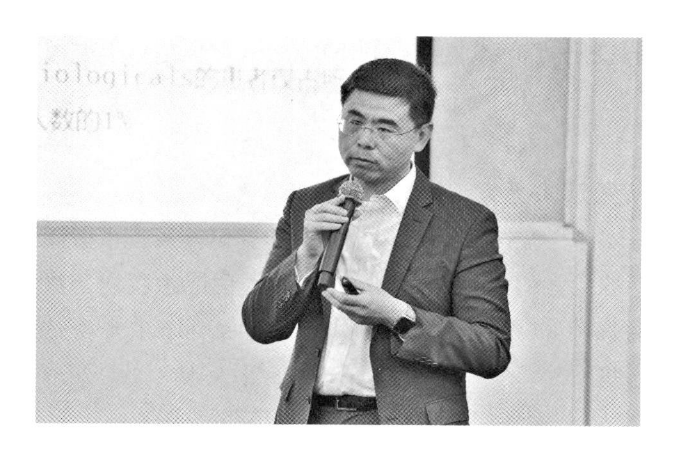

郑毅
原平安医保科技首席医疗官

医保是非常热也是非常大的痛点，从美国医疗体系来看，18%的 GDP 花在医疗上面，对创新技术的支付就算是这么富有的国家也是非常大的挑战。我在商保这个行业工作了将近 20 年，我想和大家分享一下我自己的工作经验和美国的案例。

一、美国的生物创新药市场增长快速

我刚工作的时候，在美国创新药的花费不到所有药品支出的 5%，但最近 5 年有了很大的增长。2012 年的时候大概是 800 多亿美元，目前达到了 2 200 亿美元，整体份额接近 50%。

从使用者角度来讲，很多创新药主要针对小众人群，仅仅占所有需用药患者人数的 1%～2%。但在美国，生物创新药的销量整体增长丝毫没有下降的迹象，2019 年第一个季度，创新药销量增长近 12%，而传统的化学药品的销量增长不到 2%。

在美国治疗领域排行榜排前十的分别是肿瘤学（oncology）、自体免疫（autoimmune）、艾滋病（HIV）、多发性硬化症（MS）、肝炎（hepatitis）、造血生长因子(hemo growth factor)、丙种球蛋白(IVIG)、精神卫生(mental health)、促红细胞生成素(erythropoietin)、免疫抑制剂(immunosuppressant)。从创新药角度来讲,前3个病种有1 400亿美元左右的体量,主要的创新现在集中在这几个病种中。

美国医药注册史上最成功的十大注册案例中有9个是创新的特药,治疗费用都是不菲的数字。比如创新药排行榜上排第一的Zolgensma,这个药主要是用于治疗小孩的先天性基因缺陷造成的脊髓型肌萎缩,定价是215万美元。但其实在这个药定价出来之前,华尔街预测定价是400万到500万美元,最后价格定到了大家预期的一半。

2018年美国登记在册的创新药品,为患者带来了59种崭新的治疗解决方案,从分布角度来讲大概一半是孤儿药。

原来我们做整个创新管理的时候,创新药对商保支付的压力很大,但有幸的是当时有化学仿制药。大概是2010—2013年,有很多的化学仿制药,创新药的专利过期之后,仿制药进来帮助有效管理。但最新的这一波生物创新药花费持续增长,生物类似药还未形成有效降低花费的杠杆。

二、美国联邦医保Medicare药品保障福利

我在美国从事医保工作11年,美国联邦医保Medicare药品保障福利主要包括以下几个内容。

一是筹资机制,主要是约73%来自税收,约15%来自保费,约12%来自州政府。这有点像我们国内的五险一金,从工资里面拿一部分钱,其他是国家税收。

二是保费水平,2019年每个人每个月的保费平均33美元。2006年平均保费是30美元,13年只涨了3美元,保费水平相当稳定,这是挺了不起的做法。

三是商保公司,其通过投标的方式获取资质,提供保险产品。中标的商保公司可以帮助国家做相应保险的福利设计,通过市场机制来提供相应的保证。但风险非常高,尤其花费非常高的这部分人群,需要通过再保的形式来解决高花费。

四是商保产品,商保公司产品需要达到国家要求的保障水平才可以销售,保障水平因不同阶段而变化。

五是联邦政府，其通过再保的形式承担高价药品和高花费人群的药品费用，平均每人 963 美元，低收入人群接受国家进一步的补贴。

除了保费之外，还有个人自付部分。但现在高值药品患者自付部分依然压力很大，像有些药品在没有保险公司保障的情况下，患者需自费金额高达一年几十万美元。

随着不同新药的进入，使用不同药的人们各自承担的自付金额是不同的。联邦政府有相应的规定：一是对于药品费用每月超过 670 美元的药品，允许商保公司设计药品目录时做特殊处理，即允许商保公司用特殊的方式做福利设置；二是在药费超过联邦政府设定的患者自付限额之后，个人支付的金额取决于具体治疗的药品，从 2 622 美元到 16 551 美元不等；三是联邦政府规定 6 个保护的治疗药品目录必须全部承保，其他的治疗领域可以通过商保公司制定的药品目录做调整。

三、CMS 对于新的治疗是否纳入保障的管理机制

CMS（美国医疗保险和医疗补助服务中心）还做了对创新治疗方案是否纳入保障的管理机制。公众可以提出要求说，某一个治疗方案需要纳入国家医保并提供支持的文件，一旦被提出之后会有一个机制进行评审。

一是国家层面的评审，通过循证医学和整体的外部技术进行评审。循证医学依据充分，无需外部评估的 6 个月内做决定；循证医学依据不充分，需要外部评估但是无需临床实验的 9 个月内做决定；决定初稿公示 30 天，然后联邦医保在公示后 60 天做最后的决定。

二是州层面的评审，在没有国家层面评审的情况下，地方承保的商保公司可以做相应的决定。商保公司有相应的机制对支付管理做相应的评估，即新药上市 90 天内做出是否纳入支付目录的决定；预授权相关的临床管理内容；对于治疗方案相应的评估条款，包括保护患者权益的流程。

四、商保公司对于高费用创新药品的保障和管理差异

商保公司利用各种管理手段来精细化管理创新药的保障，从药品目录的设计到福利设计，再到医疗网络管理、渠道管理，同时有一些战略谈判、疾病管理、个案管理等的方式，还有和药企进行一系列的合作，以便确保能够对这些创新技术提供保障。

不同的商保公司对于高费用创新药品的管理有差异，因为每个商保公司手里的资源不一样，战略也不一样。对比美国行业内最大的20家商保公司，只有16%的新特药的保障是完全一致的；少于50%的新特药的保障，在至少75%的商保公司提供的保障是一致的。这是由于每个商保公司的考量不一样。

再对比FDA（美国食品药品监督管理局）批准的药品说明书的用药细节，8.5%的情况下商保公司比FDA的药品说明书的规定人群更宽松；52%的保障条款和FDA规定的适应证一致；33%的保障条款比FDA规定的适应证更局限；5%的商保公司对某些药品完全不提供保障。

当患者从一家商保公司换到另一家商保公司时，保障范围的差异对于治疗的影响很大。主治医师在考虑患者病情的同时，还需要考虑患者商保的情况，来确定治疗方案的可及性和持续性。

五、创新技术的评估机制

不管是美国的医保还是商保，都有一套体系对整体的创新技术进行评估。

一是提倡安全有效并且性价比高的治疗，可以帮助确定药品评估路径、遴选方式以及精细化管理政策；制定教育医疗人员关于合理使用药品或者其他新技术的政策和管理项目。

二是涉及药品目录的任何机构，不仅是联邦医保和商保公司，还包括医疗机构、医院、退伍军人体系等，都有相应的创新技术评估机制。

三是主要成员包括医生、药剂师，涉及不同专科领域的医疗人员，有时也包括护士、营养师、管理人员、律师、临床质量管理人员等。

四是每年至少评审4次，一般而言商保公司都是这样，必须每季度对于新技术做一次评估，频率还是蛮高的。

主要评估职责包括审阅支持新技术的科研文献杂志发表的文章、临床指南、药物经济学等信息；管理整体药品目录，包括更新；管理对于合理用药的教育项目的制定和评审；制定确保药品安全有效使用的政策；制定提高药品临床效果降低费用的策略；参与对于药品渠道网络管理的战略的制定。

我原来在美国有一个专门的团队做评估，帮助管理整个药品目录的更新，对于整个药品如何进行精细化管理会提一些建议。

六、美国市场对于创新技术可及性影响的六大趋势

美国市场对于创新技术可及性影响有六大趋势：一是医保、商保趋向于更加严格的管控评估以及精细化管理的手段；二是患者自付的部分逐渐提高；三是对于高价药品或其他技术的定价面对来自政府以及舆论的压力；四是医疗福利里面对于医疗行为进一步深度融合的精细化管理；五是价值导向的管理模式在医疗机构和药企合作中进一步深化；六是医疗体系的进一步演变。

圆桌对话

在DRG付费体制内，新药如何在临床疗效的追求和控费两方面寻求平衡？

俞卫：第一个标准是成本效益。如果说这个新的药品已经超出了社会支付意愿成本效益的大范围，就很难进入社会医保，但你可以卖给个人。也有可能这个新药已经符合社会支付意愿了，可医保没钱，这时候就取决于医保有多大的支付能力。医保可能会说这个新药确实不错，但是我就这么多钱，看看价格能不能再调整，这就是企业、政府，或者说社会医保在分享、分摊整个新药的价值。

王宗凡：大家一直在讨论DRG会不会阻碍技术的进步。首先要考虑新药该不该进入医保的报销范围，这可能有一套技术评估的方法。而且就算进入医保了，但可能并没有进入DRG制定的标准临床路径里面。从国外来讲也有一些解决方案，比如例外处理。

也可能有的人担心新药虽然进入了医保，但不一定能够进入医院终端的使用。可能会采取这种方法来规避费用比较昂贵的项目，未来可能会在DRG之外，或者在DRG里面有一个叠加支付处理这种创新产品的问题。

医疗系统中，如何建立一个机制，既能够分层服务，又能够惠民兜底？

胡海：这其实是必需品和奢侈品的问题。必需的东西肯定要解决，要进医保，但是奢侈品并不是每个人都需要，不要让它进医保，不要兜底。只为能够付得起的这些人提供特殊服务，大部分人并不需要。一定要根据国家的医保支付能力，个性化考虑。

上海医保局某官员：医保局的官员也好，工作人员也好，制定政策时应该了解各方面的知识，但是不能在具体工作中承担专家的角色，尤其在决策过程中不能替代专家的角色。

现在公立医院和机构里面大型设备基本都是政府投入的，而不是医院自己靠创收买的。政府花钱买了这个大型设备，接下来如果效益很好，又能够比原来多做一些检查，从长期治疗来看更能够节省成本的话，这肯定是医保想看到的。因为医保讲战略性购买，讲价值，不买贵的，只买对的。

但是前提是卫生主管部门对这项新技术要有卫生技术准入，评估其能不能开展，会不会涉及伦理性问题，还需要等一些指南、诊疗的常规问题都解决了，医保才能顺势而为来谈支付问题。各部门各司其职，器械、耗材也是同样的道理。

未来医保制定过程中，患者会扮演怎样的角色？

郑毅：从美国商保的角度来讲，患者是买单方，是支付方，虽然商保公司说以患者为中心，但是背后是有商业逻辑的。

我工作期间参与过宾夕法尼亚州的低收入人群医保，是一个州政府筹资做的。收入在某个水平线以下，就由州政府筹资提供医疗保险。当时我所在的商保公司承保了州里的医保基金，我当时是总监，每周都会跟患者有一个小时的交流。有专业的律师代表他们，我会听他们的需求是什么。政府医保基金提供保险产品后，还有哪些是没有达到他们需求的，我们再回来做整体的规划。

商保因为是市场经济，所以不管是个人险还是团体险，如果无法满足客户需求，保险就卖不出去，也无法挣钱。所以从整个市场机制的角度来讲，市场决定了要以患者为中心。

秦莹：以前罗氏集团的口号是以患者为中心，现在我们公司的口号也是以患者为中心。我们公司做的事情实际上是个体化治疗，再没有比这个更需要以患者为中心了。

在做的过程中我们也很头疼，因为有些时候跟医保是冲突的。在我们很多诊断建议中，会涉及非常昂贵的药物。从患者角度来讲，这对他的实际治疗疗效、总生存期、无进展期等都是更优的，但是从支付角度来讲要承担高额的费用，这就有冲突了。尤其像罕见病等需要个体化治疗的，很难符合医保支付的原则。

另外关于患者参与度，与美国相比，中国的患者特别愿意参与治疗过程。很多患者自己在给自己治病，总是会听到患者说要花多少钱买一个什么药，这点我们也挺无奈的。希望能够加强患者教育，也不是让其不参与，而是要科学地参与。

王宗凡：现在讲社会治理、政府决策需要相关利益方参与，从方向上来讲是正确的。在医保准入过程中并不是说没有患者参与，其实患者可以通过医生、医药企业、网络等多种渠道、多种方式参与。

但现在可能确实没有一个完善的规则，让患者公平地参与医保制定。可能有些患者通过各种各样背后支持的力量参与，就会在公共政策里体现其利益，但这是不公平的、不均衡的。因为可能还有一些需求，但是没有这样的表达渠道，这是政府在决策时需要警惕的。毕竟医保基金要体现更大的公平性，不是偏向于某些人群的特殊照顾。所以如何让社会大众参与医保制定，需要一些更好的具体办法。

上海医保局某官员：患者并不是没有参与医保制定，其实已经参与了，只是参与形式不一样而已。实际上在政策制定过程中，社会的舆论、舆情就是患者意见的反映，政府部门还有信访、人大代表、政协委员等，这些意见都来自患者、社会群体，也是一种形式。另外，我们的处长、局长、主任科员也是我们的患者或者家属，所以不能说我们没有考虑到患者。

由于信息的不对称，如果随便到马路上请个叔叔阿姨进来，让他谈 PD－1(程序性死亡受体 1)、Car－T(嵌合抗原受体 T 细胞免疫疗法)技术，这种专业性的问题他怎么回答？也可以针对生病的人提问，但是他对新的技术和药品真的理解吗？他可能只知道自己生病的情况，他希望尽快买得到最新的药，买得起最新的药，这就是患者最大的两个诉求。所以我们并不是没有让患者参与，只是形式上需要更加优化，或者说让大家更加理解、接受。

第十三章

诊所发展，春天来临

本章内容摘选自2019年9月7日第29期圆桌会议

我国医疗服务体系的倒金字塔状况长期得不到解决，三甲医院人满为患，基层医疗服务机构却门可罗雀。为改变这一状况，2009年新医改以来，政府陆续出台了《关于医师多点执业有关问题的通知》(卫医政发[2009]86号)、《关于推进分级诊疗制度建设的指导意见》(国办发〔2015〕70号)等重要政策，收效却不大。根本原因在于我国极度缺乏基层医生诊所，已有的社区基层医疗机构中缺少合乎质量的医生。从世界各国的经验看，大量临床医生是在基层的医生诊所中行医，而不是集中在三级医院。

推动医生诊所发展是促进医疗服务下沉的重要举措。2019年5月，国家卫健委等5个部门出台了《关于开展促进诊所发展试点的意见》，提出鼓励符合条件的医师，全职或兼职开办专科或全科诊所等创新性改革措施。2019—2020年在北京、上海、沈阳等10个城市开展促进诊所发展试点工作。8月，北京市卫健委率先发布了《北京市促进诊所发展试点的实施方案》。有媒体报道称，业内普遍认为，北京作为试点城市一旦成功，就会快速在其他省市推广，届时1 300亿元的基层市场将迅速扩容，在国家鼓励医生开办私人诊所的背景下，市场有望很快突破2 000亿元大关。

这次鼓励医生诊所发展的政策史无前例，但医生诊所发展的春天是真的来临了，还是雷声大雨点小？医生诊所发展还存在哪些障碍和难点？如何从政府管理、支付方式、医药分家、医生本身能力提升等多种角度，来促进医生诊所的发展？

本章内容将展示来自政府、医生和行业资深人士等各方专家代表，站在2019年的时点上，就上述问题分享自己的实践和观点，以供读者阅读与思考。

新医改下促进诊所发展的思考

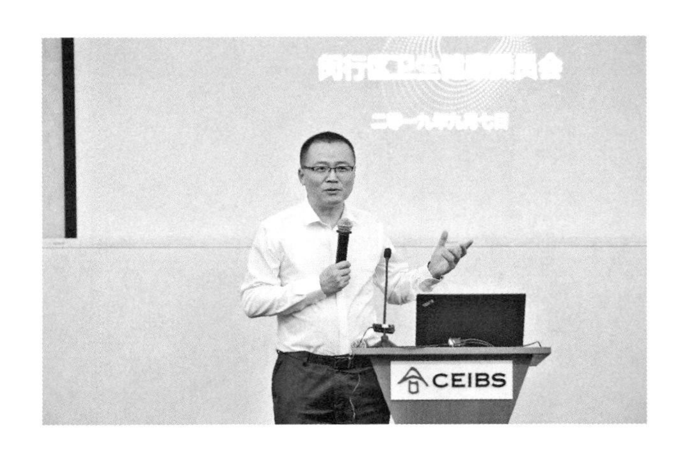

杭文权

上海市闵行区卫生健康委员会主任

我将从春、夏、秋、冬4个不同板块来描述诊所发展所遇到的不同温度的政策。

一、寒冰渐融，雨后春笋

我国对诊所发展的政策趋势可以说是一个寒冰渐融的演变历程：一是对诊所机构的开业态度出现明显变化；二是政府对诊所地位、作用和重要性的认识逐渐加强；三是对其监管措施经历了从原则性监管到精细化监管。

政府对诊所的态度主要历经了4个阶段，即允许个体开业（1949—1957年）、限制个体诊所（1958—1977年）、重新允许阶段（1978—1996年）和促进鼓励阶段（1997年至今）。现在政府对诊所的开放态度是鲜明的，但开放的前提是要管得住，所以监管诊所方面最近也在着力加强。

现在上海市闵行区的公立医疗机构大概有40多家，但是社会办医已经有300多家。可以说闵行区的社会办医机构已经大大超过了公立医疗机构的数量，体量还是比较大的，但闵行区社会办医的结构并不好，包括诊所。

所以我们从2018年开始学习上海市浦东新区，它是上海第一个做营利性医疗机构设置指引的区，闵行、长宁和青浦是第二批加入营利性医疗机构设置指引的区。走到今天，闵行已经做了两轮指引。

从两轮指引的实践来看，其实它彰显出了政府很多的无奈。为什么？公立医疗机构实行了很多年的规划管理，但是对社会办医，却从来没有一个非常清晰的规划布局。浦东新区结合了国务院要求的“放管服”改革，做了上海的第一个指引以后，我们认为这个指引可以让社会办医在政府的引导下布局更科学。但是2年的实践后我们发现，这里面还有很多问题和短板没有解决，比如历史业态和新业态的融合和管理，这其实也对政府提出了更高的要求。

闵行区根据上海市政府的要求，设有58个区域医疗中心，以公立医疗机构为主。2018年各类社会办医机构总共312家，占总医疗机构数量的52.8%，其中，医院20家，门诊部113家，诊所66家，其他113家。从现有的数据来看，可见社会办医的第一选择并不是办诊所，而是设立门诊部，因为门诊部开展的诊疗活动以及收费项目会更多一些，而诊所相应的选择会窄一些。

从2011年到现在近10年的时间，虽然国家政策在不断开放，但闵行区诊所数量的增长其实并不多。诊所数量增幅为12%，而门诊部数量增长了1.9倍，门诊部的增长量远远大于诊所的增长量。但从整个政策层面来说，诊所的春天还是来了。

二、资本夏炙，冷热不均

春天过后，就是夏天。诊所相关的政策一旦开放出来，谁最热？社会资本。现在社会资本到闵行区来进行社会办医的热情是极其高涨的，但真正开办诊所的其实并不多。从非完整性的统计数据来看，社会办医的类型中，医院首选开设康复医院、护理医院；门诊部首选开设口腔、综合、中医门诊部，医美行业也发展迅速；诊所中口腔、中医、内科诊所位于前三。

从社会需求来讲，我们对闵行过去已经设置许可的这些诊所和门诊部做了一遍梳理，发现了几个问题。

第一，上海近1 000多家口腔医院，仅闵行就有120多家，也就是说闵行变成了一个口腔大区，而且现在还不断地有社会资本在继续开设。

第二，原来对待医美是非常谨慎的，原则上不批，但是2018年通过两轮指引，在新虹桥商务区规划空白区做了一次开放医美的探索，结果1年内开设了近20家医美机构，所以我们最近又在研究如何把它刹住。

第三，一般而言社会办医是对公立医疗机构更好的补充，但其他社会大众需要的，比如儿科、外科、骨科等科室开设得很少。诊所从国家的设置上是开放的，但是诊所的内容或者说类别上，还是不太能满足社会选择的需求。

我们接下来会去探索如何开设更多不同科目的诊所，但是同时也很担忧口腔、医美如果继续放开的话，会更无序地发展。

医生是开设诊所的第一要素。多点执业也推行了很多年，它可以解放医师的劳动生产力，体现医师的劳务价值，现在也在探索从区域注册等方面放开一些条件。但是闵行区目前为止，从公立医疗机构到诊所进行多点执业的医师数还是0，这个数字是非常令人尴尬的。实际上还是有很多限制医生到诊所多点执业的因素，比如劳动福利、学术发展、利益分配、职称评定等。

三、暑去秋来，清风徐徐

政策很热，社会资本也很热，都在拼命地做，接下来怎么办？我认为要进入清风徐徐的秋天。从政府的角度来讲，要简政放权，响应国家的号召，对诊所大方向上开放，但是同时要不断地提升监管能力和监管力度。

从诊所的设立来看，一家诊所从获取土地开始一直到开业，涉及很多部门的审批。一般从正式提交到完成审批，政府部门需要70天左右，还不包含房屋装修的时间。如果要开设门诊部或者医院，时间跨度更长。当然，政府也在加快审批，现在推行的“一网通办”已经提高了政府的效率。但是从办理诊所的流程来讲，其实并没有真正地减少和放开程序。

从监管的角度来讲，政府不同的部门，如卫健委、卫监所等对社会办医的管理和监督也在不断加强，包括对医师的管理、对医疗纠纷的处理以及对日常营业的监督等都在加强监管力度。社会办医数量的增长是对政府的挑战，所以政府也在不断地应对，以便更好地监管和支撑诊所的运行。

四、暖冬不寒，春意盎然

虽然诊所发展还面临着很多困境，但是这个冬天并不寒冷。现在面临的主要困境有以下几个。

一是资源流动机制不明，比如公立医院里的医生，怎么才能够阳光、自信、合法、合理地到一个诊所工作，这样的流动机制并不清晰。

二是利益共享机制不明。医生愿意在诊所开展诊疗活动，但是身份又不愿意挂在诊所，更愿意挂在医院，所以彼此之间利益的切分也没有真正清晰地表现出来。

三是人才合作模式不清。人才的合作主要是团队整合，因为有的事不可能一个人完成，而是需要一个团队来完成，但合作模式并不清晰。虽然有很多诊所也在做一些尝试性的探索，但还没有形成一种模式。

四是治理监管模式不清。社会办医存在监管不完善、乱象难治理、竞争机制缺位、信誉普遍偏低等问题。

面对这些困境，我认为还是要从政策支持、政府服务和治理监管这 3 个方面进行突破。

2019 年国家 10 个部委联合发文《促进社会办医持续健康规范发展意见》，进一步开放社会办医以后，上海市为了更好地探索支持社会办医，发文《关于进一步支持新虹桥国际医学园区社会办医高质量发展的若干意见》，核心是推动公立医疗机构和社会办医资源的流动与整合。闵行区政府为了落实推行了“闵八条”，也是围绕着要把公立医疗机构的优质资源与社会办医更好地落地、整合。

资源流动和利益共享的具体实施路径主要有 3 个方面。

第一，品牌输出，指园区内社会办医引入公立医院机构品牌。医生从三甲医院出来，不仅代表个人，同时也代表着医院品牌。过去从来没有讲清楚品牌的利益，现在由政府来引导推动的一个做法是，园区内相关社会办医将收入总量 5%以上的金额用于购买公立医疗机构品牌，让公立医疗机构也能够得到一定的获益。

第二，技术及管理输出。公立医疗机构输出技术和管理给社会办医，由此增加的公立医院内部工作负荷，原则上按社会办医收入总量的约 15%进行补偿，双方协议约定，这是从政府层面引导的。但是数字只是一个理论数，具体的可能要根据不同的专科和综合等合作的内容，双方自行商定。但从政府的角度来讲，至少是比以前更清晰了。

第三，人才输出。鼓励医生在公立医院、社会办医之间双向流动。

闵行推行的“闵八条”政策，主要是想在新虹桥国际医学园区内近 10 家社会办医机构中进行试点。如果这个政策可行的话，再把它放大到全区范围，乃至于为全市提供一些经验和教训。

在优化人才共用和培养合作机制方面，一是出台人才流动政策，率先从制度层面落实区域注册制度，一次注册、区域有效；二是明确人才流动类别，优化人才共用与培养合作条件，强调医学高端人才柔性流动；三是结合闵行区自身特色，依托区域医疗中心及健康联合体特色平台，促进人才平稳有序流动和科学配置。

五、问题及展望

最后再提 2 个问题及展望。

第一，如何更好地培育医师诊所社会品牌？我认为还是要鼓励多元化、多层次、多类别、多领域的诊所发展。按照现行的诊所发展类别，与老百姓多元化的需求还存在很大的差距，所以我们倡议诊所的创办者不要挤在一条道上。

第二，发展社会办家庭医生特需诊所，目标是依托诊所构成多元化家庭医生服务格局。因为每个区域现有的医疗资源的类别和总量是不一样的，这对社会办医的分布可能也会带来一些影响。

虽然诊所发展的春天是来了，但是还有很多问题值得我们去思考、解决。

价值型诊所的生存探索

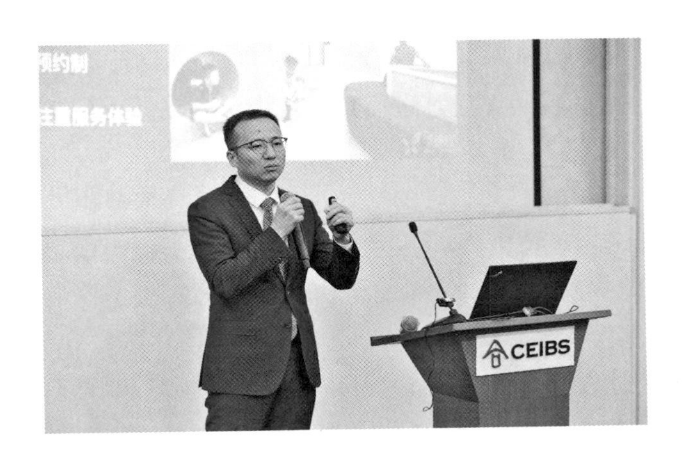

夏志敏

丁香诊所医疗总监

我原来是一个骨科医生，2013 年离开医院加入丁香园，至今在丁香园工作 6 年了，可以说见证了丁香诊所的整个发展历程。一开始我是负责丁香园线上的专业内容，是运营团队的一员，1 年多前开始到诊所负责医疗方面的工作。

丁香园曾经说过 3 年要开 100 家诊所，但后面为什么慢下来了？我认为慢下来是正常的，开得快反而不正常。这些年我们也有一些自己的探索和积累，到目前为止，早已达到营收平衡，整体盈利也即将达到。现在只能说刚刚能够保证自己养活自己，刚刚解决生存的问题，所以我来分享、探讨一下诊所的生存探索。

我将从以下几个方面来进行分享：一是价值型诊所的定位与模式，二是在业务方面的诊疗项目产品化，三是在人才方面的医疗培训体系，四是独行快、众行远。

一、价值型诊所的定位与模式

价值型诊所是一个相对而言比较新的概念。如果按照支付方来分的话，诊所模式大体上分成三类，即医保、自费和商保。如果一家诊所主要靠医保这部分经费才能够生存，基本上就只能多开药、多打针、多做检查。而自费是一个自主定价的模式，商保也类似，我们认为这两者更加有可能让诊所的服务回归医疗的本质。

现在所谓的价值型诊所大概有以下几个特点。

第一，诊金制，即看病的价格与医生的劳动值相匹配。如果客户愿意付这笔钱，表明他认可医生的价值，此时无论是机构还是医生，都不需要再通过其他灰色途径达成价值的匹配，而是明明白白地把劳动价值赚回来。

第二，拒绝过度诊疗。医生不需要通过过度检查或者过度用药去体现自己的价值，这也是医疗本来应该有的样子。

第三，预约制，这是对业务、客户和患者的筛选过程。丁香诊所是以儿科为主的全科诊所，是一家基层医疗机构，对一些急危重症是没有能力消化的。通过预约制就可以分流急危重症患者，实现高效诊治，一定程度上保证了对时间的把控和就诊的流畅性等。

第四，注重服务体验。让患者去诊所不能只是单纯地把病看好，因为去公立医院也能把这个病治好。如果到诊所也只是把病治好，患者为什么要选择诊所呢？当然要体现在服务体验上，要比公立医院的服务更好才行。

丁香诊所目前在建造的 4 家诊所，基本上都是采用价值型诊所的模式。不是因为它更赚钱，而是因为它是对的，并且我们相信这样的模式一定有未来。

目前政府和相关主管部门给我们开的绿灯越来越多，给我们的便利也越来越多，政策越来越有利于社会资本办医。但是目前为止真正做得又好、发展又快的民营诊所还没有。诊所发展难不仅在于政策，更在于盈利模式。政策更多影响的无非是诊所能不能开起来，或者花多长时间开起来的问题。但对于那些诊所已经开起来的人，还需要去探索一个合适的盈利模式，使诊所能够良性发展。所以，我认为诊所发展不单单是政策一端的原因，还存在诊所自身发展模式的问题。

目前医疗服务在整个社会和市场上的价格预期都是非常低的。从盈利模式或者商业模式去判断，假如你的诊所要达到 1 000 元的诊金才能有相对比较可观的营收，但是市场是不接受的。到公立医院十几二十元就能看好的一个病，诊所凭什么收 1 000 元？

自费的诊所和商保的诊所，现在还处在相对快速的增长阶段，政策带来的利好虽然可能无法马上变成现实，但是长期来看，我认为春天还是会来临的。

目前丁香诊所没有采取非常快的方式去做价值型诊所，我们希望走得更加稳健，而不是马上要赚到多少钱。我们认为医疗的方向会回到医疗的本质，应该朝着这样的方向去做，这也是我们一直坚定在这样做的原因。

二、诊疗项目产品化

丁香诊所在医疗业务方面的做法，总结起来就是一句话：我们希望把诊疗项目用产品化的思维来做。提到产品，很多人可能会觉得应该是有形的东西，比如一部手机、一瓶水、一本书，这些是产品，但是其实无形的医疗服务本身也是产品。产品就是能够满足用户某种需求的东西，而且产品是可以批量复制的。所以我们希望把我们的诊疗项目做成一个产品。

为什么要用这样的方式去做呢？主要有两个方面的原因。

第一个原因是基于生存的需要。如果医疗诊所的产品和公立医院的诊疗没有什么差别，就没有差异化的优势，诊所在市场上就很难生存，所以一定要在某些方面比公立医院做得好。假如说有什么项目公立医院做得不好或者患者体验不好，那就是诊所的机会。要有差异化，建立自己的竞争优势。

第二个原因是基于发展的需要。现在有很多中医诊所开得很好，但是很难复制。因为一般中医诊所会高度依赖于某一位老中医，他的医术很好，但是这个老中医的存在是不能简单复制的。而如果不能在短期内简单复制的话，是很难发展的，因为整个诊所就是靠他把脉，靠他一个人来维系的，所以不是一个产品化的状态。而我们做医疗服务的思路是，希望诊疗服务可以相对来说比较简单地批量复制，而且有比较统一的质量标准。

在确定一些医疗产品的时候，可以通过思考是否符合医疗产品的三要素，来评估其是不是一个好产品。如图 13－1 所示是医疗产品的三要素：一是（患者）需不需要；二是（诊所）能不能做；三是赚不赚钱。如果这三个要素都符合，那么这就是一个好产品。

如果符合其中两个要素就要分情况看了。第一种情况是患者有需求，诊所也能做，但是不赚钱，这就相当于义诊。第二种情况是诊所能做，也能赚钱，但是患者或者客户没有需求，这就是过度医疗。第三种情况是患者有

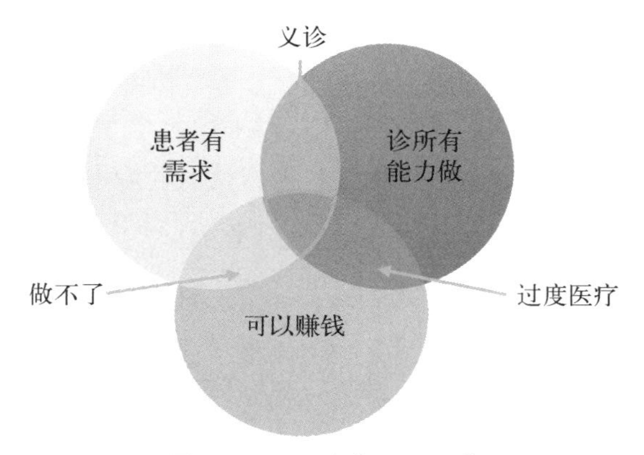

图 13-1　医疗产品三要素

需求，诊所也能赚钱，但是诊所做不了，这就需要我们去努力争取，比如提升自己的专业业务能力或者添购相关的设备。

以上就是我们做医疗产品的思路。在没有厘清这个思路之前，丁香诊所做的很多相关产品，大多都只符合两个要素，而这些产品也自然而然地会消亡。

通过几年的积累，丁香诊所也有一些我认为相对比较典型的特色产品。

一是儿童生长发育评估。社区和公立医院等大多数地方，评估儿童发育除了量身高、头围之外，就没有其他服务内容了，导致一些年轻妈妈对于孩子的生长发育和智力等方面，有很多焦虑的问题得不到解答，而我们的儿童发育评估产品可以系统化地解决这些问题。

二是成人健康管理。体检机构，包括很多公立医院都有体检项目，但是存在一个问题，它们更多的是从机构的角度出发，看机构能够提供什么检查，甚至有人认为检查越多就越好。从我们诊所的角度来讲，更希望以家庭医生的角色，个性化地为客户做一些评估，基于预防重大疾病的目的来做筛查，并且提出生活预防建议。

三是皮肤医美。医美行业发展了 20 多年，现在已经进入从无序到有序的过渡阶段，营销成本和获客成本非常高。而我们丁香诊所用医疗的方式来做医美，希望给大家提供一个靠谱的但不那么贵的皮肤医美服务。

三、医疗培训体系

丁香诊所这几年花了很大的精力去打造我们自己的医疗培训体系。我们诊所的医生，90%以上都是在三甲医院工作过5年以上的主治医师。在诊所序列里，医生能够达到这样的业务能力和业务水平，应该说还是比较少的。

有人会问：你们招的医生层次都不低，还需要做培训吗？其实还是很需要的。在日常诊疗过程中，医生们可能会存在各种各样的问题，比如：不会慢下来看病；专业术语不能通俗表达；只谈薪酬，不谈绩效；只发表观点，不提供建议或方案；按点上下班，诊所好不好和我没关系；等等。

可以将医生们经常会困惑的问题分成三类，即专业业务方面、服务技能方面和职业素养方面。其实这些问题可能很多诊所的管理者都会遇到。即使医生的专业业务确实不错，但是由于我们的医生来自不同的医院，最终在我们诊所做一样的医疗服务，就必须有统一的标准。所以基于这样的目的，培训是有必要的。

最近一年以来，我们开始尝试将一些比较年轻的，比如规培刚刚结束的医生，纳入培训体系，一方面相对来说人力成本比较低，另一方面是对于成熟团队的可复制性来讲，这是一条必经之路。

我们会对医生构建一个能力模型，大体就是要成为我们丁香诊所医生需要具备哪些能力。这些能力可以分为两类：一类是可培养的能力；一类是不可培养的，或者是需要花很大的精力来培养的能力。如果欠缺后一类能力，这样的人在招聘环节就会被刷掉。但如果是可培养的能力相对欠缺，我们会考虑招进来，纳入培训体系帮助其提升，主要注重专业技能和服务技能的培养。

人力培养有几个层次。第一个层次是总体的理念、价值观培养。第二个层次是通用技能的培养，比如学习能力、沟通能力、逻辑思维能力等。第三个层次是专业技能培养，我认为这是最容易培训的。从诊疗的共识或者诊疗临床思维，到各个疾病专业方面的一些知识、操作的技能等，包括宣讲、科普等方面，分门别类地在相应的标准里进行培训。这部分在行业内可以找到一些共识，相对来说比较好做。第四个层次是服务技能培训，这是比较难的，因为在医学院的教材上找不到参考，很多机构也很难整理出整套服务技能方面的指导素材。

我们诊所自己对服务技能培训做了一些梳理。以看病为例，单纯从服务角度讲，要看好一个病基本上可以分为三步：第一步，建立信任，打开病人的心扉；第二步，获取信息，包括感知患者的情绪，其到底为哪些事情焦虑，焦虑的点在哪里，以及患者本身的疾病方面的信息；第三步，给予安慰和帮助。医生不仅要输出一个合适的诊疗方案，还要输出安慰，要解决患者的焦虑和情绪问题。在服务层面，这是医生应该做到的。

根据这样的方式，我们非常具体地罗列了每一个项目的要求。比如医生到诊室跟病人打招呼，应该怎样敲门，停顿几秒，推门进去以后间隔多远坐下，和病人目光对视的角度应该是怎样的；在问诊的过程中，应该用什么样的语速，每分钟讲多少个字，分贝应该多高；等等。甚至医生穿着应该怎样，我们也都有相应的规范。这些标准是我们针对诊所运营过程中收集到的问题做的标准化解决方案，比如有客户会投诉医生讲话速度太快，听不清楚等。

有人会问，这些烦琐的细节真的有用吗？比如穿着这部分，因为我本人是医生出身，在查文献时看到美国医学会的杂志上有一篇报道，医生穿四类服装进行对照研究，看人们的信任度如何，结果显示信任穿正装加白大褂的最多，而穿休闲服的选择比例非常低，这表明了仪容仪表其实非常重要。除了衣着以外，还有微笑、吸烟、肥胖等因素都会影响到患者对医生的信任度。所以服务在很多细节中。

我们在丁香诊所的运营过程中，把各种细节积累下来，形成一个标准。服务技能的培训不是单靠看书可以培养的，而是一定要演练的，就像演戏一样去演。我们要求医生去看诊时，必须把自己想象成站在舞台中间，就在表演着，被别人看，用这样一种思维方式来培养。我们还要求医生在模拟演练的过程中把视频拍下来，反复看回放并对照标准，找出不足并改正，用这种方式去做服务技能的训练。

现在我们诊所的医疗培训体系虽然基本有了框架，但仍有很多工作需要做，很多地方需要细化。

四、独行快，众行远

丁香诊所远期的期许是独行快，众行远。我们在丁香园的平台上做了诊所联盟，希望团结行业内所有有共同志向的诊所或者创业者，一起来做这件事。诊所联盟可以给很多诊所提供非常好的条件，可以给它们赋能，包括品牌、产品、培训、丁香云管家体系等。希望能够和大家一起合作共赢。

诊所运营的难点分析

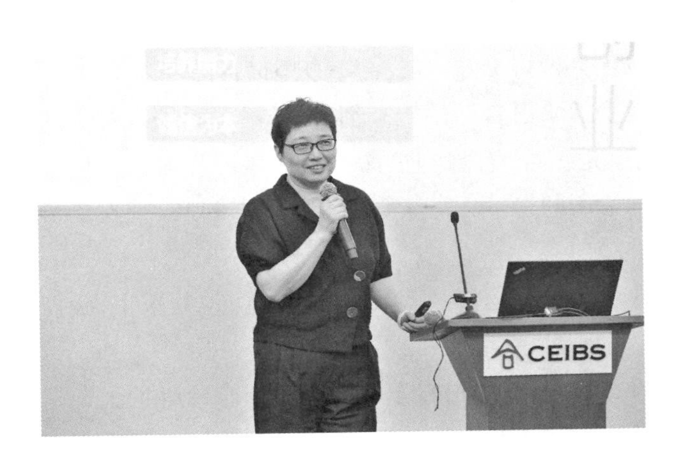

潘静

葆桦医疗创始人、董事总经理，成都里奥诊所创始合伙人

我在开始前要先铺垫一下，告诉大家于我而言一生最荣耀的两个背景：一是有急诊科护士长背景，二是诊所经理出身。在过去的15年中，我所做的所有工作都围绕着运营诊所。我可以说是意外创业的，"高台跳水"直接跳到沟里，才成了今天成都里奥诊所的创始合伙人。

一、里奥诊所概况

里奥诊所一共只有220平方米，筹建至今已有3年多了，很庆幸它还活着。我认为这也有大形势下，我们依旧坚韧不拔地相信自己的原因。

作为诊所创业者，肯定是要有一点情怀的。我是急诊科护士长出身，我的合伙人是外科医生出身，我们用自己的专业知识在创业。到目前为止诊所都没有让投资人参与过投资，而是我们自己的钱砸进去运营，按道理说这样应该更不容易是吗？是的，3年多了，诊所创业确实不容易。

二、诊所创业

我总结了一下诊所创业的6个要点，即具有挑战（challenge）、基于自信（confidence）、作出改变（change）、具备资格（competency）、培养能力

(capability)、诚信为本(commitment)。正好这几个词的英文都是C开头的,这六个C可以说是我们两人合伙创业的心灵写照,也是创业者应该要做到的。

第一,因为当时我们在什么都不懂的前提下合伙创业,这样开始的创业是非常具有挑战性的。

第二,我们原本就在百汇医疗做了6年同事,互相之间有一定的了解。我们非常自信,因为在职场上都做得挺好的,我们一直坚信自己可以做好。

第三,我们都做出了改变。拿出自己的钱来创业,就不是给别人打工拿工资的状态了。当时我们也是傻,没有想到更深一步的风险在哪里。但是有一点很好,我们全程参与诊所的选址、筹建、财务预测算等过程,现在诊所的发展也比我们预想中的要好一些。

第四,我们具备资格。因为我有运营经验,还当过护士,他是医生,我们两个人合作正合适。

第五,我们在诊所建设、运营过程中培养了能力。我当急诊科护士长是20多年前的事了,还在国外做过全科护士。我并不觉得在职场上锻炼出来的能力算大能力,因为背后有依托。我喜欢民主的工作氛围,这么想也这么做了,不存在领导和被领导的关系,团队一起做决策,互相协作。但因为经济实力的原因,我们请不起一个完整的团队,常常是一个萝卜几个坑,所以没有真正团队化,这是一个非常大的难点。

第六,医护工作其实是一个善业,要以诚信为本,对员工诚信,对客户诚信,对提供第三方服务的供应商诚信,对病人更要诚信。

三、诊所运营的难点

诊所从0到1的过程,比从1到N的过程要难。诊所建好后,一大堆问题也随之而来,比如怎么获客?怎样快速盈利?如何定价?如何教医生有服务意识及商业头脑?怎样做运营计划(特别在初创时期)?如何降成本?成本需要那么高吗?如何合理减库存?怎样融资?怎样培养职业化的运营经理?怎样搭建合伙股权结构?如何设立薪酬标准?这么多的问题其实都是诊所运营的难点。

我们诊所是如何设立薪酬标准的呢?诊所现在有3个医生,6个员工,所有人都有对应的薪酬计划,不同水平有不同的阶梯式薪酬计划。如此会给员工留有一点余地，让他们有提升水平的空间，提升的同时让他们获得成就感，这样比去其他地方挖人要好很多。

我对一些难点做了总结。

1．难做的“生意”

我们不能否认私立医疗机构现在是企业化运营，而且正在赚钱。它其实就是生意，而且是一个关乎生命的生意，这一点一定要弄清楚。如果仅从生意的角度来看待，有一个非常好的公式来计算。假如你的诊所有 3 个医生，每天工作 7 小时，每人每小时看 3 个患者，那么每天的访问量就是 63 人，按平均客单价 350 元计算，每天就有 22 000 元的营业收入，一年营收就有 600 万元。而筹建诊所、重资产投入大概就是 150 万元到 200 万元，这样一年就可以盈利了。

但这是理想情况，现实可不是这样的。要创造像刚才计算出来的这么高的营业收入，有三个方面是非常重要的。

1）客户

要在这三个状态下去定调客户，首先是选地址，其次是选人群，最后是选病种。病种的选择与自身技术、技能有关，事先就要想好。

2）竞争

这与市场份额、竞争能力等有关，周边存在哪些竞争，在什么地方存在竞争，都需要讨论一下。

3）资源

要清楚自己拥有的资源，所谓的资源实际上并不单纯指钱，还包括很多其他东西。

（1）项目资金。有很多医生经常说他拿出了很多钱，股份应该多给他一点，但我认为医生千万不要这样。如果有投资者给你的诊所建设出钱，你一定要把话语权拿在手里，否则你的初心是没办法保证的，因为没有话语权你说的就不算。

（2）医疗技术。常常有很多资本会说要给你的诊所投多少钱，但是分次给，可能给两次后发现你的本事没有他想的那么大，所以就不继续给你投钱了，所以医疗技术的水平是一个风险点。

（3）管理能力。运营管理能力真的需要好好学，因为不是说能看好病就可以管好诊所运营这个生意的。

（4）服务团队。要组建服务团队或者运营管理团队，团队之间的分工很重要。不能一个人说了算，而是要分权。分权就是分责任，并不是说把权分出去了就没有话语权了，不是的。如果捏紧权力，下面的人就不能很好地体现自己的价值，这样是留不住员工的，这是我多年职场生涯的经验。我认为如果一个老板把权力看得很重，而不是把责任看得很重的，那就不要跟着他干了。

2．难赚的“钱”

一般而言，口腔科、眼科、妇科、医疗美容、耳鼻喉科等这些科室的钱相对比较好赚，而肿瘤科、骨科、脑科、心内科、康复科等这些科室的钱比较难赚。

3．难控的“成本”

我们是要为营业收入承担责任的，所以一定要弄清楚有哪些成本。诊所建设从0到1的过程都是假设，多少成本没有历史数据可供参考。但是一旦有了历史数据，哪怕只有1个月，就可以预测大概要花多少钱，能赚多少钱。还要再结合很多量化的数据，比如经验值和市场调研综合评估成本。

在知道成本以后，还要注意几点。一是机构经营策略和计划目标一致，不随意改变。我见到过太多的朝令夕改，导致下面的人都不知道该怎么办，然后时间就一天一天过去了，目标却没有完成。二是尽可能节省资源，包括资金、人员聘用及经营场所规模。很多资源都是很宝贵的，不要认为免费的资源就很容易获取，免费的其实是最贵的。另外，聘用人员的到岗时间是节省成本很重要的关键点，要掌控好。医生是最贵的，要把最贵的用在刀口上，让他及时到位。三是预算数据来源基于市场分析，可靠并可达到。重资产投入与运营目标要匹配，一定要做到自己心中有数。

4．难管的“人”

职场经历告诉我们，启动资金、重资产投入、人员成本、患者访问量、营收构成、投资回报率等都是可以量化的，而规范临床执业流程、服务质量及风险管控，以及维护人性化诊疗环境及友善的工作氛围等，是不容易量化的。但是这些都是人创造的，人在创造数据，人在创造职场，所以什么样的人来管什么样的事一定要掌控好，才能使你增强对整个项目的把控。

5．难定的“决策”

有很多机构在犹豫要不要买高价值的医疗设备，我认为在购买高价值医疗设备之前一定要做个财务预测，对比三种可能性（最可能的、最好的、最差的）预测结果来决定是否要买。医疗设备的投入和装修投入，就是重资产投入，决策者经常会被问到装修单价多少钱，购买医疗设备到底配备了多少钱，这就要看创始人自己愿意配比较高级的还是更低廉一些的了。

6. 难以把握的项目筹建“进程”

一般一个项目的进程是6～8个月，这是很难缩减的。一定要按照计划，根据一定的步骤和一定的日程进行。资金安排也要做到心中有数，把控好项目进程可以节省许多钱。

7. 难以实现的财务的“目标”

要让患者的经济承受能力与他（她）所能享受的医疗保健质量无关，这是我们的情怀，病人是没有高端低端之分的。另外，要节省成本，也要负担得起成本。负担得起的成本，包括患者负担得起的医疗费用和机构负担得起的运营费用。

综合上述所有的难点，实际上就是控制成本才能使一个项目“活得起”。

数字化诊所的机遇与挑战

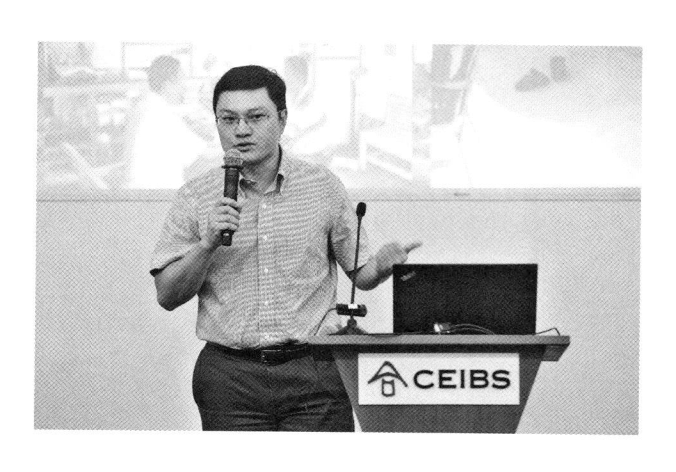

薛翀

全诊通创始人

我是带着情怀参与诊所事业的。我从协和医学院毕业以后，一直在大学附属医院从事外科工作，2013 年去美国以后才发现我其实做了很多应该诊所做的事情。在美国，我的老板一天看 20 个病人基本都是前列腺癌，而在中国时我看的病人基本都是前列腺炎。这是在诊所就可以解决的疾病，我就很困惑为什么这些病人要到我这里来，所以我就开始研究诊所到底缺什么。

大家印象中的诊所到底是什么样子的呢？在陆家嘴的诊所基本都是高端、大气、上档次的诊所，但如果到稍微偏远一点的地方，你会看到诊所并不都是像陆家嘴的诊所那样。中国 90%左右的诊所都是比较简单的，甚至可以用简陋来形容。而我要做的事就类似于拼多多做的事，就是怎样让这 90%的诊所变得高端、大气、上档次。

一、诊所现状

美国的家庭医生有 20 万人，他们承担了 50%的诊疗人次。中国的医生并不少，乡村医生就有 90 万人，我国基层医生服务了总诊疗人次的 54%左右。

但是为什么这些诊所越来越难以满足周围病人的医疗需求呢？这源于以下几点诊所现状。

第一，资源方面。

一是缺少化验室。设备投放是受到卫生监督局监管的，如果诊所要引进化验设备，起码需要有1个有执照的检验师，而雇1个检验师1年大概需要10万元的成本。

二是缺少影像科。中国的第三方影像没有那么完善，在上海等一些一线城市可能会有影像中心，但是在县城里几乎没有。现在浙江省要求每个县都要有1个影像中心，这项工作正在慢慢推进。

三是缺少与药企的联系。好药能不能进入这些诊所？几乎没有。我们做了2 000多个诊所的服务，大概覆盖70个县，基本上以三四线城市的县为主。我们发现每个县里总会有1家诊所做得非常好，1年的营业额能达到1 500万元左右。我本来以为这些做得好的诊所是靠卖一些暴利药来提高营业额的，但实际上恰恰相反，它卖的反而是低利润的药品，有很多进口药被排斥在外。

四是专科医生缺乏技术。诊所医生经常看到病人就说我没有办法，你去省城或者去上海、北京治疗吧，病人就被推掉了。这是中国诊所资源的现状。

第二，软实力。诊所的软实力其实是非常弱的，大多数诊所医生是中专毕业，没有受到很好的教育，更不用说科班规范化的全科生培训。全科医生的占比2017年仅为7.5%，2018年也只有8.6%。

第三，服务规模。截至2018年年底，全国经培训合格的全科医生已达30.9万人，每万人口拥有全科医生上升到2.2人。我国临床执业医师数共计360万人，另有乡村医生90多万人。2018年中国每千人医师数是2.4人，2030年的目标是3人。而德国的平均数是4.98人，经合组织（OECD）的平均数是3.99人。

第四，竞争。诊所面临的最大竞争是什么？难道是同行吗？不是的，诊所最大的竞争者其实是药房，或者是新型的互联网医院。现在互联网医院把远程终端机器放在药房里，就变成了类似诊所的地方，可以让医生开处方药，其大部分作用其实是开处方药和慢性病药物，这样就形成了跨界打劫。不是同行业的升级转型竞争，而是跨界打劫，是互联网公司甚至是连锁药房的打劫。

与诊所竞争的还有当地医院门诊低价开放，十几元还进医保，而诊所是没有医保的，这是巨大的竞争。到诊所看病虽然方便，但是不能用医保支付，相当于一个免费的诊疗和一个收费的诊疗近距离竞争，这是现在的困境。

此外，现在百度百科做得也不错，老百姓基本上能在那里查出这个病大概要怎样治疗，再去药房买药。如果药房联通了开处方的功能，那么诊所又将面临巨大的挑战。还有春雨、丁香、好大夫等新物种层出不穷，这些新物种都可能对诊所造成挑战。

二、诊所未来的出路

我认为诊所要开放思维，拥抱数字化，要能够意识到目前所处的困境，意识到真正的竞争对手是谁，意识到自己真正缺乏的是什么。现在在数字化社会里，要通过有效的改革模式来实现数字化。

第一，数字化医学教育，可以在碎片化时代满足碎片化学习的需求。在天天看病人的过程中怎么去学习呢？常常学习一会儿就会被病人打断，有时又为了错开就诊竞争而大晚上的还在看病，只能碎片化学习。我们曾经组织过将诊所医生聚到一个会场来听课学习，但这个效果非常糟糕，为什么呢？因为诊所常常只有一个医生，如果他出去一天就相当于他的诊所要关门一天。而数字化医学教育可以满足碎片化学习的需求，非常重要。

在国内，像百度百科和丁香园等平台慢慢地能够对医学教育提供很好的支持。一个诊所医生如果爱学习的话，他能够在这些平台上非常容易地获取相关的医学知识，从而快速地提升自己。但是如果一定要把他拉去参加线下培训，他并不能拿出很多时间，因为诊所的营业对他来说是维持生计的事情。

第二，患者健康档案数字化，使健康档案管理连续、动态、有反馈、可流转。一是“服务＋”。我去看过台湾地区的诊所，看到的是这样的场景：一个巨大的档案柜，周边大概 2 000 多户人家，所有人从出生开始到成人的健康档案都放在档案柜里。诊所还整理了专科医生的联系方式，解决不了的或者需要转到另外一个专科领域的，就可以给相应的专科医生打电话。此外，还有转诊单。诊所搞不定的患者就填写转诊单，大医院拿到转诊单之后就可以对患者进行诊治。但是如果在上海的诊所，单凭一张转诊单就让大医院接收这个病人目前是做不到的。台湾地区的诊所在这方面做得很完善。

二是“AI+（人工智能+）”。谷歌的未来诊所，一进门就可以通过智能化的硬件设备检测你身体的各项相关指标。医生在二楼，可以评估你的所有数字化检测结果的信息并帮你解答，这样很快就能够完成就诊。我一直认为这在美国有比较大的市场，因为在美国看一次病比较贵，而谷歌的未来诊所相对来说比较便宜。

那么我们中国大陆要怎么做呢，是像谷歌那样做纯AI吗？我们需要结合，可以学习台湾地区健康的理念，把规划做规范。但是我们所有的信息平台也好或者要使用的方法也好，可能确实要去纸质化。因为大部分的公立医院都是无纸化办公的，中国大陆的诊所肯定需要一个跨越式的发展。比如门诊有电子病历、电子健康档案，甚至所有的转诊都是信息化的转诊，而且要打通公立体系里面的服务中心和医院的那套体系，打通了才能实现平等的待遇。

第三，医疗操作行为数字化，让每一项医疗操作可追溯。我探访过的诊所，基本上都是拿出一个本子来记账，就是为了应付检查。这样的一种状态，账确实记不清楚。不像现在三甲医院的数据都可以拿来做AI分析，现在的诊所做不到，它们基本上都是以纸质化为主。

我们开发了一套SaaS（软件即服务）模式的数字化办公系统叫全诊通，是问暖科技结合云技术与人工智能技术，精心打造的智能化诊疗生态圈。它可以为广大诊所提供一站式轻量级门诊信息解决方案，包括云检验科和三甲医院权威专家建立的知识库等，从而实现智能化诊疗、数字化管理以及医学知识共享等服务，让诊所的诊疗业务更加安全、精准、简单。目前全诊通已经服务了中国65万家村卫生室和25万家诊所。

第四，医疗供应链数字化，联网即可获取医疗资源。医疗操作行为进入数字化办公，其实还不够，因为真正缺的是医疗的供应链。

诊所输出是不是能够数字化？只要联网，所有的医疗资源就能供给：三甲医院的医生可以进行远程会诊，实验室的报告可以随时传回来，远程的教育平台能够点播到很好的课程。在目前这个大数据、AI、云计算，甚至物联网的年代，我认为是可行的，是可以做到的。比如西藏的一个海拔4 000多米的诊所，数字化就做得非常完善，陕西的专家可以对其进行远程会诊，做得非常好。

如果把所有优质的医疗资源整合在云端，将信息技术、物流、专科医生、AI、药品等信息统一提供给诊所，让这个诊所拥有一个很强大的服务能力，甚至类似于大医院里门诊的能力，这件事情是非常有意义、有价值的。

第五，保险与支付，个性化设计与精准预防。如果前面几个问题都解决了，那么还有一个最关键的问题就是支付方是谁。新的医保局成立以后，要求对所有的诊所开放医保。如果没有实现数字化，诊所的医保结算不好做，因为医保是有一个明确的体系的，诊所不可能拿着记录纸去跟医保对账。

美国最大的一家保险公司有一种评价医疗的方法，根据病人的信息推荐一些非常廉价的保险，类似于中国的新农村合作医疗模式。它在大数据技术的支持下，实时监测高风险发病人群，在其患病前就进行预防，避免重大疾病给患者造成身体上痛苦与高额的医疗费用，从而实现“治未病”，从被动诊治转化为主动预防。

如果大家群策群力发挥每个人的优势，集中所有的智慧，诊所的发展一定可以更好。

1 药网互联网云诊所实践分享

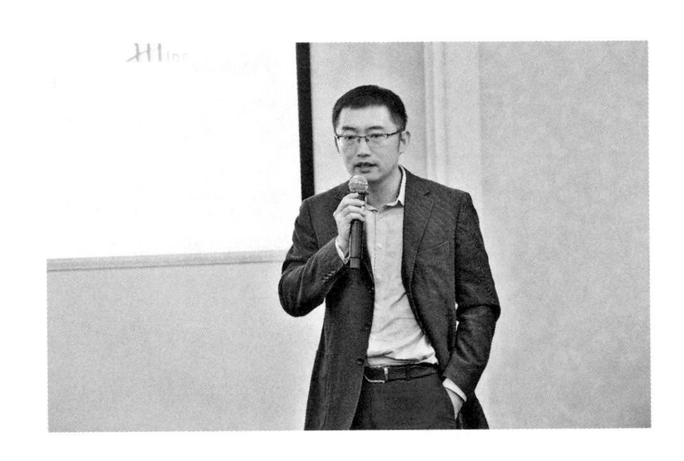

祝鹏程

1 药网母公司 111 集团首席运营官

今年是我互联网创业的第 10 个年头，所以我更多的是从互联网的角度，从创业者的角度，来跟大家分享我对于医疗医药健康的新模式、新机会的一些观点。

一、111 集团的发展历程

111 集团的前身叫 1 药网，早在 2010 年 7 月就作为 1 号店的子频道，是中国最早一批在网上销售医药的 B2C 网站，开创了网上药店的先河。2012 年作为 1 药网开始独立运营。2016 年，建立 1 诊，运营 1 药城，到目前为止服务了中国一共 19 万家药店的药品服务。2017 年，由 B2C 运营模式向新零售模式进化，形成线上线下一体化平台。2018 年，在美国纳斯达克上市。

1 号店于 2008 年上线，我们用 5 年时间将其做到一定规模。作为核心管理团队的首席产品官，我负责 1 号店所有的生意模块。如果只看商品交易总额，其增长还是比较亮眼的，但其中隐藏了我一个非常大的遗憾——增长始终没有摆脱商业地心引力法则。所谓的商业地心引力法则是指公司规模越大，年同比的增速就会越慢。

1 药网的母公司 111 集团，2018 年第一季度的增速年同比是 68.5%，环比为 21.4%，此后不断增长，到 2019 年第二季度增速达到了年同比 109.2%，环比 27.8%，创造了 6 个季度中的最高纪录，这样看来好像某种意义上又脱离了商业地心引力法则。

二、互联网企业高速成长的秘密

过去整整一年的时间，我一直在思索几个问题。第一，作为一家互联网创业企业，能不能发展得更快？第二，在各种层出不穷的新模式、新机会来临的时候，我们应该做出怎样的选择？第三，优秀的互联网企业，其高速成长背后的秘密是什么？

在我做了非常多的研究后，发现了 3 个关于互联网企业高速成长背后的秘密，在此跟大家分享一下，这也是接下来支撑我们云诊所战略的重要理论基础、理论框架。

第一个发现，作为一家互联网创业企业，应该永远追求指数性增长，而非线性增长。什么是线性增长？比如一家线下的连锁药房，分析师可以很容易地根据未来的开店计划以及同店的预测，分析出未来 3 年的销售额。

指数性增长又是怎样呢？给大家举一个例子，假设 A 企业和 B 企业都是月销售额为 1 000 万元的企业，A 企业每 3 个月增长 1 倍，B 企业每 4 个月增长 1 倍，36 个月之后二者规模的差距有多大？答案是 A 企业月销售额达到 409.6 亿元，B 企业月销售额为 51.2 亿元，二者规模相差 8 倍。

拼多多作为上海的互联网企业，就是用了 3 年左右的时间，从月规模 1 000 万元增长到了几百亿元的规模。世界上最优秀的分析师，在 3 年之前也算不出来拼多多现在的规模会有多大，为什么算不出来？因为 3 个月增长一倍和 4 个月增长一倍，这个变量很难算，这就是指数性增长的威力。

对于一个互联网创业企业，区分生意机会是线性增长还是指数性增长是非常有意义的。因为互联网创业企业早期的盈利能力可能不是很好，在资金有限、时间有限的情况下，如果只是一个相对较慢的线性增长，而且还一直在亏损，那就相当于在慢性自杀，而指数性增长可以快速地摊掉前期的那些投入。这就是为什么美团亏了那么多年，但一旦盈利，盈利性就会非常好。

第二个发现，指数性增长的组织背后最关键的一个节点是，增长驱动力来自去中心化。这个世界上任何一种生意，无论是商品的交易，还是服务的提供，都存在供给侧和需求侧。去中心化对应的是中心化，中心化包括哪几块内容？一是现金流，二是顾客流，三是信息流，中心化就是这三个流都在自己的手里。

一般会有以下几种情况：

第一，供给侧和需求侧都是去中心化，有两个非常杰出的代表，即淘宝和拼多多。

第二，供给侧是中心化，而需求侧是去中心化。比如云集，其整个供应链和商品都是中心化的，但是销售是去中心化的，速度非常快，动辄就是销售额过亿元。

第三，供给侧是去中心化，而需求侧是中心化，此类代表有美团、饿了么、滴滴等。美团没有一家自己的饭馆，每天卖出去几千万张订单，没有一个菜是自己炒的。但是它在早期投入了大量的地推资源、顾客补贴，以此获取用户，所以它的需求侧是通过中心化得到的，这种企业如果做得好，也能够达到千亿元的规模。

第四，供给侧和需求侧都是中心化，比如家乐福、沃尔玛。家乐福最终以 60 亿元的估值卖给了苏宁，所以说中心化做到最后，供应链也要自己搭，销售也要自己做，最终就会非常受限制。

如果看供给侧和需求侧，供给侧最关键的是效率，就是通过效率不断地优化商品的成本和降低供应链的价格。而需求侧最关键的是机制，通过机制能够让更多的社会资源来帮助发掘需求。

去中心化非常重要。近 10 年以来，现象级互联网产品全都是去中心化产品，整个互联网发展史就是一部去中心化史，因为通过互联网的方式实现了信息的去中心化。所以有一些互联网创业企业之所以发展得这么快，其实就是因为乘上了互联网去中心化趋势的快车。

第三个发现，永远打造下一条增长曲线。这个发现主要针对那些已经实现了 0 到 1，想要继续实现 1 到 10 或者 1 到 100 的企业。

任何一条曲线都有加速点，当然也有失速点。当一个商业模式被验证之后，想再增长也容易，也不容易。说容易无非是再做新品类、新渠道、新地域，而当这 3 个新都做完之后就不容易了，这时就必须有第四个新，叫新模式。新模式往往就是要打造另外一条增长曲线了。

以 111 集团为例，第一条增长曲线是 B2C 阶段的 1 药网，在这个阶段主要完成的是顾客的积累、供应链的搭建和上游厂家资源能力的搭建等。1药城就是我们在经历了非常困难的探索之后，打造出的另外一条增长曲线，即B2B阶段。我们每过了一个加速点之后就开始去摸索下一条增长曲线。下一条要打造的增长曲线就是B2B2C阶段的1诊，就是要打造云诊所、云药房。

三、1药网云诊所

111集团云诊所的模式流程是患者在线下就诊，如果该医院需要用的药自己没有，可以上传处方，云诊所经过处方流转平台承接线下的处方，和诊疗医生以及1诊医生绑定，最后由1药网进行配送。对于异地就医的患者，其在线续方可以在线上完成，由1药网的互联网医院开具处方，整个流程是比较完整的闭环流程，对一些新特药或者异地就医的患者尤其有用。

我们和中国目前最大的一个CRO(医药研发合同外包服务机构)公司进行紧密的合作，这家公司有新药、有医生，但是非常多的新药不能很快进入医院，或者进入医院后还需要一段时间才能进入医保，或者永远都不能进入医保。我们通过合作，为医生提供全流程的服务，其实就是帮助这些新特药的厂家。

要用去中心化的方式搭建云诊所，医生和患者就是供给侧和需求侧。医生这一供给侧，可以处方延伸、患者管理以及阳光收入。患者这一需求侧，可以远程问诊、续方方便以及长期健康管理。我们在打造一整套生态体系，药企也是一个重要的参与者，它们主要在乎全国覆盖、流向清晰和流程合规。

四、1药网的使命

当然，任何一个指数性增长的企业公司都要有非常伟大的愿景和使命，这能够去吸引、邀请更多的人来跟我们一起完成这样的事业。而1药网的使命就是：期望为中国1亿个家庭提供慢病服务。

圆桌对话

政府本质上是否真的想要社会办医做诊所?

杭文权：从政府的角度来讲，诊所如果开设到一定数量，是对医疗机构的一个很好的补充，能够满足社会多元化的需求。政府的大方向一定是希望诊所进来，但是目前让政府比较谨慎或者犹豫的是，政府的基本医疗和基本的公共卫生是依托于社区的。像上海这样的城市，有244家社区卫生服务中心，可以满足绝大多数人群的基本医疗服务。

为什么社会开办诊所和门诊部以后，又倒过来让政府很纠结呢？办诊所的初心很重要，我个人认为现在办诊所的主体中绝大多数人是以投资为目的，集中于投资利润较高的诊所服务项目范围，所以政府就会比较谨慎。

政府也想有序发展诊所，比如儿科现在是政府的短板，但是社会办诊所基本没有儿科诊所。所以对政府来讲，它既想开放，但是又很难公开讲要谨慎，所以卫健委采取的办法就是回避。

我们一直没有找到一个很好的办法，去引导社会办医真正地把精力放在诊所多元化方面。当然投资也是需要的，因为诊所也是要盈利的，但是不能把开设诊所作为一个牟取暴利的行业，这会把业态做坏。所以政府也很纠结，很困惑，很无奈。

徐崇勇：政府为什么会对社会办诊所比较谨慎，有以下几点原因。

第一，大多数人投资开设诊所的服务项目比较集中，而且基本都是集中于利润率比较高的项目范围，这是政府比较谨慎的一个很重要的原因。

第二，我们观察到最近社会办医的诊所费用增长速度比较快。在医保领域内，服务量没有增加的情况下，医疗费用大幅增长意味着什么？大家可以自己想一想，这是一个很大的风险。

第三，目前社会办医的退出机制还没有建立。在只有进入机制、没有退出机制的情况下，无论哪一个负责任的执政者都是要谨慎对待的。

第四，市场空间到底在哪里？如果要与政府的社区卫生服务中心进行竞争，我认为社会办医永远竞争不过它，所以要差异化竞争。现在上海的“1+1+N”组合签约里面，整个市的签约主要集中于患病人群和老年人群，重点人群签约率只有60%，全市的总签约率大概是20%～30%，这就意味着还有很大比例的人群是没有签约的。为什么这部分人群不和社区签约？因为这部分人群对家庭医生服务的品质有自己的追求，而这也是社会办医将来的市场所在。

诊所发展，站在创业资本的角度是春天来了，那么站在患者的角度又是如何呢？

杨金宇：我认为站在患者的角度，特别是站在老年患者的角度，诊所发展不是春天，而是冬天。医疗关键的是讲效果，讲健康绩效，医疗不讲健康绩效就会带来很多问题。医疗机构药卖得很好，老年人药买得多了，吃得多了，就容易衰老，容易痴呆，所以日本的养老院会首先检查药，把不必要的药都拿掉。所以健康绩效的问题不解决会造成大负担，比如疾病负担、照护负担等。

举个例子，假如一位80多岁的老人突然摔了一跤，手术成功以后应该怎么办？一般做完手术后马上找护工，在床上躺了2周后得肺炎了，这是85%的老人都会经历的过程。摔跤骨折本来是一个外科问题，但是由于我们基本上没有急性期医疗的体系，导致了上述情况。许多发达国家的类似的老年患者，出院以后70%是可以回到正常生活的，还有30%进入恢复期的康复。但是我们没有医院能够打包票说，70%的老年患者出院以后能够回到正常家庭生活。

患者的多元需求本身是急性期的需求、恢复期的需求和生活期的需求，我希望医疗机构能有健康绩效的概念。

第十四章

合理用药，如何实现

本章内容摘选自2019年12月4日第30期圆桌会议

在疾病治疗中，药物治疗起着重要的作用，药品的合理使用直接关系到人民群众的身体健康和生命安全。为了保障健康，我们一般从安全性、有效性、经济性、适当性4个维度来评估用药的合理性。但我国长期以来，药品支出占卫生费用比重过高，不合理用药现象比较突出，这主要由两类原因造成：一是技术和操作层面的问题，包括药品本身的质量问题、医生技术欠缺和患者认知偏差等；二是体制机制问题，医疗服务价格长期低于市场，不得不靠药品和检查收入来弥补，以药养医是不合理用药的重要原因。不合理用药现象的普遍存在，一方面给病人健康带来了不利影响，另一方面也浪费了宝贵的医疗资源。

2019年11月27日，国务院新闻办公室举行国务院政策例行吹风会，介绍《关于以药品集中采购和使用为突破口　进一步深化医药卫生体制改革的若干政策措施》的有关情况。其中围绕医疗领域的改革，措施之一即为"加强医疗机构用药规范管理，推动医疗机构优先配备使用国家基本药物、医保目录药品，及时调整优化医疗机构用药目录"，同时在加强行业监管的措施中，也提出"制定实施合理用药监测指标体系"。

合理用药是一个系统性问题，需要各方的共同努力，包括医疗服务机构、医生、各有关政府部门、药企、药店、药剂师、医保、病人本身。随着新药审批速度和进入医保报销速度的加快，以及我国老龄化速度加快和医保经费的压力加大，如何从各个环节来实现合理使用有限的医疗资源，腾笼换鸟，减少和消除不合理用药？本章中5位专家将站在2019年的时点，围绕该主题从不同的角度分享自己的观点和看法，供读者阅读和思考。

合理用药，控制不合理的药费增长

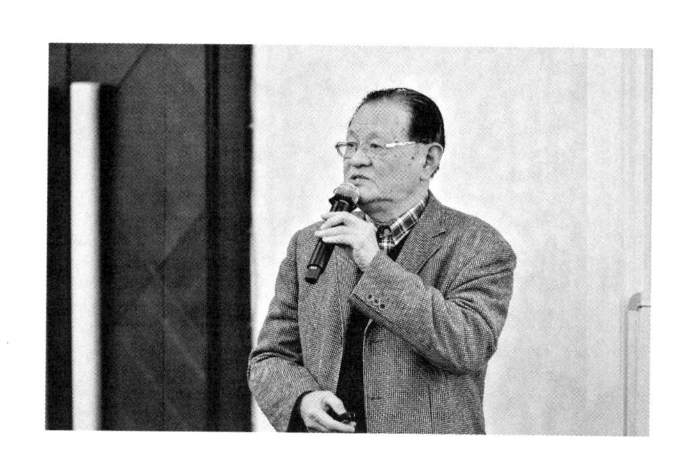

胡善联
复旦大学公共卫生学院卫生经济学教授

关于合理用药的问题，我想谈谈自己的一些看法和观点。

一、影响药品费用的三大因素

药品费用主要有三大影响因素：一是价格，这是大家比较关心的，但其实药品价格下降并不意味着药品费用下降；二是用量，合理的用药量是最根本的；三是结构，随着创新药、仿制药逐步加入后，会造成药品结构的变化。

要想控制中国的卫生费用，特别是药品费用，绝不应该只关注某一方面，这个思想是非常重要的。假如把全部的精力放到价格上，却对医生的行为，如处方、药量等不加以控制，国家的卫生费用还是会呈现不合理的增长。

二、国内控制药品价格的措施

国内控制药品价格的措施有很多。第一，医保药品报销目录会进行动态调整。药品是否能进入报销目录对医疗或药品费用的影响很大。第二，带量招标采购同样是影响价格非常重要的一个措施。第三，价格谈判，特别是对创新药物进行价格谈判。第四，价格保密协议。现在我国已经开始进行了，还在价格谈判中起到了比较大的作用。第五，医保支付标准，可用来控制药品的费用情况，但现在处于征求意见稿阶段，还没有最后落实。第六，仿制药替代，不仅需要有替代，还需要有政策来加以保证。

医保药品报销目录内的药品组成，每隔几年就会进行一次调整，至今目录版本有2000版、2004版、2009版、2017版和2019版。2009版和2017版的医保药品报销目录调整后的药品增长率都为15%左右，新药的新增率为13%左右。而2019版医保药品报销目录的特点是调入218个，调出154个，净增64个药品。总体目录报销药物数量的增长率放慢，为6.4%，新增药物率为2.4%。

可见药品增量会逐步得到控制。此外，目录中药品有调入，有调出。调入比较容易，但调出引起的社会矛盾是很大的，所以要很好地调整药品组成结构还是很难做的。

2017—2019年3次药品价格谈判，每次国家所制定的谈判品种，以及达成协议的谈判成功率是不一样的。2017年谈判品种有44种，谈判成功率是81.8%；2018年抗癌专项的谈判品种有30种，谈判成功率为56.7%；2019年新增药有119种，谈判成功率仅为58.8%；31种续约药的谈判成功率为87.1%。此外，还要注意西药跟中药的情况，2019年西药的价格降幅远远高过中药的降幅。

三、国际控制药品价格的措施

我们再来看看国际控制药品价格的措施，有哪些是值得我们借鉴的他山之石。

第一，以结果为基础的合同。所谓结果就是看治疗以后的疗效，达到期望的疗效。

第二，风险分担合同。治疗是否能达到疗效存在风险，不仅对药企有风险，对患者医保也有风险。假如能够取得很好的疗效，那当然可以奖励，即付钱给你；假如达不到，一般来说需要退款。但在我国如何退款也是一个比较难操作的问题。

第三，共同创造，发展真实世界数据。国际上很重视真实世界数据的研究，尽管有些药物结果不确定，没有长久的疗效，但是要共同创造，希望能够推动新药上市。

第四，分期付款。特别是丙肝药物出来以后，1片差不多需要1 000美元，非常昂贵，所以很多国家，比如美国就采用了分期付款的方式。

第五，患者可及计划以及商业可及合同。比如英国是患者可及计划，其他大部分国家是商业可及合同。

第六，商业折扣保密计划，即减价对外不宣布。有什么好处呢？使这个药降价以后能够影响成本效果分析结果，满足阈值要求，但是并不影响药品平时上市的销量。所以药企也很愿意用保密的方法加以解决，谈判中很多药品的价格不宣布就是这个原因。近年来商业折扣保密谈判越来越明显，所以我们平时看到的某个国家的某药品参考价格并不是真正的参考价格，还有商业回扣、折扣等因素存在。

商业折扣计划主要用在肿瘤药上。肿瘤药物中商业谈判折扣保密计划采用率高达70%，因为肿瘤药物价格高，更容易用这种方法。但是现在非肿瘤药物的商业折扣保密计划，采用率也提高到了45%左右，说明这是一种非常通用的国际方法。

第七，控制药企利润。比如英国就是这样做的，药企利润控制在21%以下，若超过，则多余部分要给国家。

第八，制定罕见病药物每年的年度预算控制计划。一些治疗罕见病的药品价格很高，国际上主要的措施是从医保角度来制定年度预算控制计划。比如英国新药上市以后，罕见病的预算大概是2 000万英镑，法国是3 000万欧元，德国是5 000万欧元。

四、竞争性价格谈判

现在的药品价格谈判中，引入了竞争性价格谈判。比如丙肝药物疗效比较确切，这次谈判对国内已上市的5家抗丙肝病毒药物（DAAs），开展竞争性价格谈判，选择价格最低的2家企业中标。

在我国，丙肝患者的丙肝基因分型情况有很大的不同。譬如从全国来看，大量丙肝患者是1b型（占56.8%），其他2型、3型、6型丙肝患者在中国也有，但占比不多，4型、5型的丙肝患者在我国还未发现。不同地区丙肝基因型也存在显著差异，南部和西部地区的丙肝基因型更加多样化。在此基础上可以从一些竞争性产品的市场考虑，把丙肝市场分成两块：一块是1b型市场，一块是非1b型市场。

从这次谈判总的结果来看，还是比较理想的，体现为：一般丙肝整个疗程 12 周的治疗费用大概 3 万至 7 万元，平均 5 万元。通过竞争性价格谈判后，竞争溢价降低了 85%，也就是说大概 7 500 元就可以治疗一个丙肝患者，还包括基因分型检测费用，这是非常可喜的一个情况。

五、以价值为基础的定价

现在以价值为基础的定价，受到了各个方面，特别是政府、医保方面的重视。不是唯低价论，更重要的是要考虑到药品的价值。其理论基础是：药品的价值不是只考虑临床试验的疗效，而是重在药物在真实世界的效果。所以要广泛收集真实世界的证据，或利用定量的、以科学为依据的模型法模拟真实世界的数据，测算对疾病的进展和未来可能的支付计划。再根据药物的治疗结果，通过医疗保险和药企双方的沟通，确定合理的价格，签订销售合同和报销策略。

六、药品的合理使用

在药品的合理使用方面要做到以下几点：一是对药师、医师进行专业的定期职业培训；二是开展医院处方的点评和分析；三是建立医师药品使用的分析软件，了解每个医生倾向于用什么药；四是对前十位中、西药品的使用和费用的分析；五是对重点药品的监督和监测要加以重视。

七、优化使用药品的结构

在优化使用药品的结构方面有以下几点：一是调入和调出医保药品报销目录的品种，既要调进新的药品，也要把一些疗效不确切、用量比较大或者费用负担比较重的药品调出目录；二是有国家辅助用药目录；三是有重点监控药品目录；四是限制中药注射剂报销范围；五是解决部分慢性病的用药，如高血压、糖尿病、降脂药、肿瘤免疫、儿童疾病、罕见病、抗感染性疾病的治疗药品；六是提倡替代使用通过质量和疗效一致性评价的仿制药品，减轻医保和患者的负担。

从国家的卫生费用来讲，以 2008 年为 2009 年的医改做基点，至今医改 10 年左右，卫生总费用年增长 14.8%左右，药品总费用年增长 10%左右，药品费用比整个医疗卫生费用增长要低得多。而医保的年度总支出只有 8%左右，说明我们现在医保的增长速度赶不上实际医疗发展的速度，这是一个很大的问题。

2018年全国个人账户累计结余比值为38.4%,很多钱在个人账户中。个人账户门诊治疗的机制,肯定需要进行统筹改革。所以合理使用已有的经费,对药品而言同样是很重要的。

国家医疗保障局在9月25日发布消息,2019年1—6月,17种国家医保谈判抗癌药累计报销31.82万人次,报销金额19.63亿元。以职工医保为例,2018年医疗机构发生费用10 495亿元,其中住院医疗费用为6 303亿元(占60%),而药品费用为2 183亿元(占34.6%)。如谈判基金总额为150亿元,其增量相当于住院药品费用的7%。

所以如果搞好预算基金的新增药品,对整个医保基金的预算会有很好的控制,药品预算影响分析也是药品续约谈判的主要依据。我们应该合理优化医保药品的组成,把那些疗效不确切或者疗效很差的药调出,腾笼换鸟,把创新的、疗效好的药调入,这才是我们今后应该解决的问题。

简单说一下结论:第一,随着创新药物和疗法的出现,对药品经济学评价和医疗保险的补偿均带来了严重的挑战;第二,合理使用药物是有效控制药品费用不合理增长的主要措施;第三,风险分担合同和价格保密合同是未来的发展方向;第四,英国、法国和德国在高特技术的评价(HST)时,设定预算范围已成为决策的主要措施之一;第五,世界各国对孤儿药评价考虑的因素,一般包括临床效益、未满足的需要以及成本费用3个方面。

影响合理用药的几个主要因素

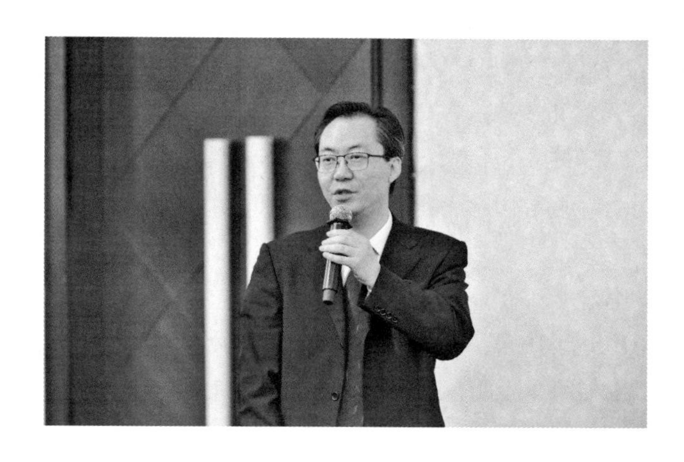

吴文辉
原上海市卫生健康委员会药政管理处处长

合理用药其实不是什么新的命题。只不过我的体会是零加成以后，尤其医保的政策，未来会越来越强调合理用药。2019 年 7 月，国家卫健委网站发布了《关于印发第一批国家重点监控合理用药药品目录（化药及生物制品）的通知》，目录中包括 20 个品种，可见政府也更加强调合理用药。新时期下如何做好合理用药，尤为重要。

一、新形势下的政策背景

医改的总要求是保基本、强基层、建机制。实施健康中国战略主要是提供全方位、全周期健康服务。医改是外在的动力或者说是一个倒逼机制，但是其本身内在也是有要求的，比如“医药分开”与“分级诊疗”，药品相关政策的改革与完善，社区卫生服务综合改革，以及药事管理与药学服务的新要求，等等，这些是内在的要求。外在和内在一起里应外合，共同推动工作。

全国卫生健康大会特别强调健康，健康中一定包括跟药物相关的治疗，包括慢病管理等。大会提出要将健康理念融于万策，建立健全优质高效的医疗卫生服务体系，健全现代医院管理制度，健全药品供应保障制度，等等，这些非常重要。

还有供给侧改革。一方面，生产企业的药品要进行结构调整；另一方面，医疗机构内部的药品遴选、药品综合评价，就是基于临床的数据，从安全、有效、经济、创新、适宜、可及等各方面对药品进行评价。

药品相关政策的改革完善包括很多内容：一是保障药品有效供应（短缺药品、定点生产、药品储备等）；二是推行药品购销“两票制”；三是完善药品采购机制，加强药品购销合同管理；四是推进“互联网 + 药品流通”（国办发〔2017〕13 号文件《国务院办公厅关于进一步改革完善药品生产流通使用政策的若干意见》中有些内容非常重要，是具有分水岭意义的文件）；五是促进合理用药；六是进一步破除以药补医机制；七是积极发挥药师的作用，比如通过药师服务费体现药师的专业技术劳务价值。

二、合理用药的现实困境

上海卫生健康委在 2014—2015 年，差不多 2 年的时间，做了关于合理用药的大量充分的调研，从医院、医生、护士、药师等角度出发形成调研报告，并得到了主要领导的首肯。合理用药具体存在哪些困难或者说瓶颈、短板呢？我们有很多的想法、建议，包括很多医院领导也提供了很多真知灼见。

一是对临床药学的认识还不是很到位。药学部门的职能已从药品供应保障型转向服务基层、服务临床、服务病人，参与临床治疗，促进合理用药，提升医疗服务质量，提高病人满意度。但是医院管理者的观念没有及时更新，对药学部门的认识不全面，往往把药学部门等同于一般的医技科室，对药学的学科建设和人才培养工作不够重视。重医轻药的状况虽然有所改善，但还是存在。

二是药学人员配置相对不足。国家曾经要求药学人员在卫生人员中占比要达 8%，但目前上海的情况是只占 6%多，还是需要增强。我认为，我们应该思考怎样更好地把现有的药学人员存量盘活，并增加一些增量，这是需要我们共同努力的。

三是药学管理和专业人员队伍有待壮大。各医院的临床药师数量已基本达标，但质量方面尚有待提升。而且大多数临床药师不是专职，培训机会较少，兼任部门管理工作，导致参与临床时间不够。管理人员也不足，药学人员整体实力和影响力在医院里面还不够强。

四是设施设备和业务用房有待改善。

五是医务人员的业务能力和职业操守有待提升。医务人员的业务能力需要培训，要具备合理用药的能力，这特别重要。职业操守和医药行风建设，也是要常抓不懈的事情。

六是民众的合理用药知识和理念有待普及。主要表现在缺乏系统的合理用药及健康教育，合理用药知识普遍不足，有关信息来源及渠道不正规，各种信息良莠不齐，实际用药过程中存在较多误区。

三、促进健康事业发展的广阔前景

我们应该积极促进合理用药，努力创造健康事业发展的广阔前景。

第一，相关政策的支持。上海在2015年发布了《关于本市进一步完善药事管理　促进合理用药相关工作的指导意见》（沪卫计药政〔2015〕8号）。文件中明确提出了对药学人员的一些要求，即充分发挥药学人员在参与疑难重症会诊、临床治疗方案制定、药学查房、静脉输液配制、审方和用药咨询等工作中的积极作用；鼓励社区药学融入家庭医生服务团队，为社区居民提供药学服务。我们也是从这时候开始由政府主导推进合理用药的相关工作，以前从来没有过，一般都是各家医疗机构自行推进合理用药的工作。

第二，学科建设和人才培养的支撑是重中之重。本身药学相对医学来讲发展就比较滞后，国际上是这样，国内也是这样，所以加强学科建设和人才培养就尤为重要。上海这两年对药学重点专科建设投入了很多心血，包括财政等方方面面的支持。人才是核心，如果没有一支强大的人才队伍，学科建设这个工作很难做，合理用药也是空话。

第三，药品临床综合评价。医师、药师应在药品临床综合评价中发挥主导作用，运用科学规范的评价体系及评价方法，开展综合评价工作，包括药品临床应用的安全性、有效性、经济性、创新性、适宜性、可及性等科学指标，并形成大数据的支撑和应用，这将对后续的临床用药起导向性的作用，可以把性价比更好的药品遴选出来，在临床上加以推广使用。

第四，处方审核、点评与医药护协同。医师的处方必须经过药师审核以后，才可以生效、划价收费，否则是白开。这反过来也对药师提出了很高的要求，要能看出处方有没有问题。此外，医药护系统也需要协同来做，无缝衔接。特别是特殊药品的管理必须无缝衔接，要全过程、全周期考虑，否则单靠一方面是不行的。

第五，处方调剂和静脉输液配制。处方调剂包括收方、审方、计价、调配、复核、发药等环节，要注意用法、用量、注意事项、有效期、剂型、给药途径等，保证药品的质量和安全。静脉输液配制要求无菌技术操作原则，规范的审核要求和配制流程，以及患者信息的核实对应。有专门的调剂药师和静配药师。

第六，参与药物治疗方案制定。医生更多是以诊断疾病为主，对于确诊后如何用药，药师可以提供很好的意见，可以参与进来与医生共同探讨、制定药物治疗方案，尤其是临床复杂疾病的联合用药。

第七，药物咨询与临床用药指导。药学门诊有着特别广阔的前景，现在老龄化程度那么高，很多老年患者是需要用药咨询的，尤其对复杂的联合用药，药学门诊可以首当其冲发挥积极的作用。此外，也希望药师可以支持临床医生，进行用药咨询和指导，尤其是那些理论知识丰富、实践经验丰富、功底扎实的资深药师。

第八，对公众进行合理用药的宣传和指导。比如，纸媒合理用药宣传专栏、"上海药讯"微信公众号、患者用药服务微信群、合理用药进社区健康讲座、日常的义务用药宣传、广播电视等其他媒体的宣传途径等。

总的来说，要坚持合理用药，要执着合理用药，因为成功来自坚持，执着创造奇迹，大家共同努力，就能够创造奇迹。

医疗机构合理用药的管理与思考

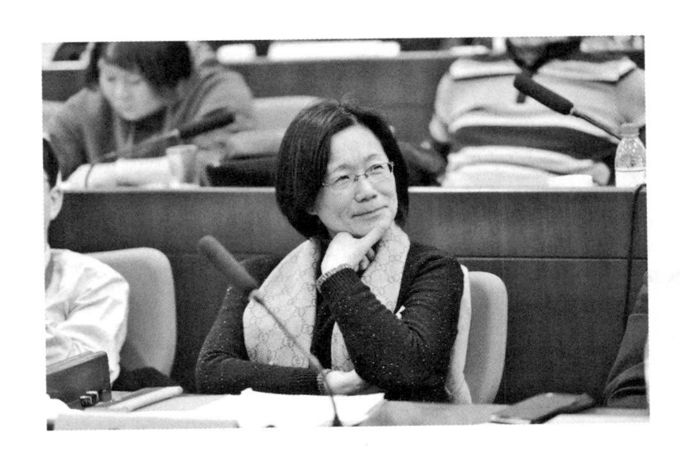

陶敏芳

原上海交通大学医学院附属第六人民医院副院长

我作为一个医院的业务院长压力很大，因为有关药品的合理使用问题，首当其冲的就是医院，医院合理用药了，其他也就基本都合理用药了。身处在第一线的医院，我想谈谈我对合理用药的看法。

一、合理用药概述

现在整个医疗机构对合理用药严格管理，我认为这与我们国家的医改是有关系的。在 20 世纪 90 年代到 21 世纪初时，药品供应种类有限，所以是按需供应药品的。医药代表的数量很少，医生基本不接触医药代表。

医药市场化以后，对医生而言，除了同事、病人，又出现了一个新的接触对象，即医药代表。药品大量快速涌入市场后，医药代表活跃起来了，在新的形势下发挥着很大的作用，但同时“以药养医”成了医院最经常被人诟病之处。

随着大家提出“看病难、看病贵”以后，药品合理应用进入了博弈阶段。大家在谈医院要合理用药，医政在管医院要合理用药，同时行风管理成为合理用药管理中的重要目标。那么药品零加成以后，行风问题是否好转了呢？我不敢说，因为没有科学依据。

当今形势下，医疗机构如何管理合理用药肯定是一个很重要的问题。合理用药管理，依据是中华人民共和国卫生部令第53号《处方管理办法》和卫生部《医院处方点评管理规范（试行）》（卫医管发〔2010〕28号）。目标有三点：一是患者安全与质量控制，二是合理费用控制，三是行风建设。

合理用药如何定义？1985年世界卫生组织合理用药专家委员会在内罗毕会议中的定义为：一是患者接受的药物，适合临床需要；二是药物的剂量符合，包括个体需要、疗程足够；三是药价对患者最为低廉，对社区最为低廉。

合理用药的基本要素有以下几点。一是适当的适应证。处方药物完全符合医学原理，且安全有效。二是适当的药物。药物选择基于疗效、安全性、适宜性和价格。三是适当的患者。无用药禁忌证，发生不良反应的可能性最小，患者能够接受该药。四是适当的信息。具备患者与其疾病和处方药相关的、准确、重要和清晰的信息。五是适当的观察。应该恰当地观察预料中和意外的药物作用。

虽然合理用药的要素这么多，但合理用药的管理归纳起来就8个字，即安全、有效、经济、适当。这8个字说起来简单，真正做起来就太难了。第一，合理用药的概念是相对的，因此所谓不合理用药是相对合理用药而言的，对临床来说很难判断如何用药才是真正合理。第二，有众多因素影响合理用药。合理用药可以说是药事管理的最终目标。

二、临床用药与监测现状

要实现合理用药，就要关注临床用药的现状，医院目前还存在很多明显的不合理用药的情况。一是不对症，包括无适应证，甚至有禁忌证、超指证。但是如果说要真正按照现在的标准合理用药，不超指征用，那会有很多医学治疗没有办法做，所以这个问题很难管理。二是偏好用强效、广谱抗生素类药物。三是用量过大或过小，疗程过长或过短。四是用法不适当（过度使用输液或注射剂）。五是不适当的联合用药或联合过多品种，诱发相互作用。六是重复用药，造成损害。七是使用非必要的昂贵药品。八是按病人的要求开药。

我们在临床用药监控中也发现了一些问题。

第一，处方质量方面存在低级质量问题。按照处方管理办法，要查合理用药，就查处方。大家都知道医生很忙，像我们医院一年有400多万人次的门诊量，800多万张处方，所以处方的低质量问题经常存在。

第二，处方衍生质量方面存在"群体"质量问题。比如中成药，有些辅助用药阴虚、阳虚都可以用，这些"群体"质量问题也比较糟。

第三，持续改进方面存在问题：一是质量问题持续存在，二是无改进理念，三是无改进手段。

不合理用药的原因有以下几个方面：一是医方对药品性能不能完全掌握，以及受部分研究结果的影响等；二是患方存在个体差异，有不同的要求；三是政策方面，比如医保政策会规定一些药品的使用范围，但临床上会出现在规定范围之外使用这个药的情况；四是企业方面的原因，企业影响医疗行为。

那么临床如何实现合理用药呢？处方点评是手段，《医院处方点评管理规范》是依据，点评的部门是药剂科。

作为医院，最无奈的办法但也是唯一能实现的办法就是扣钱，即绩效考核。扣钱的依据是按照《医院处方点评管理规范》，将处方点评结果分为合理处方和不合理处方。但真正在临床中，鉴别用药是不是合理很难做到。

不合理处方包括不规范处方、用药不适宜处方和超常处方。

不规范处方包括处方的前记、正文、后记内容缺项，书写不规范或者字迹难以辨认；医师签名、签章不规范或者与签名、签章的留样不一致；药品的剂量、规格、数量、单位等书写不规范或不清楚；等等。

用药不适宜处方包括适应证、遴选的药品、药品剂型、给药途径、用量、用法等不适宜。

超常处方是指无适应证用药，无正当理由开具高价药，无正当理由为同一患者同时开具2种以上药理作用相同的药物，或者无正当理由超说明书用药的处方。

目前的临床用药监督现状有以下两点。

一是药剂科无职能部门的权限。按照处方管理办法，用药监督这项工作由医务处领导下的药剂科做，但现实是药剂科没有职能部门的权限。比如药师跟医生沟通处方不合理问题，一些医生可能并不理睬，依旧我行我素，这种现象很常见。虽然药师说了处方不合理，但药师又没有行政处理的权力，所以也管不了那些不更改处方的医生。

二是综合协调能力相对比较差。《医院处方点评管理规范》中明确提到，医院药学部门应当会同医疗管理部门，根据医院诊疗科目、科室设置、技术水平、诊疗量等实际情况，确定处方具体抽样方法和抽样率。一般门急诊处方的抽样率不应少于总处方量的1‰，每月点评处方绝对数不应少于100张。这些药剂科可以做到，但是对不合理处方的控制率到底是多少并不清楚。

三、临床评价体系实践与成效

针对不合理用药现象普遍、医院常规督查成效不显、医管分歧持续存在等问题，临床合理用药的实现手段主要是重塑管理体系，创新管理手段，多途径、多方位监督。

我们医院实践的临床用药评价体系由制度和组织构架组成：制度有药事相关制度和执业医师法；组织管理包括药剂科、医务处、医保办和监察室等共同组成临床用药动态监测小组。实践的目标是希望达到“一点两效”：一点是指点评，两效是指合理用药和依法执业。按照这两个标准，希望医生能够规范医疗行为。

实现“一点两效”的手段或者过程是：建立常态、长效、有效的处方点评机制，规范医生的处方行为，逐步杜绝不合理用药。

把医疗保险办公室作为主管部门，因为它相对来说综合能力比较强，对外在医保政策、物价政策和卫生监督等方面都比较熟悉，对内又管理医院内与费用相关的事务。落实医疗保险办公室的职责，要求其全面负责方案的落实及持续改进，比如组织每月例会，每月汇报督查结果，每月通报处理结果，落实向科室反馈工作，每月落实绩效考核，工作持续改进，等等。此外，也要落实药剂科、医务处、监察室等部门的职责。

在每月例会汇报结果以后集体讨论决定，比如技术问题要培训，管理问题要流程再造，可能的行风问题要约谈并备案。

我们的重点目标有三个：一是每月统计全院(门诊、急诊、病房)前30位用药种类、占比及费用；二是每月统计全院(门诊、急诊、病房)前30位辅助用药种类、占比及费用；三是每月统计科室前10位用药种类、占比及费用。结合临床工作量及病种结构，分析药占比变化及费用的合理性。重点监测药品种类为自费用药、肿瘤类药品、辅助类中成药、医保限定支付的药品。

处理步骤是每月针对不合理用药医师，第一次督查下发整改通知书，第二次出现同样问题予以黄牌警告并约谈，第三次停止该医师处方权。加强科室自查，每月要求科主任对本科室前10位药品的合理性进行自查，并以书面形式（医务处下发表格）上交督查小组。

当然，我们这项工作的成效还是不错的：一是不合理用药比例下降；二是制度逐步完善，比如制定了全院预防应激性溃疡的临床用药规定、全院丙氨酰谷氨酰胺注射液临床应用规范等；三是流程再造，借助信息手段为合理用药提供支持，比如将特殊类抗菌药物会诊医师及申请医师设置为不同医师，并提示送检要求等；四是精准培训，深入科室进行合理用药培训。

药师的作用主要为选择药品，准确调配和发放药品，为处方医师提供药物信息和患者情报，实施必要的治疗药物监测，进行患者用药指导与用药咨询。如何确保药师的地位，以及其在医院合理用药管理当中的作用，还需要进一步商榷。

四、体会与思考

我认为在临床药品使用方面，动态监测应该成为常态，综合评价体系需要建设，评价指标是关键。

有几点问题需要提出。第一，管理方面，督查样本与处方比例有待提高；药师和管理人手之间适应性较差；专业与管理之间存在差异。第二，临床方面，临床科室责任制未落实，医生意识不强；行风建设风气尚未形成，员工与管理者斗智斗勇。

我有以下几点思考：一是医保基金管理精细化要提到重要位置；二是合理用药是医保基金管理中的重要内容；三是提升医疗保险管理职能刻不容缓。

按照现在的界定，要在医院实现合理用药，难度很大，风险也很大，但是我们能做一步是一步，不忘初心，砥砺前行。

基于合理用药为核心的药学服务

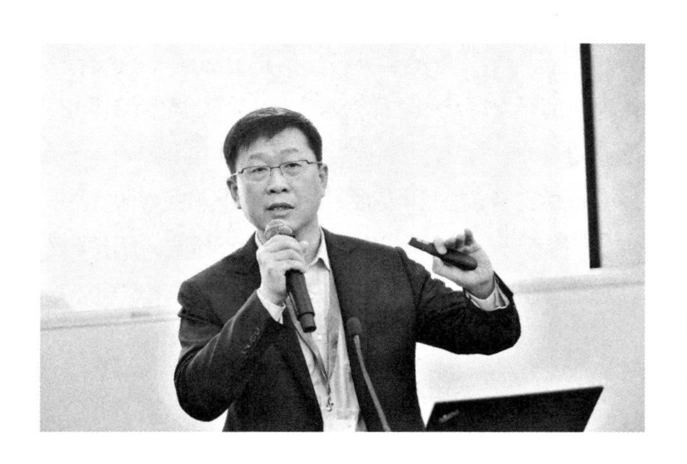

李正翔
天津医科大学总医院
药剂科主任药师

一、背景

谈到合理用药，随着医改的进程，特别是在最近3年，对药师在医院的药学工作、药学服务的要求，从关注药品向关注患者的感受转化，要求高质量转变药学服务的水平。

2019版的《中华人民共和国药品管理法》第6章第69条提出，医疗机构应当配备依法经过资格认定的药师或者其他药学技术人员，负责本单位的药品管理、处方审核和调配、合理用药指导等工作。非药学技术人员不得直接从事药剂技术工作。

围绕这样一个总要求，药师要从传统的药品供应保障型向药学技术服务型转变。围绕这样一个总体思路，随着药品在医院的流转，一直到患者使用，要经过哪些步骤呢？

第一，药品遴选，这是药师一定要做的，要帮助医院做好参谋。第二，药品供应、储存保管。第三，处方前置审核，将处方都变成合格处方。第四，处方点评，看用药水平的高低，思考如何更加合理地用药。第五，药品综合评价。随着新药上市速度不断加快，特别是随着2018年药品快速审评机制的启动，药品上市以后，药师要对药品的安全性、有效性、经济性等做综合评价。第六，用药后的随访，包括依从性、效果的评估，药物治疗方案的调整建议等，这是我们今后必须要做的工作。

二、药品遴选管理

国家卫健委在2011年医院药品等级评审中就明确提出，三级综合性医院不能大于1 200种西药，中成药不能大于300种。基本上参照协和医院，现在一直这么执行。现在新药上市速度大大加快了，导致大量的仿制药、普通药品供远大于求。明显供大于求，就需要进行药品遴选。

药品遴选就是保证临床治疗用药需求观念的转变：由只选好的，变为选择性价比高的。临床科室提用药需求目录，只提通用名，不涉及具体厂家，由药事会根据科室的需求，在药品采购目录中遴选。要重视临床的循证证据，对疗效不确切、不良反应高发的药品，在交叉比较后，予以淘汰。

如何进行药品遴选，有技术因素，也有政策因素；有台面上的因素，也有台面下的因素。怎样去平衡它，就需要定出规则。

以我们天津医科大学总医院工作实践为例，我院自2016年制定新引进药品评分标准，由临床药师对拟新引进药品进行综合评分，进而为药品管理和临床合理应用提供量化指标。此评分标准于2018年进行修订。

我们尝试把规则量化，做了量化的评分表。药品评分项目包括药品作用先进性、药品临床必需性、是否为贵重药品、同类药比较(包括是否通过一致性评价、日均费用、贮存条件、是否皮试)、是否为国家基本药物5项，这也是考核医院的重要指标。对各项目进行不同的赋值，临床上报药品以后，药师按评分表进行综合打分，再把打分提供给药事委员会的委员参考，并向委员进行药品介绍。

虽然做了这些，但还是很不完善，因为没有一个为什么这么打分的非常严格的、可以循证的依据。所以我们尝试做了一个医疗机构药品遴选指南，包括8个问题模块，9个一级指标，34项二级指标，现在正在做循证研究。

这个指南也得到了中国药学会科技传播专业委员会、中国药学会科技开发中心、天津市赵以成医学科学基金、循证药学、医院等的支持。指南项目组的专家组成有临床药学、临床医学、临床护理、医疗机构管理、卫健委、医保、大学研究机构、药品生产、流通企业等各方面的专家。我们希望这个指南能够帮助我们对药品科学定量、定性，并提供指导性的意见。

三、前置处方审核

国卫办医〔2018〕14 号文件《关于印发医疗机构处方审核规范的通知》中的《医疗机构处方审核规范》明确提出，药师是处方审核工作的第一责任人。

处方审核的传统模式是医生开处方，患者缴费后，药师审方发药。现在是前置审方模式，医生开处方后软件实时审方，药师人工复核。实际上是由药师的专业知识，基于信息化的平台和智能化的技术，共同结合起来完成处方前置审核的工作。

之所以改变了模式，主要有两个原因。一是门诊量巨大，比如我们门诊处方量一天 1.2 万张，高峰时调配一张处方不能超过 20 秒，否则后面的病人就要排长队。所以要快速审方，而很多药师是完不成这个动作的。二是现在处于信息爆炸时代，药师记不住这么多东西，只能把这些知识集成化、信息化。

处方前置审核有两个优点。第一，通过前置处方审核软件，药师可以直接与医生进行沟通。整个沟通过程一般 1～2 分钟可完成，不会明显延长患者的等候时间，却可以避免了患者往返医生、药房、收费处的情况，节约了患者的就诊时间。第二，通过软件 + 专业药师的审方模式，克服了处方信息量大、人力难以应对等传统审方的短板，可使每张处方都能得到前置性审核，大大提高了患者用药的安全性。

现在的前置审方模式，药师做的主要工作就是制定规则、修改规则。现在有几大审方软件的审方规则都是基于药品说明书，这对于临床工作来讲是远远不够的，也不能这么干。但是不管哪个软件，药师要做的工作就是消化它。

比如某一药品说明书的适应证并不包括治疗某病，当医生在治疗此病开的处方上有该药时，原来的软件认为这是不合格处方，是要禁止使用的。但是当我们在指南上拿到该药可以治疗此病的证据时，在跟临床沟通以后，就要修改软件，把该处方改为合格处方。但对典型的不合格处方，是没得商量的。药品管理法上也明确说了，遵循药品临床应用指导原则、临床诊疗指南和药品说明书等合理用药，对医师处方、用药医嘱的适宜性进行审核。我们在处方前置审核中就非常尊重临床指南依据。

如图 14－1 所示就是处方前置审核的一个基本流程。医生开完处方后，如果系统认为没有问题就直接过了。如果认为有问题，就反馈给医生，医生和药师沟通后决策，决定是强制执行还是修改医嘱。如果强制执行，即医生坚持认为这个处方可以，那也可以过，但是药师要填上他的意见，网络系统要留有痕迹，方便处方的事后点评。

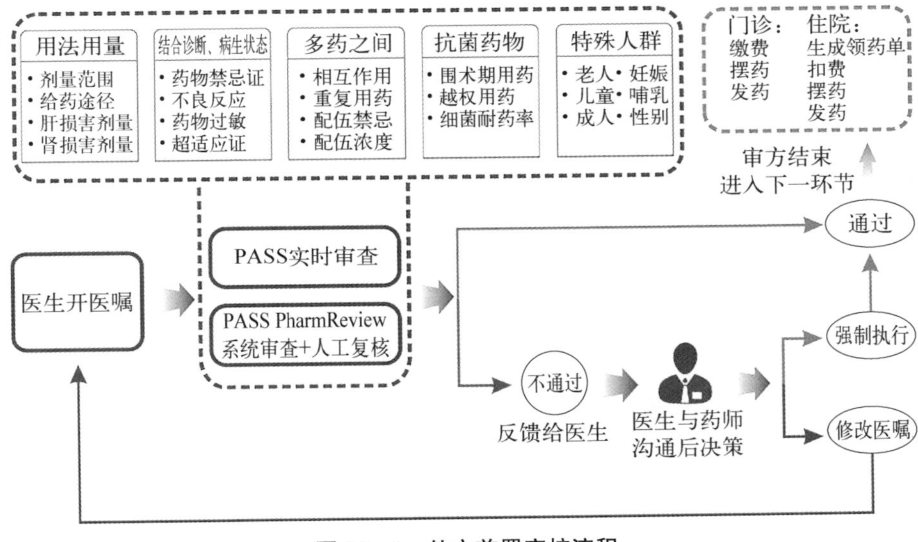

图 14－1 处方前置审核流程

有效的处方审核，其实给处方点评打下了一个非常好的基础。当然其中也有医生和药师之间互相沟通、不断修改规则的过程，以减少不合格的处方。

四、处方点评工作

为了杜绝一些低水平、不合理的用药，我们从 2008 年开始就实行了药品分类使用管理制度。如表 14－1 所示，按照药品的作用性质、适用范围将药品分为 5 类，实时重点监控第Ⅴ类辅助药品使用异动。第Ⅴ类药品是指药理作用机制模糊或疗效不确切、临床适应证广泛或诊疗辅助性药品。属于此类的药品有：免疫增强药物、神经修复药物、抗氧化药物、辅助营养药物、中药注射等。对这一类药品要做重点点评，要紧盯它，只要有一点风吹草动，就要进行处方点评。对于治疗性药品我们点评不过来，就点评得较少，不合理用药主要是盯第Ⅴ类药品。

表 14-1 药品分类使用管理制度

药品类别	分类原则	授权使用医师	单品规使用上限/月
Ⅰ类	基础治疗药品。属于此类的药品：基础液体，急抢救用药，麻醉药品，第一、二类精神药品等	全体有相应处方权的医师	无
Ⅱ类	药理作用机制先进，有明确的治疗作用，无同类替代药品，不属于贵重药品。国家基本药物、临床路径或临床指南明确规定的药品	全体有处方权的医师	次高
Ⅲ类	药理作用机制较先进，有明确的治疗作用，同类药品选择余地较大。在疗效、安全性或价格方面存在一定特殊性	中级职称医师	次高
Ⅳ类	药理作用机制先进，有明确的治疗作用，无同类替代药品，属于贵重药品	中级职称医师	高
Ⅴ类	药理作用机制模糊或疗效不确切，临床适应证广泛或诊疗辅助性药品。属于此类的药品：免疫增强药物、神经修复药物、抗氧化药物、辅助营养药物、中药注射剂	高级职称医师	低

在我们医院，开展了药品合理应用负向管理，即临床药师点评处方后，点评结果要向临床科室通报，建立药师与临床科室的沟通机制，沟通后不合理处方金额将与临床医生每月的绩效挂钩。处方点评工作使得我院全院药品相关指标全面下降。

五、药品综合评价

药品使用监测和临床综合评价是促进药品回归临床价值的基础性工作，是巩固完善基本药物制度的重要措施，是健全药品供应保障制度的具体要求。药品综合评价包括三个方面：一是药师主导制定临床实践指南；二是药师团队参与临床路径；三是药品有效性、安全性、经济性、合理性、创新性、可及性的评估，助力临床合理用药。

用药后的随访，是我们今后要努力做好的工作。未来网络医院肯定要出现，更多的药品将在社区、在家里用，而不是在医院里用。药师要关注这部分患者的用药依从性如何，并警惕药物不良反应和不良事件的出现。

以提升专业与患者获得感为核心的合理用药管理创新

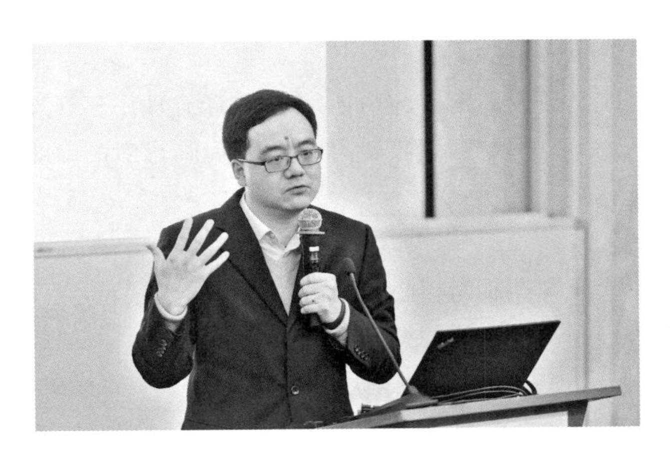

芮伟

天际健康医疗科技有限公司首席战略官

我们站在药品供给方的角度，非常关注药品使用过程中各方的博弈关系（服务刚性治疗需求，平衡各方利益关系）。特别是当国家医疗保障局的成立使支付方力量变得无比强大、四权合一的现象出现时，我认为未来支付方对用药合理性的影响力和利益驱动的价值方向会发生重大调整。

一、医保支付变革下的药事管理服务转型

2017 年 6 月《国务院办公厅关于进一步深化基本医疗保险支付方式改革的指导意见》（国办发〔2017〕55 号）中提到，改革的主要内容除了实行多元复合式医保支付方式以外，还有强化医保对医疗行为的监管，包括积极探索将医保监管延伸到医务人员医疗服务行为的有效方式等。我们强烈意识到当药品支付方式转变以后，取消药品零加成并不是真正意义上的转变，药品会从收入项变成成本项。新政背景下，医院药事管理的价值转型是向风险控制、成本管理、专业服务转变。

在医保支付方式改革的背景下，未来的临床药事管理模式与药师专业价值要转变。以下是我们作为在信息化企业与临床一线接触后，所了解的

呼声最高的四个转变：一是从“利润要素”下的粗放式管理，向“成本要素”下的精细化管理转变；二是从“物流供应保障者”角色，向直面“医/患用药需求的”的“专业服务供给者”角色转变；三是从“走过场式”的事后点评与追查惩罚，向“常态化”的事前审核与实时互动转变；四是从“猫捉老鼠”的对立关系，向用药风险/用药成本控制的专业利益共同体关系转变。

上海2019年首次发布药事服务规范，从六大方面指出了未来药事服务的标准，突出“以患者为中心”，这非常重要，为未来药师收费项目的设立和规范化、质量提升等奠定了非常好的基础。

从软件开发或者产品工具研发的角度，面向未来的临床合理用药管理工具也在创新，从以药品为中心的软件，逐步转向以服务医生/患者的专业赋能软件，直面医患需求。

二、提升效能：以风险成本控制为核心的用药创新管理

什么是药品利益管理(PBM)呢？我们检索到中国第一篇题为“美国药品利益管理公司的服务内容”的文章，它详细阐述了美国PBM。美国PBM管理服务公司主要通过四大框架来控制用药成本：第一，遏制不合理处方，对处方的安全性与经济性违规的监控与实时干预；二是用药方案优化，在保障安全、有效的前提下，提高品种选择、用量的经济性；三是药品价格博弈，PBM公司代表药费支出方，参与采购环节的价格博弈；四是控制物流成本，分析药品供需，参与物流管理，控制配送成本。

其实我国现在在不同体制机制下采取的方式方法，与上面的四大框架非常接近，比如前置审核、药学服务、带量采购、集中配送。

强大的信息化、智能化管理工具，是临床药师服务效率提升与专业价值重估的技术基础。美国在2006年已经实现了6秒钟反馈用药合规性审核意见的管理工具。希望我国用未来3～5年的时间，能够真正实现秒级到毫秒级的反馈用药合规性的管理工具。

这么多年我们一直聚焦同一个问题：中国临床一线在高强度的工作压力和现有的体制机制下，如何实现真正的合理用药？尤其临床一线在实现用药合理性的前置审核干预方面，面临着一系列现实压力与技术挑战。

一是审核速度太慢，医生的耐心不多。二是规范性审核多于合理性审核。药师如何在有限的时间内，多做专业层面的审核？处方审核规则的依

据有法规级、指南级、辞书文献级等不同级别的证据等级。我们认为安全比合规重要，合规比合理重要。三是审核假阳性率高，导致医生反感。主要原因是诊断书写杂乱无章，药师的专业知识与证据博弈能力弱。四是药师和医患缺乏专业沟通，所以药师如何在第一时间与医师、患者进行高效率的互动是需要解决的问题。五是事后点评和反馈教育亟待完善。我们要思考怎样提高点评的通量、效率、针对性和专业技术含量。

天际健康是我所在的企业，我们企业以患者临床用药“安全、有效、经济”为宗旨，致力于实现人工智能核心技术与临床药学专业服务的完美结合。我们自主研发了《临床合理用药智能化管理解决方案》系列软件，涵盖了用药合理性实时审核、临床用药干预即时通信、处方事后点评、抗菌药物专项管理、用药统计分析、药品使用授权管理、医保用药费用监测与控制、门诊用药咨询与药学门诊等多个贴近临床用药一线工作需求的药事管理功能模块。

但我们的产品进入医院以后，要根据医院的真实场景建立院内配套的东西。实际管理尺度与预设是完全不一样的，而这些东西能不能落地，主要取决于前置审核是否能真的实现。前置审核的很多内容和要求可以做计算机赋能，而且这样确实可以极大地改善药师的知识短板和临床医生的知识短板。

我们的产品在处方审核项目与审核规则上有所创新：一是以药物为中心与以患者为中心并重；二是定性的判断与定量的控制并重；三是单一项目审核与多项审核条件组合并重；四是药品通用分类与自定义分类并重。

性能是支撑流程改造与管理效率提升的基础，我们的产品实现了高效、实时、低负担的用药合理性前置审核与干预，主要表现为审核速度显著提升，系统负担显著减轻，医师受到的干扰显著减小。

我们的产品于审方药师工作端而言，可以使处方问题一目了然，操作简单快捷。软件的赋能使他们自身的角色转变，释放了其时间和压力，于医生工作端而言就是安静的小助手。

三、直面需求：以患者获得感为中心的专业化药学服务创新

我们一直在思考：如何让我们的产品在医联体的框架下完成工作？如何在专业联盟的框架下完成工作？希望我们的人工智能和有情怀的药师能

真的为患者服务，跟着处方走。

换个视角看待处方点评，不是挑毛病的帮凶，而是把握真实状况，寻觅管理切入点，提升沟通与服务精准度的依据，更是挖掘高风险患者刚性服务需求的工具！

我们在不同方面对产品进行了赋能。一是面向“门诊患者”的服务模式创新。通过《门诊合理用药咨询窗口智能交互系统》让门诊咨询窗口活起来，包括在患者咨询处方的用药合理性与安全性风险时快速审核；患者用药咨询与用药交代，提升患者的药学服务获得感；患者常见用药咨询问题集，支持多种方式快速查询。二是对慢病用药患者而言，是随时携带的专业药学服务。三是用药指导工具，方便的“出院用药指导”编辑与输出。

我们相信未来人工智能和有情怀的药师可以直接面对患者、服务患者，突破体制机制的束缚，为患者提供更好的服务。我们也相信医保局或者整个监管层一定可以把合理用药管理做得更好。让真正有想法的药师和有能力的人工智能，为安全、有效、经济、可及的合理用药，做符合中国国情的踏踏实实的服务，就是我们选择的道路。

圆桌对话

人工智能系统对处方进行审核，医生是真的认可，还是仅仅想避免风险？

芮伟：我们要正确认知医生对人工智能和药学人员的处方审核的干预回应。

第一，合规性管理，现在基本都是由计算机完成，不需要药师来做这件事情。

第二，药学知识的缺陷或者是没考虑周全的问题，在人工智能赋能的情况下由药师提醒医生，在这种情况下医生特别愿意主动修改处方，并且会非常感谢药师。他其实不是感谢人工智能程序，而是感谢药师对他的提醒，比如不孕不育的女性患者在服用药物时的风险，医生更多的是考虑疗效，但是风险的考虑也是很重要的，特别是对于剂量和频次的控制，这就是药师的长处了，机器只是扮演专业提醒的角色。

第三，风险收益比的权衡问题，在这个情况下机器更多的是传递了一个用药指南该传递的内容，或者说一些循证证据该传递的内容，后续需要由药学人员和医生形成医药护的互动，根据临床经验来探讨、权衡。

所以从这三个层面上来讲，计算机只是扮演辅助角色，真正的第一审核责任人是药师，而医疗的第一责任人是医生。

如果价格谈判把药价压低到一定程度，是否会影响药企的积极性？

胡善联：这也是社会上争议比较多的问题。价格谈判，从医保角度成立了很多分组，比如药物经济学评价组、基金测算组、谈判组等。药物经济学评价组和基金测算组将在评审过程中专家对药的不同意见反馈给药企，然后药企也反馈它们的意见，有一个交换意见的过程，所以还是非常客观、民主的。

医保部门会把汇总的材料给谈判组，让其出面谈判。谈判组成员往往是来自各省市的、长期从事医保工作的官员。所以整个价格谈判的步骤，我认为还是比较客观的。

价格谈判主要是看药企，无论是国内企业还是外资企业，能不能承受药品的最终价格。我相信既然药企能够答应最终的价格，一般来讲肯定还是会得到一些利益的。当然有些药企从总部或者国内的部门考虑，觉得实在不能考虑这个药价，太低了，也是会拒绝的。

药企接受低价的积极性来自哪里呢？可能低价后可以使销量增大，中国的市场这么大，最后还是能够获得一定利益的。

实现合理用药背后的阻力与相关措施？

蔡江南：谈合理用药实际上只是一个切入点，它背后反映的是我国的经济发展和医药行业的发展，特别是新医改后的这10年，我们国家在医疗行业投入的资源总量应该说已经达到了一个前所未有的高度。

但是我们存在大量的结构性问题，合理用药就反映了药学领域中的结构性问题，比如我们把大量的钱用在了那些治不好病也治不死人的药上面。如果要排前10种用量最大的药，很多辅助药，包括中药注射剂等都榜上有名。所以我们应该腾笼换鸟，调整药品结构。这就是合理用药这个话题背后的大背景。

要实现合理用药，背后有三方面的阻力因素。

第一，专业知识的阻力。药师专业知识缺乏，除了理论知识外，也包括指南、用药规则等知识。要改善这一点，就需要更多的药剂师，也需要对药剂师进行培训、教育，当然也要通过科技的手段，比如人工智能等来辅助药师。

第二，利益的阻力。目前医疗内部补偿结构不合理，医院对医生的补偿应该是严重偏低的，这是造成以药养医、以耗材养医、以检查养医等的重要动力因素。医生的技术、经济状况等都是阻碍合理用药的因素，应该让医生通过合理的劳动获得体面、有尊严的收入。所以要深化医改，把不合理的补偿结构调整过来，医保腾笼换鸟省下来的钱，一大块应该切给医生。

第三，协调的阻力。不同的医疗机构，甚至不同的科室、医生之间缺乏协调，我们还是处在一个十分分散的医疗系统中。比如一个患者去不同的医院往往要做重复检查，因为不同医院之间的系统不通，不能了解患者在前一家医院的具体检查结果，医生也根本不知道前一家医生具体开了哪些药，只能靠患者讲述。所以应该通过政策、信息系统等鼓励医疗机构间互相协调。

第十五章

公卫防疫，如何改进

本章内容摘选自 2020 年 4 月 25 日第 31 期圆桌会议

从 2019 年 12 月开始的新冠肺炎疫情，是我国 1949 年后暴发的一场规模最大、影响最深的公共卫生突发事件，也是对我国公共卫生防疫体系和医疗卫生体系的一次严峻考验。我们经受住了考验，同时也暴露出了许多问题并付出了巨大的代价。

如何从体制机制上创新和完善重大疫情防控举措，健全国家公共卫生应急管理体系，提高应对突发重大公共卫生事件的能力水平，是我国公共卫生领域面临的重要任务和挑战。同时，如何吸取经验教训，特别是未来如何加强公共卫生体系和各级医疗机构服务体系的协作，包括医药企业、非公医疗、社会组织等如何更好地发挥作用，共同防范疫情，也是重要的话题。

本章内容展示了 4 位不同领域的专家，站在 2020 年的时点，围绕以上话题所分享的自己的实践和观点，供读者阅读和思考。

防控常态化，防止再反弹

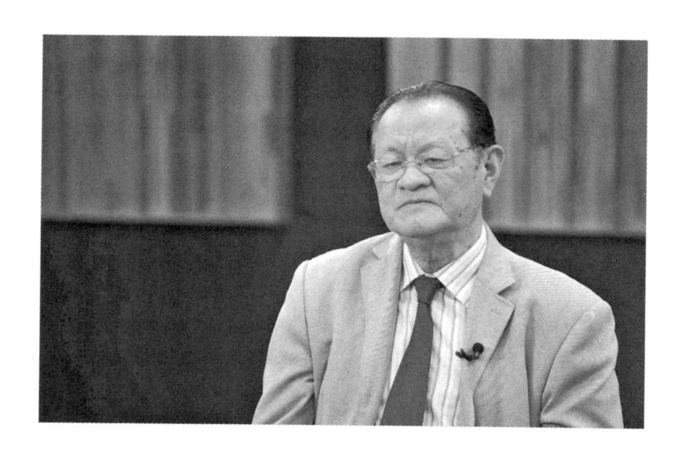

胡善联
复旦大学公共卫生学院卫生经济学教授

我主要谈一谈对于当前中央提出来的防控常态化，如何解决“外防输入、内防反弹”问题的思考。我将从以下三个方面进行叙述。第一，境外输入风险有多大？第二，无症状感染者的传播率情况，以及如何认识无症状感染者。第三，群体免疫与感染率的关系。现在国际上很多国家在搞群体免疫策略，那么群体免疫策略与当前的感染率关系如何？

一、境外输入风险有多大？

如图 15－1 所示是 2020 年 4 月份我国新冠肺炎境外和本土病例的情况（数据包含无症状感染者），灰色柱子代表境外输入病例，黑色柱子代表本土病例。可以看到 4 月份基本每日的境外输入病例数都远高于本土病例，尤其在 11 至 12 日，境外输入新确诊的病例基本接近每日 100 例，随后渐少。4 月中下旬的本土病例与 4 月初相比有较大的增加，可能与境外输入病例的关联病例有关，即境外输入病例到了社区以后，在家庭和社区中散发传播。

境外输入病例主要人员类型为回国的留学生及经商者。4 月份境外输入病例总数较多的 5 个省市为黑龙江、上海、内蒙古、山西、广东，其他省份也有境外输入病例，但每一次输入病例并不是非常多。黑龙江绥芬河关口和

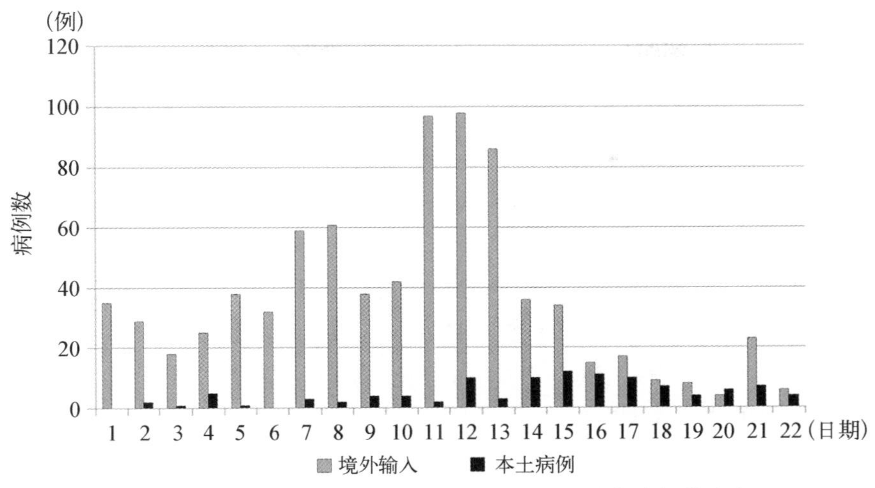

图 15－1　2020 年 4 月我国境外和本土新冠肺炎病例的分布

内蒙古满洲里关口常有大量俄罗斯人员进入，上海以及广东是空港主要基地。过去大部分疫情主要集中在江南地区或武汉地区，以及南方地区，但现在境外输入病例主要在北方地区比较明显。

为什么黑龙江的境外输入病例比较多？因为黑龙江有一个小城市叫绥芬河市，其有进口岸，因为国外不能直飞国内航班，所以很多要从莫斯科回来的群众都辗转从这个口岸进入国内，当然也有从满洲里口岸进的。

据当时的报道，黑龙江绥芬河市已累计从俄罗斯符拉迪澳斯托克入关 2 497 例，确诊病例 243 例，发病率为 7.3%，其中轻型 219 人、重症 14 人、危重型 7 人，包括无症状感染者 102 人、疑似病例 8 人。密切接触者集中医学观察 1 497 人，新增确诊病例 22 人，接触者中确诊率为 1.5%。确诊患者的主要特点为大部分是中年人，年龄在 40～50 岁，经商，均为延误治疗，并合并流感。

发病可能与在密封环境中辗转相传，同时通过陆路交通密切接触有关。主要原因还有超级传播者，一个患者可能会传播几十个人，根据流行病学调查，发现很多病例互相之间存在内在联系。

中共中央政治局在 4 月 17 号的会议中明确提出，要完善“外防输入、内防反弹”；要坚决守住口岸城市防线，优化医疗资源和救治力量布局；实现重点人群“应检尽检、愿检尽检”；要进行核酸或抗体的检测。

以黑龙江为例，疫情传播进来以后，造成哈尔滨两个主要医院发生了院内感染。当时采取的措施是二级及以上医疗机构，所有入院患者和陪护人员开展核酸和血清抗体检测，新入院者先单间收治，排除风险后才能合并住院。我们现在正处于常态化疫情，要将防控措施抓紧、抓实、抓细，抓得更有针对性。

二、无症状感染者的传播率

根据第六版《新型冠状病毒肺炎防控方案》的诊断标准，“无症状”是指无临床呼吸道症状（如发热、咳嗽、咽痛等）；“感染者”指呼吸道等采集标本新型冠状病毒病原学（核酸检测）或血清抗体检测呈阳性。无症状感染者是指感染后不出现症状，成为健康带毒者，抑或处在疾病潜伏期，其在疾病传播中的作用有待进一步研究。

这些无症状感染者在新冠疫情传播中发挥了很大的作用。真正境外输入病例大部分还是有明显症状的确诊患者，当然也有一部分是无症状感染者，但相比较而言，新冠肺炎疫情传播防疫的重点还是在本土无症状感染者传播中。

国家从 4 月 1 日起就开始重视无症状感染者问题，要求每天报告医学观察新型冠状病毒肺炎无症状感染者的疫情。4 月 1 日至 21 日新增总确诊病例 909 例，医学观察的无症状感染者 2 158 例，两者比例为 1∶2.37。也就是说有 1 个确诊患者的同时可能还有 2.37 个无症状感染者。医学观察的无症状感染者中，有 587 例（27.2%）系境外输入；有 216 例（10%）当日转为确诊病例，其中境外输入者占 93.5%。输入病例和无症状感染者已成为当前新冠肺炎的主要传染源。

宁波地区的疾控中心在疫情流行期间发表了一篇非常有意义的文章——《宁波市新型冠状病毒肺炎密切接触者感染流行病学特征分析》，研究了无症状感染者和确诊病人的感染率差异程度。该调查结果显示，确诊病人组中感染率为 6.3%，无症状感染者组中感染率为 4.1%。尽管两者在统计学意义上无显著差异，但也说明了无症状感染者同样传染性很强，这一点应该引起注意。

武汉“解封”后一周内，22 万多人开展核酸检测，发现 130 例无症状感染者（检出率为 5.75‱），无一例转为确诊者。武汉部分企业自发组织 14.3 万人次核酸检测，发现 113 例无症状感染者，检出率为万分之 7.9。可以想象在武汉这样一个高度传播的地区，一般正常人群中核酸检出阳性率是万分之5到8，查1万个人只能查出5～8个无症状感染者。

同样的问题在广东也存在。广州市重点人群核酸排查情况，4月5日至今共检查13.87万人，发现185名新冠肺炎病毒感染者（13.3‱），其中164人是无症状感染者，占88.6%。同时还排查了全市巡游出租车司机31 391人，结果全部为阴性。全市师生核酸检测20万人，其中3万人检测结果已出来，全部为阴性。这样看来，全民筛查新冠肺炎病毒核酸似无必要，因为阳性率太低。应该要科学施策，筛查重点应放在重点人群中。

大家都说病毒很鬼，因为它的基本繁殖数相当高。基本繁殖数是指一个感染者能传播几个人，它能影响疫情蔓延势头。一般来说，基本繁殖数大于1则传播持续，小于1则传播消失。在新型冠状病毒肺炎流行初期，其基本繁殖数为2.2～3.6。现在国际上推测最高的是5.6，意味着一个人可以传染2个、4个，甚至6个人。SARS基本繁殖数为2.0～5.0，麻疹为12.0～16.0。

三、群体免疫与感染率的关系

不充分群体免疫中，传播很多，一个可以传多个；保护性群体免疫中，传播可能很少，也许传几个就终止了，说明群体免疫对疫情的防治非常重要。

达成群体免疫主要有两种方式。一种是不采取任何防治措施，任其自然感染，最终可以获得比较高的群体免疫。但过程中，会影响人民的生命安全和健康水平，所以不是一个可采取的方式。另一种是大规模注射疫苗，是对于大部分传染病最有效的方式，使易感人群比例大幅下降，而免疫人群又切断了对剩余部分易感者的传播链，使这部分易感者被保护起来。当人群中有足够多的疫苗接种覆盖时，传染病就无法传播开来，而少部分没有接种疫苗的人被传染的风险大大降低。

如何了解未来新冠肺炎疫苗接种要达到什么程度，才能达到群体免疫以预防感染呢？有一个公式，即H*（有效接种率）=（1－1/病毒基本繁殖数），把数据代入后，就可以算出结果。比如白喉、流感、疟疾、麻疹、肺结核等，疫苗到底要接种到什么程度才可以获得群体免疫？假设新冠肺炎病毒的基本繁殖数为2.0，那么人群的有效接种率要达到50%才有可能群体免疫。

如图 15－2 所示是新冠肺炎病毒感染转归示意图。感染病毒后，潜伏期为 2 周左右，在潜伏期后期检测核酸就已经呈阳性了，在发病初期到病毒消除以前，仍然呈核酸阳性。在病程高峰和病程初期，免疫学抗体升高。抗体阳性代表有免疫力，核酸阳性代表有传染性。

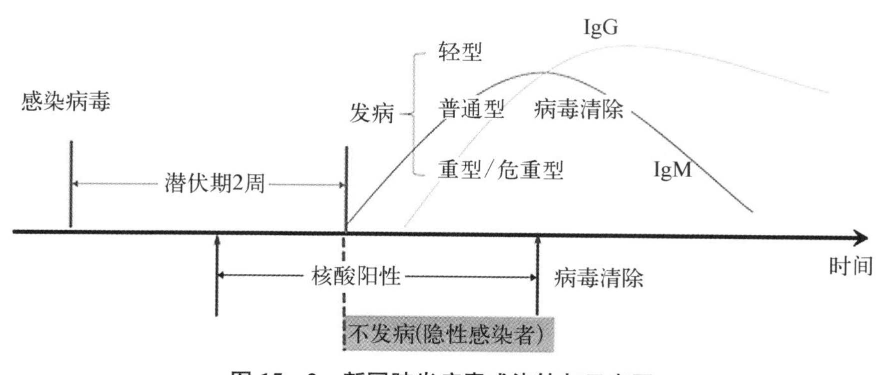

图 15－2　新冠肺炎病毒感染转归示意图

病毒抗体检测很重要，美国将很快推出全民新冠肺炎病毒抗体检测，识别先天免疫者和患病康复后产生抗体的人。有抗体者可以立即复工，确保不发生二次感染。抗体检测对于处在抗击第一线的医生、警察、消防人员也非常重要，可以根据感染风险的高低对工作进行安排。

我们主要采取的防御措施是戴口罩、勤洗手、有效社交距离（人与人之间的距离超过 1.8 米），同时不要参加聚会，这可以阻断呼吸道传染病主要传播途径。

斯坦福大学报告在加州三地 3 300 个居民自愿新冠肺炎抗体检测结果中，阳性率为 2.49%～4.16%，估计有 4.8 万～8.1 万人感染，比当地确诊的 956 例要高出 50 倍。说明现在普遍感染比例还是比较高的，怀疑以前的一些流感症状者其实感染了新冠肺炎。

此外，纽约市的 3 000 例抗体检测结果中，抗体阳性率是 21.2%，在纽约市以外的纽约州抗体阳性率是 14%；洛杉矶检测 860 人，阳性率为 2.8%～5.6%；美国马萨诸塞州切尔西市报告感染率为 2%；街头随机拦截 200 名路人检测，抗体阳性率为 32%。这给了我们一个启示，即假如靠自然感染获得的群体免疫具有抗体的话，抗体阳性率一般在 15%～30%，不会超过 30%。

世界卫生组织宣布目前有超过 20 种针对新冠肺炎病毒的疫苗正在研发之中。陈薇院士领导的团队主要研发腺病毒载体重组新冠肺炎病毒疫苗，目前已经进入二期临床试验，是非常有前途的一种疫苗。我们国内还有很多机构在做新冠肺炎病毒的灭活疫苗，因为过去有很多做灭活疫苗的经验。此外，还有机构在做减毒流感病毒载体疫苗、重组蛋白疫苗、核酸疫苗和mRNA疫苗等。可见通过主动免疫来加强群体免疫是今后的主要方向。

但还是存在很大的风险：一是在疫苗制备过程中需要有长期的安全性以及足够的人群证实其保护率；二是要考虑到这些病毒有没有变异。

总而言之，我主要得出以下结论：第一，抗击COVID－19病毒将是一场常态的长期持久战；第二，境外输入病例易引起密切接触者聚集发病和医院内感染；第三，无症状感染者近二成会转归为确诊病例，存在潜在传播风险；第四，除武汉地区检查外，我国各地尚未进行一定规模的抗体检测，目前感染率的情况还不清楚；第五，通过自然感染产生的群体免疫不会超过30%；第六，新冠肺炎病毒疫苗主动免疫才是未来提高群体免疫的主要方向。

新冠肺炎疫情对医院的影响

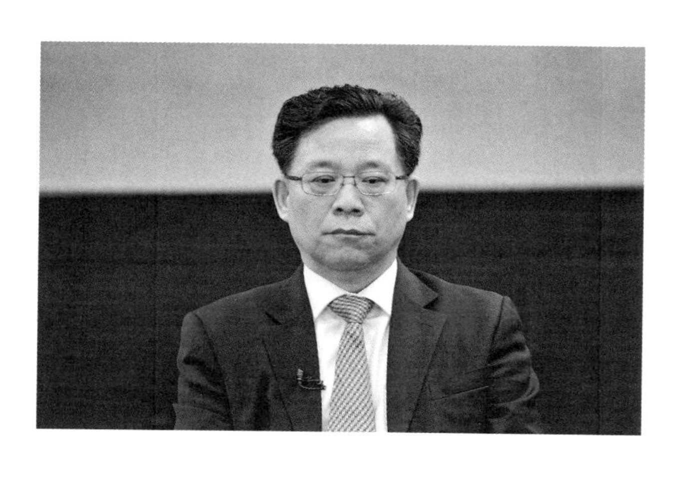

徐卫国
上海交通大学医院战略管理研究所所长、原上海新华医院院长

我主要从医院的角度谈谈在新冠肺炎疫情下，已经发生或将会继续发生哪些影响？内容包括以下三个方面：第一，疫前医改背景，即国内所有医院在遇到突如其来的新冠肺炎疫情以前处于怎样的状态；第二，疫中转危为安；第三，疫后预期施策。

一、疫前医改背景

截至2019年年底，全球医疗健康总体趋势是围绕着多个方面进行的：一是泛医疗，即从治疗到预防、康复、健康教育、生活方式的改变；二是去中心，从医院到社区、家庭和个人；三是中心转移，从急性传染性疾病到慢性非传染性疾病；四是协同医疗，从医院管理、医生管理到更多的自我管理，家庭参与其中；五是标准化、流程化，让医疗流程、服务质量得到保证；六是大数据，使医疗服务个性化、精准化。

我国的医改在疫情发生前，就已经进入了攻坚阶段，在非常艰难地推进，比如公立医院进一步改善医疗服务的问题；在社会办医存在的情况下，怎样处理好整个医疗体系的问题；绩效考核、医疗费用控制、耗材加成和药品加成的去加成问题；所有公立医院进一步推进现代医院制度建设的问题；

分级诊疗、多点执业、信息网络问题等。这些问题总体上反映了人民群众日益增长的医疗健康需求与健康供给不平衡、不充分发展之间的矛盾。

公立医院实施转型发展已经有段时间了，受社会资本进入、医生自由执业、病人分级诊疗、医疗互联网、严控费用增长、医保支付改革等因素的影响，医院运行方式、病人就诊流程、医疗整体格局都已经发生或者正在发生变化，也必将进一步发生变化。所以从公立医院的角度来看，管理模式正在发生转变，从规模化、外延化、高速度发展调整为高质量、内涵化、集约型发展。

社会办医也正在逐步有序推进，党和国家近几年来高密度强力推进社会办医。我国在2020年6月1日开始实施《中华人民共和国基本医疗卫生与健康促进法》，简称《基本医疗法》，明确强调要进一步鼓励和支持社会办医。在这种情况下，持续增长的多样化、差异化、个性化的医疗和健康需求能够进一步得到满足。

在公立医院运行入不敷出、政府严控公立医院发展、国家鼓励医生多点执业、商业保险业规模性进入、医疗互联网井喷式涌现、医疗健康领域市场需求旺盛的背景下，医疗服务市场发展空间已经基本腾出，社会资本投入时机趋于成熟，社会办医需要统筹推进、需求引领、放宽准入、有序发展。

二、疫中转危为安

在医改背景下，我们遇到了突如其来的新冠肺炎疫情。在疫情初期，我发现有一些似曾相识的情况发生。21世纪以来，对人类有影响的传染性疾病往往呼吸道系统症状更加明显，且病原不再是细菌，而是病毒，特别是这次的新冠肺炎病毒是21世纪以来发现的第7个传染性病毒。

让我们记忆犹新的17年前的SARS（重症急性呼吸综合征），当时遇到的是新型冠状病毒，在没有分离出来以前叫“非典”，后来取名SARS。MERS（中东呼吸综合征）也是新型冠状病毒。此次的COVID-19（新型冠状病毒肺炎）是类型与SARS非常接近的新型冠状病毒，有很多相似之处，但到目前为止，新冠肺炎的中间宿主还没确定，还有很多研究空间。

SARS的病死率比较高，达到10%以上，传染性强（基本繁殖数=2.9）。COVID-19的病死率并没有那么高，在中国是5.5%，全世界的情况正在发展中，没有得到进一步的统计，但其传染性（基本繁殖数=3.8）肯定要比

SARS高。

在2003年SARS流行初期，我们国家的广东地区确实出现了对这个病毒认识不足的情况，但很快就总结了经验。在北京地区出现了瞒报和谎报情况，当时做了紧急处理。17年以后的COVID-19流行初期，武汉低估了病毒的发展，也有缓报情况。在SARS发生以后，中国政府大概动用了7亿多元建成了4小时预警直报系统，但在这次疫情初期没有发挥很好的作用。

两次疫情期间类似的情况也屡有发生。SARS传播初期，广州还举办了中国和巴西的足球友谊赛，以及演唱会，非常热闹。此次疫情中，武汉江岸区百步亭社区举办“万家宴”，这是聚集性的，非常容易造成传染病的传播。

SARS流行期间，北京短期内病例猛涨，北大人民医院封院隔离。世界卫生组织宣布广东、北京等为疫区，波及32个国家和地区，共8 422人感染（我国5 327人），死亡919人（我国349人），历时8个月。此次的新冠肺炎疫情，武汉病例暴增导致医疗挤兑，市中心医院陷入重灾区。世界卫生组织先后宣布此次疫情为国际关注的突发公共卫生事件（FHEIC）和全球大流行，影响211个国家与地区。现在的统计结果为共约280万人感染（我国84 400人），死亡20万人（我国4 650人）。

我的体会是当年的SARS疫情最终被战胜了，但更需要沉痛反思，后来也确实有很多反思和总结的文章。此次疫情到目前为止取得了非常重要的成果，但还没有最后战胜它，所以我们更需要理性的思考。

在疫情中后期，我们国家凸显了国家体制优势和社会治理优势。从遭遇战到狙击者，特别强调了早发现、早报告、早隔离、早诊治的重要性，做了大量工作，应收尽收、应治尽治、应检尽检，进行社区网格化防控，特别是早期采用了中西医结合诊治方案。

为达到联防联控、复工复产的目的，果断封城，方舱医院集中诊治，效果可观；八方驰援，四万名医护成为逆行英雄，出现了非常多可歌可泣的事迹；精准防控，发热分诊流程化，发挥了重要的作用；医学科研，仅仅花了不到一周的时间，新冠肺炎病毒毒株分离成功，这是非常不容易的，同时还有一些药物进行大批临床试验。

通过这些工作，初步形成了具有中国特色的抗疫，特点是坚持把人民的生命安全和身体健康放在第一位，以人为本，要求严防严控、死防死守，全方位设防、多层次管控；科学防治、精准施策，外防输入、内防反弹。

医护人员全力驰援武汉，新冠肺炎防治方案也在短时间内从第一版不断修改到第七版，有效指导了全国很多医院的工作。而且严格进行分级防护，保护易感人群，满足患者需求，开展临床科研。上海在本次抗击新冠肺炎中积累了自己的经验，形成了自己的抗疫方案，即中西协同、一人一方、因人而治。

三、疫后预期施策

疫情发生后，医院主要有八大变化。

第一，医护人员社会地位大幅度上升，成了英雄和天使，可以说是17年轮一回。我期待这种社会地位能够持续下去，但也存在一些忧虑。因为这次成为“天使”以后，社会、病人会对医护人员寄予较高的期望，可医护人员也是普通人，会发生一些新的变化，所以希望大家能够宽容对待医务人员。

第二，医院院感管理在政策落地、内部动力的推动下会进一步加强。从医院管委会学科建设来看，将进一步加强重症、感染学科、呼吸学科的建设。

第三，分级诊疗会进一步升级，从而带来一些可喜的结果，比如医生多点执业会得到进一步推进，家庭医生的签约和医联体综合医疗资源的整合将会进一步落地，因为很多老百姓得了小病时不会想到大医院。

第四，医保异地结算将加速实施。在疫情当中，国务院发布了一个关于医保进一步改革的文件，在这期间发出是有重要现实意义的，可以进一步控制过度医疗的情况。

第五，网上医疗异军突起，互联网医院、智慧医院将进一步发展。

第六，大型综合医院可能会往社会办医方向建设，但还有待于在实践中探索。因为疫情期间，一些公立专科医院，比如以口腔、眼科、五官这些科室为主的医院，受到了重创。

第七，第三方机构会进一步加强专业化、连锁性建设，特别是在检验系统、影像系统方面。

第八，健康管理领域发展迅速，因为所有人都期待健康，人们的健康意识增强，需求提升。

疫后公立医院运营可能会遇到新的挑战，对其进行的预判包括以下几点。

一是业务预判。从4月份开始，复工补偿性增长与防疫压力并存。1—4

月，所有国内公立医院的业务量，基本都只有原来同期的20%～30%。4—6月可能会恢复到原来同期的70%～80%，下半年接近同期但难以回到原点。因为存在很多政策、心理因素，比如现在慢病处方药可以延长到3个月，所以很多慢病患者重复就诊的情况会减少，虽然这对病人而言是方便了，但对医院恢复业务会带来新的挑战。

二是恢复程度。一般大型、综合性医院恢复速度比较快，而小型、专科性医院相对较慢。

三是专业差异。专业科室之间恢复时间速度和效果差距明显，如口腔、呼吸科等恢复周期较长。

四是内在动力。特别是公立医院在现行体制下，通过提高效率来控制成本的医院内部动力尚有不足，需要进一步建设，政府在政策方面要提供进一步的支持。

五是学科模式。学科建设将进入由医院发展战略目标引领和带动的新阶段。

六是医院管理。职业化、专业化管理队伍的建设，将落实到医院常态化防疫管理的相关环节，所以对公立医院的挑战也是比较明显的。

对疫后公立医院施策的建议，主要是坚持公益性质，注重内涵发展，提升综合能力。具体包括以下几个方面：一是医保改革推进方面，规范诊疗行为，使绩效与医保支付相结合；二是落实公卫职责方面，适应常态化管理，提高传染病防治能力；三是临床学科建设方面，优势学科和新冠肺炎相关专业临床应用研究；四是医疗资源整合方面，疫情冲击下医联体将进入实质性快车道；五是转变运营方式方面，需要精细化、信息化、全面预算与成本管理。

疫后社会办医运营预判有以下几点。一是疫后重新洗牌。社会办医在疫情考验中优胜劣汰，依法竞争医疗服务市场。二是胜出医院特征。拥有商业模式、病种结构、服务质量竞争优势，提供良好服务感受的医院能胜出。三是面临新的挑战。公立医院规模扩张的欲望在一定程度上挤压了社会资本办医空间。四是合作与竞争。社会办医生存和发展亟待战略转型，需要从公立医院的补充转型转为与之合作或竞争。五是创新与发展。社会办医将在三大领域凸显，即健康管理、互联网医疗、第三方机构。

疫后社会办医施策建议主要为渡过生死之劫，调整战略规划，打造优势特色。具体包括以下几个方面。一是找准市场定位。比如是重资产还是轻资产，是综合性医院还是专科性医院，是高端还是中低端，是营利还是非营利机构，找准定位非常重要。二是规范医疗行为。面对疫后卫生监管、医保支付审核等问题，医疗行为的规范十分必要。三是拓展服务范围，开展多层次、全方位、全周期诊疗项目。四是提升运营效率，发挥经营机制优势，缓解降薪减员增效压力。五是创新管理模式，加强学科人才队伍和文化服务、技术质量品牌建设。

疫后医疗体系框架如何布局呢？医疗体系简单来说包括公立医院和社会办医机构。从医疗体系来看，医疗卫生投入方面国家以前更加注重医疗，以后投入可能将偏重卫生即公共卫生战役性建设；基层卫生机构应进一步加强，使分级诊疗得以推进；大型医院作为各级医疗中心着力于提升服务能力。

公立医院在投入方面主要将体现内部结构优化和价值医疗，要加强感染、呼吸、重症、护理等建设而非规模型发展。而社会办医应多种形式、多元化发展，将持续推进探索消费医疗；医生多点执业、家庭医生签约政策将着实落地；民营医院和诊所通过疫情重新洗牌后将获得新一轮发展。

疫后大健康行业发展策略为健康中国的发展赋予新内容、提供新机会、探索新机制、迎接新挑战。公立医院要健全机制、改善服务；民营医院要优化资源、满足需求；健康服务要实行健康管理，发展健康产业；生物信息领域要发展生物新药、信息技术等。

总而言之，挑战与机会并存，希望与困难同在，所以不管是民营医院还是公立医院，或者是整个健康服务行业、生物信息产业，我认为在疫后都会遇到非常好的机会，但同时也面临新的挑战。

抗击新冠肺炎疫情，第三方医学检验机构如何发挥作用

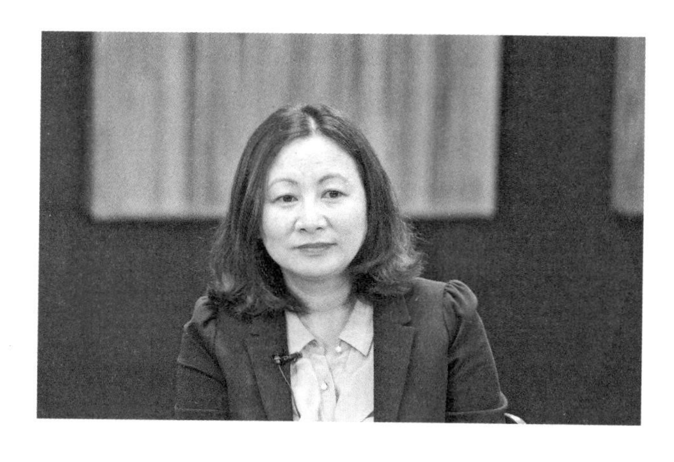

陈娅妮
千麦医疗集团董事长兼 CEO

我将从一名第三方独立医学实验室从业者的角度，分享一下在这次新冠肺炎疫情中我们做的工作。疫情发生以来，我最常听到的词语就是检测、检测、检测。在各类新闻媒体看来，各个国家的检测能力几乎成了衡量国家综合国力和抗疫绩效的重要指标。

一、千麦医检参与新冠肺炎病毒核酸及抗体检测的时间轴

在春节前，我和大部分人一样，并没有预料到这次疫情会这么严重并延续这么长的时间。我第一次接到湖北省卫健委的电话是在 2020 年 1 月 27 日（大年初二），我们千麦医检被邀请参加火神山医院的投标。我接到电话后，立即做了从后勤到前线的应急响应。在 1 月 28 日就接到湖北省卫健委的通知，我们和当地另外一家第三方医学检验机构康圣达，共同承接火神山医院的检验外包服务。我们随后从后勤的防护资源、设备资源、人员资源到前线的布置，启动了响应。

1 月 29 日，千麦医检经湖北省卫健委认定为“新冠肺炎病毒核酸检测”定点机构。1 月 31 日，我们开始承接第一批新冠肺炎病毒核酸检测样本，第

一批样本主要来自武昌疾控以及各地的医院疾控中心。同日，火神山医院专项实验室改造筹备完成。

2月5日，火神山医院开始启动，正式接收第一批重症病人。在这个过程中，千麦武汉实验室在不断提升产能，从最初的200例、300例、1 000例到5 000例、7 000例，到现在武汉单体实验室已经能够承接单日9 000例的样本检测量。

2月10日开始，千麦医检在全国省区的各中心实验室，陆续收到当地卫健委的邀请，被认定为核酸定点检测机构，参与一些医学隔离点、机场等重点防疫区高危人群的新冠核酸检测。

2月15日，千麦检测人员进驻雷神山医院，驰援雷神山医院的检验工作。

这是我们从最初参与到最后逐步成为一个中坚力量的过程。

国家号召应检尽检，主要包括复工、复学重点人群检测，入境人员检测，发热门诊、入院及手术病人检测等。到目前为止，已经完成了核酸检测60万例，新冠检测在第三方医学检验机构已经成了常态化的工作。

二、以上海市闵行区为例，疾控中心、社区、千麦实验室联动实施新冠检测

上海是全国公共卫生力量比较强大的城市。第三方医学检验机构大概是在3月18日开始启动新冠检测的，之前都是由政府公卫力量，即公立医院、疾控来承担的。

比如3月18日凌晨3点对机场入境人员的一次新冠检测流程。入境人员先到集中隔离点去采样，再通过专人专车三级防护物流，把样本转运到实验室。实验室对样本进行前处理及灭活，最后进入核酸检测环节。从采样到发送报告这整个流程，疾控给我们的要求是6个小时内完成，因为这批人员要依据最终检测报告的结果进行分流。

现在新冠检测逐步常态化以后，以上海市闵行区为例，疾控中心、社区卫生中心以及千麦实验室联动实施新冠检测的机制如下。

湖北等重点地区返沪人群的检测流程为：首先区疾控负责咨询电话接听、登记并核对检测人员的基本信息等材料，再把这部分信息传递给社区服务中心，由社区服务中心对接区疾控负责预约采样，申请人在预约时间赴社

区卫生服务中心进行采样检测。

然后千麦实验室物流人员每天在12点和17点两个时间点定时取样并开展检测。之后千麦实验室将检测结果反馈给区疾控,同时发送报告给社区。如果发现阳性结果第一时间通知疾控,由疾控进行第二次复核。若两次结果一致,由疾控开展阳性人员流调和管控,送至指定医院。这就是上海市疾控、社区和实验室三方联动的新冠检测流程。

三、新冠检测贯穿抗疫始终

美国医学杂志上发表过一篇文章,是对武汉市在疫情暴发期间5个阶段的流行病学调查,对主要事件的分析,以及公共卫生干预措施。我留意到整个疫情防控阶段,不管是核酸检测也好,抗体检测也好,检测贯穿整个抗疫过程,也是重要的指标。

第一阶段为2019年12月8日至2020年1月9日。在此之前没有实施特别针对COVID-19的干预措施。

第二阶段为春运期间的2020年1月10日至1月22日。这期间发生了大规模的人口流动,基于基因组序列的新冠肺炎病毒检测试剂盒于1月13日开始提供,1月16日分发到武汉疾控中心。各地陆续启动一级响应。

第三个阶段为2020年1月23日至2月1日,武汉封城。1月10日—2月1日,医护人员感染率远高于普通人群。此时武汉当地新冠检测能力相对比较弱,从几十例到几百例,一直到1月底、2月初第三方介入之前,都维持在这样一个比较低的检测量。大部分医护人员感染也是发生在这个阶段。我们从中体会到通过检测,高效率甄别感染者,对防疫抗疫是非常重要的环节和指标。

第四阶段为2020年2月2日至2月16日,武汉政府实施了对所有确诊和疑似病例、发烧或呼吸道症状患者、确诊病例的密切接触者,在指定医院或设施进行集中检疫和治疗的政策。增加第三方检测机构开展核酸检测。

第五阶段为2020年2月17日至3月8日。在这个阶段,在数千名社区工作者和志愿者的支持下,武汉进一步对所有居民开展了挨家挨户地拉网式排查,对疑似症状人员进行集中隔离和病毒检测。在此期间,每日的诊断测试能力进一步增加到约2万例。

四、第三方检验机构——在标准化体系建设下的综合服务能力和快速响应能力

第三方检测机构现在在新冠检测中发挥了巨大的作用。我作为其中的一名从业人员，深刻地体会到在这次疫情中，这个行业在一个标准化体系建设下体现出的综合能力和快速响应能力。

在标准化的体系建设方面，第三方检测机构能够承担新冠检测任务是有必需条件的。承担新冠检测的实验室必须是病原微生物二级安全实验室，需要有 PCR（聚合酶链式反应）检测资质。如果在上海，还需要有上海市临检中心和国家临检中心关于新冠核酸检测项目的室间质评、合格证书等。

因为我们与医院不一样。我们从接收样本到出具报告，从检测时间、物流到中间数据对接，其中有很多环节需要确认。只有保证每个环节的正确，才能正确无误地出具报告。我们一般会把这些标准化的体系建设变成日常基本功，所有的实验室都会通过 CINAS 体系认证，这也是我们平时储备的基本功。

综合服务能力包括检测能力保障、全流程的质量管理能力保障、标准化服务（快捷、高效）、深入基层的医疗冷链物流保障、信息系统响应等能力。这次疫情暴发，医院系统真正具备新冠检测能力的实验室并不多，基本上都集中在大城市的大医院，大量的基层医疗机构其实并不具备这个能力，需要第三方独立医学实验室练就的综合服务能力的辅助。

比如我们承接了火神山医院样本的检测，在项目开展之前，首先要完成的就是火神山医院 HIS（医院信息系统）系统和我们实验室 MIS（管理信息系统）系统的对接，以确保从医院传过来的信息和我们回传的数据准确、及时。这是第三方独立医学实验室平时练就的综合服务能力，在这次疫情中得到了体现。

在快速响应能力方面，我们接到火神山医院样本检验的任务之后，首先启动了快速响应，包括后勤防护物资的筹备，从全国我们自己的连锁机构调动人员到武汉去支援，还有从供应商这边调动设备等，就是为了满足武汉检测的需求。也因此我们才能够快速地从最初的只能检测两三百例，到现在有 9 000 例单体实验室检测能力，这是我们商业实验室快速响应能力的体现。

五、第三方检测机构——公卫检测力量的战略储备

第三方检测力量将来在公卫当中逐步会体现其机制，我们希望在这次疫情之后，第三方检测机构能够成为公卫检测力量的一个战略储备。我们也看到在突发公共卫生事件发生时，第三方医检机构可以迅速集中资源开展大规模病原体检测，集中力量办大事，实现快速排查、早发现、早隔离、早治疗的抗疫绩效。

综合来看，结合各地区的防疫经验，疾病的早筛可以在基层得以实现。第三方实验室的大量客户、大量服务对象在基层，将检验能力下沉到基层，以网状化的服务可以准确监控到疾病发生的状况，从基层发现传染疾病的源头，为政府提供实时的传染疾病报告，在疾病大范围传播之前做好预案。

国家有 4 小时的传染病预警直报流程，希望将来这个流程能够覆盖到第三方检测机构，因为以我们服务基层的网络，可以发现更多的源头，可以助力公共卫生的力量。所以也希望在这次疫情之后，我们能够真正被纳入公共卫生系统检测力量的储备力量资源之中。

六、小知识分享——新冠肺炎核酸/抗体检测解读

最后跟大家分享一个小知识，目前新冠肺炎诊断还是以核酸检测为金标准，核酸检测主要是反映感染期的指标，通过病毒拷贝数来确诊患者是否处于感染期。现在在复工、复学重点人群检测中，特别是在复学检测中，政府要求我们增加抗体检测。

现在对复学人群进行了抗体检测，发现有核酸检测呈阴性而抗体检测呈阳性的情况。如表 15－1 所示是核酸、IgG、IgM 抗体呈现不同结果时的解读，现在比较多的还是反映为 IgG 抗体呈阳性，但是 IgM 抗体和核酸呈阴性，这就是群体免疫中的一个指标，可能是既往感染了新冠，但是已经健康或体内病毒被清除的患者，在这个阶段是没有传染性的，患者本身也已经具备了免疫能力。

表 15－1　新冠肺炎核酸/抗体检测解读

序号	核酸	IgM	IgG	解　读
1	+	－	－	患者可能处于 2019－nCoV 感染“窗口期”，一般为 2 周
2	+	+	－	可能处于 2019－nCoV 感染早期

续 表

序号	核酸	IgM	IgG	解　读
3	+	−	+	可能处于2019-nCoV感染中晚期或复发感染，恢复期IgG抗体较急性期增加4倍及以上时，可诊断为复发感染
4	+	+	+	患者处于感染活跃期，但人体已经对2019-nCoV产生了一定的免疫能力
5	−	+	−	极大可能处于2019-nCoV感染急性期，此时需考虑核酸检测结果存疑。有其他疾病，已发现类风湿因子引起IgM弱阳性或阳性的病例
6	−	−	+	可能既往感染2019-nCoV，但已恢复或体内病毒被清除，免疫应答产生的IgG维持时间长，仍存在于血液中被检测到
7	−	±	−	初次感染载量极低的2019-nCoV并处于早期，病毒载量低于核酸检测下限。 机体产生少量IgM抗体，而尚未产生IgG；或者由于患者自身类风湿因子阳性等引起的IgM假阳性
8	−	+	+	近期曾感染2019-nCoV并处于恢复期，体内病毒被清除，IgM尚未减低至检测下限；或核酸检测结果假阴性，患者处于感染活跃期

信任在应对危机中是如何发挥作用的

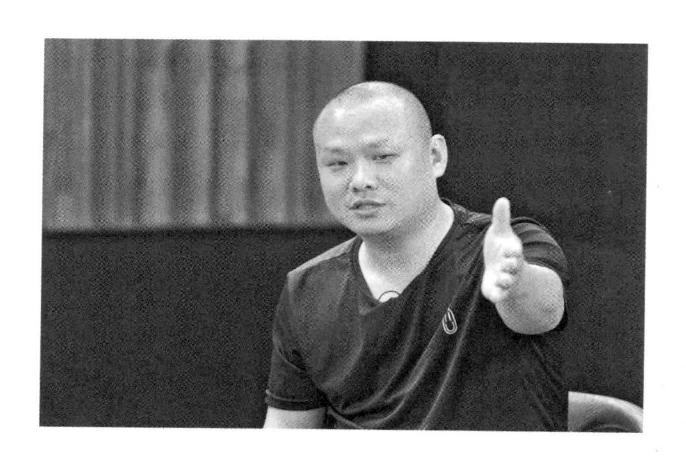

潘剑锋

WorkFace 创业者社群创始人

在新冠肺炎疫情中，我作为普通人，从老百姓的角度来说一说我的体会。在危难之中，大家也需要互助。所以我分享的是关于我们所组织的一个民间志愿者组织 WorkFace 如何响应抗疫和防疫相关的事情，并从中得到了什么。

一、WorkFace 概述

WorkFace 是一个民间创业者互助组织，于 2012 年成立，历时 8 年，以“所有人服务所有人，所有人向所有人学习，所有人支持所有人”的社群精神，覆盖 38 个城市，在多地成为当地历时最长、生命力最持久、规模最大的社会网络组织。每周四会分别在 38 个城市开展分会，大家聚在一起学习和分享。

WorkFace 经历了沙龙、聚会、社群、社会大学的形式嬗变，成为所在城市难能可贵的信任土壤。时间的积累也可以解释我们为什么能够带来一些信任，是因为有这么长时间的人和人之间面对面的相处，尤其是创业者在相处过程中，在互帮互助中形成彼此响应的能力。

WorkFace 在国内率先实践分布式自组织方式，并取得了丰富的经验，服务百万创业者和社会创新者，成为许多国内社会组织、企业、智库的组织模版。WorkFace 形成独特的方法体系，并开始发现未来社区的新空间，从城市进入乡村，从广义的创业进入垂直行业。

二、以 WorkFace 抗疫行动为案例

我们团队在响应新冠肺炎疫情行动时，有一个共同的信念，即无论从哪个角度来讲，我们彼此要互相服务、相互学习、互相支持。基于这个信念，我们开展了一系列行动。

我们有医疗专家群，可以给志愿者们提供指导。当我们有特别不理解的地方时，就找专家们学习和了解，这使得我们这个社群在整个疫情过程中，是一个相对比较亲民的社群，不怎么争吵，大家都专注于如何提供帮助和支持。

好消息是我们组织在全国共有百万人，其中只出现了 1 例新冠肺炎患者，而且这 1 例还是在加州感染的。所以对于我们国家的疫情防控做得好不好，在这个过程中我们有清晰的感受。

疫情一开始，我们就在武汉成立了情报组、免疫力组、物资采购组等。我们坚信每个人都把身边的人照顾好，所有人就能得到最好的照护；每个人都做一点力所能及的小事，我们就可以通过自组织完成不可能的事情。我们整个行动可以总结为正知正见、正意正行、正精进、放下。

面对疫情危机时，有一个新现实，即这是一个指数级危机，每天都在变化。问题是在变化的过程中，我们对此一无所知，其实我们并不了解危机里面枝枝节节的东西，所以我们的行动是发动朋友圈，多方求教，向专家朋友们请求帮助。

发动这个行动是为了建立正确的认知和见识，让我们充分了解这件事情到底是什么。我们在蔡江南教授的指点之下才明白，治疗是治疗，公共卫生的防疫是防疫，当封城之后，社区网格化管理是网格化管理，其实是全社会的一次协同，这件事情对我们来说是一个新的知识。在这个过程中，也有专家辅导我们要认识公共卫生防疫的一些基本做法结构，即分流、隔离、消毒等，给我们扫了盲。

三、原则指导下的行动

我们行动的指导原则为第一手关系、第一手信息、第一手行动。

为什么要定这样的原则？因为当我们散布在全国各地的众多志愿者要做事情时，如果不是从第一手关系取得信息，都是抛二手信息的话，整个系统就会混乱。所以我们做了一个抉择，必须是第一手关系，由第一手关系形成的信息是第一手的信息，由此做相应的第一手行动。从关系入手，抵达"人"，基于人的信任取得可信的信息，我们只要求自己不要求别人，不搞道德绑架。这使得我们整个社群这么多人一起行动时，形成一定的规则，大家协同起来就比较有序。

还有一点要注意，也是我们反复在社群中不断去强调的一点，即我们的目的是剿灭病毒，不能把针对性放到人上面。通过这样一种沟通，相当于把人和人之间的一些看法放下来，慢慢氛围就会比较好。

所谓责任就是响应，社群内所有人都在响应这个行动，这不是作为一个创始人我想干什么，而是疫情发生了，我能够做什么。

一是在线协同，通过公众号、大微信群、小微信群，将人员分隔开。

二是多行动小组。比如专家组辅导人员知识，物资组专门送 PPE（个人防护用品）到武汉、到湖北、到海外等，心理救助团队进行一对一沟通，还有帮帮团、XXX 的朋友们、志愿者等行动小组。

三是首问负责。所有的响应都是首问负责，比如我看到这个事情或者这个求助信息，我就对此负责，组建小组来响应。

在疫情中，数据层面上我们看到的只是简单的各种百分比，但是很多事情对于身处其中的个人来讲就是 100%，就是生与死。信念的力量非常了不起，它能帮助我们渡过难关。为什么这次我们国家死亡率那么低，为什么我们做得那么好？我的体会是，因为我们国家真的把生命放在第一位，医护人员也在尽全力医治感染者，这并不是开玩笑的事情。如果只是论钱，谁都付不起这个成本。

彼得·德鲁克说："克服沉船恐慌的唯一途径，是要用社会价值观念、社会纪律、社会权利和社会组织来重建一个社会。"在沉船周围，社会还存在吗？当时在武汉发生疫情时，我有一个非常清晰的感觉就是，如果所有人都非常紧张、恐慌、行为紊乱，没有正确的知识来指导行动，这个社会是不会存在的。

我们是一群公民，参与了这个社会在危机之下的重建，当然我们也是游击队，给主力战场做了一点点补充和响应工作。

四、信任＝行动力

一个个体，一般需要有一个容器来支撑他，个体归属于一个社群，在社群中人与人之间通过建立信任，很多人一起行动时调动信任。刚开始是送东西，后来送心理服务，再后来送一对一的支持，这些都是在信任的基础上完成的。这时候有一个很重要的概念，即社群资产，对于整个社会而言，其实一定程度上是可用的资产，在需要时可以成为社会资本为你所用。

社群变成了一个信任的容器，构建信任有 4 个重要维度：一是可记录，又叫时间戳；二是通过行为累积信用；三是可验证的口碑风评；四是集体共识。

我们每个星期四会有一次面对面的聚会，属于分享交流性质。参加周四例会频率高的成员，跟我们之间可记录的交集就会非常多，信任感就会提高。在我们例会里会有很多小型活动，比如分享自己帮助了一个什么人或者服务了一个什么人。这些小行动的行为积累最后转变成信用，你看到他时就会觉得这个人很有信用，因为他用很多小事积累了他的信用价值。这个价值，即一个人的口碑风评可被验证，经过验证之后，逐渐这个群体就会达成一个共识：这些人是可信的，我们可以一起行动。

我们在整个行动过程中，跟武汉朋友们结下了深厚的友谊，就像一家人一样。

圆桌对话

在新冠肺炎疫情之后，如何权衡灾难性事件和常态化的医疗体系管理，使得既能够对灾难进行预警，但又不过度浪费社会资源？

胡善联：在公共卫生学中，灾害问题有一个研究专题，灾害如何预警、如何预防，也是一个专门的学科。过去我们曾经研究过与此相关的问题，但机会很少，所以没有引起重视。

这些年，从 SARS（重症急性呼吸综合征）的流行，到 MERS（中东呼吸综合征）的流行，到禽流感的流行，一直到现在的 COVID－19（新型冠状病毒肺炎），实际上可以说每过几年就有一个新的传染病出现，可能是病毒的，也可能是细菌的，总之都是微生物方面的。当然这里没有包含其他一些风险的情况，也不包含自然灾害，如龙卷风等。因此，在一个国家或一个地区建立一个比较好的公共卫生应急体系是非常重要的。在我们国内，习近平总书记就非常强调今后要建立一个现代化的中国公共卫生应急体系。

能够有一个灾难预警体系是非常重要的。现在国内是传染病预警直报体系，是在SARS发生以后，国家投入6亿至7亿元建立起的体系。但存在一个问题，即新的传染病并没有包含在警戒范围以内，等造成比较大的流行以后，可能才会引起注意。这就是为什么在有了应急系统以后，对新发传染病反应还是比较迟缓的一个原因。

遇到传染病发生，谁来成为吹哨人，进行公布？是一般老百姓，还是国家疾控体系，或者是政府机构？这就牵涉到我们国家的立法问题。比如《传染病法》《基本医疗法》《健康促进法》《公共卫生应急事件条例》等法律，这些内容接下来都应该修订。

所以，如何预警以期能够早期预示呢？我们国家这次的经验非常好，建立了一个防治综合体系，很多医院管理层越来越感觉到单纯医疗没办法解决此次疫情，靠再多医院、再多床位，解决的都只是临时问题，根本问题是预防。无论是搞预防的公共卫生专家也好，临床急救治疗人员也好，通过这场疫情产生了防治综合的共识，这对于我们今后建立适合中国国情的公共卫生应急体系是非常有意义的一点。

公共卫生应急事件不仅是医防之间的结合，还牵涉到很多应急物资的调整、资源的配置等，所以不仅涉及卫生系统，还包括卫生系统以外的物流体系、商业体系、生产企业等方面。我们现在是靠一个应急领导体系，来组成一个比较广泛的群防群治的委员会，但长久机制的应急领导体系怎么建立，也是建立应急体系中应该加以讨论的问题。

在疫苗没有出来之前，如何提高机体自身的免疫力？

徐卫国：在疫苗没有出来之前，如何提高机体自身的免疫力，这对老百姓非常重要。我是内科教授、呼吸科专家，也是做营养学的，前不久在搞健康管理，所以对这方面有一定的了解。

作为健康人来讲，一定要提高自己的免疫力。

一是要注意饮食结构的调整，适当需要一些营养。营养里的三大物质，即蛋白质、碳水化合物和脂肪要有合理结构。不同人群有不同的饮食结构，特别是有慢性病的人群。中国的慢性病比例非常高，高血压患者将近3亿人，糖尿病患者1亿多人，慢性肾病患者约1亿人，抑郁症患者也将近1亿人。所以中国是一个慢病大国，对营养结构合理的补充和维持非常重要。

二是适当运动，这很重要。

三是保证有效的睡眠。很多医学家跟临床学者都在研究有效睡眠，就是要把睡眠时间周期调整好。

此外，自然的体态、健康的心理、健康的生活也非常重要。

实际上60%左右的慢性病都是因为生活方式不合理引起的，可以通过改善生活方式来改善。只有15%～16%是需要通过医疗行为及时治疗来改善的，至于遗传因素引起的就更少。现在危及中国人健康的慢性病，排在第一位的是脑血管疾病，第二位是心血管疾病，第三位是慢性肿瘤，第四位是慢性呼吸系统疾病。此次疫情死亡率比较高的人群，除了年纪大的以外，往往同时合并有慢性病。

是否能够通过此次疫情来加强分级诊疗体系的建设?

胡善联：这次新冠肺炎疫情以后，大家越来越认识到加强分级诊疗的重要性。因为在整个疾病防控中，我们国家比较重要的一条经验是联防联控，而联防联控的大量任务都压在基层，不仅医疗力量，还有社会组织力量都是相关联的。

在疾病早期，怎么才能够发现这个病呢？除了三级医疗机构发热门诊之外，能发现疾病的途径肯定是第一线社区。社区中老人比较多，所以很多病例首先在社区中发现，而社区没有急救救治力量，所以早期发现以后，一定会转诊到二级或三级医疗机构。从这场疫情中，我们深切体会到加强社区卫生服务中心的作用是非常重要的，所以在今后的分级诊疗过程中，如何加强基层社区卫生服务中心或农村相关卫生院的建设，应该提到议事日程上。

关键问题是怎么提高全科医生的防治能力。这次社区联防联控，很多社区医生都到第一线上，包括家庭隔离也好，病人随访也好，都是非常重要的。所以这是我们进一步加强社区卫生服务中心的建设、提高社区卫生服务家庭医生工作的能力和业务水平非常好的一个契机。相信今后在这方面会进一步加强。

现在社区网格化筛查或检测工作基本都是下沉到社区卫生服务中心，

一直到社区卫生服务站，把社区组织都集合在一起，这也是加强社区卫生服务中心力量的行为。这场疫情以后，我们要进一步反思，如何将分级诊疗体系建设得更巩固、更好。

第十六章

数字技术，改变医疗

本章内容摘选自 2020 年 6 月 6 日第 32 期圆桌会议

数字化信息技术已经对许多行业产生了冲击。由于医疗健康行业直接对生命健康具有影响，同时行业的专业门槛高，因此是一个相对比较保守的领域。但在科技浪潮的冲击下，大数据、物联网、区块链、人工智能等数字化信息技术在健康行业的应用正不断深化，医疗服务、医疗保障、药品和医疗器械生产及流通体系都正在经历前所未有的变革。同时，新冠肺炎疫情引发全球流行病暴发，大数据智能化管理重大突发公共卫生事件成为国家战略，新技术应用场景加速落地。

加快数字化、智能化应用是推动健康服务体系，特别是医疗服务体系变革的重要途径，也是在人口老龄化加速、医疗健康消费升级等新形势下推进医疗服务提质增效、降本增益、模式创新的迫切需求。2018 年以来，我国互联网 + 医疗领域政策密集出台，如《关于促进“互联网 + 医疗健康”发展的意见》《互联网诊疗管理办法(试行)》《关于规范家庭医生签约服务管理的指导意见》等文件，明确了国家对发展“互联网 + 医疗健康”的态度。2020 年 5 月 21 日，国家卫生健康委印发了《关于进一步完善预约诊疗制度加强智慧医院建设的通知》，旨在进一步发挥互联网医疗服务在巩固疫情防控成果和改善医疗服务中的积极作用，持续推动预约诊疗、智慧医院、互联网诊疗和互联网医院的快速健康发展。

世界卫生组织将医疗信息化的发展分为 3 个阶段：医院管理和临床信息化、区域卫生信息化、个人健康管理信息化。我国的数字化医疗正处于什么阶段？本轮数字化对医疗健康行业将会带来怎样的冲击和影响？政策上如何创新和促进数字化医疗？数字化医疗产业的机遇和挑战是什么？

本章内容将展示来自政府、医院、数字化信息技术公司等不同领域的专家，站在 2020 年的时点就上述问题从不同的角度分享自己的观点和看法，供各位读者阅读与思考。

卫生信息化建设的展望和思考

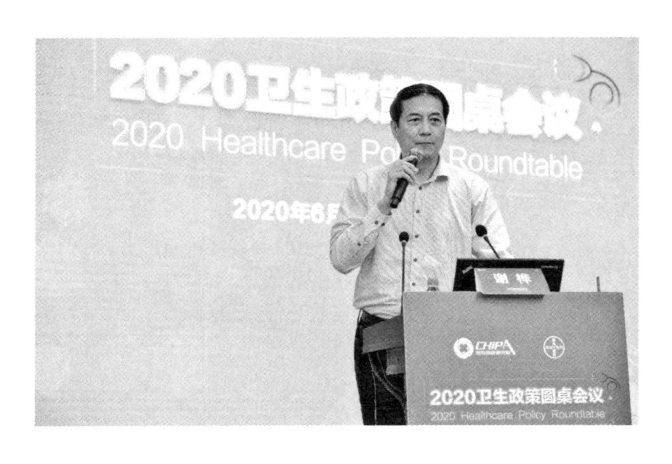

谢桦

原上海市卫生健康委员会信息中心主任

卫生信息化包括的内容非常广，除了医疗服务、公共卫生、医疗保障外，还有其他方面。现在信息技术颠覆医疗，大家也对此非常看重，但是我个人对于信息化的一些判断可能与主流媒体不完全一致。

我主要跟大家分享，基于医院或者社区卫生服务中心信息采集源头的一些信息化。医院信息化可以从很多维度进行分类，我不按分类讲，而是想简单介绍一下我认为近年来对医院或者对基层医疗机构影响比较大的动作或系统。

第一，电子病例。大家通常认为电子病例是一个信息系统，其实从医管局发的很多文件材料中会发现，这是一个业务主导的系统。在电子病例应用水平测评环节中，不是由信息部门牵头，而是由医政部门牵头。电子病例系统的应用对于提升医院的管理水平和质量控制有很大的作用。

第二，医院集成平台。这对于医院信息整合化起到了很大的作用。根据需求，医院信息系统包括不同的模块，像国外比较大的医院，有 200 个模块左右，国内的大概有七八十个模块。而这么多系统模块有着不同的开发厂商，所以数据整合对医院管理层而言难度非常大。我们信息中心也做了很多规范化管理来推进医院集成平台，希望通过集成平台把数据整合，为业务协同提供支撑。

第三，区域卫生信息平台。上海在这方面做得最早，在“医联工程”（上海“医联工程”是为所辖市级医院之间建立的一个信息交换共享集成平台）的基础上，把市、区两级的平台数据整合，推进互联互通工作，支撑基层分级诊疗、社区整改等工作。

一、卫生信息化存在的问题

最近几年我们信息中心为卫生信息化做了很多工作，取得了很多成绩，但同时也存在一些问题。就我个人分析来看有两个主要问题。一是条线业务的应用优于协同业务的应用。反过来讲就是我国目前比较好的业务协同系统基本没有，一碰到协同业务就非常难办。虽然这几年在大力推进区域平台业务协同，但是性质没有改变，还是单条线业务的应用比较多。二是机构内部系统应用优于跨机构协同应用。

所以我认为虽然卫生信息化工作整体已经取得了很多成绩，但很多东西的性质还是没有变化。只能说技术好了，应用广了，大众认知程度高了，但是并没有发生质变。

二、卫生信息化的主要方向

卫生信息化要颠覆医疗服务与健康管理，我认为有三个主要方向。

第一，提升服务质量，包括医疗服务质量、健康管理水平等，这是我们的一个主要方向。其实很多技术，比如人工智能、知识库等，都是为这个目的服务的。尤其对于基层而言，这一需求是特别迫切的。

上海的分级诊疗制度其实做得不好，为什么呢？因为基本没有人去社区卫生服务中心看病，社区医生的医疗水平相对而言比较低。要把这一批医生培养起来，达到二三级医院医生的水平是非常难的。但是卫生信息化可以帮助基层医疗机构提升诊疗能力，提升服务质量。

第二，提升服务体验。虽然在优化院内院外的医疗服务、线上线下服务融合等方面已经做了大量工作，但还是存在很多问题。

第三，提升服务效率。可能大家很多时候会忽略这点，但是在新冠肺炎疫情以后，大家会慢慢重视它。疫情期间整个医疗机构的收入下降，加上医保支付方式的改革，其实医院院长，特别是三级医院的院长经常会有这样的诉求，即要降低成本，控制成本，提升服务效率。所以我个人认为这是卫生信息化要走的第三个方向。

三、卫生信息化的工作路径

既然主要方向有了，那么要怎样达成呢？我认为我们现在做的很多事情虽然有方向，目标也很明确，但是达成目标的工作路径并不那么清晰。要做好卫生信息化工作，并使之能够实实在在地发挥作用，我给大家分享一下我个人的建议。

第一，推进大数据的应用。“云、大、物、移、智”（云计算、大数据、物联网、移动互联网、人工智能）中，我认为大数据是最贴近我们的，也是最实用的，它会颠覆很多原来的医疗行为，包括辅助诊断、知识库系统、智能检测、临床医疗服务、健康管理等，也包括临床科研。

比如临床科研，原来的课题研究方向可能需要靠医生们的知识和智慧来确定，但现在大数据可以在数据驱动下辅助提供研究方向。举个例子，我认识的一位院长有一个很好的课题研究方向就是通过大数据想到的。他说大家都知道糖尿病发展到后期可能会引起失明，但是糖尿病跟肿瘤的关系几乎没有人想到。通过大数据，他发现糖尿病患者与某些肿瘤的发生关联度很高，这引起了他的注意，从而进行了研究。发现这在整个机理上是有道理的，而且男性、女性糖尿病患者引起的肿瘤不一样。

大数据是一个技术，但我个人认为更多的是一种理念。大数据是通过海量的数据、准确的数据来反映客观现实，跟传统的科研方式不一样。传统科研方式是按原理、治疗发展历程走，但大数据与传统科研方式是两个方向，一定不能用传统方式考量大数据。比如有一种药，通过大数据发现它的治疗有效率为80%，另外一种药的有效率为30%，要用80%还是30%有效率的治疗方案，一目了然。这也是我们目前对客观现实的无奈妥协。

大数据一定是跟传统的科研方式和思维方法不同的，所以我个人认为大数据是接下去需要花大力气去研究的。

第二，推进新技术与业务的融合。最近卫生系统有很多新型基础设施建设，比如5G技术、物联网等。我不知道大家有什么感受，我认为5G技术在卫生领域除了用于做一点远程手术的演示外，我并没有看到它与卫生系统真正的融合点。这件事情其实是需要研究的，我也一直在呼吁大家保持相对冷静的心态去研究。其实新技术和卫生业务的融合并不是做几个课题那么简单的，这一点上我认为我们需要静下心来做更多的研究工作。

第三，推进基于信息技术服务流程的优化重构。这件事情真的非常迫切，新技术应用以后，其实不应该再按照原来的流程规范实施。但是有关部门的考核内容没有改变，让基层医疗机构怎么办，做两遍吗？老路子一遍，新路子再一遍？这个问题是阻碍卫生信息化建设，特别是卫生信息化的一个非常大的障碍。不仅是政府，包括第三方等都需要研究并推进。

四、卫生信息化的重点环节

进行卫生信息化建设的重点环节主要有四个方面。

第一，顶层规划。大家可能就觉得是个套路，但这个顶层规划不太一样。最早做信息化没有顶层规划，评价一个信息系统好坏的标准是能不能用、在不在用。

回过头来讲顶层规划需不需要，我认为需要，但是顶层规划要有一个前提条件。比如我到卫生健康信息中心以后，做了三次五年规划，每次做得都非常痛苦，因为我们是业务部门，业务部门的规划离不开管理目标和业务目标。做顶层规划没有业务规划和管理规划就不能做信息化，这是我的一个想法。

做规划要分层，界定国家、省、市、区、医疗机构的职责权限，不能一个层级一竿子都做掉。还要有信息框架，明确发展路径与安全许可范围。我们常常碰到，很多规划变成下面的详细设计，事情就很难做了。所以顶层规划要讲，但是具体怎么做还需要研究。

第二，统一标准。这也是一个套路，但又不一样。比如新技术的应用要有标准：一是技术标准，包括平台基础、应用服务、关键技术、安全保障等；二是市场准入标准，包括产品准入、服务商准入、应用准入等。这是一定要做的，不做没法继续。

第三，控制质量。数据、产品、服务等应该有流程规范、质量评估、应用成效等质量控制。我深知数据的质量问题之大，数据质量是我们的生命线，所以如何提升数据质控，包括服务质控、应用质控都需要思考，没有标准、没有控制的环境是会有大问题的。

第四，营造环境。要营造一种有制度、机制的环境，比如协作机制、激励机制、监管机制等。

运用医疗大数据助推分级诊疗的探索和实践

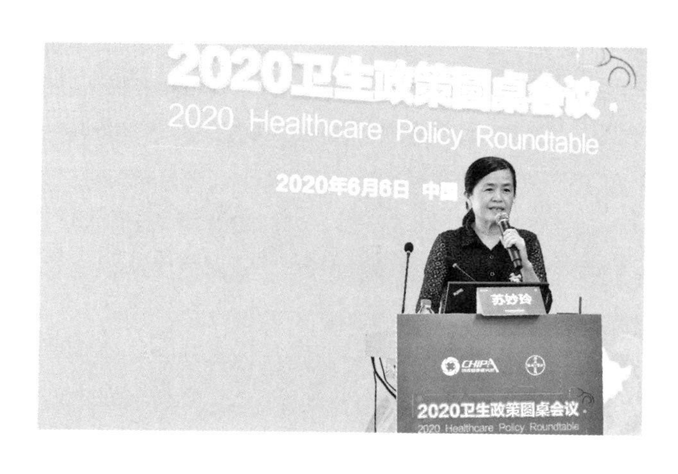

苏妙玲

厦门市卫生健康委员会副主任

我主要介绍一下厦门运用信息化医疗大数据助推分级诊疗这一医改中非常重要的制度的实践和探索，我将从厦门概况、做法、经验分享3个方面进行介绍。

一、厦门概况

厦门市的面积约1 700平方公里，常住人口不足500万人。医疗机构中三级医院有近20家，社区卫生服务中心有近40家，卫生站所有280家，但是二级医院只有3家，医疗资源相对比较缺乏。所以要么是三级医院，要么是基层医疗机构，二级医院比较少，这是我们市医疗的一个基本特点。

同时，厦门市因为有一些区域的特殊地理位置，所以常常作为国家医改的试点城市，比如首批医改试点城市、分级诊疗试点城市、医养结合试点城市、健康城市试点城市、健康大数据试点城市、家庭医生签约试点城市等。

讲到分级诊疗，这确实是个世界性难题，尤其对我们国家而言更是个难题。上海市那么大，分级诊疗不好做，那么厦门市好做吗？实际上困难不小，问题也很多。但信息化发展为分级诊疗创造了非常好的条件。

以前大医院都是人满为患，因为基层医疗机构水平低，大家不愿意去看。但关键还是医保没有限制，老百姓可以选择任意一家医疗机构看病，所以不管是大病还是小病都往大医院挤，这个问题的产生实际上就造成了现在必须要实行分级诊疗的一个前提。而基层也很难接收太多的病人，因为基层医疗机构确实在能力、水平、设备等方面都存在问题。

二、做法

1．总体思路

我们的总体思路是将分级诊疗建设与健康数据运用紧密结合、有机应用。在2006—2007年，建立市民健康信息系统测试平台。

同时厦门结合自己的实际情况，在2008—2011年，岛内15个社区卫生服务中心与三甲医院结合，即将社区卫生服务中心并入大医院作为大医院的一个科室，变成一体化，这是一个改革。

2012—2015年，围绕慢病分级诊疗，启动慢病示范区，创建“慢病先行、三师共管”制度。结合实际情况，并不是要求所有的小病都去社区诊疗，而是慢性先行。

2016—2017年，开展家庭医生签约服务，扩增规范化管理病种等。当时慢病是从高血压、糖尿病这2个病开始，在逐步推进的过程中，慢慢扩增一些规范化常见疾病，后来增加了15个病种。每一个病种都在基层找一个能接得住的医疗机构，把老百姓经常要去大医院看的病放到社区诊疗。

2018—2019年，我市建立了儿科治疗辅助系统，解决了基层儿科医生不足的问题。这个系统是由我们市儿科做得最好的一家医院，在80万份门急诊病例的基础上与软件公司合作进行探索，从而建立起来的，为社区医生提供病历书写、诊断、检查检验以及用药的参考。同时我们也进行了物联网医学的肺功能筛查，针对慢阻肺进行肺功能筛查。

2020年，信息系统中的新冠肺炎疫情监测溯源系统发挥了很大的作用。

2．具体做法

那么具体做法是怎样的呢？

第一，搭建区域卫生信息平台。我们在2007年建立厦门市民健康信息系统，打造区域卫生信息化“厦门模式”，实现了医疗卫生资源的互联互通，患者就诊信息的区域共享。

厦门市95%以上的常住人口已经建立了全方位、全周期的终身电子健康档案，居民可通过多种方式查询个人健康档案。比如厦门i健康App、微信公众号、厦门市民健康网等，目前累计已有4 318万余人次使用，日均登录使用1 193人，提高了档案动态使用率，应该说这个档案就成了活档案。

厦门市通过信息化，为方便老百姓做了很多工作，特别是基层。目前门诊统一预约挂号有多种预约渠道，比如短信预约、电视预约、电话预约、微信预约、医院现场预约等，方便百姓就医。还有门诊统一支付平台，支持医保处方在线结算及家庭医保共济支付，支持微信、支付宝等付费。基层医疗机构在疫情期间，线上取药，慢病凭处方可以取3个月的药量，这是支付方式医保信息化。

第二，多种形式的医联体。为了分级诊疗，每一家大医院都牵头，岛外由三级医院建立医联体，一家三级医院带着社区卫生服务中心和卫生院。同时，还有一些专科医联体，比如市心血管病医院联合16家二级以上医疗机构、社区组团建设胸痛中心，提升区域急性心梗救治水平。大医院带动基层医疗机构，一定程度上解决了老百姓对基层医疗机构不信任的问题，也是信息化的使用。我们还建立了县域紧密型医共体，三级综合医院牵头区域内其他多家公立医疗卫生机构共同组建医共体。

第三，慢病先行、三师共管。突破原有医疗体系中不同层级的机构壁垒，以病人为中心，坚持以病人利益和服务需求为导向，以签约服务为手段，提供全方位、个性化服务。慢性以前并没有实行规范化的管理，现在通过信息化为大医院和基层医疗机构全科与专科同时配备了健康管理师，以解决专科能力不足的问题，平时一些患者咨询也可以通过健康管理师来进行。

由大医院专科医师、基层家庭医师和健康管理师共同组成“三师共管”团队，对所签约病人通过信息化进行规范化管理。医生针对慢病病人病情，形成以红（病情不稳定，强化管理）、黄（病情好转，一般管理）、绿（控制满意，常规管理）三标体现管理差异化的模式，提供个性化的预防和治疗解决方案，提高健康管理效率。

利用数据平台实现日常化监测与公共卫生随访同步开展。2019年度全市基层医疗卫生机构管理高血压患者20余万人，高血压患者规范管理率达77.16%；管理糖尿病患者8万多人，糖尿病患者规范管理率达74.95%，可以说这2个病种的管理率还是比较高的。

第四，家庭医生签约。我们的家庭医生签约工作也是通过信息化推进的。2016 年开始进行家庭医生签约工作，主要针对重点人群进行签约，同时在信息化助推下实现三师共管。其实对家庭医生签约服务我们还是比较保守的，对全科医生的签约人数有限制，每一个全科医生签约不能超过 1 500 人，实际上基层全科医生还是不太够。

目前厦门市家庭医生签约服务的签约覆盖率为 32.71%，重点人群中 65 岁以上老年人签约率为 73.47%。签约居民对签约机构的综合满意度比较高。这么多人，这么多工作量，如果没有依托信息化，管理的难度就非常大。

家庭医生签约服务采用 1 + 1 + N“三师共管”模式，即专科医生、全科医生加健康管理师。专科医生负责诊断并制定个体化的治疗方案；全科医生负责执行和监督患者的治疗方案，负责转诊对接专科医师；健康管理师既可以是护士、药师，也可以是公共卫生医师，负责日常管理和随访，进行健康教育，同时也要定期跟专科医生沟通病人的一些需求。专科医生也要定时下基层，平时也要随时进行沟通联系，看是否有问题。

这种“三师共管”模式为基层提供了“多快好省”的品牌服务。

多是指基层常用药和大医院一致。病人在大医院诊断明确后转到社区，社区开的药跟大医院一致。同时，慢性病签约对象可开 4～8 周的长处方药，疫情期间甚至可以开 3 个月的药。

快是指大医院专家门诊向基层开放，签约对象在基层首诊后，通过基层，可比平常提前 3 天优先预约大医院专家门诊。

好是指享受团队个性化健康管理和慢病精细化管理。

省是指在基层有一些医保的优惠。比如签约居民免门诊起付线、免二次以上住院起付线，这是医保的支持，也是对分级诊疗的一个配套政策。

同时还对家庭医生实行配套的激励机制，即家庭医生签约服务费不纳入绩效工资总额，按“282”原则分配，用于激励签约服务团队。具体来说，我们每一个家庭医生签约病人的签约服务费为每人每年 120 元，其中，医保基金承担 70 元，财政预算承担 30 元，个人支付 20 元，但厦门医保还有一个健康账户，个人支付的费用可以从那里走，所以病人签约以后实际上不需要自己掏钱。这签约费由基层统筹、团队分配、综合激励三者按“282”原则分配，可以激励家庭医生。

同时，我们还创设了家庭医生签约服务手机 App“厦门 i 健康”。基于个人健康档案平台，建设家庭医生签约系统、手机App“厦门i健康”，建立了医生与居民互动交流的平台，实现线上签约和电子化管理。探索互联网+医疗健康服务，线上共享与协作，形成线上“三师共管”模式。

第五，优化孕产妇保健流程。2017年厦门市创新优化孕产妇保健服务流程，通过孕早建卡、免费做产检、床位有保障等服务，柔性引导居民就近早建卡。比如通过社区早建卡，社区协助预约床位并向上转诊，再到医院确认床位，孕妇就不用考虑今后床位的问题。

还有大数据中心在妇幼系统创建的“孕妈妈微服务”平台，可以实现预建卡、孕期记录、阅览床位预约状态、接收医生提醒、产科门诊挂号，以及社区到意向分娩医院的一次免费优先门诊预约(衔接产检功能)。

第六，扩病种。慢病管理除了高血压、糖尿病以外，进行了扩病种，包括脑卒中、冠心病、慢性阻塞性肺病等。我市三级医疗机构建立病种专病防治中心，以持续带动常见病、多发病、稳定的慢性病在基层诊疗，还有经费支持让三级医疗机构中的医务人员定期到基层进行指导。

举个慢性阻塞性肺病管理的例子。我市试点建立基于物联网医学的肺功能筛查与肺结节、肺癌诊治平台，并搭建基层医疗卫生机构及三级医院、呼吸健康研究院专家库远程诊疗的三级联动机制，实时通过物联网医学技术，预约呼吸专家在线视频，进行联合会诊。截至目前，已为超过7万名居民进行了免费肺功能检查，发现超过8千名慢阻肺患者，并将其逐步纳入慢阻肺管理体系。

第七，智能分诊及康复管理。智能分诊，一是能根据智能模型提示社区医生转诊有严重症状或严重疾病可能性的病人；二是对接双向转诊平台，帮助医生填写转诊单，转诊到三甲医院的分诊平台，按照急诊高优先级处理；三是引导病人到社区看病。

康复管理是将康复病人下转到家庭病床或下级医院、基层社区，利用实时更新的健康数据，联合下级单位一起共管好出院(术后)患者的康复计划与日常健康管理，让病人少跑路，维护长期性医患关系，并提高社区医生的医疗水平。

第八，新冠肺炎疫情监测溯源系统。借助健康溯源防控大数据系统，有效促进多部门的信息协同，实现疫情防控任务的统一部署、数据的统一口径，为厦门市进一步完善突发公共安全事件的应急管理和城市治理体系积累经验并打下必要的基础。主要内容包括加强重点人群摸排防控，突出发热人群处置管理，强化密切接触者追踪管理等。

三、经验分享

厦门市的主要实践经验有以下几个方面。

第一，医疗信息共享，资源有机整合。将市民健康系统、基层卫生服务、妇幼健康系统、公共卫生系统数据整合至云平台，实现资源共享。为市民提供全生命周期健康服务，实现了门诊、住院、体检、妇幼、社区就诊记录与计划免疫等信息的有机整合与共享，避免了重复检查检验，节约了患者不必要的费用支出。

第二，数据实时共享，加强监督管理。比如厦门 i 健康，为全市各级管理部门提供管辖单位的家庭医生签约工作任务完成情况的管理与监督。

第三，实时监测，提高管理效率。居民在客户端绑定体征智能设备后，系统会实时自动地获取到终端设备上传的数据，并进行实时监测，满足医生对病患体征的实时关注需求，提高了管理效率。

第四，专病专科服务与管理。搭建家庭医生和专科医生的有效沟通互动通道，推动医院与社区结合形成更加紧密型的“医联体”，为签约居民提供更加便捷的服务，构筑具有疾病筛查 + 诊疗 + 康复闭环的大服务环境。

第五，全口径大数据绩效考核系统。通过“机构自评—区级考核—市级二次复核”方式，区级现场考核、收集资料，重点核实项目数据的真实性及满意度、知晓率等主观指标；市级采用绩效考核系统后台抓取数据、全口径复核。利用信息化运算优势，不断提高基层服务质量。

主要的工作成效有以下几点。

一是推进构建慢病示范市。厦门市以“慢病先行”为切入点，以“三师共管”为服务模式，以家庭医生签约服务为抓手，以健康医疗大数据应用和卫生信息化手段为支撑，逐步实现慢性病全程管理。

二是两提升，即提升了基层服务能力，提升了基层工作人员积极性。

三是两改变：一方面改变了医院诊疗机构，我市三级医院总门诊量逐年下降，慢病在基层就诊比例逐步提高；另一方面改变了居民就医习惯。

四是两促进，即促进了居民健康素养，促进了医疗改革深化。

互联网医院的实践探索

2020卫生政策圆桌会议
2020 Healthcare Policy Roundtabl
2020年6月6日 中国 · 上海

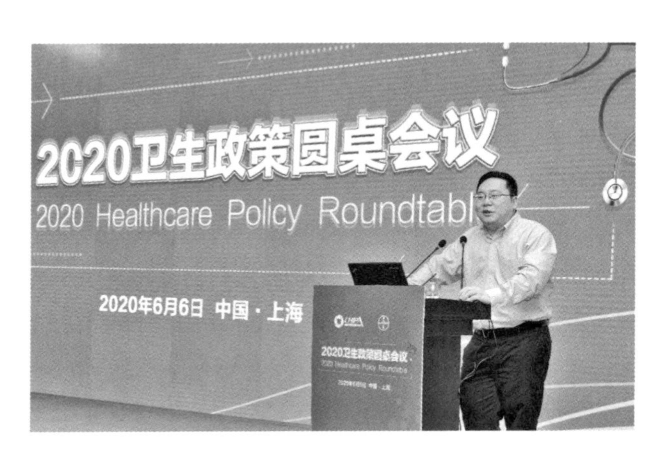

于广军
上海交通大学医学院
附属儿童医院院长

一、为什么要做互联网医院

上海很多医院的院长都在讲为什么要做互联网医院，也有很多院长不积极，认为做互联网医院这件事情没有那么迫切，因为三级医院的重点是学科建设，要做高精尖的代表。

互联网医院在2016年首次被提出。在前期网络医院、云医院等模式的基础上，微医在2016年乌镇互联网医院大会上率先提出乌镇互联网医院，并开出第一张处方。

2017年崛起后快速受挫。宁夏率先审批互联网医院，兴起第一轮互联网医院的建设热潮，全国先后共计超过50家互联网医院成立。当时宁夏能够异军突起，与宁夏当地的政策有关，当地允许注册成立互联网医院，投资界和互联网公司的积极性非常高。但是后面国家卫健委出于谨慎考虑，出台的意见征求稿有严管的导向，使得刚刚兴起的互联网医院陷入了沉寂。

2018年峰回路转，国家卫健委从政策层面定调支持互联网医院的发展。11个省市相继制定出“互联网＋医疗健康”的实施意见或行动细则，推动互联网医院的落地。可以看到互联网医院的发展与政策紧密相关。

2019年在平稳中发展。两大举措，即网售处方药不再被禁止，将互联网医疗服务纳入医保体系，进一步消除了制约互联网医院在处方药网售和医保支付环节的障碍。

2020年互联网医院成为抗疫第二战场。国家卫健委与医保局发文鼓励开展互联网诊疗进行疫情防控，要求“充分发挥互联网医院、互联网诊疗的独特优势，鼓励在线开展部分常见病、慢性病复诊及药品配送服务”。

互联网医院的服务内容逐步向医疗核心业务延伸。从外围的就医服务（线上预约、线上缴费等），到轻问诊（线上咨询、健康科普、智能导诊等），最后到在线医疗（线上复诊、远程联合门诊等）逐步发展。

公立医院做互联网和社会资本方做互联网并不一样。为什么要做互联网医院？

第一，民心所向。公立医院要能够缓解就医难，降低就医成本，一是要提高医疗服务可及性，打破时空阻隔，解决部分地区医疗资源缺乏等问题；二是要降低交通成本和时间成本，避免长时间排队等候挂号、付费。

第二，医改所系。通过互联网可以助推医改政策落地，改善服务，提升效率。分级诊疗的核心不在于强求一二三级医院怎么分，而在于什么病通过什么方式、用什么资源解决，所以说医疗资源合理配置是分级诊疗的核心。通过互联网医院解决一些简单的疾病，成本是最低的，通过互联网可以推进医疗资源合理配置。

第三，转型发展。从医院发展的角度来说，要建设智慧医院，实现高质量发展。高质量发展体现为：一是要贯彻健康中国战略，实现全程健康管理，将诊前、诊中、诊后贯穿起来，如果没有互联网是很难实现的；二是轻症、简单疾病线上诊疗，线下更加聚焦疑难重症；三是改善就医环境，提升内涵质量。所以作为医院要实现高质量发展，互联网是一个非常有效的路径。

第四，制度供给基本到位。互联网医院发展需要有外部制度的供给。一是准入加监管，比如《互联网医院管理办法（试行）》《远程医疗服务管理规范（试行）》等政策文件，廓清互联网医疗的范畴，实行分类管理，划清政策“红线”。二是医保支付，比如《关于完善“互联网+”医疗服务价格和医保支付政策的指导意见》等政策文件，实现优质医疗资源跨区域流动，促进医疗服务降本增效和公平可及，改善患者的就医体验，重构医疗市场的竞争关系。

从医政部门和医保部门来看，这两个制度基本到位，但做得好不好要看供给是否充分。现在制度供给还不是很充分，只有充分了才可以促进互联网医院快速有效发展。

第五，疫情所逼。疫情期间要满足患者的合理需求，缓解医院的救治压力和群众的就医焦虑。大家意识到要减少交叉感染，减少人群聚集，减少不必要的实地就医。慢性病人群就医成为突出矛盾，再加上数字经济发展、新业态发展，所以互联网医院是个很好的选择。

二、互联网医院的初步探索

互联网医院在不断探索、逐步深化。它有两种模式：一种是医疗机构作为提供主体，把互联网医院作为第二名称，要求互联网医院提供的服务与实体医疗机构获批的诊疗科目一致；另一种是互联网公司和企业申办互联网医院，平台拥有优质专家资源，要求互联网医院必须依托实体医疗机构，线上线下监管一致。

互联网医疗服务主要有两项业务：一项是核心业务，比如在线诊疗、远程医疗、在线咨询、健康管理等；一项是辅助业务，比如网上预约挂号、就诊提醒、移动支付、检查检验在线查询、人工智能辅助决策等。

下面来看看上海市互联网医院的建设历程。2019 年 8 月，上海市卫健委发布《上海市互联网医院管理办法》。但真正推动起来是 2020 年 2 月，发布上海市互联网医院监管平台之后，因为监管平台不出来，没有办法做互联网医院。同月审批通过首批 6 家公立医院挂牌互联网医院。3 月发布《上海市级医院互联网医院建设工作指南》，包括四部分内容，即总体要求、组织架构、平台建设和管理体系。管理体系中包括医疗服务管理、药事管理、支付管理、信息安全、质量管理和运行监测，以及宣传工作。

做互联网医院的整体指导思想是坚持以人民为中心，推进医疗服务与互联网服务深度融合，着力提升医疗服务的质量和便捷性，着力提升医疗资源整体效能和可及性，着力提升医疗卫生现代化管理水平。还有四条基本原则：一是坚持以人为本，便民利民；二是坚持质量为先，制度引领；三是坚持创新为要，共建共享；四是坚持安全为基，健康发展。

公立医院做的互联网医院区别于依托社会互联网公司的平台所设立的互联网医院。大多数市级医院做的互联网医院是由医院作为实体来进行建设，它的特点是体现线上线下一体化高度融合。

主要有两个平台：一个是互联网医院基础管理平台，包括基础数据管理、医疗资源管理、服务监管管理、系统管理、对接监管平台；另一个是互联网医院业务应用平台，包含就医服务、健康服务、诊疗服务、协作服务、护理服务、第三方协作。实体医院做互联网医院是线上线下一体化，互联网医疗与实体医疗融合是实体医院开展互联网医疗的最大特色，同时要注重外部生态圈合作。

互联网医院平台有几个技术支撑。一是互联网服务渠道。建立全方位、多渠道和全覆盖的互联网服务入口，为医务人员和居民提供更便捷的互联网医疗服务。二是身份实名认证。利用数字证书服务、数字签名验证服务、电子签章和时间戳服务等技术对已备案执业医师、药师、患者进行身份实名认证。三是电子签名。互联网医院的四大应用端为医护端、患者端、第三方机构端和医院运营管理端。

上海市儿童医院除了做自身的互联网医院之外，未来的发展愿景是想做成互联网平台，整个儿童医院的互联网医院也要在这个平台上进行应用。

儿童医院互联网医院的互动服务包括以下几点。

一是线上咨询。比如发热咨询，以减少来院就医，避免交叉感染。尤其在新冠肺炎疫情防控期间，向社会开通 24 小时线上发热免费咨询服务，为上海率先开通该项服务的 8 家市级医院之一。又比如专科咨询，实现一对一的健康宣教和专业指导。2020 年 2 月 6 日起开通线上免费专科咨询，专科医生积极性很高，共计内外科 20 个专科、194 名专科医生参加了咨询服务。线上咨询均采用医生团队咨询模式，每个专科周一至周日，安排医生当班轮值咨询。

二是在线复诊，打破了时间和空间的限制，向患者提供线上诊疗服务。在线复诊在 2020 年 2 月 29 日开通，目前互联网医院以 3 个月内复诊续药为主，支持甲状腺疾病、慢性肾小球、肾小管疾病、哮喘、湿疹、荨麻疹等 17 个病种的线上复诊服务。但初诊病人、疾病诊断不明的需到医院线下就诊。开通医保患者在线结算功能，患儿家长只要安装“随申办”App 并进行实名认证，就能进行医保线上结算。

还有复诊开方，规范诊疗流程，药品物流配送到家。医生网上接诊后，查阅患者以往就诊资料，确认该名患者符合网上复诊的条件，就可以网络开方，继续服药治疗，并详细告知药品用法及注意事项，经过药师线上审方后，交由第三方进行物流配送，并且顺丰到付解决配送费问题。

三是远程联合门诊，扩大优质服务半径。儿童医院与多家医疗机构进行合作，形成儿科医联体，共做远程联合门诊。

三、互联网医院改变了什么？

信息技术改变医疗，那么到底互联网医院改变了什么？

第一，改变了就医模式，从医院就医到家中就医。互联网医院直接连接患者与医生，打破了空间上对获得优质医疗资源的限制，患者可更快、更容易地找到合适的医生，获得有效的医疗服务和咨询，减少因盲目就医导致延误诊治等不良后果的概率。

第二，改变了医疗服务提供方式，从医生在诊间提供面对面服务到用一部手机提供服务。医生可以利用自己的碎片化或业余时间，解答患者对病情的疑问，同时普及健康知识，指导健康生活方式，做好疾病预防和保健工作。发挥精准分诊作用，增加病人黏性，树立医生的个人品牌。

第三，医院拓展了新空间，成为线上线下结合的医院，让虚拟医院成为可能。

第四，改变了支付方式，真正实现了移动支付，突破了医保的无卡支付。原本我认为移动支付要打通医保很艰难，但现在做到了。

第五，改变了药品供应链。从药品供应商的角度来讲，药品供应从批发改为零售，从配送到医院改为配送到家庭。从医院的角度来讲，除了实体药房，还出现了一个云药房。云药房的定位是提供院外自费及辅助类药品目录，增补医院对患者用药差异化需求的服务力；解决各药品供应商药品目录地域性的差异问题等。从社会学角度来讲，出现了新业态、第三方配送平台。从经济学角度来讲，降低了中间成本。

四、互联网医院未来如何发展

互联网医院发展面临的问题与挑战主要是起步阶段利用度低于预期。这有两个方面的因素。一方面，需求侧的服务对象接受新事物要有一个过程，服务体验有待提升。另一方面，供给侧的利用积极性不高，范围和价格等也有制度约束，比如只限于复诊，不能线上首诊。但我认为首诊和复诊的问题，可以参考国际上美国或者欧洲的经验。当然还有组织体系业务流程、管理机制不适应、不到位等因素。

但同时互联网医院的发展也面临着机遇，得到了党和政府的高度重视。党和政府通过疫情防控改变了思维观念与业务模式，要实现患者零接触。互联网医院也是在线经济发展的要求，新基建设施中明确有互联网医院的发展，同时也是医院转型发展的要求。所以机遇是非常大的。

对于互联网医院未来如何发展的问题，就我自己的思考来说，稳健、可持续发展是关键。

第一，业务拓展，深化应用。现在互联网医院上开展的业务还是不够，不能仅仅限于复诊。三级医院做互联网医院，重点是专科专病一体化，是慢病深入管理，要联动门诊、住院、康复等。

第二，加强宣传，提升体验。比如很多互联网医院操作起来不是很方便，还有支付可能会有闪退情况出现，这是服务体验有问题，需要提升。

第三，优化政策，配套支撑。回顾互联网医疗的发展历程，一方面是技术推动，另一方面就是政策支持。政策松一松，互联网医院就有一个快速发展，这个可以形成规律性认识。

第四，加强联动，优化生态。围绕互联网医院外部有很多生态，包括商业保险、电信机构、银行、药品供应厂商等，大家都很看好这一块领域。公立医院做互联网医院也可以和社会办互联网医院进行联动合作、互补发展。只要有利于老百姓、有利于人民健康的都可以推动，我相信互联网医院的前途还是比较光明的。

互联网医院是一个新生事物，但终究会长江后浪推前浪。人们总是高估未来1～2年的变化，而低估未来10年的变革。往往认为互联网医院应该马上带来改变，一两年后发现没有达到预期效果，就开始怀疑。但是如果经过10年发展后再回头看，就会发现互联网医院带来的改变会超乎我们的预期。总之，我们要在危机中育新机，于变局中开新局。

新医疗时代的数据生态思考

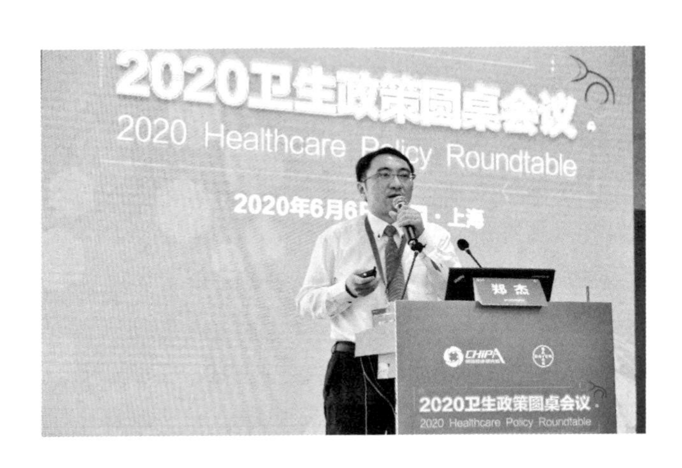

郑杰
树兰医疗集团总裁、开放医疗与健康联盟（OMAHA）发起人

我认为医学的历史也是生命的探索史。我本人一直把医疗行业当成在探索生命，虽然我们经常面对那么多病人，但对于医学科学本身的了解还远远不够。目前对于生命科学来说，还处于晶体管时代，是一个朝阳行业。

所有的技术互联会对产业产生指数级影响。大家对于产业的感受除了商业生态和社会生态以外，可能还会有技术生态，医疗服务行业面对的新技术迭代非常快。比如几年前我去测了自己的全基因组测序，显示有 24 个基因突变，然后还有一堆公司向我说明这些基因突变可能意味着什么。我们要思考如果这样的服务融入医院流程里会怎样，会不会常态化，这样对于数字化和信息化会带来哪些挑战。

现在个人健康医疗数据也很多，突破了 600TB，可谓是爆炸的状态，通过技术将这些数据动态建模，比如电子病例记录、电子健康档案、个人健康档案、个人生命云、个人数字孪生等。

整个数据时代正在进入建模时代。从以前按照经验医学看病，逐渐变成数据医学驱动看病，到最近计算医学发展得很快。在计算医学下，我们经常思考大学应该教什么课程，比如系统医学、医学信息学、生物信息学、生物动力学、生物医学工程等学科，这些都是和未来医疗行业相关的。

计算医学这个领域，欧盟有一个虚拟生理人计划，我国卫健委领导提出了全息数字人计划，还有一个人体信息模型也即将展开。

一、数基生命时代

未来医院里的系统一定会从电子病历等的应用软件逐渐走向数基生命系统，因为这个平台技术是动态模型和伴随生长。我之前参加一个在线会议，清华大学教授张学工提到，数基生命系统可以实现全方位、跨尺度的精准医健智能化、建模调控数学化、数据感知数字化。数基生命系统有三层含义：一是对人体表征的数据感知和数字化表示，可以提高对生命系统的定量精准认知；二是通过人体系统的全维度数学模型，模拟生老病死的生命过程，形成"数字孪生"，发展疾病的精准防、诊、治手段；三是在通用数字孪生基础上形成个体数字孪生，实现重要生命过程的质量评估、精准治疗。

但还面临两大挑战：一是对生命机理认识不够，包括对疾病的细胞、分子机理认识尚不足，对疾病的诊断、治疗手段非常有限；二是医疗普及极不平衡，地区间、医院间差异巨大，医院与居家差异巨大。

数基生命时代的诊断模式会发生改变，未来看病是在个人的数字孪生系统里先看一遍评估结果，再给出最终诊断和处方意见。要看药对人是否有效，就在人体信息模型里先测试，这是未来诊断模式发生的变化。还有一个变化是教学，会进行虚拟医学教育，我们培训医生的临床基因培训中心中的数字人越来越接近真人。

但要实现这些，障碍在于个人医疗健康数据的碎片化。数基生命系统还处于概念研发，要实现还需要基于个体已有的健康数据，而个体数据分散在不同地方或系统。要整合到计算医学中个人数字孪生的过程中，一定会经历每一个老百姓的健康数据是否能够收集全，是否能够收集成连续数据等问题，即以一个人为单位的数据的连贯性和完整性问题。比如以疫情期间跨人群数据为例，杭州公司和我们团队共同利用 2019 年 12 月份 10 000 人的定位数据做了流向分析。

我们也参与了健康码后端算法设计，这个算法设计里根据定位来源显示不同颜色，定位数据最早来自华南海鲜市场，后来用了来自武汉的 12 家定点医院，再后来扩展到整个武汉市，扩展到湖北省，其中的权重、参数也在不断改变，最后每一个省都在出码。所以大家在思考，这个电子健康码未来会不会成为一个健康入口，可能以后健康码会成为一种身份，以健康状态作为一个健康入口。

从个体到群体，从数据到建模的过程中，数字流行病学正在发生变化。这个数字流行病学之前就有了，谷歌当年就用搜索结果判断哪个地区有疫情。比如这个地区很多人都在搜索感冒，说明这个地区可能有流感。但现在数字流行病学上升到用定位数据，数据量正在扩展。

还有时间生物学，如果有大量人群的连续数据，也许会发现一些很有意思的情况。举一个例子，四川省有一个时间生物学研究室，从当年的数据中发现，汶川地震前成都人的血压是有波动的，说明人对地震是有感应的。如果单单放到个体上是看不出这个结果的，但是拿出跨人群连续数据就可以发现这个问题。问题是现在的个人健康数据不够完整，个人的数据权利也是不够的。

关于数据权利问题，美国人也在思考，从 2014 年美国 Mhealth 大会到美国 PCHA（个人互联健康联盟）组织，都在思考数据所有权问题、隐私权问题、数据类型和标准化问题。这些年我们一直在思考医疗机构是否应该把数据给到个人，建议政府建立一个大平台进行数据汇总。2015 年 2 月 27 日，深圳市五届人大常委会发布的《深圳经济特区医疗条例（草案）》中提出，患者享有查阅、复印、复制病历资料的权利。这个条例特别有标志性意义，是人大立法的一个非常重要的节点。

那么如何获得电子化数据呢？美国有一个蓝钮计划，老百姓在任何一家医疗机构看到蓝色按钮，点击就可以下载自己的数据。

二、开放医疗与健康联盟

很多联盟都在做一些有共性标准化难题的事情。比如安卓系统是 OHA 联盟（开放手机联盟）开发的，中国乃至全世界的 5G、4G、3G 通信协议是通过 OMA 联盟（开放移动联盟）产生的。这些促使我思考能不能做一个非营利性民间机构为帮助增加老百姓对自己电子档案的可得性、可及性做一点贡献，所以我就做了 OMAHA 联盟（开放医疗与健康联盟）。

联盟的愿景就是帮助老百姓获得自己的健康档案，增加可及性、完整性、可用性。我们重点做医学基础设施原数据的数据库，提供卫生信息元数据、“七巧板”医学术语集、“汇知”医学知识图谱等核心服务。

我们还在思考医生价值链怎么办，医生怎么追溯信誉和水平。医学正在进入新价值医学时代，医疗质量越来越高，医疗服务越来越好，医疗成本越来越低，从治疗为主转向预防为主，还有全生命周期健康管理，这些背后的信息数据共享是非常重要的。

随着医疗数字化技术的飞速发展，具体的技术应用场景都在发生变化。

最近的趋势是云化，即医疗云时代，医疗服务机构如果不上云，这家医疗机构可能就要被淘汰，尤其是医疗集团。

医疗服务的场景迁移，包括互联网医院、阿里巴巴、腾讯等也在做类似的事情。我们提出了全场景时代，医院场景、社区场景、居家场景、在线场景，能不能做全场景服务是未来考验医疗服务的竞争力。

医疗服务去中心化时代，能否通过行业生态系统共同服务老百姓很重要。

医疗服务的流量平台。用互联网思考医疗服务，患者流量有很多可以进互联网医院的入口，如互联网平台公司入口、区域性政府参与运营的入口、大型医疗集团自建入口、单体医疗服务机构自建入口、移动终端入口等。

三、对医疗的产业互联网的思考

现在有一个很热的词汇叫产业互联网，包括医保支付、医院、药店等的供给端，消费者的需求端，以及服务监管的政府端。你要思考自己在其中的定位，处于什么结构，是否具备和其他方互动的权利等问题。产业互联网会以 API（应用程序编程接口）的形式来进行互动。已经有公司在做 API 了，当形成大面积的 API 驱动时，可能就成为一个生态淘宝店。我们最近在倡导对等连接医疗行动，以期达到信息连接、流程连接、价值连接、智能连接。

简单做个小结：第一，个人数据爆炸，全人全程的医疗需要完整数据；第二，当前个人医疗健康数据碎片化依旧；第三，所有的服务者应该主动把数据给到被服务者；第四，要进行信息标准、交互标准、数据确权、隐私等环境建设；第五，基于对等思想的医疗产业互联网、供给端之间协作。

技术浪潮开辟数字医疗新航道

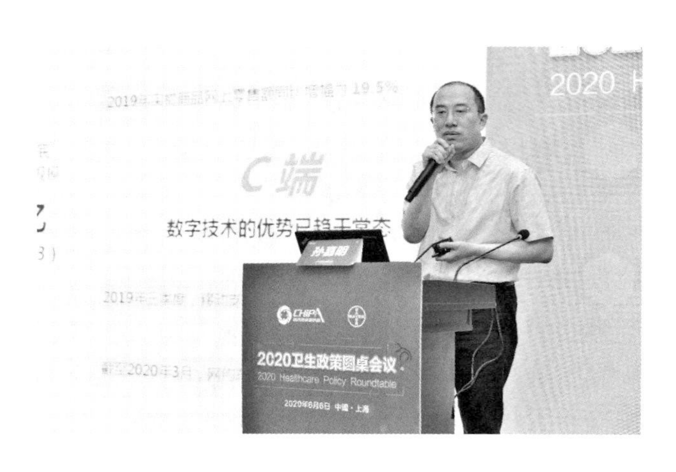

孙嘉明
卫宁健康科技集团股份有限公司副总裁

看历史书，思考人类文明，可以发现人类文明的每一次进步都离不开技术的发展和变革。当下正处于第四次工业革命时代，第四次工业革命的标志性技术是人工智能。随着这些新技术的不断发展，已经让我们有一种能在数字空间中，更加完整和精准地去描绘我们行业的可能性。新技术不仅仅能让我们更好地描绘物理世界，也让我们有一种创造新业务的可能性。我们也相信技术浪潮能够开辟数字医疗新航道。

一、数字化转型

中国通过20年左右的消费互联网的发展，实现了数字技术与真实场景逐步融合。我们发现老百姓在工作生活中已经离不开数字技术了，数字技术优势已经成为区域常态。什么是常态？就是如果把数字技术从工作和生活中抽离出来，你就会发现寸步难行。

这两年行业内数字化转型非常热，政府、企业都在思考如何通过数字化来帮助创新发展。从一些客观数据来看，我国1 000强中50%的企业都将数字化转型作为核心战略，包括零售业、制造业、物流业等。截至2018年年底，我国数字经济规模达31万亿元，可以说整个国家1/3的GDP都是数字驱动的。

疫情加速数字医疗的价值输出体现为以下两点。一是突破时空阻隔，线上医疗服务需求爆发。中国、新加坡、澳大利亚在疫情阶段中，在线医疗的服务数量相比去年同期都有一个快速增长，尤其中国增长了17倍。

二是激发创新应用，助力疫情管控精准高效。比如中国健康码的应用，个体行程追踪，实现高效人员流动管理。健康码可以说是中国抗疫中数字技术领域中的一张名片。现在全世界都在效仿，但是发现要效仿并不容易。因为健康码不仅是个码，背后要基于大数据，除了隐私方面，更重要的是数字技术本身。我国通过这十几二十年的发展，在数字技术方面打下了深厚的基础。此外，韩国有防疫物资配给和库存查询系统，美国有全球疫情实时追踪网站等。

现在行业数字化转型已成为必选项，政策层面引导鼓励。比如《关于推进"上云用数赋智"行动 培育新经济发展实施方案》《上海市促进在线新经济发展行动方案（2020—2022年）》《上海市推进新型基础设施建设行动方案（2020—2022年）》等政策文件都提到了行业数字化、数字经济等内容。不少行业内专家也发声认为行业数字化转型是势在必行的事情。

二、数字技术，改变医疗

数字技术主要在4个方面改变医疗。

第一，重构业务。20年前我刚刚踏上工作岗位的时候，加入了一家IT企业作为程序员。当时的主要工作是了解用户需求，并通过IT语言表述出来，使用流程图等手段表述，最终成果从某种角度来说就是实现流程或者业务自动化，从财务角度来说是提升效率、降低成本。

数字化转型助力实现业务模式蝶变。从传统模式以流程自动化为核心，将物理世界的流程在信息世界中逐一定义，到现在的创新模式为抽象内容与服务共享能力，在数字世界重塑医院业务，各个单元实现连接，产生全新的业务流和价值流。在这种情况下，从财务角度来说就不仅能节省成本，而且可以产生新的营收，这是非常大的转变。

卫宁健康科技集团在2年多前，就在思考作为一家医疗健康信息化企业，我们能帮助客户做什么。集团的新一代医疗健康科技产品——WINEX，于不久前发布了。它基于中台架构，实现技术沉淀、场景演化、数据洞察,围绕智慧随行、融合为一、开放互联、极致体验四个方面服务。

比如智慧随行这方面,其实实现这个智慧随行的整个过程并不智慧,我们花了大量的人力组建不同的团队,分别专注于做数据标准、知识梳理等内容。卫生行业的知识非常庞杂,我们与人民卫生出版社合作,花了大力气将书本上的知识转化为 IT 能够理解的知识。我们希望产品通过这种方式给用户带来智慧知识,而且这个智慧知识不是静态的,而是动态的过程,可以随行,而且用户使用过程当中又可以积累新数据,来帮助不断丰富知识,真正形成数据反哺业务闭环。

第二,开放互联。互联网产业非常热,我国的三大互联网公司,即百度、阿里巴巴、腾讯也非常看好医疗行业,但他们的思维方式还是消费互联网。消费互联网从产业链来说很短,将产业下游终端和需求侧居民通过一个平台连接起来(见图 16-1)。他们思考的角度是通过风投资金把客户端流量砸出来,然后基于这个平台来售卖健康产品。

但是医疗行业本质上属于产业互联网,有一个非常长的产品链(见图 16-1)。这个链条当中医疗机构是核心主体,是某一个场景的发起方,也是某一个场景的闭环中的一个点。所以要真正打造一个医疗产业互联网,做在线医疗,一定要围绕实体医院来打造。

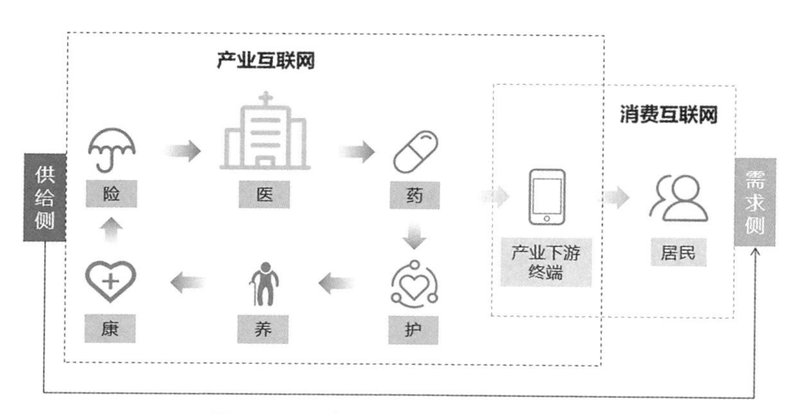

图 16-1 产业互联网和消费互联网

要做互联网医院,首先要把医院内本身的数字化工作做扎实,这是互联网医院、在线医疗的基础。打好互联网基础之后,再思考怎样与更多的丰富的外部资源形成连接,因为这些第三方资源可以助力互联网医院更好地发展。互联网医院运营管理包括互联网诊疗服务、第三方协作服务、患者就医服务、患者健康服务、互联网协作服务。

互联网医院要与药企、药店等药品供应方，医保、商保等保险方，微信、支付宝、银联等支付方，以及物联网等不同的机构，跨机构协作打造闭环业务场景。也要与实体医院进行线上线下结合，突破传统医疗时空限制。

我们在帮助很多客户打造互联网医院。尤其新冠肺炎疫情暴发后，卫宁健康第一时间为全国范围内的医疗机构提供互联网医疗解决方案，先后上线在线问诊、疫情实时追踪、远程医疗、流行病学调查、疫情专病随访等服务。

第三，赋能启智。人工智能和医疗场景关系是怎样的？《哈佛商业评论》中曾经有张图，大概意思是人有引导、创造、阐述、判断的能力，可以通过训练、解释和维持来帮助机器“学习”；机器有处理、预测、迭代、适应的能力，可以通过增强、交互和表现来为人提供“超能力”。

我认为未来预言家凯文·凯利对人工智能有一个很好的说法，即人与机器合作代表着更加美好的未来，是更优解。在医学场景中，人工智能有快速、持续、可靠的数据处理能力，而医生有对医学的理解、业务经验、判断思考，两者结合在一起可能就是更好的医疗团队，我本人是非常相信这点的。

我们对此做了一些尝试，在这次新冠肺炎疫情中，我们搭建了 AI 辅助诊断平台。卫宁健康联合阿里巴巴达摩院，成功开发了面向医院影像科的云端新冠肺炎 AI 影像诊断助手，实现了影像报告智能自动诊断。我们行动力很强，非常快速地帮助 100 多家医院上线这个系统，在疫情中为临床医生提供了非常好的辅助支撑。

我们搭建这样一个平台，其实也为如何让 AI 算法真正与医疗场景结合提供了一个渠道。我们也与很多 AI 企业进行了合作，这些企业规模不一定大。其实 AI 或者人工智能算法本身的门槛并不高，我们与它们合作，让它们的算法和我们的场景对接起来。从某种角度来说，这对人工智能创业、创新，包括产业链发展都能够带来非常大的帮助。

第四，融合生态。生态其实是个非常大的题目，从政府视角来看，经信委每年会有一个数据开放建议目录。今年对更多的医疗健康领域相关的数据项开放，侧重点是站在服务视角，怎么方便老百姓的角度。

我们可以通过数据资源构建产业孵化平台，形成医药险融合产业生态。通过数据输出帮助医药之间的处方流转、药品研发，药险之间的商保理赔、药险联动，医险之间的医保基金统筹、新型险种设计。达到数据汇聚、资源整合、需求匹配、共享赋能、融合生态、多方共赢的目的。

卫宁健康在这方面的实践是云药房。我们构建一些云药房嫁接到互联网医院上，一站式联通万家药房、万品药库，提供院外自费及辅助类药品目录，增补医院对患者用药差异化需求的服务力，解决各药品供应商药品目录地域性的差异问题，以及供应商（分销商、零配）资质商注册与认证管理。

我们还做了基于区块链的商保快赔。区块链与医疗行业结合，达到节点共享、过程透明、智能合约、便捷访问、数据追溯、合作监管的目的。但目前我们做的很多事情仍在科研阶段。

三、总结

就我自己的思考而言，要推动数字技术发展，让医疗产业有更快速的发展，离不开政策支持和创新。可能有三个方面的问题要解决。

第一，城市级视角推动数字医疗发展，可以由政府牵头，联合各委办，出台和推动数字医疗相关的政策，包括数字化管理办法、数据及功能规范、产业创新联动等政策扶持，全方位推进数字医疗产业发展。

第二，数据开放与保障安全兼容并蓄。数字经济发展取决于数据开放的灵活性，而数据开放与安全隐私之间如何找到平衡，使之能够兼容并蓄，这是我们需要思考和突破的。要在确保医疗健康数据隐私安全保障的前提下，积极推动医疗健康数据开放，全面释放医疗数据价值，并实现医疗服务安全及数据利用行为监管。

第三，搭建医疗健康产业联盟平台，可以由政府牵头，推动各类医疗产业相关企业形成产业联盟，共享协同上下游资源，共同推动医疗数字经济产业发展，真正让这个产业蓬勃发展。

圆桌讨论

公立医院建设互联网医院，是否会使之对民营医院造成冲击？

谢桦：其实，现在很多环境生态都对三级医院做互联网医院不利，在目前这样一个政策环境下，短时间内是不可能造成冲击的，即使后续造成了冲击我们也会想出解决办法。现在不是公立医院对民营医院造成冲击，而是目前的政策制度设计环节，对公立医院开展互联网医院是不利的。

郑杰：这次疫情对公立医院和民营医院双方都有很大的影响，尤其社会办医中很多诊所都停业了。所以从大的角度来说，互联网医院的建设有利于行业效率提升，一定是大势所趋。目前来说社会办医也在积极拥抱互联网，也在思考如何在这个模式下实行我们内部的分级诊疗体系，最终思考的就是怎么让老百姓方便。但现在整个互联网医疗存在碎片化问题，需要我们进一步探索完善。

互联网医院建设中面临的挑战？

孙嘉明：互联网医院建设中存在很多挑战。

第一，技术方面。原先的一些信息系统其实只能支持医院内部的一些业务开展，现在要建设互联网医院就需要做一个转变，就是开展一些线上业务，但现在的信息系统可能无法支撑线上线下的数据整合。

第二，安全方面。从国家角度来说，医疗健康信息数据属于敏感数据，谁是这些数据的归属者也还没有确切的答案，法律界对此也有一些讨论。一些技术在保证数据隐私方面，其实存在很大的挑战，因为线上业务意味着非常多的流量进入，信息进入都是在线上。将来从业务一体化、管理一体化角度来说，线上线下要形成联动，会有数据要出去，也可能会有数据进来，这个过程中需要做很多安全方面的考虑和考量。

第三，生态方面。将来互联网医院是可以帮助医院建立更多生态的，如何建立好针对互联网医院的基础架构或者说平台，使互联网医院能够与生态有更好、更方便的连接，这部分也是一个挑战。

5G技术未来会改变什么？

谢桦：5G技术也许会对医疗带来颠覆性改变，因为5G有零延时和高接入的特点，这对医疗是有好处的，但是现在还没有找到应用点在哪里，还需要探索。

苏妙玲：我认为5G技术是一种创新，而每一种创新带来的科技进步对于促进医疗都是有好处的，一定会有很好的未来。

孙嘉明：5G技术属于新基建，国家一定是鼓励和倡导的。从某种角度来说，假设一种技术本身变成一个基建主流，我认为就应该做这件事情。另外，我注意到国家讲新基建时，提到了场景化。如何把新基建融合到行业内，融合到场景中，也是我们需要思考的问题。